지역보건의료 개혁의 정치경제

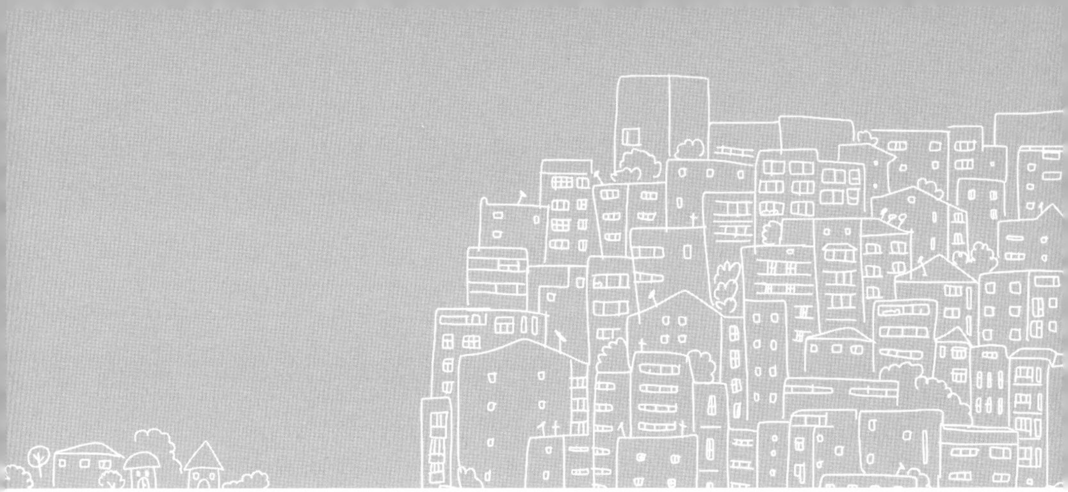

지역보건의료 개혁의 정치경제

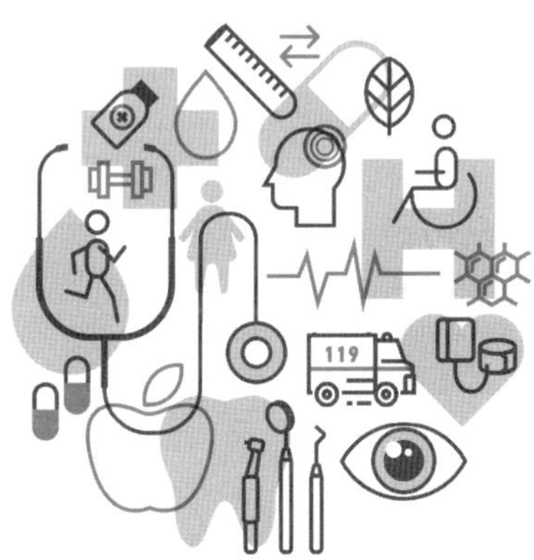

김창엽·정백근 외 지음

한울
아카데미

차례

책을 펴내며

어떤 뜻으로 쓰든 또는 어떤 연관어가 따라붙든 '지역'은 우리 시대의 화두이다. 공동체가 직면한 중요한 도전이자 해결 과제라는 데도 이견이 적다. 최근에는 낙관보다 비관이 더 지배적인 것으로 보이지만, '해결'해야 한다는 목소리는 오히려 더 커진다. 앞으로도 꽤 오랜 기간 이런 상태가 지속할 것 같다. 혹시 그 틈을 벌리고 새로운 기회를 얻을 수 있을까?

건강, 보건의료, 돌봄은 지금 논의하는 모든 지역 문제의 중심을 차지한다. 주민이 안심하고 일상을 살아갈 조건을 좌우한다는 이유가 크다. 모두가 아는 그대로, 노인 인구가 빠르게 증가하면서 건강 문제와 보건의료 수요가 크게 바뀌었다. 인구 규모가 줄고 분포도 달라지면서, 보건과 의료의 조건 또한 관련 제도를 새로 만들고 체계를 구축하던 시기와는 비교할 수 없다. 워낙 빠른 변화 속도가 문제의 심각성을 보태는 형편이다.

역사적 관점으로 조금 길게 보면, 지금까지 통용되던 한국 보건의료의 기본 골격과 원리를 통째 바꾸어야 하는지 고심할 수밖에 없다. 예를 들어, 국가 보건의료체계를 구성하던 '나라 만들기' 시기에 목표로 삼았던 접근성, 형평성, 효율성 등을 성취하기 어려운 지역이 점점 더 늘어간다. 인구 ○○당 ○○이라는 식의 익숙한, 사실상 국가 전체를 하나의 공간으로 보는 자원 배치 기준으로는 지역 문제를 해결할 수 없는 경우도 흔하다. 규범과 현실 사이에 틈이 점점 더 벌어지고 해결할 방법은 마땅치 않은, 일종의 '기능 부전' 상태가 심해지는 것이 사실이다.

'지역보건의료'를 비롯해 이와 관련이 있는 사회적 실천, 공적 개입, 정치와 정책의 실행이 좀처럼 효과를 보지 못하면서 무력감이 커지는 상황도 간과할 수 없다. 과거와는 다른, 단절된 경로에 진입한 탓이 크겠지만, 지금까지 보건의료를 지탱하던 근본 구조였던 '시장'이 붕괴하기 시작했다는 점이 특히 중요하다. 인구가 줄고 경제 상황이 나빠지면 시장은 축소하고 시장원리는 작동하지 않는다. 비도시 지역에서 의료인력을 구하기 어렵다거나 응급실이 문을 닫는다거나 하는 현상은 바로 이런 구조와 원리에서 비롯된다. 시장 경제를 근간으로 하는 사회에서 시장 축소 또는 시장 부재(不在)는 시장 외부에서 해결책을 구해야 함을 뜻한다. 외부 또한 잘 작동하지 않으니 문제다.

보건의료의 조건과 환경을 구성하는 인구, 경제, 정주 공간, 교통 등의 구조가 근본적으로 바뀌었는데도 대응 방향과 원리, 방법은 늦어진다는 것이 이 책의 핵심 문제의식이다. 시장원리 또는 시장 외부로부터의 개입 모두 마찬가지다. 예를 들어, 적정 수준의 지역 의료인력을 확보하거나 응급의료체계를 제대로 유지하는 방법을 계속 논의하지만, 믿고 적용할 만한 뚜렷한 방안을 찾지 못하는 것이 현재 상황이다. 2024년 시작해 아직도 해결하지 못한 의대 입학 정원을 둘러싼 갈등 또한 마찬가지다. 지역보건의료 문제에 대응하는 한국 사회의 준비가 어떤 수준인지를 보이는 사례들이 아닌가 한다.

변화에 대한 대응이 늦고 정확하지 않은 이유는 복합적일 수밖에 없지만, 보건의료의 경우 특히 '지식'의 책임이 크다는 문제의식이 이 책 저자들의 공통 인식이다. 사회적 실천 대부분은 지식 의존적이고 이론 의존적이지만, 주로 미래, 그것도 시간 간격이 떨어진 먼 미래의 문제를 다루는 보건의료는 특별히 '지식 의존성'이 더 크다. 그중에서도 인구 집단의 건강을 다루는 보건과 건강정책은 그 정도가 더욱 강하다.

심장질환을 예방하기 위해 약물을 복용하거나 더 나은 건강 결과를 위해 운동과 식사를 조절하는 등의 건강증진 실천은 이와 관련된 보건과 의료의 지식 없이는 불가능하다. 어떤 지역의 응급의료체계를 구축하려면 관련 질환의 유병과 발병, 적절한 치료 방법, 예후와 같은 의료 지식이 충분해야 한다. 아울러 인구 분포, 교통과 이동, 시설과 인력, 경제와 사회활동 등에 대한 지식도 필수적이다. 기존의 방식이거나 새롭거나를 묻지 않고, 지역보건의료가 당면한 문제를 해결하는 데도 지식이 모든 변화의 기반이 될 수밖에 없다.

우리는 지역보건의료의 과거, 현재, 미래가 모두 지식 의존적이라고 생각한다. 새로운 관점과 방법으로 지역보건의료에 접근해야 한다면, 지식의 변화와 혁신이 그 계기와 동력이 될 수 있다고 믿는 이유이다. 물론, 지금까지 적용했던, 그리고 지금도 기반으로 삼는 그런 지식이 모두 실패했다고 생각하지는 않는다. 그런 만능의 '지식 레짐'은 존재하지 않는다. 새로운 조건과 환경에서 어떤 지식을 보태야 하는지, 그리고 이를 위해 어떤 접근과 방법 또는 '메타 지식'이 필요한지가 여기서 말하는 '새로움'의 요체라 할 것이다.

어떤 새로운 지식인지에 관해서는 특히 세 가지 측면에 유의했다는 점을 밝혀두고 싶다. 따로 일일이 명시하지 않더라도 전제로 삼거나 내용에 반영되도록 유념했다. 첫째, 지역보건의료를 사람들의 삶, 그리고 사회 여러 영역과 통합적으로 보려 했다. 보건의료는 거의 전적으로 '사회적인 것(the social)'일 뿐 아니라, '전체(totality)'로서의 인간 삶 또는 사회와 상호 관계를 구성한다. 지역보건의료는 지역은 물론이고 국가 차원에서도 경제, 문화, 정치, 사회 등과 분리해서 생각할 수 없다. 지역보건의료는 자연과학 실험과 달리 개방 체계로 이해해야 한다.

두 번째로는 '비판(critique)'을 강조했다는 점이다. 여기서 비판은 특정 내용을 평가하고 비평한다는 의미가 아니라, 현존 지식이 암묵적으로 전제하거나 가정하는 것, 또는 과학적, 합리적 방법으로 수용하는 '주류' 이론, 다수가 수용하는 '권위'를 가진 지식에 의문을 제기한다는 뜻이다. 예를 들어 이런 질문들이 비판의 접근에 속한다고 할 것이다. 국가와 정부가 건강과 보건의료에 관심을 두는 이유는 사람들의 안녕과 행복인가 아니면 다른 이유가 있는가? 지금 진행되는 노인 돌봄 정책에서 여성과 남성 노인의 차이는 어떻게 얼마만큼 고려되는가? 보건의료에 관한 지식 생산과 확산의 지역 불평등은 왜 생기는가?

셋째, 문제를 인식하고 해결을 추구하는 행동과 실천의 주체를 사람과 주민 중심으로 이동해야 한다는 문제의식을 포함했다. 전통적으로 보건의료의 체계, 제도, 정책에는 주로 국가와 중앙정부, 의료제공자, 전문가 관점이 반영되었다. 지역보건의료 또한 마찬가지로, 이런 권력관계로는 과학적으로 문제를 진단하고 해결 방법을 모색하는 데 한계가 있을 수밖에 없다. '사람 중심' 또는 '주민 중심'의 관점을 보완해야 기울어진 지식의 권력관계를 조금이나마 바꿀 수 있을 것이다.

이 책 전체를 관통하는 관심과 긴장 관계를 말했지만, 일관되고 치밀하게 모든 내용에 담겼다고 자신하지는 못한다. 의욕만 앞서고 결과는 새로움에 이르지 못한 것도 적지 않으리라 생각한다. 독자들께는 아무쪼록 동기와 문제의식 자체, 그리고 새롭게 제안하는 틀과 방법을 봐주시기를 부탁하고 싶다. 이는 좀 더 많은 공부와 논의를 함께 하자는 초대이며, 나아가 좀 더 풍부한 사회적 지식이 생산되면 좋겠다는 희망이다.

지역과 주민에게 도움이 될 새로운 지식을 더 많이 생산하고 확산해야 한다는 시대의 과제를 같이 확인하고 공유할 수 있으면 더 바랄 나위가 없겠다. 어떤 이유이든, 지역보건의료와 불평등, 그와 관련된 사람들의 고통과 희망은 단지 지역이 아니라 한국 사회 전체를 새롭게 하는 데에 사상 초유의 계기가 될 수 있다고 믿는다. 계기를 넘어 그야말로 미증유의 '기회'가 올 수도 있다. 물론, 그 기회는 가능성일 뿐 저절로 실현되지 않는다는 점도 잊지 않을 것이다.

각 장에 저자를 밝혔지만, 책의 내용은 어느 정도까지는 공동 작업의 산물이라고 해야 하겠다. 2019년에 수행한 한 정책 연구가 직접 계기가 되었지만, 연구가 끝난 후 여러 차례 논의를 거듭한 결과물이 이 책이다. 이 자리를 빌려 저자로 적히지 않은 참여자의 노력과 협력에 고맙다는 말을 전하고, 저자들 스스로는 앞으로 더 진전된 지역보건의료 연구와 실천을 다짐한다.

이 책이 세상에 나오기까지 저자들 외에도 여러 사람의 도움이 있었다. 먼저, 어려운 출판 상황에서도 늘 수익성보다 의미와 가치를 우선하는 한울의 김종수 대표와 윤순현 과장의 격려가 큰 힘이 되었다. 전문적이고 성실한 교정으로 책의 면모를 갖추게 한 편집부 여러분께도 고맙다고 말씀드리고 싶다.

교과서를 제외하면 보건의료 학술서에 대한 수요가 많지 않거니와, 국가 차원의 정치경제적 권력관계를 그대로 반영하는 지역보건의료는 수요가 더 한정되어 있다. 앞으로 이 분야 지식을 더 많이 생산하고 확산해야 한다면, 여러 저자의 단행본 작업이 더 많이 그리고 활발하게 이루어져야 할 것이다. 그 토대로, 사정을 이해하고 가치에 공감하는 출판 매체의 발전이 긴요하다는 점을 적어 둔다,

2025년 2월
저자를 대표하여
김창엽, 정백근 씀

제1장
‘지역보건의료’를 어떻게 이해할 것인가?

김창엽

책을 시작하는 곳, 전체의 서론에 해당하는 이 장의 제목에 따옴표를 포함했다. 문장 형식도 의문문이다. 핵심 단어인 ‘지역보건의료’라는 개념이 견고하지 못하고 논리도 정립되지 않아서 그럴 것이다. 사회 현상이나 과제를 나타내는 개념을 둘러싼 사정이 이렇다면, 지역보건의료는 의사소통(커뮤니케이션)에 필요한 기본 문법조차 확립되지 못했다고 할 수 있다. 학술적으로는 우리 사회가 공유하는 지식과 이론 기반이 그만큼 허약하다는 뜻이다.

‘지역소멸론’이 지배적 담론인 사회 현실과 비교할 때 지역보건의료에 관한 지식의 허약함은 더 두드러져 보인다. 이런 사정은 한국 사회에서 ‘지역’이 차지하는 권력이 계속 위축되었던 탓이 크지만, 여기에 ‘보건(지역보건의료보다 더 큰 범위에서)’의 지식과 실천은 책임이 없었는지 반성하게 된다.

지역보건의료와 관련된 지식과 실천은 좀 더 큰 범위의 보건의료와 무관하지 않은 것이 현실이다. 나아가, 흔히 글로벌 또는 국가 차원의 보건 분야 지식과 실천에 의존하거나 종속된다. 예를 들어, 최근 ‘근거 중심(evidence-based)’이라는 말이 정책과 사업의 가장 중요한 조건처럼 되어 있지만, 여기서 말하는 근거는 주로 글로벌 또는 국가 차원을 가리키고 ‘로컬(local)’이나 지역에서의 근거는 큰 관심사가 아니다. 지식 권력의 불평등이라는 관점에서 보면, 지역보건의료가 당면한 지식과 실천 차원의 도전은 상당 부분 국가 또는 글로벌 보건의 문제에서 비롯되었다고 할 것이다.

좀 더 근본에는 존재론(ontology)과 비교해 인식론(epistemology)이 압도적으로 우위인 현상을 볼 수 있다. 이는 보건 분야뿐 아니라 대부분 학술 영역에서 나타나는 것으로, 신자유주의적 지식생산체제가 확립되고 강화되면서 더욱 두드러지는 추세이다. '지역보건의료'만 하더라도, '지역'과 '보건의료' 모두 이 개념들이 무엇을 가리키는지, 어떤 본질적 특성을 보이는지, 어떻게 현상하고 변화하는지, 명확하지 않은 상태로 인식 대상이 된다. 건강이 무엇인지 명확하지 않은 채 건강 수준을 측정하고, 불평등이 어떤 실재(reality)인지 충분히 규명하지 않은 상태로 지표를 생산한다. '주관적 건강 상태'의 존재론이 미흡한 채 현재의 질문 방식이 건강 수준을 정확하게 나타내는지 묻는 것이 무슨 의미가 있을까.

이 책에 담긴 글(논문)들이 존재론만 다룬다는 뜻은 아니지만, 기존 접근 또는 방법과 비교해 더 많은 존재론적 질문을 포함하는 것은 분명하다. 지역보건의료가 당면한 과제를 해결하는 데에 새로운 접근이 필요하고, 이는 다른 무엇보다 '존재론적 전회(ontological turn)'를 요청한다. 그 전회는, 어떻게 현실을 파악하고 어떤 방법으로 자료를 분석하는지에 앞서, 여러 관련 현상과 개념의 실재를 명확하게 하고 메커니즘과 인과관계를 좀 더 풍부하고 정확하게 이해하는 데서 출발한다.

1. 지금까지의 지역보건의료

한국의 보건 영역에서 '지역'이라는 말은 여러 용도로 쓰인다. 학술이나 전문 분야만 하더라도 지역사회의학, 지역사회보건, 지역사회간호 등은 독자적인 학문 분야가 될 정도로 역사가 길고, 지역의료, 지역보건, 지역보건의료 등은 아직도 자주 쓰는 말이다. '지역보건법'이라는 실정법이 존재하고, 이 법률에는 지역보건의료, 지역보건의료기관, 지역보건의료사업, 지역보건의료계획 등의 용어가 들어있다.

법에 규정할 정도로 자주 쓰고 흔한 말이기는 하나, 법 조문에 형식으로 명시한 때를 제외하면 지역보건이나 지역보건의료를 명확하게 정의하기는 쉽지 않다. 지역, 보건, 의료, 보건의료 등의 개별 단어(또는 개념)가 함축하는 의미가 다양하고 때로는 모호한 것이 근본 이유일 것이다. 역사적으로 형성되고 변화해 온 말과 개념이라는 점도 개념과 정의의 불명확함에 영향을 미친다.

명확히 정의하기 어렵다는 점보다 더 중요한 사실은 제도화하고 굳어진 말과 개념을 해체하고 재구성하는 시도, 즉 실재를 규명하는 시도가 매우 드물다는 점이다.[1] 사정이 이런 데는 여러 원인이 작용했을 것이나 이를 자세하게 분석하는 일은 이 글의 범위를 넘는다. 다만, 정의와 개념에 의문을 던지지 않는 것이 새로운 지식과 실천에 부정적 영향을 미친다는 점은 지적해 두고자 한다.

1) 지역의 의미

한국 보건 분야에서 지역은 대체로 영어 'community'를 옮긴 말이다. 지역사회의학, 지역사회보건, 지역사회간호는 각각 'community medicine', 'community health', 'community nursing'에 해당한다. 문제는 한글과 영어 사이에 상당한 의미 차이가 있다는 점이다. 영어 'community'는 여러

1 정의(definition)가 반드시 실재(reality)와 일치하지는 않는다. 정의 이론의 중요한 규칙 중 하나는 "정의는 서술하고자 하는 개념의 진수(본질, essence)를 전달할 수 있어야 한다"라는 것이나, 정의가 꼭 실재를 재현하는(represent) 것은 아니다(Glasbeek, Wickert and Schad, 2024).

영역에서 '공동체'로 번역하는 경우가 흔하지만, 영어로 지역을 나타내는 말은 'area', 'region', 'local' 등이 맥락에 따라 다양하게 쓰인다.

한글과 영어의 의미 차이는 단지 번역의 정확성 문제에 그치는 것이 아니라, 내용을 구성하는 데도 영향을 미친다. 한국에서 지역은 흔히 도시에 대응하는 농어촌, 수도권이나 서울에 대응하는 비수도권('지방'), 국가나 중앙정부에 대응하는 국가 하부(sub-national)를 뜻한다. 엄밀하고 일관된 내용을 내포하지 않지만, 이런 지역 개념은 일정한 경계(boundary)를 가지면서 가치, 행동, 관점, 관계 등의 공통성을 가지는 공동체 개념과는 상당한 거리가 있다.[2]

한국에서 지역 개념이 정부나 행정체계와 연관된 것도 유념할 필요가 있다. 이 또한 엄밀하지 않고 관행에 따른 용법이지만, '지역'은 기초자치단체인 시·군·구를 '지방'은 광역자치단체인 시·도를 가리킬 때가 많다. 이러한 지역 개념을 정부나 행정이 전유할 때 지역 개념의 국가화, 정부화, 행정화 현상이 나타난다. 즉, 주민이나 지역사회를 포함하는 공동체 개념과 달리 지역은 국가와 정부 내부를 대표하거나 설명하는 쪽으로 기울어진다. '지역보건법'이라는 법률 이름에서 한국어의 공동체나 영어의 'community'를 감지하는 사람이 얼마나 될까. 공동체는 말할 것도 없고 지역보건법과 지역사회를 연결해서 생각하기도 쉽지 않다.

원론적인 개념이나 정의와 달리 현실에서는 지역이 주로 비수도권과 비도시를 가리키는 점이 가장 중요하다. 수원이나 용인보다는 순천이나 안동이 지역이라는 말이 더 어울리는 것을 부인할 수 있을까. 이때 지역은 평면적 개념이라기보다 경제력, 인구, 정치권력 등 모든 측면에서 권력관계를 포함하는 개념이다. 다른 말로는 정치적 개념이라 할 수도 있겠다. '지역'이라는 용어와

2 보건에서 일반적인 공동체(community) 개념 또는 정의의 예는 MacQueen, et al.(2001)을 참조할 것.

개념에 정치와 경제를 비롯한 사회적 권력관계가 내장되어 있다는 사실을 거듭 강조한다. 결과적으로 지금 지역은 수도권 또는 도시와 비교하여 취약하고 불리한 비수도권의 중소도시와 농촌을 의미하게 되었다.

다시 말해, 정치경제적 개념으로서의 지역은 '관계'를 그것도 '불평등한 관계'를 내포한다. 영남 지역 또는 전남 동부 지역은 주로 행정 단위의 경계로 구분되는 지리적 공간을 나타내는 것일 뿐, 정치적, 경제적 의미에서 지역은 수도권과 지역, 대도시와 지역, 도시와 지역, 중앙과 지역 등 여러 권력관계를 통해 규정된다. '지역 불평등'은 지역에 따른 차이를 뜻하기보다 서울, 수도, 대도시, 도시, 중앙 등과 비교하여 지역의 불리함, 그리고 그 원인이 불평등한 관계 때문임을 나타내는 개념이다.

2) 지역보건의료란?

지역이 주로 비수도권 중소도시와 농어촌을 뜻하게 된 상황에서 이에 조응하는 '지역보건의료' 또는 '지역의료' 또한 지역의 보건의료, 즉 비수도권 중소도시와 농어촌의 보건의료 '문제'와 '과제'를 가리키는 것으로 보아야 한다. 지역보건의료가 호남지역 보건의료나 부산지역 보건의료를 가리키는 의도로 쓰이는 경우는 찾아보기 어렵다.

이러한 지역보건의료 개념은 역사적, 사회적, 정치적 과정을 통해 형성되었다. 1960년대 한국에 도입되고 지금까지 일부 이론과 실천이 남아있는 지역사회보건, 지역사회의학, 지역사회간호 등에서 지역은 일정한 지리적 공간을 공유하는 공동체라는 의미가 강했다. 시군이나 면이라는 행정 단위보다는 마을이, 행정 단위로 볼 때도 '동'이나 '리'가 지역 개념에 더 어울리는 경계였음을 부인하기 어렵다.

보건의료에서 지역 개념이 크게 바뀐 것은 국가 또는 전국적 '체계' 논의가 본격화된 후의 일로 보인다. 1970년대 들어 국가와 정부는 보건의료 시설 확충과 함께 보건의료'체계' 정비를 중요한 정책과제로 내세운다. 예를 들어, 정부는 "농촌 및 도시영세민 등의 의료균점을 위하여 보건의료망의 확충과 보건의료체계 개발을 시도"한다는 계획을 세웠다.[3] 이 계획은 보건서비스 '제공체계'를 합리적으로 구축한다는 목표를 제시했으나, 서비스 제공에는 인력, 시설, 재정 등이 같이 필요하므로 실제로는 제공체계를 넘어 전체 체계를 대상으로 했다고 할 수 있다.

이 계획과 논의의 의미는 보건의료 서비스를 처음으로 '체계(system)' 관점에서 파악하기 시작했다는 데 있다.[4] 체계 관점으로 접근하면, 체계의 경계와 구성요소(인력, 시설, 서비스 등)를 정의하고, 각 구성요소와 하부체계들(예를 들어 민간과 공공)의 상호관계를 통합적으로 파악하는 효과가 있다. 공간적으로는 국가 또는 국토 전체를 대상으로 한 배치를 포함할 수밖에 없다.

전국 차원에서 보건의료망과 체계, 공간 배치를 구상하는 계획은 국가 관점에서 보는 지역 간 불평등, 즉 상대적으로 자원이 부족한 지역을 어떻게 할 것인지 하는 논의로 이어지는 것이 당연했다.[5] 현재와 달리 당시의 정책 구상이 공공부문 중심이었다는 것은 특기할 만하다. 자원을 비롯한 당시의 정책 여건으로 볼 때, 민간보다는 공공보건의료 자원을 확충하기로 전략을 수립한 것은 적어도 이론적으로는 당연한 선택이었다. 1976년 정부와 여당은 의료시설을

---

3 이하 김창엽(2019)을 주로 참고함.

4 우리에게 익숙한 '보건의료체계' 개념이 유일한 체계 개념은 아니다. 예를 들어, 독일의 사회학자 니클라스 루만은 사회체계의 핵심을 '커뮤니케이션'에 있다고 본다. 그의 체계 이론을 적용하면 보건의료체계란 보건의료 도움이 필요할 때 커뮤니케이션을 통해 만들어지는, '자기생산적(autopoietic)'인 체계이다(Costa, 2023).

5 지역 불평등 또는 지역 균형발전 논의에는 규범(도덕적-정치적 당위), 기술-경제-관료적 합리성, 정치경제적 차원 등이 모두 존재한다(박배균. 2012). 이 시기 보건의료의 불평등에 관한 관심에는 이 세 가지 차원이 복합적으로 작용했다고 본다.

확충하기 위해 전국을 대진료권과 소진료권으로 구분하고, 전국 11개 시도별로 한 개의 중앙병원과 68개 소진료권별로 거점병원을 지정하는 방안을 수립했다. 이와 함께 거점병원을 정하기 위해 30개의 시도립병원을 증설할 방침임을 밝혔다.

이런 경과를 통해 지역보건의료는 공공부문 계획을 넘어 전국 또는 국가 단위 계획을 구성하는 요소가 된다. 지역보건의료의 '국가화' 또는 '탈지역화(시도를 대상으로 하는 '광역화'도 기본 성격은 같다)'는 2000년을 전후하여 의료보험 관리를 통합하고 일원화하면서 더욱 강화되는데, 이는 중앙집중적 건강보험 관리운영체계에서는 전국을 하나의 동질 집단으로 간주하는 것, 즉 국가화하는 것이 모든 면에서 유리하기 때문이다.[6] 국가화한 후의 국민건강보험의 재정, 급여, 의료 이용, 제공자 관리 등에는 지역의 특수성이 개입할 여지가 크지 않다.

지역보건의료가 지역과 분리되면서 나타난 가장 중요한 현상은 보건의료 문제가 지역에서 탈정치화하는 동시에 중앙정부와 그 공무원의 기술적-관료적-경제적 합리성이 중심 원리가 되었다는 점이다. 지역에서는 응급의료 문제가 자주 정치화되지만("우리 지역에는 왜 큰 병원이 없는가?"), 문제 해결과 책임에 이르면 지역의 구체적 문제는 국가 수준에서 파악되고 문제화되면서 해결 또한 중앙정부에 의존하게 된다. 중앙정부로 주체가 바뀌는 과정에서 지역의 정치 문제는 국가 수준의 기술, 행정, 정책 문제로 바뀌는 것이다. '권역별' 센터를 설치한다든지 인구 몇만 당 하나의 시설을 배치한다는 중앙정부의 계획과 개입은 전형적으로 지역과 분리된 것으로(주로 국가 수준에서 효율성 기준을 적용한 결

6 한국 국민건강보험의 정치적 기원을 고려하면 전국을 하나의 통일된 건강보험으로 묶으려는 동력은 처음부터 잠재된 것이었다. 필자는 의료보험이 한국 개발국가의 통합적 헤게모니 전략으로 활용되었다고 판단하는데, 의료보험 대상을 신속하게 확대하고 '하나의' 보험으로 통합한 것은 "국민국가 구성원 모두가 공동운명체라는 인식을 갖게 만듦으로써 국가가 추구하는 축적전략에 대한 동의를 끌어"내는 중요한 전략적 수단으로 볼 수 있다(손정원, 2006).

과이다), 이때 지역보건의료는 국가 보건의료체계를 구성하는 한 요소에 지나지 않는다.

물론, 지역보건의료의 국가화는 아무런 저항과 모순 없이 관철되지 않는다. 국가체계와의 관련성, 또는 국가체계의 한 요소로서 지역보건의료를 말했지만, 공동체 중심의 전통적인 지역 개념에 기초한 건강과 보건의료는 그 물질적(공간적) 토대가 사라지지 않는 한 완전히 소멸할 수 없다. 대표적인 예로, '지역사회 건강증진' '지역주민참여' '지역사회 통합돌봄' 등의 개념은 지역과 관련이 있는 지식의 대상일 뿐 아니라 실제 정책 내용을 구성하기도 한다. 체계, 행정, 정책의 한 요소로서의 지역보건의료와 공동체성을 포함하는 일상적 이해와 실천은 완전히 분리할 수 없고 흔히 서로 엇갈리면서 통합되거나 구분된다.

3) 지역보건의료의 구조와 압력

가. 거시 조건으로서의 자본주의 체제와 시장

현재 한국 사회에서 지역보건의료 '문제'는 흔히 자원의 상대적 부족과 접근성 저하, 그리고 보건의료 이용, 건강 위험, 건강 수준의 불평등으로 요약된다. 필수 의료, 보건의료의 질, 서비스 이용의 편의성, 효율성 등의 문제도 제기되지만, 모두 핵심 문제의 결과로 나타나거나 부수적인 현상에 지나지 않는다.

인과성의 관점에서 보면, 지역보건의료를 규정하는 핵심 문제 또는 현상은 건강과 보건의료 영역이 아니라 외부요인 또는 구조적 요인에서 비롯된 것이다. 사회적 요인들인 고령화, 인구 감소, 낮은 소득 수준과 좋은 일자리의 부족, 열악한 생활과 교육 여건, 이동성 제한 등과 직접 관련이 있다. 이는 단지 이론적 측면뿐 아니라 정책을 비롯한 사회적 실천에서도 상식에 가까운 설명이다. 예를 들어, 인구가 감소하는 지역에 의사나 병원이 줄어드는 현상은 전문 직종의 윤리가 후퇴해서 그렇다기보다는 병원 운영과 소득이라는 경제적 요인 때문이라는 사실을 모르지 않는다.

문제는, 지역보건의료를 둘러싼 논의와 실천에서 이와 같은 사회적 요인은 대체로 지식의 범위를, 그것도 기계적, 형식적 고려를 벗어나지 못한다는 점이다. 일종의 '심리적 차단(mental block)' 현상이 있는 것은 아닌지 의심스럽다. 사회적 요인들을 단순히 개별화한 조건으로 받아들이거나, 또는 바꿀 수 없거나 무관한 보건의료 외부 환경으로 간주하는 '무의식'이 작동한다고도 할 수 있다. 루만의 사회체계 개념을 빌리자면, 체계의 경계 바깥에 대해 관찰하나 경계를 넘어 커뮤니케이션이 없다는 점에서 이들 사회적 요인은 보건의료 체계에 속하지 않는다. 실제로는 체제에 속한 지역보건의료를 체제의 보편적 특성 속에서 이해하기 위해서는 무의식을 극복하고 체계의 범위를 확장하는 것이 시급한 과제라고 할 것이다.

자본주의 체제의 시각에서 지역보건의료를 이해하는 것은 "경제적 요인이 중요하다"라는 차원을 넘어 체제의 전체성(totality)이라는 관점을 적용한다는 뜻이다. 특히 강조하고 싶은 것은 지역에서 나타나는 사회적 현상들의 '관계성(relationality)'으로, 지역별로 소득 격차와 의료이용의 불평등이 있다면 이것은 각 지역의 내재적 요인에 따른 것이라기보다는 지역 사이의 관계 때문에 나타나는 결과로 해석하는 전체성의 존재론이자 인식 방법이다.

지역 불평등, 정확하게는 비수도권의 위축과 쇠퇴는 한국 자본주의 체계의 경향적 변화라는 심층 구조에서 연유한 '관계적' 현상이다.

〈그림 1-1〉에서 드러나듯이 1960년대 이후 한국 경제는 양적으로 수도권으로 더 집중되고 호남, 강원, 제주의 경제력은 계속 감소하는 추세를 보인다. 영남은 1960년대 후반부터 비중이 증가하기 시작해 1970년대 말~1980년대 중반과 2000년대 초반 '쌍봉형'의 정점을 지나 점차 감소하는 경향을 나타낸다.

〈그림 1-1〉 권역별 지역 내 총생산 비중 추이

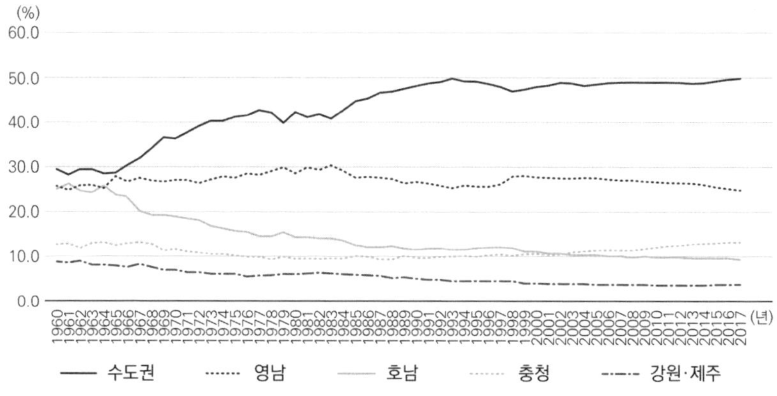

* 자료: https://pressian.com/m/pages/articles/243177?no=243177&ref=kko#0DKW.

수도권의 경제적 비중이 경향적으로 커지는 것이 한국 자본주의 체제 또는 구조와 어떤 연관 관계가 있을까? 한국 '개발국가(development state)'의 축적 전략이 '산업화의 섬'을 만들고 자원을 집중하는 방식을 채택했다는 데는 이론이 많지 않다.[7] 흔히 '성장거점전략'으로 불리는 이 전략은 전략적으로 선택한 공간에 자본, 노동, 기반시설을 집중하는 것은 물론이고, "장기적 재생산을 위한 주택, 병원, 학교, 위락시설 등 집합적 소비재를 건설하는 것이 필수적"이다.[8] 울산, 거제, 포항, 구미, 여수와 광양 등이 이러한 '산업화의 섬'에 해당하는 도시들이라 할 수 있다.

성장거점전략을 추진하던 기간 수도권의 경제 집중도가 가파르게 상승한 것

7 '개발국가'는 흔히 '발전국가'라고 하기도 하나, 손정원은 "국민경제를 국가가 능동적으로 개발해 왔다는 사실을 묘사하는 용어라는 점에서 국가의 능동성을 표현하지 못하는 '발전국가'는 적절하지 못한 번역이고, 국가가 주체로 나서서 경제를 적극적으로 개발했다는 느낌을 표현할 수 있는 '개발국가'가 옳은 번역"이라고 주장했다(손정원, 2006). 앞의 논문. 이 글에서는 이런 주장의 취지를 반영해 개발국가 또는 개발주의라는 용어를 쓰기로 한다.

8 닐 스미스가 주장한 대로 '성장거점'의 전국화는 자본의 운동에 따른 지리적 '균등화'라 할 수도 있겠다. 그러나 이 균등화는 "지리적 공간의 차별화에 의하여 꾸준히 좌절된다"(스미스, 2017:265).

은 역설적이지만, 어떤 측면에서는 필연적이기도 하다.[9] 한국 개발국가가 전략적으로 선택한 '산업의 섬'은 '선진' 자본주의에서 보이는 "특화하고 있는 산업의 종류는 다르되 산업화의 정도는 크게 차이가 나지 않는 다수의 도시가 공존"하는 형태가 아니라 그야말로 '섬'과 같이 단절된 공간이다(손정원, 2006).[10] 수도권이 비교적 선진 자본주의의 도시에 가까운 모습이라면 산업화의 섬은 권역 차원에서는 또 다른 지역 불균형의 원인을 제공한다.

다른 한 가지 측면은 영남 동남해안에 집중된 성장거점 전략은 경제적 차원을 넘어 헤게모니 프로젝트의 성격을 동반한 정치경제적인 것이었다는 점이다(박배균, 2012). 비수도권에 배치된 '산업의 섬'은 '지역균형'이라는 헤게모니 프로젝트에 이바지하는 동시에 지역 차별적 엘리트 충원 등 배제적 헤게모니를 통해 정치적으로 축적체제를 안정화하는 기반이 된 것으로 보인다.

한국 자본주의의 축적전략이 수도권 집중을 강화한 것은 산업구조 변화에서도 볼 수 있다. 다음 〈그림 1-2〉에서 나타나듯이, 한국의 산업구조는 서비스업의 부가가치가 지속해서 상승하는 가운데, 농수축산업의 부가가치는 떨어지는 추세를 보인다. 제조업 기술 수준별로는 고수준 기술과 중상(中上) 수준 기술의 부가가치가 상승하는 것과 비교하여 저기술 제조업의 부가가치는 급격하게 감소한다. 세부 제조업별 부가가치 변동 추세는 증가와 감소의 경향성이 더욱 갈리는데, 전기전자와 수송기계가 증가 추세인 반면, 섬유가죽과 음식료는 감소 추세를 보인다. 같은 기간 동안 제조업 전체의 부가가치 변동이 거의 없는 것처럼 보이는 이유는 한국 제조업이 전기전자, 수송기계, 화학제품 위주로 변화했음을 뜻한다. 서비스업의 종류별로는 사업서비스의 증가가

9 그림에서 보듯이 수도권 경제의 비중은 2000년대 초반까지 계속 상승하다가 노무현 정부 시기 다소 줄어든다. 2000년대 후반 이후 현재까지 계속 증가하는 추세다.

10 축적전략이 국내 경제의 총량 규모나 '발진'으로 바로 연결되는 것은 아니다.

〈그림 1-2〉 업종별 부가가치 비중의 변동 추이

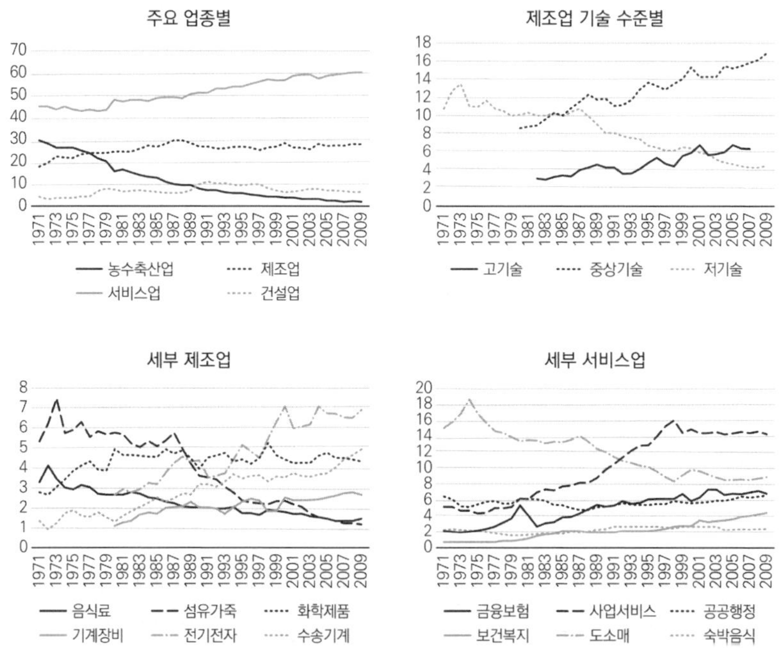

* 자료: 강종구. 2017. "인구고령화에 따른 우리나라 산업구조 변화". BOK 경제연구 2017-28호. http://dx.doi.org/10.2139/ssrn.3055583.

두드러져 보이는 가운데 도소매업의 감소 추세가 뚜렷하다.

이처럼 한국 자본주의의 축적체제는 불과 한 세대도 걸리지 않은 기간에 농수축산, 섬유가죽, 음식료, 저기술 제조업, 도소매업 등으로부터 서비스업과 제조업 중심으로, 그중에서도 전기전자, 수송기계, 화학제품, 사업서비스 등이 핵심을 차지하는 구조로 바뀌었다. 이러한 축적전략은 결과적으로 인구를 비롯한 자원의 수도권 집중을 강화했고, 일부 성장거점을 제외하면 비수도권은 자원을 공급하거나 생산 없는 소비 배후지 역할에 머물게 된다. 이에 따라 일자리, 임금, 소득 등 경제의 격차가 생기고 교육, 문화, 사회적 인프라, 의료 등의 불평등이 함께 나타났다.

물적 토대와 이에 따른 사회 변화는 반드시 모순과 갈등을 유발하고 사회적 반작용이 나타난다. 수도권 집중을 강화한 자본주의 축적 체제는 비수도권 지역의 쇠퇴라는 모순을 초래할 수밖에 없었고, 이에 대한 대응으로 '지역균형발전'이라는 헤게모니 프로젝트가 불가피하게 된다. 즉, "발전주의 국가의 공간 프로젝트와 공간 전략이 지닌 내적 모순으로 인해 지역주의 정치가 등장하고 국가 지배엘리트에 대한 저항이 거세지면서, 이러한 정치적 위기에 대응하기 위한 일종의 헤게모니 프로젝트"가 필요하게 된 것이다(박배균, 2012). 지역균형정책은 1980년대를 거치면서 민주화, 지역주의 정치, 지역균열적 정당정치 등을 통해 더욱 중요한 정치-사회적 이슈가 되었으나, 오늘날까지 경제적으로는 뚜렷한 효과를 거두지 못하면서 정치적 담론으로만 존재하게 되었다.

나. 자본주의 시장 구조에 조응하는 보건의료체계

한국 자본주의체제가 지역보건의료의 거시적 조건이라면, 한국 보건의료체계 또는 보건의료체제는 보건의료라는 영역에서 거시 또는 중간(meso) 수준의 조건에 해당한다. 결론부터 말하면, 경제 측면에서 한국 의료는 거의 전적으로 시장원리를 따른다. 체계와 체제의 특성까지 포함하면 '자본주의 보건의료체제'라고 불러야 할 것이다.[11]

한국에서 의료는 상품으로 생산되고 거래를 통해 '소비'된다. 의사 등 의료

11 자본주의체제와 시장의 관계는 좀 더 자세하게 논의할 필요가 있으나 여기서는 생략한다. 조선 시대에도 상당수 의료와 약품은 시장에서 거래되는 '상품'이었고 이에 따라 시장원리가 부분적으로 작동했을 것이다. 현재 한국의 보건의료체계는 이런 정도의 '시장'을 넘어 수도권에만 여러 개의 대형병원이 경쟁하는 '경쟁 시장'이 형성되었고, 이들 병원은 (다른 대기업과 마찬가지로) 경쟁에서 이기기 위해 새로 암병원과 분원을 설립하고 인력과 시설의 우수성을 인정받으려 한다. 자본 투자를 위해 수익을 남기고 융자를 받아야 하며 이에 맞추어 병원의 '생산체제'를 구축해야 한다. 이런 점에서 자본주의체제는 주로 시장에 기초하되 그 이상이다. 지본주의체제에서 시장은 필요조건이지만, 자본주의는 시장 이상이며 모든 시장이 자본주의체세에 속하는 것도 아니다.

인력과 병원 등 의료시설은 시장원리에 따라 어떤 지역(시장)에 새로 진입하거나 지역을 넘어 이동할 수 있으며, 환자는 가격과 품질을 기준으로 지역에 무관하게 공급자를 선택할 수 있다. 의료인 면허제도와 병원의 시설 기준 등 각종 규제가 있다는 이유로 '완전' 시장이 아니라는 주장도 있으나, 어떤 재화와 서비스도 완전한 시장원리로 작동하지는 않는다는 점에서 반론이 되지 못한다.

한 가지 보탤 것은 이러한 '자본주의 보건의료체제'는 고정되고 정태적인 단면적(cross-sectional) 실재를 가리키기보다는 하나의 운동, 변화, 되어가기(becoming)를 의미한다는 점이다. 정태적으로 표현하면, 과거 보건의료에는 자본주의 체제로서의 성격이 약했으나, 한국 보건의료는 점점 더 자본주의체제의 한 '부분'으로서의 성격이 강화되고 있다고 할 수 있다.

국가 수준이든 지역 수준이든 한국 보건의료의 '자본주의화'를 논의할 때 빼놓을 수 없는 제도이자 정책이 '국민건강보험'이다.[12] 흔히 한국 의료의 공공성을 증명하는 핵심 근거로 동원되는 이 제도가, 공공성과는 거리가 멀어 보이는 시장과 자본주의 원리의 핵심 요소라는 주장에 대해 반론 또는 반감이 있을 수 있다. 물론, 의료 이용을 보장한다는 점에서 국민건강보험이 공적 제도이고 따라서 공공성을 포함한다는 것은 분명하나, 이런 의미의 공공성은 국민건강보험이 의료 이용뿐 아니라 의료 '생산'의 토대이자 틀이라는 사실을 고려하지 않는다. 공공성이 유/무의 이분법적 개념이 아니라는 점까지 고려하면, 자본주의체제와 시장원리에 기초한 국민건강보험의 성격을 엄밀하게 검토할 필요가 있다.

12 현재 건강보험은 보험료, 본인 부담, 재정, 급여 여부 등 기술적, 정책적, 의료적 측면에 관여하는 수준을 넘어, 건강이나 보건의료의 의미, 행동 양식, 가치관과 규범, 사회적 관계까지 영향을 미치는 하나의 '체제'가 된 것으로 보인다. 필자는 이러한 현상을 건강과 보건의료의 '보험화'라고 개념화한 적이 있으며(김창엽, 2019:665), 일부 학자가 사회보험을 '삶의 양식(way of life)'이라고 한 것은 그중 일부를 가리킨다고 생각한다(Saltman, 2004;5~6).

지역보건의료가 건강보험의 구조와 긴밀하게 결합해 있다는 점도 중요하다. 건강보험 제도와 체제는 한국 의료의 시장 구조와 그 원리를 한편으로 완화하면서 또한 강화하는 이중적 구실을 하는데, 이 가운데 시장원리를 완화하는(또는 공공성을 강화하는) 역할은 비교적 익숙하나 그 반대인 시장원리를 강화하는 측면은 제대로 다루어진 적이 없다.

먼저 지적할 것은, 한국 보건의료체계가 시장원리를 기본으로 하면 재정 조달의 핵심 기전인 건강보험도 처음부터 이에 조응하기 쉽다는 점이다. 국민건강보험의 체제적 성격은 어느 시기 갑자기 규범적으로 주어지기보다는 역사적 형성 과정을 거치며 축적된다. 민간 공급자가 압도적으로 우세한 상황에서는 건강보험은 환자를 대리하여 이들로부터 보건의료를 '구매'해야 하고, 거래를 위해 보건의료에 가격을 매기고 비용을 치른다. 건강보험 당국이 대리인 구실을 한다는 점을 제외하면 다른 재화나 서비스 시장과 크게 다르지 않다. 보건의료를 이용하는 사람들도 이런 '거래' 관행에 익숙하다.

건강보험은 경제적 접근성을 향상하려는 제도적 장치이므로 제도 출범 이후 의료 이용이 급증하고 이에 따라 의료 '시장' 또한 빠른 속도 성장했다. 의료 제공자는 확대된 시장에 참가하면서 건강보험체계 내에서 경제적 합리성을 추구하게 되고, 이들이 실천하는 보건의료 (서비스) 또한 건강보험의 시장원리에 부합하는 방향으로 변화하게 된다. 예를 들어, 건강보험의 진료비를 따로 받을 수 없는 보건의료(예를 들어 상담과 교육)는 줄거나 약화하지만, 경제적으로 유리한 검사, 기술, 장비와 물품은 더 많이 제공할 동기가 생긴다. 건강보험 구조 때문에 경제적 보상에 차이가 나면 의료인력은 유리한 분야로 쏠리게 마련이다.

의료 시장 또한 다른 시장과 마찬가지로 수요가 줄어들면 축소되거나 소멸한다. 예를 들어 인구가 1만 5천여 명에 지나지 않는 경북 영양군에서는 시장원리에 따른 의료 공급이 이루어지기 어렵다. 일정 규모 이상의 병원은 수지

균형을 맞출 수 없고, 인력과 시설을 적정하게 유지하기 힘들다. 시장원리가 작동하지 않는다는 것은 이른바 공공-민간 협력 모델에서도 마찬가지다. 공공-민간 협력 모델이 전제하는 민간 부문의 '효율성'은 어느 정도 이상 규모의 시장이 있어야 가능하다. 인구가 감소하고 의료 시장이 소멸하는 지역에서 민간병원을 유치해서 효율적으로 의료를 공급하겠다는 목표는 달성할 수 없다.

보건의료체계가 한국 자본주의 체계와 결합한 것은 보건의료의 '민영화'와 '시장화'에 국한되지 않는다. 전국적으로 일원화한 국민건강보험을 토대로 국가 수준에서 보건의료체계를 논의하는 배경에는 한국 개발국가의 국가 주도 경제성장과 헤게모니 프로젝트가 있다는 것이 필자의 판단이다.

박배균(2012)은 한국이 "국가 스케일에서 총량적 경제성장과 수출증진을 추구"했고, 헤게모니 프로젝트로 경제 민족주의와 조국 근대화 이데올로기를 동원했다고 주장했다. 공간 차원에서는 "국가적 스케일에서 하나의 단일하고 균등한 영토라는 심상 공간"이 만들어지며, 이에 따른 행정조직과 체계는 전국적 표준화를 지향한다. 주로 "복지혜택의 증대 등 물질적인 형태"를 띄는 개발 국가의 통합적 헤게모니 프로젝트의 중심이었던 의료보험과 보건의료체계는 국가화, 전국화, 탈지역화될 수밖에 없었다.[13]

의료보험(건강보험)을 통한 건강과 보건의료 공급 프로젝트가 주로 '의료화' 경향으로 나타난 것도 특기할 만하다. 의료보험은 기술적, 관료적으로 개인의 의료(medical care)에 대한 관리라는 점에서 의료보험의 주류화는 당연히 의료화 경향을 강화한다.

헤게모니 프로젝트의 측면에서 보면 인구집단(population)의 건강을 다루는

13 이는 건강보험 통합이 저절로 또는 오로지 이런 통합적 헤게모니 때문이라는 주장은 아니다. 통합은 부담의 불평등 등 분립형 관리체계의 모순과 농민 등 사회권력의 압력이 같이 작용한 '발현(창발)'의 결과물로 봐야 할 것이다.

보건(public health)보다는 개인의 질병과 치료를 다루는 개인 의료(personal health)가 즉각적이며 가시적인 혜택이다. 보건을 통한 인구집단의 성과는 집합적이고 장기적이며 비가시적이어서 개인이 쉽게 인식하고 느끼기 어렵다. 하나의 균등한 영토(나라)라는 '심상 공간'을 만들어 내는 데는 의료 쪽이 훨씬 유리하다.

의료보험 확대에 따라 의료 시장이 성장하면서 정치적, 경제적 권력을 강화한 것도 의료화를 촉진한다. 건강보험의 연간 지출은 1990년 2조 1,641억 원에서 2006년 23조 2,631억 원으로 11배 이상 증가했으며, 건강보험 진료를 제공하는 요양기관 수는 1980년 13,316개에서 2006년 75,108개로 5.6배 늘어났다. 인구 10만 명당 의료인은 1981년 87.2명에서 2006년 408.9명으로 4.7배, 그리고 인구 10만 명당 병상수는 같은 기간 동안 168.5개에서 839.8개로 급증했다(김창엽, 2019:395~396).

다. 지역 권력의 약화

개발국가의 정치경제와 헤게모니 프로젝트에 조응해 국가화한 보건의료체계에서 지역 보건의료가 주류화할 가능성은 크지 않다. 지방정부(시도와 시군구)는 독자적인 지역 정책을 추진하기보다 전국적으로 표준화된 중앙정부 정책과 지침을 집행하는 역할을 했고, 그 결과 보건 행정조직(시도 보건과와 시군구 보건소)은 지역 권력의 핵심에 진입하지 못했다.[14] 지방정부의 기술적 수준과 역량은 이러한 권력 지형의 현상적 결과물에 지나지 않는다.

건강과 보건의료에서 지역 권력이 취약한 데는 역사적으로 건강과 보건의료가 지방정부의 책임에서 벗어난 것이 직접 영향을 미쳤다. 국민건강보험을

14 보건의료의 '정치화'와도 밀접한 관련이 있으며, 권력의 약화와 탈-지역정치는 상호 보완적이다.

포함한 건강과 보건의료 '체제' 또는 '레짐'은 시도나 시군구가 관여할 영역을 벗어났다('탈지역화'). 처음에 정책과 제도를 통해 국가 스케일이 된 보건의료와 건강보험 체제는 지식과 문화를 통해 정치권력, 경제권력, 사회권력의 이해에도 영향을 미치는 것이 현실이다. 지금 건강과 보건의료는 시도 또는 시군구의 정치적 책무성 또는 정당성과 무관한 것이 되어 있는 상태다. 보건의료와 가까운 복지 서비스에 대한 지방정부의 책무성과 비교할 수 없을 정도다.

2. 새로운 관점의 지역보건의료

지금까지 지역보건의료 논의가 기술관료적 또는 정책적 합리성에 토대를 두었다면, '새로운' 지역보건의료는 이러한 논의의 토대를 바꿀 필요가 있다. 즉, 기술적, 관료적 합리성과 정책적 합리성을 넘어 지역보건의료 문제에 관련된 근본 구조를 이해하고 문제 해결의 전망과 과제를 재구성해야 한다.

1) 관점의 전환 – '사람 중심' 또는 '주민 중심'이라는 시각

사람 중심 또는 주민 중심(이하 '사람 중심) 관점을 주장하는 첫째 이유는 그동안 지역보건의료 논의가 국가, 정부(특히 중앙정부), 전문가 관점에 치우쳤다고 보기 때문이다.[15] '제3자', '공익' '사회적' 관점을 택한다고 할 때도 크게 다르지 않으며, 나아가 '주민'과 '지역사회' 관점이라고 할 때도 그것이 국가나 정부 관점에서 주민과 지역을 대상화하지 않았는지 성찰이 필요하다.

인구집단의 건강을 다루는 보건 또는 공중보건이 본래 국가 친화적인 데다

15 지역보건의료 논의에서는 문제의식 측면에서 사람 중심과 주민 중심 관점이 크게 다르지 않다고 본다.

가, 우리 사회구성원 다수가 개발국가 시기를 거치면서 '나라 만들기'의 심상과 심리를 내면화하고 있을 가능성이 크다. 필자를 포함해 건강과 보건 문제를 다루는 그 누구도 이러한 국가, 정부, 집단 중심의 시각을 완전히 탈피하기 어려우며, 결과적으로 반성과 성찰의 필요성도 크게 다르지 않을 것이다.

'사람 중심의 관점'은 주로 실무와 기술 수준에 머무는 '사람 중심성(people centeredness)' 개념을 포함하면서도 이에 그치지 않는다.[16] 두 개념 사이의 일치보다는 차이를 더 강조하고 싶다.

사람 중심 관점의 실제 내용이 무엇인지 의문을 제기할 수 있으나, 이러한 익숙한 생각까지 다시 검토하는 것이 필요하다. 사람 중심 관점이라는 방법은 시공간적 맥락과 분리된 실질적 내용(substance)을 구성하려는 시도라기보다는, 역사적, 정치적인 구성물에 대한 비판의 성격이 더 강하다고 본다. 즉, 우리가 의도적으로 또는 의식하지 않고 받아들이는 전체, 가치, 규범, 이데올로기, 습관 등을 해체하고 전복하기에 '유리한 자리(vantage point)'가 바로 '사람 중심 관점'이다. 따라서 사람 중심 관점의 실질적 내용은 어떤 시기에 어떤 대상을 어떻게 비판하는지에 따라 달라진다.

지역보건의료에서 사람 중심 관점은 지역, 건강, 보건의료, 나아가 이와 관련된 환경적 요인을 비판하려는 틀로, 적어도 다음 네 가지 비판을 포함한다.[17]

- 건강과 보건의료에 대한 기존 이해 비판
- 국가 또는 중앙정부 중심에 대한 비판

---

16 예를 들어 세계보건기구가 주장하는 '사람 중심 보건의료(people-centred health services)'는 개인화되고 파편화된 보건의료 서비스를 개선하는 데 초점을 둔다는 점에서 실무와 기술 중심이라 할 수 있다. 물론, 실무와 기술 차원은 중요하지 않다는 뜻은 아니다(https://www.who.int/servicedeliverysafety/areas/people-centred-care/ipchs-what/en/).

17 제2장에서 일부 중복되는 내용을 포함해서 좀 더 자세하게 설명한다.

- 민간부문 또는 경제권력에 대한 관점 비판
- 전문가 중심성에 대한 비판

가. 건강과 보건의료 비판

모든 인간 활동과 사회적 실천이 그렇듯 건강과 보건의료에 대한 관점 또한 여러 권력관계 속에 존재한다. 신체적 건강과 비교해 정신건강은 큰 관심을 받지 못하고, 보건과 의료 모두 과학기술에 의존할수록 더 큰 권위를 가진 것처럼 보이며, 또한 젠더 불평등 구조에서 벗어나지 못한 상태다. 건강과 보건의료 비판이란 이런 불평등한 권력관계를 이해하고 그 기초를 바탕으로 삼아 건강과 보건의료에 대한 기존 이해를 확장, 수정, 갱신, 재구성하려는 것이다. 최소한으로 줄여도 다음 몇 가지 비판이 가능하다.

■ 국가화와 제도화, 또는 '통치' 대상으로서의 건강과 보건의료

보건과 의료, 그와 관련된 정책에서 건강은 흔히 지표와 숫자로 환원된다. 평균수명, 영아 사망과 모성 사망, 심혈관계질환 사망률 따위의 지표가 흔히 쓰인다. 지역보건의료에서도 '불평등'과 관련이 있는 지표와 숫자가 자주 등장한다.

현대 국가에서 건강과 의료 정책, 또는 사업을 결정하고 실행하는 데는 인구집단 차원의 지표와 통계가 필요하다. 문제는 이러한 지표와 통계 숫자가 현실의 문제 또는 고통과 얼마나 긴밀하게 연관되어 있는지 하는 것이다. 흔히 지표와 숫자의 기술적 정확성 문제를 제기하지만,[18] 필자는 지표의 '제도화'

18 자살과 같이 비교적 드문 사건은 분자가 조금만 달라져도 비율이 크게 달라지므로, 시군구의 자살률은 변화를 나타내는 데는 부정확한 지표다. 미충족(unmet) 필요는 필요와 충족을 명확하게 정의하기 어려워서 설문 조사 결과는 정확도와 신뢰도가 떨어진다.

와 '역사화'에 따른 현실과의 분리가 더 큰 문제라고 생각한다.

지역보건의료에서 쓰이는 건강과 보건의료 지표는 시간과 공간이라는 맥락을 벗어나지 않는다. 조기 사망이 중요한 관심사였을 때는 평균수명이 건강 수준을 대표했고, "자살률 OECD 1위"가 언론의 단골 보도 소재가 되고부터는 지역보건의료에서도 자살과 자살률이 빠지지 않는다. 만성질환과 그 관련 요인으로 관심이 옮겨간 것도 마찬가지다.

지역보건의료는 지역의 고유한 건강 문제보다 국가적 관심과 제도의 영향을 더 많이 받는 것처럼 보인다. 상대적으로 노인 인구 비중이 크지 않은 지역, 노동 또는 환경보건 문제가 발생하는 지역, 섬이 많은 지역 등에는 고유한 건강과 보건의료 문제가 있을 수 있지만, 그 문제들은 흔히 주변화한다. 돌봄, 응급의료, 만성질환 등도 지역을 넘어 전국을 '표준화'하려는 압력이 높다.

■ 의료화

앞서 다룬 건강의 의료화 현상도 심각하다. 주민뿐 아니라 지역보건의료 정책에 관여하는 사람들도 건강과 의료를 같은 것으로 생각하며, 인구집단의 건강과 이를 위한 보건 서비스는 주민의 현실보다는 추상적 지식이나 행정 대상 정도에 머물러 있다. 이는 지역보건의료가 중앙정부 중심의 국가적 목표와 원리에 포섭되는 데 이바지한다.

의료화가 진행되면서 건강을 더 좁게 이해하는 경향도 있다. 건강은 생의학적 관점의 질병 여부로 판단되고, 질병은 다시 병리적 변화나 생화학적 이상으로 판단한다. 돌봄과 의료는 분리되고, 특별한 때를 제외하고는 안녕과 안심, 삶의 질, 행복 따위의 가치는 보건의료와 무관하게 보인다.

의료화와 건강 또는 보건의 주변화는 앞서 설명한 국가화, 제도화와도 연관된다. '국가 제도'인 국민건강보험이 권력의 중심이 되면서 국가 제도의 외부에 존재하는 건강과 보건은 무력해졌다. 의료 안에서도 국민건강보험으로 포괄되지 않는 실천과 가치, 예를 들어 돌봄, 의사소통, 친밀성 등은 중요성이 줄거나 주변화된다.

■ 경제화와 효율성

자본주의 체제와 시장 경제에 조응하여 건강과 보건의료는 흔히 경제로 인식된다. 질병과 건강은 점점 더 노동, 직업, 기능, 자본의 시각에서 해석되고 실천된다. 기본적으로 시장을 통해 작동하는 보건의료는 새삼 더 말할 필요도 없다.

건강과 보건의료의 경제화는 체계와 체제가 지향하는 기본원리와 밀접한 관련성이 있으며, 정책, 사업, 실천에서 이는 효율성이라는 가치이자 목표로 나타난다. 인구당 '적정' 자원, 비용-효과와 비용-편익, (예산) 타당성, (투자) 적격 등이 모두 효율성 지표라 할 수 있다.

효율성은 건강, 보건, 의료가 지향하는 가치와 충돌하기 쉬운데, 이는 그 관계 속에 여러 모순이 내재하기 때문이다. 효율성 논리로는 인구가 적은 지역에 병원이나 응급의료센터를 두기 어렵고, 가정에서의 돌봄과 탈시설은 제도 내 비용을 줄이면서 비공식 돌봄에 부담을 전가하는 시도 이상이 되기 어렵다.

나. 국가 또는 중앙정부 중심에 대한 비판

사람 중심 시각으로는 국가와 중앙정부에 치우친 가치, 목표, 정책, 대응 방법, 평가를 그대로 받아들일 수 없다. 국가권력이 관심을 두는 것은 일차적으로 안정된 통치이며, '국민' 한 사람 한 사람의 생명과 안전을 보장하는 과업은 부차적이다.

지역보건의료도 마찬가지다. 얼마나 많은 사람이 생명과 건강을 잃었는지도 흔히 통치의 관점에서 해석되고 피통치자가 이를 어떻게 받아들이는지가 더 중요하다. 산사태나 태풍으로 집이 없어지고 생명을 잃어도 정책 실패 또는 행정 실패가 아니라 자연재해면 국가와 정부 책임은 가볍다. 안전한 분만을 할 기관이 사라져도 국가권력이 '최선을 다한 결과'라고 정당성을 인정받으면 통치는 '안전하다'.

통치는 흔히 사회문제(정확하게는 국가 문제)와 의제에 대응하는 방식으로 나타난다. 문제가 크고 심각한 것만으로는 의제가 되지 않으며, 사회적 관심과 여론, 국가에 대한 기대가 결합해야 국가 문제가 통치의 대상으로 전환된다. 비수도권 지역에서 안전한 분만이나 응급의료가 문제가 되어도 바로 국정의 의제가 되지 않으며 문제의 크기나 심각성이 '국가화' 해야 비로소 국가권력이 관심을 가진다.

국가와 국가 통치 관점에서 지역보건의료를 볼 때 지역의 문제나 과제가 좀처럼 드러나지 않는 것은 이 때문이다. 지역이 '국가화' 하는 데는 불평등한 권력이 작용하는데, 수도권이 비수도권보다 도시가 농어촌보다 당연히 유리하며 우월하다. 대구에서 발생한 코로나19 집단감염보다 서울의 비슷한 집단감염이 더 쉽게 국가 의제가 되는 것이 현실이다.

국가 또는 중앙정부의 정책은 이러한 통치 또는 정치 메커니즘과 밀접한 연관이 있다. 지역에 대한 정책에서도 국가와 중앙정부는 자신의 이해관계를 먼저 반영할 가능성이 크며, 우월한 권력관계를 활용해 '국가적'이라는 명분으로 지역의 이익을 거스르기도 한다. 중앙정부가 말하는 지역이 흔히 국가 또는 중앙정부 차원의 정책 내로 포섭되는 것은 이 때문이다. 예를 들어 중앙정부가 말하는 응급의료체계 구축은 일차적으로 국가 수준의 자원 배치에 초점이 있고, 인구 규모와 지리에 따라 달라지는 지역 체계와 여러 과제는 정책 대상이 아니다. 중앙정부가 '지역응급의료센터로 30분 이내 도달이 불가능하거나, 권역응급의료센터로 1시간 이내 도달이 불가능한 인구가 지역 내 30% 이상인 지역'을 줄인다는 목표로 국가 자원을 배분하면 이에 해당하지 않는 지역의 응급의료와 자원 배치 이외의 과제는 모두 주변화한다.

지역 권력을 강화한다는 의미의 '분권'이나 '지방화'가 국가와 중앙정부의 관점을 내포하고 있다는 사실도 지적해야 하겠다. 신자유주의적 분권화가 국가와 중앙정부의 책임을 지역으로 전가하고 지역의 책무성을 강조하는 전략이라는 점은 잘 알려져 있다(Craig and Porter, 2006:103~105).

'지역소멸' 위기에 대응하는 과정에서 지역 정부들이 경쟁력을 앞세우며 공공기관이나 대기업을 유치하려고 하거나, 귀농, 귀촌 인구를 늘리기 위해 지방정부가 앞다투어 지원책을 마련하는 것은 지역 불평등의 책임과 해결 과제를 국가로부터 지역으로 이전하는 전형적인 정치이자 통치 기술이다. 국가적 차원의 구조에서 비롯되는 지역의 보건의료 인력 부족을 해결하려고 지방정부가 지원 방안을 마련하고 대형병원을 유치해야 하는 현상도 마찬가지다.

다. 경제권력에 대한 비판

현재 한국의 경제권력은 국가권력까지 압도할 수준에 이르렀다. 특정 재벌이 힘이 세다는 의미라기보다 정치, 경제, 사회적으로 모든 의사결정을 지배하는 힘이 경제권력에서 나온다는 뜻이다. 건강과 보건의료에서도 마찬가지다. 병원 경영이 손해를 보면 코로나19 상황에서도 중환자실을 내놓기 싫어하고, 효율성 논리 때문에 인구가 적은 지역에는 응급의료기관이나 공공병원을 설치하기 어렵다. 지역보건의료에서도 경제권력이 명시적으로 때로 암묵적으로 미치는 영향이 다른 어떤 권력보다 강하다.

경제가 사회적 토대에서 빠져나와 스스로 절대 권력이 되었다는 점이 가장 중요하다. 지역주민의 취약성은 개인 요인, 주로 경제적 사정이며, 보건의료 자원 배치와 인력이 처한 환경 또한 시장에서 결정된다. 경제성장과 일자리, 시장원리는 몇십 년째 국가와 정치경제의 헤게모니를 장악하고 있고, 사회적 상상력은 "환자가 적은 지역에서는 의료기관이 운영될 수 없다"라는 수준에 머물러 있다.

경제권력의 힘이 그대로 유지되면 지역보건의료 상황은 나아질 수 없다. 몇 개 공공병원을 짓거나 예산을 지원해도 '먹고 살아야' 한다는 이유로 미봉책에 그칠 것이다. 지역보건의료 문제는 실로 지금의 국가체계 또는 사회경제체제와 모순 관계를 이룬다.

경제권력이 지역보건의료의 근본 조건을 규정한다는 점에서, 사람 중심 관점은 지금보다 훨씬 더 급진적인 해결 방법으로 이어질 것이다. 지역보건의료의 대안이 신자유주의적 자본주의 체제의 지속 가능성과 대안으로부터 분리될 수 없기 때문이다.

라. 전문가(전문성) 권력에 대한 비판

이에 대해서는 자세한 설명이 필요하지 않을 것이나, 특히 사람 중심 관점에서 생의학적(biomedical) 전문성을 비판하는 작업은 긴요하다. 단적인 예로, 첨단 치료법이나 검사 수치보다 건강 회복과 삶의 질이 더 중요한 것이 아닌가? 지역정신보건 체계를 구축할 때, 환자의 사회적 삶과 가족, 심리를 얼마나 고려하는가? 노인 자살률이 낮추겠다면서 빈곤에는 별 관심을 두지 않아도 괜찮은가?

사람 중심 관점에서는 건강과 질병, 이에 대한 대응을 생의학적 기준만으로 판단하고 실천할 수 없다. 사회문제, 보건 또는 정책 전문가의 시각도 절대적 기준이 되지 못한다. 모든 개인을 스스로 삶의 의미를 성취하려는 정치적 주체로 인정한다면, 사람 중심 관점은 지루하고 비효율적인 민주주의와 민주적 참여를 옹호한다.

3. 지역보건의료의 조건 - 지역의 의미와 상황

지역보건의료의 '결정적'인 환경은 고령화와 인구 감소, 그리고 경제적 불평등의 심화다. 이에 대해 주로 지역으로부터 지역소멸에 대한 불안과 '지역 균형발전'의 요구가 커지는 것도 정치적, 사회적 환경으로 볼 수 있다.

1) 한국 자본주의 축적체제와 지역 불평등

한국 자본주의는 수입대체와 소비재, 중화학공업과 수출을 통한 축적 전략을 거쳐 2000년대 이후 지식산업 등 이른바 '신성장동력'을 통한 경제성장 전략을 추구하고 있다.

이른바 '성장동력' 담론은 1998년 경제위기 후 2~3년이 지난 시점에서 이미 시작되었는데, 당시 김대중 정권은 "선진국 경제는 고부가가치 지식산업 위주로 탈바꿈하고 있으며, '세계의 공장'으로 부상하고 있는 중국은 우리의 주력산업을 포함한 대부분의 분야에서 빠르게 추격"하고 있다고 진단하면서 "성장잠재력을 새롭게 확충할 수 있는 기술의 개발 없이는 우리의 미래경쟁력 확보가 곤란"하다고 판단했다. 이에 따라 "정보기술(IT), 생명기술(BT), 나노기술(NT), 환경기술(ET), 문화기술(CT) 등 지식정보화시대의 고부가가치 기술을 차세대 성장동력 육성"을 목표로 제시했다(재정경제부, 2001).

2008년 세계 금융위기 후 성장동력론은 '신성장동력'이란 이름으로 확대되고 성격도 달라진다. 수익창출 모델이 "'쫓아가기형(Catch-up model)'에서 '선도형(Trend-setter model)'으로 바뀌지 않으면 현 경쟁력 유지도 어려운 상황"이라고 진단하고, "제조업, 서비스업 등 전통적 산업구분이 불분명해짐에 따라 제조업간, 제조업과 서비스업간 또는 서비스업종간 융합(Convergence)에 의한 새로운 비즈니스 모델"이 새롭게 부상한다고 설명했다(국가과학기술위원회·미래위원회, 2009). 2009년 1월 대통령 직속의 국가과학기술위원회와 미래위원회를 중심으로 신성장동력 대상과제를 선정했는데, 3대 분야 중 하나로 '고부가 서비스산업'이 포함되었다. 이는 다섯 가지 신성장동력을 포함하는데, 글로벌 헬스케어, 글로벌 교육서비스, 녹색 금융, 콘텐츠와 소프트웨어, 관광 등이 그것이다.

이른바 지식산업과 서비스 산업을 핵심으로 하는 신성장동력 패러다임은 정권과 무관하게 이름만 바꾼 채 현재까지 유지되거나 강화된다. '산업의 섬' 전략을 기초로 축적체제가 지식, 정보, 서비스산업 등을 중심으로 하는 축적체제로 바뀐 것이다. 이러한 축적체제에서는 수도권이 비수도권보다 훨씬 더 유리하다. '혁신성장기업'의 60% 이상이 수도권에 집중된 현재 상황이 축적체제의 공간적 특성을 그대로 드러낸다고 할 것이다.[19]

지역 불평등에 영향을 미치는 축적체제가 주로 '경제' 논리를 따른다는 것은 말할 것도 없지만, 이 과정에서 국가권력이 중요한 역할을 한다는 것 또한 소홀하게 다룰 수 없다. 장상환(2006)의 주장에 따르면, 한국은 1980년대 이후 "케인즈주의적인 복지국가를 거치지 않고 신자유주의적인 슘페터주의적인 근로국가로 이행하기 시작"했고, 특히 외환위기 극복 과정에서 "규제완화, 기업 및 금융구조조정, 노동시장의 유연화, 자본시장 자유화 등" 신자유주의적 축적체제를 확립했다(장상환, 2006).

지역 불평등은 심화하지만 '도덕적-정치적' 당위로 이에 대항하는 지역균형발전 프로젝트는 신자유주의 축적체제에서 점점 더 불안정해지는 중이다. 정부

19 2021년 4월 14일 서울신문(인터넷판)에는 이런 기사가 실렸다. "'베드타운'으로 불리던 경기 고양시가 일산테크노밸리 등 굴뚝 없는 4차 산업(정보·의료·교육·서비스 등 지식집약적 산업)을 잇따라 유치하며 국내 최고의 '자족도시'로 탈바꿈하고 있다"(https://bit.ly/3wSs78R). 이런 축적체제에서 비수도권이 수도권과 '경쟁'하는 것은 불가능하다.

의 수도권 정책은 "규제완화 방향으로 전환"하고 "새 정부 출범 때마다 '수도권 정비계획법 시행령' 개정을 추진"하는 식이다(이정석, 2013). 한편, 지역균형 담론이 "토건적 개발주의 세력에 포획되어 왜곡되는 부작용을 초래"한 것도 지역균형발전 프로젝트가 권력을 키우지 못하는 중요한 이유라고 할 수 있다.

지역의 경제적 토대는 지역보건의료에 결정적인 영향을 미친다. 보건의료를 집합적 소비재로 볼 때, 인구 감소와 고령화, 빈곤화는 보건의료 서비스에 대한 수요를 줄일 뿐 아니라 의료서비스 시장의 위축과 소멸을 부른다. 또한, 지역 경제가 위축되면 지방정부의 재정 여력이 줄고, 따라서 재정과 자원 배분에서 보건의료는 우선순위가 낮아질 수밖에 없다. 여기에는 건강과 의료가 "중앙정부와 건강보험의 책임"이라는 인식도 영향을 미친다.

지역 불평등에 대해 헤게모니 프로젝트가 효과적으로 수행된다는 점도 고려해야 한다. 정치·경제적으로는 '국가경쟁력'으로 대변되는 개발국가의 헤게모니 프로젝트가 '지역'과 불평등을 은폐하는 구실을 하고, 교통과 통신의 발달이 수도권 집중을 강화하는 데 이바지한다. 보건의료에서도 마찬가지다. 이른바 서울의 '빅5'가 전국의 지역 환자를 끌어들이는 데는 '명의'나 '첨단의술' 등 수도권의 상징 권력과 아울러 '일일생활권'이니 '당일 진료'니 하는 헤게모니가 진료권을 '전국화'하는 데 기여한다.

분포를 기술하는 차원을 넘어 불평등을 관계론적(relational)으로 보면, 축적체제는 적어도 세 가지 이상의 메커니즘을 통해 지역 불평등을 생산하고 재생산한다(Tomaskovic-Devey and Avent-Holt. 2019:2).[20]

첫째는 '착취(exploitation)'을 통한 것이다. 한국의 축적체제는 생산 부문에

20 Tomaskovic-Devey and Avent-Holts의 분석과 이론은 주로 미시 조직 수준을 대상으로 하지만, 국가를 하나의 조직으로 보고 지역 불평등에도 응용할 수 있다고 생각한다.

서 저임금을 유지하기 위해 저곡가정책 등 농산물 가격을 억제하는 정책을 폈고, 그 결과 농촌 경제는 '궁핍화'와 '빈곤화'를 면하지 못했다. 특히 '지식기반경제'를 강조하는 축적체제에서는 인력이 수도권으로 집중되면서 공급 과잉을 초래하는데, 이는 저임금과 비정규노동 등 노동체제의 착취 구조를 유지하는 데 중요한 역할을 한다.

둘째, '사회적 폐쇄(social closure)'가 작동하는데, 여기에는 특히 배제라는 메커니즘이 중요하다. 먼저 지적할 것은 한국 개발국가에서 자본추적 전략 자체가 배제적이라는 점이다. 비수도권에 집중된 농업 생산은 공업화, 산업화 전략에 종속적 역할을 면치 못했고 자본축적의 기회를 얻지 못했다. 자본축적 전략의 선택은 영역(제조업 등)에 대한 것이었지만, 이는 동시에 공간적인 것이었다.

지역 불평등의 관점에서 또 다른 배제 메커니즘은 교육과 학력이 아닌가 한다. 예를 들어, 취업과 임금에서 '지방대' 출신은 체계적으로 배제되는 경향이 있다. 오호영(2007)은 지방대학 졸업생의 임금이 낮다고 하면서도, 수도권과 지방이라는 구분보다는 "수도권 대학 졸업생과 지방대 졸업생 간의 임금격차 중 상당 부분이 양 집단 간의 수능점수 차이에 의해 설명"된다고 주장했다. 여기서 임금이 수능점수를 따른다는 문제는 인정하더라도, 이런 주장의 가장 중요한 문제는 수능점수(학력, 시험성적도 마찬가지다)가 '지역 중립적'임을 전제하는 것이다. 흔히 교육과 교육 성과의 지역 불평등은 여러 불평등의 결과이거나 교차성(intersectionality)의 산물이므로, 학력과 교육 성과를 기준으로 삼는 한, 비수도권 지방은 체계적으로 배제된다.

의사결정 과정에서 일어나는 비수도권 지역 배제도 심각하다. 정책과 자원 배분의 의사결정에서 지역은 흔히 '균형'의 대상으로만 고려되며(인구 비례가 대표적인 형식 논리이다), 참여자 측면에서도 지역은 여러 조건 때문에 과소 대표되는 것이 보통이다. 정책이나 의사결정을 위해 구성되는 위원회는 수도권에 연

고가 있는 위원들이 압도적 다수를 차지하게 마련이다.[21]

셋째, 주장과 요구(claims making)라는 메커니즘도 있다. 수도권 규제 완화 논란에서 보듯이, 공간적으로 수도권 '만들기'는 비수도권과의 관계 속에서만 의미가 있고, 당연히 이들 사이에 권력관계가 작용한다. 수도권의 정치, 경제, 사회권력이 비수도권을 압도하는 상황에서 수도권의 규제 완화는 필연적으로 불평등을 심화하게 될 것이다.

2) 역사적 축적물로서의 지역 간 형평성과 균형

시도와 시군 등 '지역'은 길게는 천 년 전부터 존재한 공간이며 경계이다. 전라남도는 인터넷 홈페이지를 통해 '전라도'의 유래를 다음과 같이 설명한다.[22]

> 고려사에 따르면, 995년(고려 성종 14년)에 지금의 전북 일원을 '강남도'라 하고, 전남, 광주 일원을 '해양도'라 하였습니다. 고려 현종 9년인 1018년, 행정구역 개편을 통해 '강남도'와 '해양도' 두 도를 합치고, 당시 큰 도시였던 전주와 나주 첫 글자를 따서 '전라도'라 하였습니다. 따라서 2018년은 전라도가 태어난 지 천년이 되는 역사적인 해입니다. 조선 8도 중 가장 오래된 역사를 지닌 전라도는 이후 지명이나 영역의 큰 변화 없이 현재에 이르고 있습니다.

공간이 역사적 축적물인 한, 지역 관점에서는 지역 사이의 비교가, 전국과

21 예를 들어 2017년 구성한 '공공보건의료발전위원회'는 공무원을 포함해 모두 15명의 위원을 위촉했는데, 명시적으로 비수도권 '지역'을 대표할 수 있는 위원은 학계 대표 4명뿐이었다. 건강보험정책심의회는 지역과 연관성이 뚜렷하지 않다는 점을 고려하더라도, 2021년 기준으로 비수도권 지역에 연고가 있는 위원이 한 명도 없다. 이런 의사결정 구조가 지역을 '포괄'하기는 어렵다.

22 전라남도 도청 홈페이지(https://www.jeonnam.go.kr/contentsView.do?menuId=jeonnam0604050100). (2021년 5월 4일 접속)

'중앙' 관점에서는 배분과 균형이 관심사가 될 수밖에 없다. 한국에서 지역 간 형평, 균형, 균등 등은 새삼스러운 지식이나 정책이라기보다는 오랜 기간 경험하고 축적한 하나의 역사적 과제로 이해할 수 있다.

개발국가 시기 이러한 역사적 경험은 자본주의 축적체제의 모순이 드러나면서 전국을 '하나의 국가'로 묶으려는 헤게모니 프로젝트와 결합한다. 박배균(2012)의 설명은 다음과 같다.

> 우리나라에서 지역균형정책은 발전주의 국가의 공간 프로젝트와 공간 전략이 지닌 내적 모순으로 인해 지역주의 정치가 등장하고 국가 지배엘리트에 대한 저항이 거세지면서 이러한 정치적 위기에 대응하기 위한 일종의 헤게모니 프로젝트로 도입되기 시작하였다.

이 과정에서 나타나는 중요한 특징은 지역균형발전이 주로 경제 측면에서, 그것도 개발국가와 조응하는 지역 차원의 개발주의 정치경제에 활용되었다는 점이다. '토건 동맹'이라 부를 수 있는 지역 정치경제는 지방자치제와 단체장 선출이라는 정치적 구조와 지역 차원에서 경제 성과를 올릴 수 있는 자본의 축적체제가 결합한 결과였다. 심지어 노무현 정부가 추진한 '혁신클러스터' 조차 혁신센터 건립 등 하드웨어 중심으로 진행되어 '신개발주의'라는 비판을 받았다(박배균, 2012).

이러한 지역 정치경제에서 건강이나 보건의료는 우선순위가 높아지기 어렵다. 경제와 개발 중심의 지역균형 담론에서 건강과 보건의료가 포착될 수 있는 경우는 산업으로서의 건강과 의료뿐이다. 원주, 부산, 대구, 인천 등 많은 지역이 의료기기, 바이오, 의료 등의 혁신클러스터를 경쟁적으로 유치하거나 표방하는 것은 경제 관점에서 산업을 키우고 경제적 가치를 창출하려는 시도다.

건강과 보건의료의 개발 동맹이 지역보건의료의 '발전'이나 지역 불평등에 어떤 영향을 미치는지는 명확하지 않다. 지역보건의료 체계 내에 경제와 산업의 요소가 큰 비중을 차지하지 않은 상태에서는 긍정적이든 부정적이든 눈에 띄는 변화를 보기 어렵다.[23] 다만, 산업 육성이 의료관광, 의료기기, 제약, 정보통신 등을 통한 것이므로 기술 개발과 산업 육성 과정에서 어떤 형태로든 보건의료체계에 개입할 가능성은 있다. 예를 들어 해외환자 유치를 위해 선도의료기관을 선정해 지원하는 사업은 지역보건의료 체계의 인력, 서비스, 재정 등 각 요소에 영향을 미친다.

3) 인구변화와의 교차성

고령화와 인구 감소 등 인구구조 변화도 지역 간 불평등을 심화하는 쪽으로 작용한다. 고령화와 인구 감소는 수도권 중심의 축적체제, 경제적 불평등, 정치적-도덕적 당위로서의 지역균형발전 등과 직접 연관된다. 급변하는 조건 때문에 지역의 정치와 경제, 정책, 문화 등은 새로운 경로를 찾을 수밖에 없다.

지역보건의료와 직접 관련이 있는 변화 중 가장 가능성이 큰 것은 지역 정치경제의 '장(field)'이 이동하는 것이다. 전통적으로 지역 정치경제는 지역 경제와 산업, 개발 등이 초점이었으나, '마땅한 대안을 찾기 어려워 한계에 봉착한 개발'과 '주민의 복지 필요와 요구'가 교차하면서 지역 정치경제의 중심이 넓은 의미의 복지로 옮겨갈 가능성이 커졌다.[24] 이는 국가와 정부의 책무성, 유능함, 정

---

23 자료에는 2017년 7월 말 기준으로 '대구경북첨단의료복합단지'에 공공기관 10개, 의료기기 기업 59개, 제약기업 15개가 입주한 것으로 되어 있으나 경제와 산업 측면의 성과는 밝히지 않았다.

24 2018년 전남 고흥군의 지방선거를 보도한 언론 기사의 일부다. "고령화와 인구감소가 가장 뜨거운 이슈다. 군내 사망자 수가 신생아 수를 넘어선 '데드 크로스'현상이 지속돼 한 때 20만 명을 웃돌던 군 인구는 이제 6만 7000명이 무너진 상황이다. 모든 관심과 논의가 인구 문제를 중심으로 시작되고 끝난다….후보는 "60대 중반이면 가장 젊은 게 마을 현실이어서 모든 이슈가 노인 문제로 귀결된다"며 "노인복지시설을 크게 확충하는 등의 획기적인 노인 사회복지 정책을 곧 내놓겠다"고 말했다." (https://bit.ly/2RAvdOS)

〈표 1-1〉 경상북도의 성별 고령인구 변화 추세 (단위: 명, %, 여자 100명당 명)

	1970	1980	1990	2000	2013	2020	2030	2040
남자 65세 이상	57,398	70,156	91,840	121,680	**182,644**	228,374	351,135	446,460
(구성비)#	(3.4)	(4.4)	(6.7)	(8.7)	**(13.8)**	(17.4)	(27.0)	(35.3)
여자 65세 이상	72,605	102,345	137,910	194,623	**279,135**	332,777	455,191	564,544
(구성비)##	(4.4)	(6.6)	(10.1)	(14.1)	**(21.1)**	(25.3)	(34.6)	(43.8)
성비###	79.1	68.5	66.6	62.5	**65.4**	68.6	77.1	79.1
전국 성비	70.0	59.7	59.8	62.0	**70.7**	74.5	81.1	82.5

* 자료: 김찬수, 2014.
* 주: # 구성비=(65세 이상 경북 남자인구/경북 전체 남자 인구)×100.
  ## 구성비=(65세 이상 경북 여자인구/경북 전체 여자 인구)×100.
  ### 성비=(65세 이상 경북 남자인구/65세 이상 경북 여자인구)×100.

당성을 묻는 지역의 통치 구조가 '경제'에서 '사회'로 전환한다는 뜻이다.

지역의 인구구조 변화는 젠더 불평등과 교차할 가능성이 크다. 평균수명이 늘어나면서 노인 인구의 성별 분포는 차이가 줄어드는 추세를 보이지만, 전체 숫자로는 여성과 남성 노인 수의 차이가 더 벌어진다. 다음 표에서 볼 수 있는 것처럼, 1980년대 후 65세 이상 인구의 성비는 남성 인구의 비율이 점차 증가하지만, 숫자는 1980년 여성이 약 3만 명 많았으나 2013년에는 10만 명 이상 더 많다.

여성 노인이 많아진다고 해서 지역의 젠더 불평등이 줄어들 것인지는 속단하기 어렵지만, 지역의 정치경제가 '경제'에서 '사회'로 이동하는 정도가 강할수록 지역 내에서 여성 노인 인구의 권력이 더 강화될 수 있을 것이다.

건강과 보건의료의 조건도 크게 보면 이 같은 맥락에 닿아 있다. 고령화와 인구 감소가 진행되고 그 결과로 의료 시장이 위축, 소멸하면 지역민의 불만과 요구가 커진다. 국가화, 광역화, 보험화한 보건의료체계 때문에 보건의료와 지역 정치경제와의 관련성이 쉽게 드러나지 않으나, 보건의료 이용과 공급이

지역 정치경제에서 점점 더 큰 비중을 차지하게 될 것이다.[25]

'경제'가 뒷받침하지 못하는 상태에서 공공부문 중심으로 '사회'를 추진할 때 관건은 재정을 어떻게 확보하는지의 문제다. 지역(시군구)의 재정 역량이 충분치 않은 상태에서 주민의 복지 필요와 요구에 부응하려는 정치는 상위(시도) 정부와 중앙정부에 대한 의존도를 높이는 쪽으로 작동할 전망이다.

재정의 불평등한 권력관계 때문에 지역보건의료 강화가 역설적으로 중앙정부의 권력을 더 강화하는 결과를 초래할 수도 있다. 지금도 '국립' 병원과 기관 유치를 위해 많은 지역이 경쟁하고, 지역 공공병원을 설치하거나 확대하는 데는 중앙정부의 역할이 절대적이다. 이 때문에 분권화를 지향하는 지역보건의료는 보건의료 또는 전체 범위에서 적극적인 재정 분권화와 결합해야 한다. 건강과 보건의료 재정 측면에서는 현재 국가와 전국 수준에서 통합된 재정(보건 예산, 의료급여와 건강보험 재정 등)에 같은 원리를 적용할 수 있는지, 적용한다면 어떤 수준과 방식으로 분권화할지 검토할 필요가 있다.

4) 정책, 사업, 사회적 실천 - 통치, 정치, 또는 정책

지역보건의료가 정책, 사업, 재정 등으로 '실현'되는 데는 정치경제적 조건, 특히 통치성과 통치 기술로서 지역보건의료가 어떻게 이해되고 수용되는지가 큰 영향을 미친다.[26] 한국 사회에서, 특히 비수도권 지역에서는 보건학적

25 선거 때마다 각 지역에서 병원이나 의료기관을 유치하겠다는 공약이 쏟아져 나오는 것이 대표적인 사례다. 경기도공공보건의료지원단(2020)이 2020년 4월 국회의원 선거에서 경기도 59개 지역구에서 출마한 240명 후보자가 내세운 공약을 분석한 결과, "27개 지역 중 19개 지역에서 도립 또는 시립의 공공의료원을 설치하고(공공병원 유치·설립·이전), 18개 지역에서 대학종합병원이나 감염병전문병원, 어린이전문병원을 설치하겠다는 공약이 나왔다(종합·전문병원 유치·설립·이전). 과반수의 지역에서 보건소와 같은 '지역보건기관을 확충'하겠다는 공약이 있었으며, '보건의료인력 육성·확충'이나 '연구·의료단지 조성'과 같은 공약이 있는 지역은 절반 이하였다."

26 여기서 말하는 통치(성) 또는 통치술의 뜻은 대체로 푸코가 말한 바를 따른다. 그는 "인구가 주요 표적이고, 정치경제학이 그 주된 지식의 형태이며, 안전장치가 그 주된 기술적 도구인, 지극히 복잡하지만 아주

인 의미의 건강과 보건의료, 즉 생명 연장, 건강 수준 향상, 질병 예방과 치료 등은 개인의 편익, 욕망, 가치에 머물러 있는 것으로 보이며, 국가와 정부의 책무성(책임)은 개인의 주변부에서 모호한 긴장 관계를 형성하고 있다. 물론, 이 관계는 곧 권력관계이며 역사적으로 형성, 축적된 것이다. 언론 보도나 드러난 여론과는 달리, 많은 지역의 주민들은 시군구 정부가 분만이 가능한 산부인과를 운영해야 한다고 요구하지 않으며, 수도권의 대형병원을 이용하려 할 때 정부가 어떤 역할을 할 것을 기대하지 않는다. 민원을 내고 불만을 드러낼 수 있지만, 국가와 정부의 책무성에 속하지 않는, 말하자면 잔여적인 것이다.

한편, 보건과 의료에서 국가와 정부의 개입은 흔히 관료·기술적이거나 통치 차원에 머문다. '지역통합돌봄'이나 건강증진사업, 만성병 관리사업을 추진하는 것이 전자에 속한다면, '분만취약지 지원사업'이나 '지역의사 양성정책'은 후자에 해당한다. 물론, 이 둘은 때로 완전히 분리되지 않은 채 결합할 수 있다. 주목할 측면은 후자의 경우 지식이나 기술적 타당성이 크게 중요하지 않다는 사실이다.

노인 인구가 늘고 돌봄에 대한 요구가 커지면 국가와 정부, 좀 더 정확하게는 관료체제는 이 문제에 대응해야 한다고 인식한다. 이 과정은 단선적이지 않고 복잡하지만, 흔히 말하는 정책 논리에 가깝다. 돌봄이 충분치 않거나 질에 문제가 있다는 의제가 설정되면 국가와 정부는 이에 대응하지 않을 수 없는데, 흔히 기존 지식과 경험 등을 기반으로 정책과 사업을 기획하고 실행하게 된다. 세부 영역에서 인력, 시설, 재정 등 주로 관료·기술적 원리로 접근하며, 의사

특수한 형태의 권력을 행사케 해 주는 제도, 절차, 분석, 성찰, 계산, 전술의 총체"가 통치(성)의 한 가지 요소라고 주장했다(푸코, 2014:154). 푸코적 의미의 통치(성)은 정치학에서 말하는 '국가 통치'보다 좀 더 범위가 넓다고 할 것이다. 만약 지역사회 건강증진을 "통치하지 않으면서 통치하려는 통치 기술"이라고 할 때, 앞의 통치는 국가 통치를 뜻하고 뒤의 통치는 신자유주의적 통치성을 가리킨다(Aykan and Güvenç-Salgırlı, 2015).

결정에서는 관료나 전문가가 핵심 역할을 담당한다.

'분만취약지 지원사업'의 논리와 역동은 이와 다르다. 노인 인구가 많고 출생아 수가 적으며 모든 여건이 어려운 지역에서 분만 서비스 수요를 맞추는 체계를 구축하기는 쉽지 않다. 국가와 지역이 자원을 투입할 수 있는 한계까지 생각하면, 어떤 방법으로도 관료·기술적 합리성을 달성하기 어렵다. 이 상황에서 중앙정부는 '지역보건의료 문제'에 대응하는 방식으로 일부 국가재정을 지원하는 전략을 택했는데, 이는 정책적·기술적 합리성에 따른 것이라기보다 국가와 중앙정부가 완전히 책임을 회피하는 것이 아니라는, 말하자면 '상징 정치(symbolic politics)'라고 할 수 있다.

상징 정치는 정치적 권위를 키우고 대중의 신뢰를 얻으며 정치와 정책 참여자의 행동을 결집하는 데 활용될 수 있다(Stolz, 2002). 이 경우 분만취약지 지원사업은 국가권력이 저출산 문제에 적극적으로 대응하고 비수도권 지역주민의 삶의 질을 높이며 지역의 인구 감소를 줄이기 위해 최선을 다한다는 상징 구실을 하게 된다. 정책을 추진하는 단계에서 의도했든 그렇지 않든, "국가가 할 수 있는 모든 것을 동원해 최선을 다한다"라는 상징을 형성할 수 있으면 국가권력은 책임을 다한 것이며 따라서 정당하다.

지역보건의료에서는 한 가지 정책을 두고도 흔히 관료·기술적 정책과 통치가 교차하지만, 국가 정책과 사업일수록 통치의 성격이 더 강하게 드러난다. 국가와 중앙정부에게 지역보건의료는 결국 국가 정책을 벗어나기 어렵고, 주로 기술적 대응이 필요한 각 지역의 구체적인 문제는 국가 수준에서 동질화, 일원화, 추상화되면서 통치 대상이 된다. 치매와 돌봄 부담이라는 지역의 개별적이고 구체적인 문제가 '치매국가책임제'를 실시하겠다는 통치로 해소되는 식이다.

지역보건의료가 통치 대상이 될 때 통치적 개입의 수준과 방법은 국가, 중앙정부, 지방정부의 책임 경계가 어디에 설정되는지에 따라 결정된다. '피치자'로서의 주민이 책임과 역할을 기대하지 않으면 국가와 정부는 대응할 동기가 없지만, 마땅히 국가와 정부가 책임져야 한다고 규정되면(공동의 이해, 규범, '사회적 합리성' 등) 그런 기대와 요구 자체가 통치의 대상이 된다. 이때 통치는 책임의 실질적 내용을 대상으로 하지만, 기대와 요구를 '관리'하는 것도 포함한다. 예를 들어 중앙정부가 공공병원 설립을 책임지라고 했을 때 주민의 관심과 기대는 병원 건립 여부보다 국가가 얼마나 노력했는지가 될 수도 있다.

한국의 지역보건의료는 지방정부가 자신의 책임과 책무로 인식할 수 없는 구조 속에서, 경제권력(의료 시장)은 소멸 위기에 직면하고 사회권력(주민)은 이중, 삼중의 제약과 한계 때문에 무력한 상태다. 겉으로는 국가와 중앙정부에 책임이 집중된 것처럼 보이나, 민간부문이 우세하고 시장원리로 움직이는 보건의료체계의 특성 때문에 국가 책임(또는 그렇다고 인식하는 수준)은 부분적이고 제한적이다. 건강보험 운영과 응급의료체계 등 일부 과제를 제외하면 국가권력의 책임을 묻지 않는다.

국가와 중앙정부가 지역보건의료의 핵심 주체이나, 이러한 조건 때문에, 특히 대항할 만한 다른 '힘'이 존재하지 않는 상태에서 국가는 통치로서의 지역보건의료에 치우치기 쉽다. 건강과 보건의료의 우선순위가 높지 않으므로, 정확하게 말하면 보건의료보다는 지역을 통치하려 한다. 현재 지역에 대한 통치(성)란 핵심적으로 고령화, 인구 감소와 지역 소멸, 지역 불평등과 대항 헤게모니로서의 '지역균형발전' 등을 관리하면서 또한 피치자인 주체(주민)를 관리하는 과제다.

지역보건의료가 자본주의 축적체제에 긴밀하게 결합한 상태에서 현상과 경험을 직접 관리하기는 쉽지 않다. 지역별로 갖가지 사업을 해도 인구 늘리기는 사실상 불가능하며, 현재로는 지역 불평등이 줄어들 가능성도 별로 없다.

관료적, 정책적, 기술적 수단이 마땅치 않을 때 통치는 흔히 정치적 효과를 위한 것이거나 상징, 문화, 이념 등 헤게모니 강화를 목표로 한다.

2020년 한 차례, 그리고 2024년 거듭해서 '지역 의사'를 양성한다면서 정부가 제안한 의대 입학정원 증원은 정책·기술적으로는 지역보건의료와 논리적으로 연결하기 힘들다. 여기서 지역이란 고령화, 인구 감소, 불평등, 의료 시장 붕괴 등 '국가 체제'에 포섭된 지역을 가리키며, 따라서 의사 인력 계획도 "전국적으로 몇 명 증원"이라는 국가 수준을 벗어나지 못했다.

통치 차원에서 정치적 효과나 헤게모니 강화를 기대하는 국가 개입 또는 정부 정책은 의대 입학정원 증원처럼 실질적으로는 정책으로서의 합리성과 체계를 갖추지 못한 경우가 많다. 정책목표는 흔히 모호하고 추상적이며, 투입과 과정, 결과 사이의 정합성에도 큰 관심이 없다. '통치형' 정책에서는 현실에서 문제를 어느 정도나 해결하고 기대하는 성과를 냈는지보다 '국민'이나 여론이 정책을 어떻게 받아들이고 평가하는지가 더 중요할 수도 있다.

4. 지역보건의료의 새로운 원리

지금까지 지역보건의료를 논의하는 관점에는 규범적-도덕적 측면이 강했다. 건강, 보건, 의료가 내포하는 규범적 가치와 의미만 생각하면, 지역보건의료는 다른 사정(예를 들어 경제, 정치, 물리적 조건 등)을 고려할 필요 없이 과학과 기술을 기초로 전문가들이 정책과 사업을 통해 목표를 달성할 수 있는 대상이다. 정치적, 사회적 요소가 있다 하더라도 조직의 원리 또는 관료주의의 부산물에 지나지 않으며, 기술적 합리성으로 문제를 해결할 수 있다는 생각이 일반적이었다.

'새로운 지역보건의료'는 이와 같은 구조와 조건을 새롭게 이해하고 관점을 바꾸어 비판하는 데서 출발한다. 다른 무엇보다 '무엇을(what)'과 '왜(why)'라는 질문에 충실하게 답해야 한다. 지역보건의료가 지역과 지역주민이 더 나은 건강과 삶의 질을 누리는 것을 목표로 한다고 전제할 때, 일정한 정치, 경제, 사회적 조건 속에서 이런 목표를 어떻게 설득하고 공유하며 실천할 수 있는지 과학적으로 분석하는 것이 중요하다. 그런 맥락에서 지역보건의료는 존재하는 것(being)이라기보다 실천하는 것(doing)으로서의 성격이 더 강할지도 모른다.

1) 지식, 이론, 비전의 중요성

지역보건의료의 관점에서 지식과 이론, 비전에 관심을 두는 이유는 이들이 가진 힘, 특히 '수행성(performativity)'의 가능성 때문이다. 언어와 이론은 실재를 대표하기도 하지만, 한편으로 그것의 수행성은 새로운 실재를 만들어내는 데 이바지한다(Barad, 2003; Marti and Gondi, 2016). 예를 들어 '공공성' 또는 '공공보건의료'라는 언어(또는 지식이나 이론)는 어떤 가치나 의미의 실재를 표현한 것이나, 거꾸로 건강과 보건의료의 새로운 실재가 만들어지는 데 개입할 수 있다.

지식과 이론, 비전의 수행성은 사회적 현실을 바꾼다는 측면에서는 '권력'이라고 해도 좋을 것이다. 물론 지식 권력은 저절로 형성되지 않으며, 수행성의 효과가 나타나는 데도 많은 제약조건이 따른다. 예를 들어 초기에 얼마나 큰 권력을 가지는지, 효과가 가시적인지, 행위자들이 어떤 의미를 부여하는지, 기존 질서에 얼마나 반감이 큰지, 다른 반대 행동이 있는지 등에 따라 수행성의 정도는 달라진다(Marti and Gond, 2018).

제약조건이 있는 것은 분명하지만, '좋은' 지식과 이론이 '물질적' 변화를 불러일으킨다는 것도 사실이다. 미충족 필요, 불평등, 건강권과 정의를 둘러싼 지식, 이론, 비전, 이념에는 사람을 움직이고 정책 결정에 개입하며 공공의 계획을 변경하는 힘이 있다.

2) 국가체계로부터 지역주민을 위한 정책과 체계로

지역보건의료는 지역의 문제와 필요에 근거하여 이해하고 계획해야 한다. 국가체계의 세부요소가 아니라, 지역 관점에서 스스로 충족하는 체계를 구축하려 시도하는 것이 먼저다. 광역화, 전국화, 국가화는 지역화를 보완하고 지원하는 맥락에서 구상되는 것이 바람직하다. 물론, 현실에서는 서로 다른 지역적 위계 간에 조정과 타협이 불가피하나 지역보건의료는 지역에서 출발하여 '상향'하는 과정을 포기할 수 없다.

이와 같은 원리는 정책적으로는 '분권화'라는 과제와 연결된다. 지역보건의료는 지방정부의 권리이자 책임이 되어야 하는데, 건강과 보건의료체계의 분권화는 당연히 다른 영역의 분권화와 불가분의 관계에 있다. 자원과 역량 등 분권화를 제약하는 조건들이 있으나, 이는 분권화의 정도를 결정하는 요인이라기보다 해결하여야 하는 과제에 속한다.

3) 국가 또는 통치 원리로부터 건강권과 건강 정의로

주민과 지역이 중심이 되면 지역보건의료가 지향해야 할 가치와 실천적 목표는 당연히 지역과 주민, 그리고 사람으로 이동한다. 현실에서는 한국 개발국가를 지배하던 효율성 원리를 극복하는 것이 가장 중요하다. 자원, 재정, 평가, 배분 등 모든 영역에서 권리와 정의(형평)의 원리가 지역보건의료를 작동하는 중심이 되어야 할 것이다.

4) 정책을 넘어 사회적 실천으로

사람과 주민 관점에서 지역보건의료의 '주체'는 당연히 주민이고 지역 사람들이다. '사회권력'이라고 할 수도 있다. 지역보건의료에서 주체의 사회적 실천이란 적어도 두 가지 이상의 의미를 내포하는데, 하나는 흔히 '참여'라 부르는 것이며, 다른 하나는 지역보건의료를 직접 실천하는 행위자(actor)이다.

지역보건의료에서 참여 개념은 비교적 익숙한 것으로, 이는 다시 두 가지 차원으로 나눌 수 있다. 하나는 정책결정을 비롯한 의사결정 과정에 참여하는 것으로, 이는 일종의 정치적 참여이다. 다른 하나는 보건의료체계와 개인/가정이 만나는 접점이자 공간(주로 '지역사회'라고 표현한다)에서 실천의 주체가 되는 것인데, 이는 흔히 '동원(mobilization)' 형태와 겹친다. 지역사회 건강증진 사업에서 지역주민은 때로 의사결정에 참여하지만 때로 공동생산(co-production)의 담당자로서의 역할을 수행한다.

지역보건의료를 실천하는 행위자란 한 마디로 지역보건의료를 포괄하는 정치적 주체로서의 역할을 가리킨다. 이는 공공성 논의에서 말하는 '공적 주체'와 사실상 동일하다(김창엽, 2019:73~74).

공적 주체는 소유 주체로서의 국가권력이나 공공부문에 한정되지 않고, 특정 개인이나 기관을 가리키지 않는다. 국가권력, 경제권력, 사회권력, 또는 국민·시민·인민이라는 외재적 형식과 1:1로 대응되지 않으며, 역사적 계기와 권력관계에 따라 유동한다. 공적 주체는 공공성과 공공보건의료를 변화시키려 하는 모든 권력을 포괄하면서, 국가권력-경제권력-사회권력의 관계에서는 '사람 중심'을 강조하는 주체 개념이다. 기존 이론의 표현을 빌리면, 주인-대리인 이론의 그 '주인(principal)', 그중에서도 공적 가치를 실현하고자 하는 주체가 바로 공적 주체라 할 수 있다.

§ 참고문헌

강호제 외. 2019. "4차 산업혁명 시대의 혁신성장기업을 위한 입지정책방안." 국토정책 Brief, 722호.

경기도공공보건의료지원단. 2020. "보건의료체계로 바라본 제21대 국회의원선거, '포스트 코로나' 시대의 전화위복이 될까." 이슈브리핑, 제8호. https://ggpi.or.kr/images/issue/issue08.pdf.

국가과학기술위원회·미래위원회. 2009. "신성장동력 비전 및 발전전략." 국가과학기술위원회·미래위원회.

김찬수. 2014. "경상북도 농촌 고령화 지역 실태 분석 및 선진적 외국사례 비교 연구." 경상북도.

김창엽. 2019. 『건강의 공공성과 공공보건의료』. 한울.

박배균. 2012. "한국 지역균형정책에 대한 국가공간론적 해석." 《기억과 전망》, 제27호, 81~130쪽.

보건복지부. 2017. "공공보건의료 종합대책 마련을 위한, 「공공보건의료 발전 위원회」운영 시작." 2017년 11월 17일.

손정원. 2006. "개발국가의 공간적 차원에 관한 연구 - 1970년대 한국의 경험을 사례로 -." 《공간과 사회》, 제25호, 41~76쪽.

스미스, 닐. 2017. 『불균등발전』. 최병두 외 옮김. 한울.

오호영. 2007. "대학서열과 노동시장 성과." 《노동경제논집》, 제30권, 제2호. 87~118쪽.

이정석. 2013. "수도권 규제완화의 쟁점과 지역의 대응." BDI 정책포커스, 206호.

장상환. 2006. 1990년대 자본축적과 국가의 역할 변화. 경상대학교 사회과학연구원. 『한국자본주의의 축적체제 변화: 1997~2003』. 한울. 58~114쪽.

재정경제부. 2001. "차세대 성장산업 육성방향(차세대 성장산업 발전전략회의 자료)." 재정경제부.

푸코, 미셸. 2014. "통치성", 콜린 고등 외 엮음. 『푸코 효과』. 심성보 외 옮김, 난장.

Aykan, Bahar, and Sanem Güvenç-Salgırlı. 2015. "Responsibilizing individuals, regulating health: debating public spots, risk, and neoliberal governmentality in contemporary Turkey." *New Perspectives on Turkey*, 53:71~92.

Barad, Karen. 2003. "Posthumanist performativity: Toward an understanding of how matter comes to matter." Signs: *Journal of Women in Culture and Society*, Vol.28, No.3, 801~831.

Costa, João. 2023. *Health as a Social System: Luhmann's Theory Applied to Health Systems*. Bielefeld: transcript Verlag.

Craig, David, and Doug Porter. 2006. *Development beyond Neoliberalism? Governance, Poverty Reduction and Political Economy*. Abingdon, Oxon, UK: Routledge.

Glasbeek, L., Wickert, C. & Schad, J. 2024. Evaluating definitions of social entrepreneurship: A rulebook from the philosophy of science. *International Journal of Management Reviews*, Vol.26, Issue 3, https://doi.org/10.1111/ijmr.12359

MacQueen, Kathleen M. and Eleanor McLellan, and David S. Metzger and Susan Kegeles and Ronald P. Strauss and Roseanne Scotti and Lynn Blanchard, and II Robert T. Trotter. 2001. "What Is Community? An Evidence-Based Definition for Participatory Public Health." *American Journal of Public Health*, Vol.91, Issue 12, pp.1929~1938

Marti, Emilio, and Gond, Jean-Pascal. 2018. "When do theories become self-fulfilling? Exploring the boundary conditions of performativity." *Academy of Management Review*, Vol.43, No.3: pp.487~508.

Stolz, Barbara Ann. 2002. "The Foreign Intelligence Surveillance Act of 1978: The Role of Symbolic Politics." *Law & Policy*, Vol.24, Issue 3: pp.269~298.

Saltman, Richard B. 2004. "Social health insurance in perspective: the challenge of sustaining stability." In: Saltman, Richard B. and Reinhard Busse and Josep Figueras, eds. *Social Health Insurance Systems in Western Europe. Maidenhead*, England: Open University Press.

Tomaskovic-Devey, Donald, and Dustin Robert Avent-Holt. 2019. *Relational Inequalities: An Organizational Approach*. New York: Oxford University Press.

전라남도 도청 홈페이지. https://www.jeonnam.go.kr/contentsView.do?menuId=jeonnam060

4050100 (2021년 5월 4일 접속)

대구경북첨단의료산업진흥재단 홈페이지. https://www.dgmif.re.kr/index.do?menu_id=00000045(2021년 4월 10일 접속)

제2장
지역보건의료 방법론

김창엽

방법(method)과 방법론(methodology)은 무엇이 다른가? 이에 관해서는 이론과 논쟁이 있으나 일반적으로는 이 둘을 서로 다른 개념으로 본다. 방법은 "분석을 위한 수단이나 기술을 의미하는" 것으로, 그리고 방법론은 "방법들에 대한 체계적 이론과 지식"을 뜻한다(이왕휘, 2014). 좀 더 구체적으로 전자를 "연구의 기법 혹은 한 영역의 기술적인 절차"로, 후자를 "하나의 주제에 대한 추론의 개념, 이론, 그리고 기본적인 원칙들에 대한 탐구"라 할 수도 있다.

학술 활동에서 말하는 방법과 방법론은 이처럼 주로 연구를 위한 도구나 수단을 가리키므로, 전문 연구자는 이 장의 제목에 쓴 '지역보건의료 방법론'이라는 어법을 어색하거나 모호한 표현으로 받아들일 수 있다. 이런 맥락에서, 이 글이 말하는 방법론은 전문적인 학술 활동으로서의 연구, 즉 연구방법론에 국한되지 않는다는 것을 미리 밝혀두고자 한다. 필자는 지역보건의료에서 방법 또는 방법론이라는 개념을 문제의 이해나 분석은 물론이고 개선과 변혁을 위한 구상과 실천 모두에 적용될 수 있는 것으로 보려 한다. 따라서 방법론과 방법들은 전문 연구자뿐 아니라 문제의 이해 당사자, 정책 참여자, 정책 '대상'으로 불리기 쉬운 주민이나 시민도 인식, 획득, 훈련, 구사할 수 있다.

지역보건의료의 방법론을 앞서 말한 방법론 개념을 응용해 잠정적으로 정의하면, "지역보건의료에 관한 지식과 실천의 기초가 되는 개념, 이론, 기본적 원칙과 원리 또는 이를 탐구하는 방법"이라 할 수 있다. 구체적이고 세부적인 기술적 방법과 이에 관한 이론이라기보다, 메타 수준에서 '방법의 방법'이나 '이론에 관한 이론'으로도 표현할 수 있다. 일상에서 흔히 사용하는 관점, 접근법, 원리, 이론, 지향 등의 용어와도 치환할 수 있는, 조금은 넓고 느슨한 개념으로 활용하는 것이 목적이다.

지역보건의료에 이미 적용 중이거나 앞으로 새로 적용할 수 있는 학술적 의미의 방법론은 적지 않다. 예를 들어 건강 수준이나 의료 수요를 파악하는 데는 흔히 역학적 방법이나 사회조사 방법을 활용한다. 인식의 방법, 즉 인식론의 관점에서 이들은 주로 경험적, 실증적, 양적 방법론에 속한다고 할 것이다. 지역과 관련이 있는 건강과 보건의료의 문제와 과제를 해결하는 데도 이런 흐름의 '의과학적' 또는 '보건과학적' 방법론을 핵심 도구, 수단, 기술로 활용해 왔으며, 앞으로도 상당한 정도로 역할을 할 것이 틀림없다.

우리가 관심을 두는 영역은 아직 없거나 충분하지 않은 지식을 생산하고 확산하는 데 필요한 방법과 방법론이다. 물론, '지역사회보건'이나 '지역사회의학' '지역사회간호' 등은 꾸준히 (이를 방법론으로 부를 수 있다면) 사회과학적 성격의 방법들을 활용해 왔다. 물론, 그 비중과 중요성은 그리 크지 않았던 것이 사실이다. 특히, 초기의 중요한 보건학적 과제였던 모자보건과 가족계획 등에서는 의과학과 의료가 핵심 수단으로 활용되었고, 그 경험과 성과가 현재의 지역보건의료 주류 방법론에 결정적 영향을 미쳤다(김창엽, 2011:39).

이 장에서는, 지금 직면한 지역보건의료의 문제와 과제를 탐색한다는 맥락에서, 일차적으로는 기존 방법론에 추가하여 어떤 다른 방법론(들)이 가치 있는 새로운 지식과 통찰을 줄 수 있는지 그 가능성을 모색하려 한다. 여기서 말하는 지역보건의료 방법론은 일부는 기존 방법론을 보완하기 위해, 또 다른 일부는 기존 방법론을 비판하면서 수정하거나 대안을 제시하고자 하는 시도이다.

1. 방법론으로서의 '비판'

익숙한 비판 개념은 예를 들어 "A 사업은 방법이 잘못되었다"라든지 "B 정책은 이 문제를 해결하는 데 적절하지 않다"라는 형태로 표현된다. 여기에서 비판이란 적합하다, 효과를 달성할 수 있다, 과학적이다 등의 특성과 일치하지 않는다고 판단하고, 그런 내용과 실질을 문제 삼는 실천을 가리킨다.

푸코적 의미의 비판은 이와 달리 어떤 실천이 그 자체로 옳다 그르다 하는 행위라기보다 사회적으로 수용하는 실천이 토대로 삼고 있는 가정, 담론, 상식, 규범과 윤리, 가치 판단, 신념, 직관 등을 검토하는 작업을 뜻한다(Foucault 2000:456). 예를 들어, 이런 의미에서 지역사회 통합돌봄 사업을 비판한다는 것은, 정책/사업 내용이나 체계 구성, 접근 방법과 수단 등이 옳다 그르다를 따지는 것이라기보다는 '지역사회'가 무엇을 뜻하는지, 왜 '지역사회' 접근인지, 왜 '통합'을 내세우는지, 지금 이 접근법이 주목을 받는 맥락은 무엇인지 등을 검토하는 작업이다.

푸코의 비판 개념의 핵심 대상은 지식과 권력이다. 그에 따르면, "그 어떤 지식도 소통, 기록, 축적, 이전의 체계 없이는 형성되지 않는데, 이 체계는 그 자체로 권력의 한 형식이며, 그 체계의 실존과 기능 속에서 다른 권력 형식과 연결된다. 반면 그 어떤 권력도 지식의 추출과 점유 그리고 분배, 혹은 지식의 압류 없이는 행사될 수 없다…. 한편에 인식이 있고 다른 한편에 사회가 있는 것이 아니다. 혹은 한편에 학문이 있고 다른 한편에 국가가 있는 것도 아니다. 그저 '지식-권력'의 근본적 형식들이 있을 뿐이다"(푸코 2016:67). 이런 의미에서는 '만고불변'의 지식이 있을 수 없고, 역사적, 사회적 맥락에 따라 '진리'는 달라질 수 있으며, 과학과 과학적 지식 또한 역사적, 사회적 맥락과 무관하지 않다.

지역보건의료에 관한 지식도 마찬가지다. 건강 수준과 건강의 결정요인, 좋은 돌봄, 노인의 보건의료 필요와 요구, 의사 인력 부족의 원인 등의 지식은 역사적으로 특정한 어떤 권력관계 안에서 만들어지고 확산한다. 한국적 상황에서 지식은 대체로 서양 현대의학의 관점을 따르고, 사회적, 구조적이기보다는 개인적이며, 계급, 젠더, 국가와 경제, 도시-농촌, 전문성-비전문성 등 기존의 불평등한 권력관계에 기초하기 쉽다.

지식이 적용되고 활용되는 맥락도 중요하다. 지역사회의학, 지역사회간호 등 '지역'을 강조하는 지식은 주로 농촌을 중심으로 보건의료자원이 부족한 사회적 맥락에서 적극적으로 도입되고 수용되었다. 과거부터 지금까지 의료전달체계와 거점 의료기관이 국가보건의료체계의 '정답'처럼 되어있지만, 역사적으로 이러한 지식은 환자의 편의보다는 국가 수준에서 보건의료자원의 효율성을 추구하는 과정에서 지식 권력을 획득했다고 해야 한다.

어떤 지식이든 권력관계를 벗어날 수 없다고 했지만, 현실에서 이른바 과학적 지식은 합리성과 가치 중립, 문제해결 능력의 권위를 잃지 않았다. 바로 이 부분에서 우리 모두를 포함해서 당대의 지식을 다루는 주체의 (자기) 성찰성(reflexivity)이라는 과제가 나온다. 이 글을 쓰고 읽는 사람들 또한 지식의 시공간적 맥락에서 완전히 떨어져 있지 않다는 것, 따라서 이를 성찰하고 지식의 진리성을 계속 점검하는 실천이 중요하다. 예를 들어, 최근 코로나 팬데믹은 – 사회적, 경제적 현상으로 나타났음에도 – 생물학이나 의과학과 같은 과학적 지식의 권위를 오히려 더 강화하는 계기가 된 것으로 보인다. 이러한 경향은 주로 지식을 기반으로 하는 공중보건 실천의 과학기술화와 의료화를 가속할 것이 틀림없다. 지역보건의료 문제를 해결하는 데에 원격의료, 인공지능, 돌봄 로봇, 약물치료를 통한 만성질환 관리 등이 거론되는 이유도 이와 관련이 있다.

지식-권력의 비판이 역사적, 사회적 맥락 속에서만 가능하다고 할 때, 필자는 제1장에서 다룬 바 있는 '사람 중심 관점(people's perspective)'을 한 가지 방법(또는 메타 방법)으로 제안하고자 한다. 이 접근법은 기존 논의에 자주 등장하는 '사람 중심성(people centeredness)' 개념을 포함하면서도 이에 그치지 않는다. 여기서, 사람 중심 관점은 시간과 공간적 맥락과 분리된 실질적 내용(substance)이라기보다는 역사적, 정치적인 구성물에 대한 비판의 성격이 더 강하다.

좀 더 구체적으로 말하면, 우리가 의도적으로 또는 의식하지 않고 받아들이는 지역보건의료의 전제, 가치, 규범, 이데올로기, 습관 등을 해체하고 전복하려는 기준이 '사람 중심 관점'이다. '사람'이란 지역보건의료의 행위자와 주체 측면에서 (기존 접근이 명시적 또는 암묵적으로 전제하던) 국가, 정부, 관료, 전문가, 의료제공자 등에 대하여 사람, 즉 주민, 인민, 시민, 국민, 환자, 이용자, 대중을 드러내는 것이고, 목표와 가치 측면에서는 국가, 자본, 경제, 산업, 정치체제, 정부와 관료체제, 정치와 경제 엘리트에 대하여 주민, 인민, 시민, 국민, 환자, 이용자, 대중을 우선하는 접근을 뜻한다. 건강과 질병, 이와 관련된 정책, 행위자, 방법, 권력관계 등을 생각하면 사람 중심이 왜 기존 접근에 대하여 비판을 수행할 수 있는지 자연스럽게 드러날 것이다. 예를 들어, 의료전달체계, 주치의제도, 지역사회 통합돌봄 등의 현안을 생각할 때 이런 방식의 관점 이동은 전혀 다른 차원의 인식과 지식을 가능하게 한다.

사람 중심 관점은 한국의 건강, 보건, 의료, 나아가 이와 관련된 사회적 결정요인의 영역에서 수행되는 비판의 기본적인 틀이며, 적어도 다음 네 가지 범주를 포함하여 여러 하부 항목이 존재한다. 이들 범주는 서로 독립적이기보다는 중첩되고 때로 서로 모순되기도 한다.

- 사회적인 것으로서의 건강, 질병, 이와 관련된 실천
- 국가권력과 정책
- 경제권력과 자본주의 체제
- 전문가 중심성

2. 건강, 질병, 보건의료는 무엇인가?

건강과 질병, 보건의료를 어떻게 이해하고 어떤 의미를 부여하는지에 따라 지역보건의료 실천이 달라질 수 있지만, 현재로서는 상당 부분 사람 중심 관점을 벗어나 있는 것으로 보인다. 점점 더 전문가와 과학 지식, 그중에서도 의과학적 지식이 헤게모니를 장악한 것으로 보인다.

'건강 수준'이라는 보건학의 오랜 관심만 하더라도 진공 상태와 같은 중립적인 지식은 불가능하다. 이른바 객관적 건강지표(사망률, 유병률, 건강수명 등)와 주관적 건강 수준 사이에 큰 차이가 존재한다는 사실은 관점의 괴리를 나타내는 대표적 사례다. 예를 들어, "건강 수준 향상을 위해" 응급 심혈관 질환의 국가 관리체계를 구축하고 엄청난 자원을 투입하지만, 농촌 지역의 노인 여성에게 어떤 보건의료 필요가 우선순위가 높은지, 어떤 자원이 얼마나 필요한지는 관심이 적다. 이러한 차이는 어디에서 오는 것일까? '미충족 의료'라는 개념도 마찬가지다. 지역보건의료가 죽음을 앞둔 노인이 원하는 돌봄을 얼마나 중요하게 생각하는지, 또 그것을 충족하려면 어떤 정책이 필요한지가 지식 생산의 우선순위에 들어있는지 의심스럽다. 고령 노인, 장애인, 이주 노동자, 홈리스, 빈곤층, 외진 곳 주민 등, 어떤 의미에서든 '권력'에서 소외된 집단에 대한 지식과 실천은 더 말할 것도 없을 정도다.

건강, 질병, 장애는 생물학과 의과학의 범위를 훌쩍 넘어 사회적이고 개인적인 것을 포함하는 '창발(발현, emergence)' 현상이라 할 수 있다.[27] 다음 인용문은 장애와 '정상성'을 둘러싼 관점이 얼마나 다를 수 있는지를 보여주는 한 가지 예이다(케이퍼 2023:126~127).

> 장애인들이 잃어버린 모든 것들, 질병 이전의 몸, 장애 이전의 몸을 갈망한다는 가정에 의존한다. 이러한 틀에서 질병과 장애는 뒷전으로 밀릴 수 있으며, 그리되어야 한다. 이 잃어버린 과거들은 장애인이 어떤 대가를 주고도 살고 싶어 하는 미래로 제시된다는 점에서 강제적이고 지나치게 규범적이다. 이때 과거, 현재, 미래는 모두 곤혹스럽고 난처한 것이 된다. 우리는 과거에 가졌던 것을 잃어버렸고, 상실의 향수에 사로잡힌 현재 안에 존재하고 있으며, 우리가 이전에 상상했던 것과는 완전히 다른 미래를 직면하기 때문이다. 지금 우리가 마주하는 미래는 상상 속에 존재하지 않고, 상상할 수도 없고, 이해될 수도 없다. 강제적 향수는 이러한 미래를 누구도 바랄 수 없는 미래로 간주한다.

또 다른 치우친 지식의 예가 있으니, 대다수 페미니즘 이론은 '건강' 개념과 '여성보건'이 오랜 기간 부권제(가부장제)의 통제를 받으면서 여성을 억압하는 구실을 했던 것으로 본다(Grigg and Kirkland, 2016:336). '재생산'과 관련이 있는 월경, 임신 예방과 임신 중지, 출산, 폐경을 어떻게 보는지, 기존의 불평등한 권력관계는 건강과 보건의 대부분 영역, 이와 관련된 관점에 결정적 영향을 미친다. 2019년 낙태죄의 위헌 판결 후에도 지역보건의료 안에서 안전한 임신 중지를 위한 정책과 체계에 관한 논의가 거의 없는 사정은 바로 이러한 젠더

27 이에 관해서는 이 장의 78~83쪽을 참조할 것.

관점에서 설명할 수 있다. 여성 노인의 도구적 일상생활능력(IADL)에는 사회경제적 요인, 예를 들어 여성의 경제 권력이 큰 영향을 미치지만(Bloomberg, 2021), 보건의료 연구, 정책, 사업에서는 그리 중요한 고려 사항이 아니다.

지역보건의료에서 건강과 질병, 보건의료를 보는 현재의 주류 관점에 관해서는 앞서 케이퍼가 말한 '강제적 향수'에서 얼마나 멀리 떨어져 있는지 물을 수밖에 없다. 예를 들어, 지역의 보건의료 수요를 검토하고 거점 병원과 응급의료체계를 논의할 때, 건강과 보건의료, 그 필요와 수요, 그것의 결과를 어떤 시각으로 보아야 하는가? 지역보건의료의 많은 논의가 지역과 주민, 사회적 요인을 강조한다고 하지만, 여전히 의과학적, 생의학적 관점이 압도적이지 않은지 질문해야 한다.

미리 말하지만, 사람 중심 관점은 여론에 중시하는 태도나 '대중 추수주의'가 아니다. 전문가나 정책 담당자가 기존의 주류 관점에 기울어져 있을 뿐 아니라 현실의 주민이나 '사람들'도 비슷한 시각을 가질 수 있다면, 이 또한 비판의 대상이다. 건강과 질병, 보건의료의 역할에 대한 관점을 '담론'이나 '지식'이라 부를 수 있다면, 특정한 담론이나 지식에 권력이 부여되는 과정은 앞서 인용한 푸코의 설명과 같다.

3. 국가권력의 통치와 보건

건강과 보건의료, 그 체계와 체제에 관한 사람 중심 시각은 국가권력에 치우친 지역보건의료의 가치, 목표, 정책, 대응 방법, 평가 등을 비판하는 토대가 될 수 있다. 이를 위해 먼저, 국가권력을 주로 규범적 행위자로 보는 보건의 전통적 시각을 검토해 보자.

자본주의 사회경제체제를 전제할 때, 현대적 국가권력의 성격에 대한 가장 유명한 규정은 전통적 마르크스주의 시각에 기초한 것이다. 마르크스와 엥겔스는 '공산당선언'에서 "현대의 국가권력은 전체 부르주아지의 공동 사업을 관장하는 위원회에 불과"하다고 선언했다(마르크스·엥겔스 2018:19). 이후 마르크스주의적 국가 이해는 단순한 경제결정론을 넘어 여러 갈래로 진화했지만, 토대로서의 경제체제와의 상호관계를 중심으로 논의가 전개, 발전해 온 것은 분명하다(Orozco Suárez, 2023). 이런 흐름과는 달리, 베버적 전통에서 국가는 상대적으로 독립적인 실체이며, "일정한 영토 안에서 정당한 물리적 강제력의 독점을 자신에게 (성공적으로) 요구하는 인간공동체"이다(베버, 2017). 이러한 국가는 "역사적으로 그에 선행하는 정치단체와 마찬가지로 정당한 (즉 정당하다고 간주되는) 강제력이라는 수단에 근거를 둔, 인간에 대한 인간의 지배관계"를 가리킨다.

전통적인 국가 이론과 보건학적 전통의 '국가관'을 직접 연결하기는 어려워 보인다. 보건에서 국가는 좀 더 실제적이고 실용적 층위에서 건강과 질병 문제를 다루는 행위주체이므로, 추상적 층위의 정치, 경제 실체로서의 국가가 직접 인식되기는 쉽지 않다. 그 대신, 건강, 보건, 의료에 개입하는 국가는 (실제적인 동기가 무엇이든) 신민, 인민, 국민의 질병과 고통을 줄이고 건강을 보호하는 행위자로 수용된다. 특히 집단을 대상으로 하면서 많은 자원이 필요한 공중보건은 국가 외에는 가시적 주체를 찾기 어렵다. 그런 점에서 마르크스주의적 국가든 베버적 국가든 보건의료는 전통적으로 국가의 합리성과 정당성을 보증하는 실천의 하나였다고 할 것이다. 보건의료, 특히 공중보건의 '국가-친화성'은 이런 배경에서 점점 더 강화되어 온 것으로 보인다(Porter, 1994:1~44).

국가가 주도하고 인민과 시민사회는 수동적 태세일 수밖에 없다 하더라도, 국가와 보건의료의 관계는 일방적일 수 없다. 국가권력은 피치자의 경험과 인식을 활용하여 통치의 목표를 달성하지만(예를 들어, 인구 확보), 동시에 보건과 의료에 관한 피치자의 국가 이해('성찰성'으로 볼 수도 있다)는 다시 국가의 책임과 책무성을 규정하고 정치적 압력으로 바뀔 수 있다. 감염병이 유행할 때 "국가는 어디에 있는가"를 묻는 이유가 여기에 있다. 역사적으로 공중보건이 국가가 제공하는 복리(welfare)이자 책임으로 규정되어 온 데는 국가와 보건의료의 이러한 관계가 중요한 역할을 했다고 할 것이다.

비판적 관점에서 국가권력과 지역보건의료를 연결하려면 정치체제 또는 사회경제체제 수준에서 국가를 이해하는 층위와 보건의료라는 구체적인 사회적 실천에서 국가의 역할을 연결하는 중범위(meso) 이론이 필요하다. 필자는 그러한 중범위 이론 중에서 푸코의 '통치성' 이론이 국가와 보건의료의 관계를 비판적으로 이해하는 데 유용한 틀을 제공한다고 생각한다.

푸코의 통치성 개념은 그 자신의 이론 전개 안에서조차 이질적이면서 일관되지 않지만,[28] 다음과 같은 설명이 가장 널리 알려져 있다(푸코, 2011:162~163).

> "인구를 주요 목표로 설정하고, 정치경제학을 주된 지식의 형태로 삼으며 안전장치를 주된 기술적 도구로 이용하는 지극히 복잡하지만 아주 특수한 형태의 권력을 행사케 해 주는 제도·절차·분석·고찰·계측·전술의 총체"

28 푸코의 이론이 서구, 특히 유럽 중심적이라는 사실은 널리 알려져 있다. 한국의 지역보건의료를 논의하면서 이러한 푸코의 이론에서 배운다는 것은 즉각적으로 '우리'라는 문제를 제기한다. 허경은 이 질문을 한국 사회의 '근대성' 문제로 치환하면서 다음과 같이 설명한다. "현대 정치학의 가장 중요한 문제는 바로 이 '우리'가 누구이며, 어디까지인가, '우리'는 어떻게 형성되는가, 나아가 우리가 누구인가를 누가 결정할 수 있는가의 문제다. 푸코의 우리는 늘 '유럽인'들이며, 심지어는 '미국인들'조차 간접적으로만 포함된다. 마찬가지로 '우리' 곧 대한민국 국민은 그들이 유럽화, 서구화, 이른바 근대화된 만큼, 유럽인인 푸코의 논리는 '우리'에게도 정확히 그 정도에 비례하여 유의미해진다"(허경, 2021:79).

이러한 의미에서 통치는 "가능한 한 최대의 부를 창출하고, 사람들에게 가능한 한 많은 생계수단을 조달하며, 결국 인구를 증가시킬 수 있어야 하는 것"으로, 이에 따라 "일련의 특수한 지향성이 통치의 대상이" 된다고 할 수 있다(푸코 2014: 144). 특히, '인구'와 인구 증가가 통치의 중요한 목표라면 개인 차원을 넘어 인구의 수명과 건강, 그리고 넓은 의미의 보건이 중요한 수단이 된다.

> "이 인구를 관리하기 위해서는 무엇보다도 보건정책이 필요하다. 유아의 사망률을 저하시키고, 전염병을 예방하며, 풍토병의 발생률을 낮추고, 생활조건에 개입한 결과로 생활조건을 변경시키고 이에 규범을 부과해(식량, 주거, 도시정비 등과 관련해) 충분한 의학설비를 확보할 수 있도록 하는 보건정책 말이다"(푸코 2011:490).

푸코의 논의에 따르면, 유럽 국가들에서 통치는 주권권력과 규율권력을 넘어 점차 생명관리권력에 의존하게 된다. 앞서 푸코가 강조한 보건의 의의는 바로 다음과 같은 생명관리권력에 관한 설명으로 이어진다.

> "의학적 내치(Medizinische Polizci), 공중위생, 사회의학이라고 불리는 것이 18세기 말부터 발전했다는 것은 '생명관리정치'의 일반적 틀 안에 새롭게 기입되어야 한다, 생명관리정치가 다루려고 하는 인구는 살아서 공존하는 존재의 집합이다. 이 집합은 개개의 생물학적·병리학적 특징을 갖는 집합, 따라서 특유의 지식과 기술에 속하는 집합이다. 이런 '생명관리정치' 자체는 17세기부터 발전한 국력의 관리라고 하는 주제를 출발점으로 해서 이해되어야 한다."

이러한 생명관리정치의 개념을 빼고는 근대적 의미에서 국가와 보건의 관계를 설명하기 어렵다는 것이 필자의 생각이다. 심세광은 생명관리정치를 가능하게 하는 생명관리권력의 특징을 다음과 같이 설명한다(심세광, 2011: 539~540).

> "학교·작업장·병영·감옥·군대 같이 제도화된 규율공간에서 행사되는 미시권력이 발전시킨 개인에 관한 지식을 분석하는 방식이 해부정치에 속한다면, 인구의 출생률·수명·사망률·발병률·사회적 환경·인구의 이동 같은 지식의 총체화는 생명관리정치에 속한다"…. "권력은 본질적으로 차단하고 금지하고 파괴하는, 요컨대 오직 부정만을 일삼는 심급이 결코 아니라는 것이다. 권력은 일군의 탁월하고 새로운 기능들을 갖추면서 점차적으로 관리화를 지향한다. 이 기능들은 선동·강화·통제·감시하는 기능, 증강·조직하는 기능, 그리고 생산하는 기능이다. 그러므로 그것은 단지 생명의 억압만을 목표로 하는 것이 아니라 생명을 조절하고 통제하며 통치할 수 있게 하는 기능들이라는 것이다. 그러므로 권력은 점차 실정적으로 생명에 행사되고 생명을 관통해 포위하고 관리하며 조절하게 된다."

이러한 생명관리정치는 우리에게도 익숙한 보건과 위생, 의료보험, 사회정책을 통한 통치에 비교적 잘 부합하지만, 1980년대 이후 지금까지 신자유주의적 자본주의체제가 강화되면서 생명관리정치 또한 신자유주의적 통치로서의 특성을 보인다. 이에는 다음과 같은 몇 가지 특징이 있다(김주환, 2017:51~52).

(1) 단순한 국가 정책이나 경제 현상이 아니라, "국가, 사회, 시장, 가족, 국가 등 사회 전 영역의 행위자들과 제도들을 새로운 통치 합리성의 원리에 따라 새롭게 배치하여 작동하는 통치 양식"

(2) 통치 합리성이 시장 모델에 기반을 둠,

(3) 국가의 후퇴나 권력 축소를 의미하는 것이 아니라, 통치에서 국가가 하는 구실이 근본적으로 변화한 것,

(4) 국가와 같은 공식적 주권 권력보다는 비공식 형태의 조직들과 개인들의 자유와 자발성을 통해 통치,

(5) 개인을 신자유주의 통치에 부합하는 주체로 만들기 위한 여러 전략과 전술이 활용

낸시 프레이저 또한 신자유주의적 생명관리정치의 주체는 "개인주의적으로 표준화된 빅토리아 시대의 주체도 아니고 집단적 복지와 관련된 포드주의적 주체도 아닌 새로운 통치성의 주체"로, 이들은 적극적으로 책임지는 행위자라고 말한다. "(시장에서) 선택하는 주체이고 서비스의 소비자인 이러한 개인은 그 자신의 결정을 통해서 자신의 삶의 질을 고양시켜야만 한다"(프레이저, 2010:215~216). 결국 새로운 통치성은 개인들을 분리하고 분류하는 분화된 통치성이며, 일부에는 책임감 있는 자기 규제를 요구하면서 다른 일부는 노골적인 억압하는 이중적 통치로 나타난다.

통치 또는 생명관리정치로 보건을 설명하는 것에 대해서 거시 환경요인 즉 국가 권력 중심의 정치적 요인을 지나치게 과장하는 것 아닌가 하는 반론, 또는 정책과 사업의 기술적이고 미시적인 차원에 대한 지식과 역량 부족이 '정치의 과잉'으로 나타난다는 반론이 있을 수 있다. 가령 분만취약지 지원 사업이 성과를 거두기 힘든 것은 기술적으로 정책 설계를 잘못한 이유가 크고, 공공병원 확대에 소극적인 것은 재정 당국의 정책 이데올로기 때문이라는 것이다.

이는 정책을 주로 문제를 해결하는 수단으로 또는 정책 내부 논리로 이해하는 데서 연유한다(Enroth, 2014). 하지만, 이러한 관점으로는 지역보건의료와

관계가 있는 많은 정책과 사업의 정치적 성격을 설명하기 어렵고, 나아가 성패와 무관하게 실제 정책의 결정과 실행을 이해하는 데 한계가 있다. 필자는 국가와 정부가 분만취약지 지원 사업이 효과를 보기 어렵다는 사실을 모르지 않았다고 판단한다. 의대 정원 증원 정책이 필수 의료나 지역 의료 문제를 해결하는 데 큰 역할을 하지 못한다는 점도 잘 알고 있었을 것이다. 그런데도 마치 이런 정책들이 문제나 주민의 관심사를 해결할 수 있을 것처럼 말하고 실제로도 그렇게 행동하는 이유는 무엇인가? '전시 행정'과 '비합리적 정책' 또는 무지나 무능력이 아니라 사실은 '합리적 통치'가 아닐까.

통치 관점에서 국가권력이 관심을 두는 것은 일차적으로 안전하고 안정된 통치이며, 정책을 통해 국민, 인민, 주민 각 사람의 생명과 안전을 보장하는 과업은 부차적이다. 얼마나 많은 사람이 생명을 잃었는지도 흔히 통치의 관점, 예를 들어 피통치자가 이를 어떻게 받아들이고 국가권력의 정당성을 의심하는지가 더 중요하다. 사실, 안전은 국가의 통치 목표인 동시에 통치 가능성의 기반이다. 따라서 건강이나 복리 측면에서 아무리 피해가 커도 국가권력이 '최선을 다한 결과'라면, 그리고 그렇게 정당성을 인정받으면 통치는 안전하다.[29]

국가의 통치에서는 정당성이 중요하다고 했지만, 아무런 토대 없이 이를 일방적 선전이나 '계몽'만으로 얻을 수 있는 것은 아니다. 근대 국가에서 통치(성)이란 "국력을 강고히 하고 증강시키는 것, 국력의 선용을 행하는 것, 신민들에

29 푸코의 통치성 개념은 '안전'과 밀접한 관련이 있다. 푸코는 "안전을 그저 정치권력의 자명한 전제 조건으로서가 아니라 법률·주권·규율의 원리 및 실천과 구별되며 다양한 통치 지형 내에서 이런 상이한 원리와 실천들의 상호 결합을 가능케 하는 정치의 방식이자 실천의 원칙으로 파악한다." 그는 안전의 방법이 가진 세 가지 일반적인 특징을 다음과 같이 요약한다. "첫째, 안전은 일련의 가능하고 개연적인 사건들을 다룬다. 둘째, 안전은 비용의 비교와 계산에 근거해 가치를 평가한다. 셋째, 안전은 허용된 행위와 금지된 행위 간의 절대적인 이분법적 구분에 근거하기보다는 허용범위 내에서 최적 평균에 근거해 작동한다. 주권이 영토라는 광대한 공간을 대상으로 삼고 규율이 개인(비록 이 개인은 특정한 집단의 구성원으로 취급되지만)의 신체에 초점을 맞춘다면, 안전은 '인구 전체'를 대상으로 삼는" 것이다(고든, 2014:43).

게 행복을 가져다주는 것, 이것이야말로 내치가 갖는 고유한 연접"이고, "존재를 넘어서서 이 안락을 산출할 수 있게 해 주는 모든 것, 그래서 개인들의 행복이 국력이 되게 하는 것, 바로 이것이 내치의 목표"이기 때문이다(푸코, 2011:447~448). 즉, 국가권력의 내치가 정당성을 확보하려면 신민들에게 행복을 가져다주거나, 또는 그러기 위해 최선을 다한다고 인정받아야 한다.

통치(술)의 관점에서 건강정책을 해석할 수 있는 한 가지 중요한 사례가 비감염성 질환 관리를 위한 건강증진 사업이다. 먼저, 비감염성 질환의 중요성이 커지면서 국가가 소홀히 해서는 안 되는 문제가 되었다는 사실, 그럼으로써 비감염성 질환 관리가 중요한 통치 대상으로 등장했다는 점이 중요하다.[30]

이런 관점에서 보면, 통치 대상으로 부각한 후 정부가 실천하는 '정책 과정'은 대부분 통치 기술과 관련된 것이다. 최근에는 통치(술) 중에서도 신자유주의적 통치가 전면화되었다는 사실을 기억하자. 비감염성 질환에 사회적 결정요인이 중요하고 예방과 관리 또한 사회적, 구조적 요인을 고려해야 한다는 지식이 축적되고 이에 기초한 정책과 사업이 많아졌지만,[31] 국가의 개입(통치 기술)은 대체로 개인적 접근에 집중되어 있다. 정보 보급과 홍보를 통해 개인의 행태 교정이 중요하다고 강조하고, 중앙정부와 지방정부의 사업 또한 초점을 개인에 맞춘다. 이유와 동기는 여러 가지지만, 국가가 개인주의적 접근을 통치 원리로 채택하고 '피치자'가 이에 동의했기 때문이다.

이런 건강증진 사업의 경우 특히 신자유주의적 통치성(governmentality)이 작동하는 구체적 형태라고 할 수 있다(Aykan and Güvenç-Salgırlı. 2015). 통치 기술은 '합리성'이 있어야 생산적 효과를 낼 수 있다. "통치합리성은 통치실천의 성

30 이 과정에는 질병과 건강이라는 '신민'의 경험과 고통, 해석 등 '물적 토대'가 중요하지만, 보건학적 지식, 정보와 사람들의 담화적 실천, 국제 규범 등 요인들도 영향을 미친다.

31 이런 지식을 기초로 한 방법과 정책이 흔히 '근거 기반'이라고 불리는 것들이다.

질에 관한 사유방식 혹은 사유체계를 뜻하며… 이는 통치자와 피통치자 양쪽 모두가 인식할 수 있고 실천할 수 있는 형태의 활동을 가능케 한다"(고든, 2014:16).

다시 말하지만, 정책적 합리성이 없거나 모자란다고 비판받는 많은 지역보건의료 사업과 정책이 통치 관점에서는 합리적일 수도 있다는 점을 기억할 필요가 있다. 의과대학 입학 정원을 늘려 지역에서 일할 의사 인력을 늘리겠다는 정부 정책은 어떤 관점에서도 정책적 합리성이 부족하다. 이른바 근거 기반의 정책이라고 할 수 없다. 하지만, 국가가 직접 개입하는 방법, 즉 정책 수단이 거의 없는 시장적 보건의료체계에서 정부가 채택할 수 있는 거의 유일한 수단이 의과대학 입학 정원 조정이라고 한다면? 이는 어떤 문제를 해결하는 방법이라는 의미에서의 정책이라기보다, 국가권력이 '신민'의 보건의료에 대한 관심을 관리하기 위한 통치(술)의 하나라고 보는 쪽이 설명력이 높다.

만성질환 관리, 원격의료 시비, 분만 취약지 지원 사업, 응급의료체계 구축 등 많은 지역보건의료 관련 정책과 사업도 마찬가지다. 많은 정책이 과학적 근거가 부족하고, 실제로 정책 효과도 확인하기 어렵다. 다른 조건에 큰 변화가 없다면, 앞으로도 통치 차원의 정책이 지역보건의료에 개입하는 핵심 방법이 될 것이 틀림없다. 지역과 지역주민, 이들의 보건의료를 통치해야 할 필요는 점점 더 커지겠지만, 기존 방식의 정책과 사업을 추진할 수 있는 조건은 더 어려워질 것이기 때문이다.

국가권력의 통치는 이 자체로 옳고 그르다기보다는 어떤 국가권력도 예외가 될 수 없는, 즉 '국가이성' 또는 국가이성의 합리성에 속하는 과제이다.[32]

---

32 국가이성은 "국가행동에 내재한 하나의 합리성"이라 정의할 수 있다(고든, 2014:56). 이에 에 관해 푸코는 "예측불가능하고 우연적인 수많은 상황에 알맞는 구체적 행동을 계산해야 한다는 국가이성의 문제는 통치되고 있는 국가의 현실 자체, 더 나아가 국가에 속한 개인 각각의 실생활까지 아우르는(적어도 그런 포부를 지닌) 매우 세밀한 지식을 창출하는 것으로 해결됐다"라고 설명했다(고든, 2014:27).

문제는 이런 관점에서 지역보건의료에 접근할 때 문제를 해결하지 못하는 것은 말할 것도 없고 지역주민과 사람들의 고통을 보탤 가능성이 크다는 점이다. 국가 중심적이고 중앙정부에 권력이 집중된 상황에서 인민과 주민을 설득 또는 포섭할 수 있는 가치와 의미 또한 지역과 지역주민의 현실과 떨어져 있기 마련이다. 예를 들어, 코로나 팬데믹의 초기에 국가 통치는 지역이 아니라 '국가'를 내세웠고, 그 때문에 지역과 지역주민은 (지역 불평등 구조에서 연유하는) 고통과 피해보다는 'K-방역'으로 대표되는 국가 수준의 성과를 자신의 것으로 수용하고 동일화했다.

코로나 팬데믹의 예에서 볼 수 있듯이 사람 중심 관점은 국가 통치의 관점과는 다르다. 병상이 부족한 비수도권 지역주민들은 불안에 떨었고, 국가권력이 세계에 자랑했던 촘촘한 동선 추적은 일상적으로 지역주민의 기본권을 침해하는 데 이르렀다. 국가 수준의 경제성장률이 상대적으로 양호하다고 했지만, 그 성장은 누구를 희생하고 누구를 살린 결과인가? 지역에 대해 사람 중심 관점을 취하면, 그런 경제성장률보다 지역 기업의 가동률이나 자영자의 소득 감소가 더 중요하다.

응급의료나 필수의료 문제도 국가 통치 바깥에서 볼 수 있다. 국가의 통치 관점에서는 "전국적으로 효과적이고 효율적인 응급의료체계, 예를 들어 인구 OO당 1개소의 거점 센터를 설치, 운영하는 체계를 구축했다"라는 것이 국가 권력의 정당성을 주장하는 데 더 유리하겠지만, 인구 2~3만의 군 지역, 그중에서도 중심지에서 먼 지역에 사는 주민과 지역사회는 이런 국가 체계로는 포섭되지 않는다. 더 중요하게는 지역 문제가 국가 통치의 안전과 안정을 위협하지 않으면 그 지역은 국가 통치의 시야에서 사라지고, 통치 차원의 자원 배분과 체계 구축 또한 지역과 지역주민의 책임으로 전가된다.

4. 경제권력의 인식과 해체: 보건의료체계는 또한 경제체계인가

현재 한국의 경제권력은 국가권력까지 압도할 수준에 이르렀다. '압도'란 특정 재벌이나 어떤 대기업이 힘이 강하다는 의미라기보다 정치, 경제, 사회적으로 의사결정을 지배하는 힘이 주로 경제적 '권력'에서 나온다는 뜻이다. 건강과 보건의료에서도 마찬가지다. 병원 경영이 손해를 보면 코로나 팬데믹에서도 중환자실을 내놓기 싫어하고, 효율성 논리를 내세우며 환자가 적은 지역에는 응급의료 기능도 중지한다. 권력 개념이 아니고서는 설명하기 어려운 현상들이다.

칼 폴라니가 말한 대로 역사적으로 사회에 배태되어 있던(embedded) 경제가 '자기 조정 시장'이 되고 나아가 사회를 압도하는 절대 권력이 되었다는 사실이 다른 무엇보다 중요하다.[33] 노동자의 생명과 안전을 보호하는 조치를 기업과 경제를 위협하는 규제로 여기거나, 대학 교육이 오로지 경제 목적의 '인적 자본' 육성을 목표로 삼는 현실에 누구도 이의를 달지 않는다. 폴라니의 용어로는 한국 자본주의 경제가 본래 뿌리박고 있던 사회로부터 점점 더 '뿌리 뽑힌(dis-embedded)' 상태로 바뀌기 때문이다. 대표적으로 '사회적인 것'으로서의 건강과 보건의료에서도 경제는 뿌리 뽑혀 '자기 조정 시장'의 원리를 강화해 나간다.

지역보건의료 관점에서 경제권력에 관련된 가장 중요한 비판은 '지역보건의료의 경제화(economization)'이며, 이는 경제화된 지식과 실천이 지역보건의

---

33 시장이 사회에 배태되어 있다는 개념은 블록(2009:38~40)을 참조할 것. 이 책을 번역한 홍기빈은 '배태'를 '묻어 들어 있음'으로 옮겼는데, 이 말의 뜻은 "경제란 경제 이론에서 말하는 것처럼 그렇게 자율적인 것이 아니라 정치·종교·사회 관계들에 종속되어 있다는" 것이다. 폴라니는 자본주의가 발전하면서 "경제가 사회 관계 속에 묻어 들어가 있는 것이 아니라 여러 사회 관계가 경제 체제에 묻어 들어가게" 되었다고 진단한다.

료를 지배, 억압하고 있다고 본다. 이 자리에서 '경제화'를 이론적으로 자세하게 검토할 생각은 없다.[34] 다만, 비판의 관점에서는 경제화가 진전되고 모든 분야에 걸쳐 지배 권력이 되면서 행위주체가 스스로 이를 주체화했다는 것, 즉 신자유주의적 주체성이 형성되었다는 점을 지적해 두고자 한다(Callison, 2017).

사실 자본주의체제와 시장 경제에서 개인과 사회적 삶의 모든 영역에서 경제화가 진전되는 것은 필연적이다. 보건의료 또한 마찬가지로, 정도의 차이는 있을지언정 모든 사회에서 건강과 보건의료의 경제화는 현재도 '굳건히' 진행된다. 문제는 건강과 보건의료 안에서 일종의 분열적 상황이 존재한다는 점이다. 객관적 조건은 상품화, 경제화, 자본화가 일어나는데, 개인의 심리, 기대, 가치와 의미 부여, 규범, 행동 등의 영역에서 '비경제적' 요소가 넓게 존재한다. 경제와 비경제는 때로 차이와 부조화가 있는 정도에 머물 수도 있지만, 어떤 때는 모순이 발생하며 갈등 요인이 되기도 한다.

지금 지역보건의료에서 인력과 시설 등 자원 배치는 이른바 '효율성' 논리를 피할 수 없다. 주치의제도, 의료전달체계, 거점 의료기관 등의 정책 논의에 등장하는 효율성은 모두 비용 또는 비용-효과라는 이름의 경제 논리이다. 때로 주민의 편의, 접근성, 서비스의 질 등이 포함되지만, 효율성과 경제성 논리를 극복하기는 어렵다.

건강증진이나 예방, 감염병 대비 태세 등의 경제화도 점점 더 강화되는 중

34 '경제화' 개념은 일반적이고 일상적인 용법부터 자본주의체제의 생명정치를 나타내는 것까지 다양하다. 학술적으로 경제화를 "특정 사회의 행동, 조직, 제도, 또는 (좀 더 논쟁적으로는) 사회적 대상 자체를 '경제적'인 것으로 구성하는 하나의 과정"으로 규정하는 것은 좀 더 일반적 용법이다(Çalışkan and Callon. 2009). 자본주의체제의 생명정치 개념으로는 경제화를 "국가 '경제'라는 거시적 수치에 의존하는 역사적으로 특정한 가치 평가 체제"로 보고, "국민국가의 거시경제를 육성하는 능력, 즉 국가의 국내총생산(GDP)에 이바지하는 생명의 능력에 따라 생명을 차별적으로 가치화하고 관리하는 관행"을 가리킨다고 설명하기도 한다(Murphy, 2017:5~6).

이다. "예방에 대한 경제적 논거는 흔히 기대에 못 미친다. … 아프거나 죽는 것보다는 건강한 것이 낫다. 이것이 예방의학에 대한 유일하고 진정한 논거의 시작이자 끝"이라는 것이 과학적 지식이지만(로즈 외, 2010:23~24), '투자의 경제적 효과'를 증명하지 않고는 어떤 정책이나 사업도 정부는 물론이고 '사회적 동의'를 얻기 어렵다.

현재와 같은 경제권력의 힘이 그대로 유지되면 팬데믹에 대비한 공중보건체계 또한 제대로 만들기 어렵다. 경제 논리에 힘입어 백신이나 치료제 개발은 촉진될 수도 있겠지만, 인력과 정보 체계, 공공기관 확충 등 지역의 인프라를 개선하는 일은 중앙정부의 우선 '투자' 대상이 되기 힘들다. 결과적으로 경제학이 말하는 자원의 희소성 원리가 어떤 집단과 개인이 공중보건 서비스 대상에 포함되는지 배제되는지를 나누게 될 것이다(Decoteau and Garrett, 2022).

덧붙여 강조할 것은 건강과 돌봄을 위한 '사회보험(국민건강보험과 장기요양보험)'이 보건의료 경제화의 유력한 '장(場)'이자 수단이라는 점이다. 국민건강보험과 장기요양보험이 경제화한다는 뜻도 있지만, 국민건강보험과 장기요양보험 '때문에' 경제화가 촉발되고 강화되는 측면이 더 강하고 중요하다.

국민건강보험의 공적인 재정 관리 때문에 보험 또는 이와 연관된 보건의료체계 전체를 '공공체계'로 보기 쉽지만, 사실 이 제도의 틀 안에서 시장 원리를 벗어나는 체계 운용과 작동은 '부분적'이다. 서비스와 재료의 가격, 의사 등 전문인력의 자격 인정, 한정된 범위의 환자 의뢰체계 등에 국가와 공공이 한정적으로 개입하는 것만으로는 주류화(mainstreaming)한 시장 원리를 부정할 수 없다. 이러한 경제화 경향은 장기요양보험과 장기요양(돌봄) 서비스의 확대, 공공병원의 재정과 운용 원리, 공공 보건사업의 외주화(민영화), 의사들의 전문 과목과 근무지 선택, 건강검진 '산업'의 성장 등을 생각하면 쉽게 이해할 수 있다.

5. 어떤 전문성과 전문가인가

자세한 설명이 필요하지 않을 정도로 익숙한 비판이 바로 전문성 또는 전문가 권력에 대한 것이나, 특히 사람 중심 관점에서 생물의학적(biomedical) 전문성에 치우친 '건강 체제'를 비판하는 작업은 여전히 긴요하다.[35] 단적인 예로, 다음과 같은 과제에 답할 때 우리는 어떤 지식에 의존하는가. 지역보건의료에서 '미충족 의료'와 삶의 질이나 안녕 중 무엇이 더 중요한가? 만성 정신질환자를 관리한다고 할 때, 대상자의 치료 지속 여부와 사회적, 경제적 삶 중 어느 쪽에 평가의 우선순위를 두어야 할까? 고령층 노인에게는 어떤 건강검진이 언제까지 필요할 것인가? 보건진료 전담공무원(과거의 보건진료원)은 지역에서 어떤 기능을 하게 할 것인가?

사람 중심 관점에서는 건강과 질병, 이에 대한 대응인 보건의료를 생의학적 기준만으로 판단하고 실천할 수 없다. 사회문제, 보건 또는 정책 전문가의 시각도 절대적 기준이 되지 못한다. 모든 개인을 스스로 삶의 의미를 성취하려는 정치적 주체로 인정한다면, 사람 중심 관점은 자주 지루하고 비효율적인 민주주의와 민주적 참여를 옹호한다. 한 예로서 지역사회 건강증진 사업에서 주민활동을 활성화하는 데에 어떤 요인들이 영향을 미치는지 생각하면, 지역보건의료에서 필요한 지식과 실천은 생물의학적 접근은 말할 것도 없이 보건과 의료를 넘는, 그야말로 '사회적인 것'일 수밖에 없다.

35 여기서 말하는 '건강 체제'는 필자가 과거 제안한 '건강 레짐' 개념과 같은 것이다. 건강 레짐은 과거의 '공적 체계' 또는 '보건의료체계'와 비교하여 "공적 주체와 비공식 부문까지 고려하고, 제도나 정책, 구조를 넘어 원칙, 규범, 규칙, 법률, 가치, 문화를 망라하려는 시도이다. 원리는 물론 구체적인 제도와 정책을 포괄하는 하나의 '총체성'을 지향한다"(김창엽. 2019:207~208).

6. 탈식민주의적 접근의 교훈

우리 사회가 말하는 전문성 또는 그것의 기초가 되는 지식이 서구 중심의 근대성 또는 근대화와 밀접한 관련이 있다. 지역보건의료가 서구 중심의 지식에 기초해 있을 뿐 아니라 실천의 장이며 틀인 정책, 제도, 체계 모두가 서구적 근대화의 산물이다. 사람 중심의 비판 관점에서 보면, 현재 지역보건의료를 둘러싼 지식 체계에서 미시적으로는 주민(환자, 대중, 보건의료 이용자)과 전문가 사이에서, 거시적으로는 서구(식민지)와 비서구 사회(피식민지) 사이에서, '인식론적 부정의(epistemic injustice)'가 존재한다(Bhakuni and Abimbola, 2021; Heggen and Berg, 2021).

국제적으로는 이러한 문제의식을 반영해 여러 영역에서 탈식민주의적 접근이 활발하고, 보건 영역은 특히 국제보건에서 이와 연관된 문제의식이 강하다.[36] 물론, 한국이 식민지 경험이 있다고는 하나 현재의 탈식민주의 논의를 지역보건의료에 직접 연결하기는 어렵다. 드물지만, 한 국가 내 지역 불평등을 '내부 식민주의(internal colonialism)' 시각에서 접근하는 시도가 있으나 (Thelen, 2022), 이 또한 지역보건의료에 그대로 적용하기에는 어려움이 크다. 그럼에도, 지역 불평등 관점에서 지역보건의료를 논의하면서 특히 지식과 지식 생산을 다룰 때 탈식민주의적 접근은 지식의 불평등과 인식론적 부정의를 성찰하게 한다는 점에서 유용한 교훈을 줄 수 있다.

보건에서 탈식민주의적 접근은 비교적 최근에 다시 주목받지만, 지역보건의료의 인식론적 부정의는 그동안 계속 제기된 연구의 지역 불평등과도 연관성이 있다. 지금까지 주로 국제보건 분야에서 '헬리콥터 연구'가 문제였다

36 대표적으로는 Abimbola and Pai(2020)을 참고할 것.

면,[37] 최근에는 국내에서의 헬리콥터 연구도 비판받는 상황이다(Lambert, et al., 2024).

탈식민주의적 접근은 지역보건의료 연구와 지식 생산에서 참고할 내용들을 풍부하게 포함하는데, 이는 지식 생산과 확산을 둘러싼 권력관계에서 비슷한 점이 많기 때문일 것이다. 다음 몇 가지 연구 방법(또는 접근)은 영국 워릭(Warwick) 대학 교육학과가 제시한 탈식민주의적 연구 방법의 목록을 참고하여 한국의 지역보건의료 연구가 고려할 만한 방법으로 바꾼 것이다.[38]

(1) 권력(관계)에 관한 가정이 연구 문제 선정에 영향을 미치는가? 누가 연구비를 지원하는가? 연구의 궁극적 목적은 무엇인가? 지역보건의료에 관한 지식은 주로 정부, 그것도 중앙정부의 관점을 반영한다. 연구비와 연구 문제의 권력관계도 비슷하다.

(2) 연구자와 피연구자의 관계는 어떤가? 지역을 대상으로 한 연구는 지역사회에 책무성을 가지며 연구자는 지역사회에 연구 내용을 설명해야 한다.

(3) 연구는 실천 지향적이어야 하며 지역사회와 협력하여 변화를 도모할 책임이 있다.

(4) 누가 연구를 수행하는가? 탈식민주의적 접근과 마찬가지로 지역보건의료의 지식에서 지역과 지역주민은 과소 대표되며 이들의 목소리와 관심은 잘 잘 드러나지 않는다.

(5) 지식이 왜곡될 위험이 없는가? 지배 담론은 '하위' 집단을 어떤 시각으로 보는

37 국제보건에서 헬리콥터 연구는 주로 부유한 나라의 연구자들이 저소득국가에서 지역사회나 해당 국가 연구자의 참여 없이 자료를 수집하고 분석하는 등 연구를 수행하는 관행을 가리킨다. 국내 헬리콥터 연구는 이와 비슷하게 크고 권위가 있는 연구자와 연구기관이 그렇지 못한 '주변부' 집단을 대상으로 이들 지역사회나 구성원을 주변화하거나 배제한 채 연구를 수행하는 것을 뜻한다.

38 https://warwick.ac.uk/fac/soc/ces/research/current/socialtheory/maps/decolonising/

지에 영향을 미치며, 이는 지식의 왜곡을 초래할 수 있다. 국가권력, 자본주의 경제체제, 권력의 지역적 집중 등은 지역과 지역주민을 보는 시각에 영향을 미치고 왜곡할 수 있다.

(6) 지배적 전통이 연구 방법 자체를 왜곡하지는 않는가? 서구 중심의 개인주의, 마음과 몸의 분리, 합리주의와 같은 지배적 전통이 지역에 대한 연구 방법에 영향을 미친다.

7. 다층 구조와 창발(발현)로서의 보건의료

방법론으로서의 다층 구조와 창발은 한편으로 앞서 설명한 비판과 일부 중첩되고, 한편으로는 또 다른 방법론일 수도 있는 전체성(총체성, totality) 접근과 연관이 있다. 이들 모두가, 지역보건의료가 무엇이며 그 문제란 무엇인가, 또는 문제와 과제가 어디서 연유하여 어떤 과정을 거쳐 지금 어떤 상황인가 하는 질문과 연결된다.

"지역보건의료가 위기다"라고 말하거나 "보건의료의 지역 불평등"을 검토할 때 인식과 이해의 기초가 되는 것은 존재론적(ontological) 지식이다. 여기서 존재론이란 지역, 보건의료, 위기 그 각각이 무엇을 뜻하며 어떤 실재(reality)인가 하는 질문이다. 즉, 그 지역보건의료의 위기란 무엇을 가리키는가? 예를 들어 인력이나 시설이 모자라는 것, 서비스 이용이 어려워지는 것, 노인 인구의 돌봄 체계가 갖추어지지 않은 것, 이 중에 어떤 한 가지가 위기라는 의미인가 아니면 이 모두를 포함하여 전체로서의 '체계'가 위기라는 뜻인가?

지역보건의료에 관한 지식이 생물학적, 보건학적, 의학적 인식 범위를 벗어난다는 것은 길게 설명할 필요가 없을 것이다. 또한, 보건 전반 특히 건강의 사회적 결정요인이 관심사가 된 후 건강정책과 체계에서는 '사회적인 것'이 생물학적 요인 못지않게 중요하게 다루어지는 것 또한 사실이다. 문제는 이러한 사회적 요인이 인과관계에서의 원인 또는 환경과 맥락 요인을 벗어나지 못한다는 데 있다. 건강과 질병은 여전히 생물학적, 의과학적 현상이자 실재이다!

정책이나 체계는 말할 필요도 없지만, 건강과 질병, 보건, 의료의 존재론적인 '사회적 전회(social/societal turn)'가 필요하다. 질병과 건강에 관련된 사회적 현상(예를 들어 의료 이용, 위기, 병원, 보건소, 불평등)은 말할 것도 없이, 질병과 건강 그 자체도 최소한 '생물학적인 것(the biological)'과 '사회적인 것(the social)' 각각의 층위로부터 창발(emergence)한 새로운 층위의 결과이다.[39] 예를 들어, 흔히 생물학적이거나 의학(의료)적인 것으로만 이해하는 팬데믹도 사회적인 것과의 상호작용이거나 두 가지 속성을 함께 포함한다. 감염자 한 사람이 얼마나 많은 사람을 만났는지(접촉률)는 거의 전적으로 사회적인 것으로, 이동을 금지하거나 집에서 외출하지 않는 사회적 실천에 따라 접촉률은 달라진다. 전파확률은 세균이나 바이러스의 특성이기도 하지만, 사람 사이의 거리가 얼마나 가까운지, 말을 많이 했는지 아닌지, 다른 사람과 대화할 때 마스크를 썼는지 아닌지 등 인간의 사회적 행동과 밀접한 관련이 있다. 사회적인 것이 단지 영향 요인이나 고려 사항이 아니라 인과관계와 기제의 핵심 요소라는 것이 코로나 팬데믹의 사회적 존재론이다.

지역보건의료의 모든 사회적 현상도 마찬가지다. 건강과 질병 현상보다 더 여러 층위를 거친 창발의 결과인 경우가 대부분이다. 대부분 정책과 체제, 사회적 실천이 마찬가지지만, 지역보건의료 또한 폐쇄체계보다는 개방체계

39 ① 사회적 요인이 생물학적 결과(건강과 질병)를 초래한 한 가지 원인이라는 설명과 ② 사회적 요인과 생물학적 요인으로부터 창발의 결과라는 설명은 존재론적으로 서로 다른 설명이다.

(open systems)이자 복합적 실재로, 이를 여러 수준의 창발로 이해해야 한다. 분석에서는 제도 학문 분야에서도 내·외부로 가로지르고 초월하는 접근(multi-disciplinarity, inter-disciplinarity, intra-disciplinarity)이 필요하다(Bhaskar, Danermark & Price, 2017:49~51).[40] 좀 더 구체적으로 설명하면, 많은 사회적 실재는 여러 층으로 구성된 합판과 같은 체계(laminated system, '합판 시스템')로 이해할 수 있는데, 각 층 사이에서는 상호작용, 창발, 융합 등이 일어난다. 예를 들어 장애라는 사회적 실재에는 생물학적 기제, 심리적 기제, 신체적 기제, 심리사회적 기제, 문화적 기제, 사회경제적 기제, 규범적 기제 등이 각각의 층을 구성한다(Bhaskar & Danermark, 2006). 민주주의라는 사회적 실재를 하나의 '합판 시스템'으로 보면, 이는 하나의 동질적 층이라기보다는 최소한 정치-제도적 층, 사회-상호작용 층, 심리-정신내적(intrapsychic) 층을 구분할 수 있다(Auerbach, 2020).

지역보건의료라는 사회적 실재(the real)를 이러한 '합판 시스템'의 관점에서 이해하면, 여기에는 가장 적게 잡아도 물리적 공간이라는 비인간 물질적(non-human materialistic) 기제, 과학-생물학적 기제, 정치-제도적 기제, 사회-문화적 기제, 심리-정신적 기제가 함께 존재한다. 이들 층은 각각 직접 작동하거나 층 사이의 상호작용, 창발, 융합을 통해 현실적인 것(the actual)과 경험적인 것(the empirical)을 만들어낸다(콜리어, 2010:75). 경험할 수 없거나 현실적인 것이 아니어도 그것이 가능하게 하는 구조나 기제가 실재한다는 것이 핵심이다.

앞서 층 사이에서 창발이 일어날 수 있다고 했지만, 이 개념은 복잡한 시스

40 필자는 inter-disciplinary, multi-disciplinary, trans-disciplinary 등의 개념(또는 표현)이 부정확하고 바람직하지 않다고 생각한다. 이들은 근대 이후 제도화한 학문 분야의 수직적 분리를 극복하자는 주장에서 흔히 쓰는 개념인데, '융합과학'이라는 개념에서도 볼 수 있듯이 (현재의 지식 생산 체제에서는) 분야별 접근의 극복을 주장하는 새로운 '분야화' 또는 '전문화'로 귀결될 가능성이 크다. 기존의 제도 학문의 구분을 넘는 지식을 설명하는 데도 한계가 있다.

템(예를 들어 지역보건의료)이나 구조에서 개별 부분들의 상호작용을 통해 새롭고 예측할 수 없는 특성이나 속성이 나타나는 과정을 의미한다. 이는 단순한 부분의 합 이상의 특성을 가진 '새로운 전체'의 등장을 설명하려 한다. 비판적 실재론이 주장하는 창발(발현)의 의미와 특성은 다음과 같다(콜리어, 2010:166).[41]

> 높은 수준의 기제는 더 기본적인 기제에 뿌리를 두고 있으며, 그것에서 발현한다. '발현'이라는 용어가 가진 철학적 역사는 바스카가 근원을 환원 가능성으로 간주하지 않는다는 것을 입증한다. 발현 이론들은 실재의 더 복합적인 측면(예컨대 생명, 정신)이 덜 복합적인 측면(예컨대 물질)을 전제한다는 것을 인식하면서도, 또한 더 복잡한 측면이 덜 복잡한 측면으로 환원될 수 없는 특징을 가지고 있다고, 즉 덜 복잡한 수준의 고유한 개념들에 입각해 생각할 수 없는 특징을 가지고 있다고, 그리고 그것은 우리의 사유에 주어지는 어떤 주관적인 제약들 때문이 아니라 발현적 층의 내재적 특성 때문이라고 주장한다.

비판적 실재론이 설명하는 창발에는 다음과 같은 세 가지 특성을 포함한다(Hartwig, 2007:166).

① 어떤 물질, 개체, 속성 또는 체계 β는 다른 물질, 개체, 속성 또는 체계 α가 있어야 존재할 수 있음(β의 α에 대한 의존성)

② ①의 의존성은 α가 근본적으로 변화하면 β도 근본적으로 변화한다는 점에서

41 주 번역자 이기홍은 '발현(發顯, 發現)'이라고 옮겼지만, 철학을 비롯한 많은 분야에서 '창발(創發)'이라는 번역이 더 흔한 것 같다. 일본어 번역도 창발이 대부분이다. 필자는 빈도가 더 많다는 이유보다는, '창(創)'에 비롯하다, 시작하다 등의 뜻이 있다는 점을 고려하고자 한다. '창발'이라는 표현이 기본적 기제 또는 덜 복합적인 측면으로 환원되지 않는 '새로운 실재'를 만들어내는 emergence를 좀 더 잘 나타낸다고 생각한다.

어떤 형태의 동시 변화(co-variance)를 의미함

③ β의 형태, 작동, 결과는 α로 환원될 수 없음.

자연과학적인 설명이긴 하지만, 수소와 산소 분자로부터 물이 창발한다는 설명은 이해하기 어렵지 않다. 수소와 산소는 물이 만들어지는 데 필수적으로 존재해야 하고, 수소나 산소 분자가 바뀌면 물의 성상도 달라지며,[42] 물의 특성으로부터 수소와 산소의 특성을 관찰하거나 유추할 수는 없다.

주로 개방체계를 다루는 사회 현상에서는 단순한 융합이나 상호작용, 또는 특정한 관계로부터 나타나는 현상을 넘는 본래 의미의 창발을 구분하기 쉽지 않다.[43] 다만, 지역보건의료의 구조와 메커니즘을 이해해야 한다는 실용적 목적에서는 정치한 이론 구성보다 창발이라는 관점과 인식론적 태도가 중요하지 않은가 한다. 즉, 지역보건의료의 현상과 문제 또는 실천을 이해할 때, 서로 다른 층위에서 새로운 실재가 창발할 수 있고, 이는 현상으로 나타나기도 하지만, 나타나지 않거나 반-현상적으로 나타날 수도 있다는 관점이 도움이 될 것으로 본다.

예를 들어, 지역사회에 거주하는 만성 정신질환자가 잘 관리되지 않은 채 있다가 증상이 재발해 다른 사람을 해치는 사고가 발생했다고 가정하자. 현행 지역보건의료 구조에서는 바로 국가 관리체계 또는 '지역 체계'를 정비해야 한다는 대응 방안이 주류화하겠지만, 문제의 다층 구조와 창발이라는 관점에서는 이런 '일면적' 대응이 실천으로 이어지거나 효과를 낼 가능성이 크지 않다.

---

42 분자 구조가 달라지면서 물은 수증기나 얼음으로 바뀔 수 있고, 물의 온도가 달라지면 분자 사이의 거리가 달라진다.

43 존재론적으로 창발을 어떻게 이해할 수 있는지에 관한 최근 논의는 Navarrete and Fryer(2024)를 참고할 것.

이 문제가 생기게 된 구조와 메커니즘는 다층적이면서도 창발적이다. 환자의 병이 재발한 최소한의 메커니즘만 하더라도, 환자의 의과학적인 병리 상태, 가족이나 지역 공동체의 관심과 자원, 보건의료 서비스 제공/이용체계, 관련 정책과 사업 실행, 제공되는 서비스의 양과 질 등이 모두 포함된다. 사고는 환자의 의학적 상태라는 층위와 보건의료 서비스 이용이라는 층위, 그리고 지역의 사회적 환경과 조건이라는 층위에서 창발한 결과라고 할 수 있다.

지역보건의료에서 많이 논의하는 주민참여도 비슷하다. 어떤 프로그램에 실제로 참여하는 것을 비판적 실재론에서 말하는 '경험적(empirical)' 차원이라고 한다면, 이보다 심층 차원에서 동일한 구조와 메커니즘이 작동하면서도 경험(현상)으로 나타나지 않을 수도 있다는 의미에서 '현실적(actual)' 영역을 나눌 수 있다. 이와 함께, 경험과 현실을 가능하게 하는 심층 구조와 메커니즘을 뜻하는 '실재적(real)' 영역이 있을 것이다.

어떤 개인이 프로그램에 참여하는 데에 해당 개인의 현재 건강 상태와 공동체 구성원과의 사회적 관계가 작용하여 프로그램 참여라는 창발의 현상으로 나타날 수 있다. 건강 상태의 층위에서 생활 습관 때문에 동맥경화가 진행되고(현실) 고혈압이 발병할 수도 있지만(경험, 현상), 비슷한 조건에서도 건강 이상이 나타나지 않을 수도 있다(반-현상). 이런 논리를 따르면, 고혈압 이환 여부(경험, 현상)만으로 동맥경화(현실)를 예방하는 사업의 필요성을 판단해서는 안 된다.

8. 정치경제적 관점과 분석

정치경제적 관점에서 지역보건의료를 논의한다는 것은 논리적으로 당연할 뿐 아니라 지역 현장의 실천에서는 일상적인 경험이자 과제에 속한다. 예를 들어, 시도나 시군구 행정부와 의회가 보건의료 관련 예산을 결정하는 과정과 그 결과는 정치경제적 관점 없이는 이해하기 어렵다. 다만, 정치경제적 접근은 앞서 설명한 방법론인 비판이나 다층 구조와 창발과 완전히 독립적이라기보다는 일부 겹치거나 관심의 측면을 달리하는 방법이라는 점을 유의해야 한다. 예를 들어, 정치경제적 측면의 다층을 구성하는 하나의 층일 수 있고, 규범적 지식 일변도의 방법에 대한 비판의 성격도 있다.

여기서 다루는 정치경제란 특정 개인이나 집단의 정치적, 경제적 이해를 넘어 구조와 관계를 가리킨다. 예를 들어, 지방의료원을 둘러싼 정치경제적 구조와 관계를 간략하게 살펴보자. 현재 운영되는 어떤 지방의료원이 한 개 시나 군 주민을 주로 진료하는 상황이면, 이 문제를 다루는 도의회에서는 해당 지역 의원을 제외한 나머지 도의원은 그 지방의료원을 지원하는 데 적극적이지 않을 가능성이 크다. 다른 지역을 대표하는 도의원으로서는 지방의료원이 의무나 책임 대상으로 잘 인식되지 않고 오히려 전체 예산 배분의 효율성과 적절성에 관해 책임을 져야 할 수도 있다. 이런 과정에서 개인적 판단이나 가치 지향은 큰 영향을 미치지 않는 것이 보통이다. 한정된 예산을 배분하면서 자신이 대표하는 지역(시군)과 지방의료원이 위치하는 지역(시군)이 서로 경쟁하는 관계에 놓일 때는 더 말할 것도 없다.

지방의료원을 신설할 때도 정치경제적 역동이 큰 영향을 미친다. 어떤 지역에 병원이나 공공의료기관을 신설할 때, 보건학적 관점에서 필요성을 판단하는 것은 그리 어렵지 않다. 하지만, 흔히 볼 수 있는 "우리 지역에 종합병원이 필요하다"라는 정치적, 정책적 의제는, 이미 있던 문제 중에서 '과학적' 방법으로 우선순위를 정하는 단선적 과정으로 형성되지 않는다. 일차 결정이 난 후에도 구체적인 의사결정과 사업 수행에 얼마나 복잡한 정치경제적 요인들이 영향을 미치는지는, 정책과 사업에 참여하는 사람뿐 아니라 지역주민들도 당

연하게 받아들이는 상식에 속한다.[44]

필자는 공공병원 확충과 공공보건의료를 다룬 글에서, 정치경제적 방법론으로 크게 국가권력의 통치, 건강과 보건의료의 경제, 관료와 관료체제, 시민과 지역주민의 문화 등을 제시한 바 있다(김창엽, 2019: 제21장). 이러한 주제들이 전체 지역보건의료에 그대로 적용된다는 보장은 없으나, 모든 정치경제학 방법론을 다 다룰 수 없는 형편이라면 대표적인 접근 방법의 예로서 유용성이 있을 것으로 생각한다.

지역보건의료의 전통이라는 맥락에서는 구체적 방법보다는 정치경제적 접근의 '주류화(mainstreaming)'가 더 중요한 것이 아닌지 강조하고 싶다. 여기서 주류화는 '젠더 주류화'에서 따온 것으로, 불평등이나 사회 정의 등을 가치를 강조하는 데도 활용할 수 있다. 즉, 정치경제적 접근의 주류화란 지역보건의료와 관련된 모든 사업, 정책, 제도 등에 관하여 분석과 진단, 대안 제시, 의사결정, 실행, 평가를 포함하는 전체 과정에서 정치경제적 방법론을 활용하는 것을 가리킨다.

이런 관점에서는 역사적, 경험적으로 정치경제적 성격을 쉽게 포착하기 어려운, 달리 말하면 보건의료 내부 또는 과학적 성격이 강한 실천 영역에 대한 비판으로서의 의의를 더 강조해야 할 것으로 생각한다. 이 방법의 대표적 적용 대상으로는 지역사회 건강증진이나 만성질환 관리 사업을 꼽을 수 있다. 이들 영역은 보건학적, 의과학적 지식과 보건의료의 과학적 규범이 중요하다고 생각하기 쉬우나, 대부분 그렇지 않다. 여기에는 국가의 통치(성)라는 거시 정치부터 지역사회 민간 의료제공자의 경제적 이해관계, 지역 정치인과 관료의 관

44 경상남도 서부 지역에 새로운 공공병원을 짓기로 하고, 이를 실행하는 전체 과정은 거시와 미시의 모든 차원에서 정치경제 측면의 이해와 실천이 필요함을 보여주는 대표적 사례다.

심, 지역주민들의 인식과 문화에 이르기까지 복잡하기 이를 데 없는 정치경제적 요인이 한꺼번에 작동한다.

지역보건의료의 정치경제를 논의하면서, 보건의료를 넘어 특히 지역 불평등 전반의 정치경제를 강조하고자 한다. 현재의 지역 불평등, 특히 수도권과 비수도권 사이의 불평등을 전체성(총체성) 관점에서 이해해야 한다는 데는 이의가 거의 없을 것이다. 보건의료 현상인 의료기관이나 의사 부족이 잘못된 건강정책, 의료정책, 또는 교육열이나 노동 시장 때문이 아니라는 사실을 모르는 사람이 있을까.

좀 더 추상적 차원에서, 지역보건의료의 과제를 기술적 '문제'로 치환하는 것이야말로 전형적으로 정치경제적 해석이 필요하다는 점을 강조한다. 푸코에 따르면, '문제화'란 구체적 사건, 현상, 사람들의 행동(품행), 담론을 논쟁하거나 어떤 현안에 대한 정확한 답변을 추구하는 것이 아니라 특정 시대와 조건 아래 그것이 어떻게 질문과 지식으로 바뀌는지, 어떻게 권력을 가지게 되는지 검토하는 방식이다(Deacon, 2003:69~70). 따라서 문제화는,

> 분리되어 있지만 어느 정도 관련성이 있다고 전제하는, 생각과 세계 또는 분석과 분석 대상 간의 관계에 기초한 전통적 분석 방법을 가리키지 않는다. 대신, 문제화는 무언가를 지식의 대상으로 만드는 실제적 조건을 가리키며, 특히, 이론가의 관심을 특정 현상에 집중시키고 이를 통해 새로운 지식을 생산하는, 권력의 네트워크, 제도적 메커니즘, 기존 지식의 형식에 관해 말한다.

예를 들어, 인구가 적은 지역에 의사가 부족한 현상은 흔히 인력 훈련이나 의사들의 근무 조건과 같은 기술적(미시 정책의) '문제'로 환원되고, 보건의료체제의 성격 때문에 시장적 원리가 관철된다는 점은 의식적, 무의식적으로 '문

제'에서 배제되는 것이다. 이런 (비)문제화의 과정에는 정치경제적 요인으로 포괄되는 국가 통치, 경제 권력의 주류화, 신자유주의적 주체성 등이 함께 작용한다.

이러한 문제화 개념을 정책에 적용한 대표적 이론이 바키(Carol Bacchi)의 WPR(What's the Problem Represented to be?) 접근이다(Bacchi, 2016). 바키는 정부(또는 통치 주체)의 역할이 그들 외부에 존재하는 문제를 해결하는 것이라는 보편적인 관점을 반대하면서, 정부가 어떻게 특정 문제를 '문제'로 만들어 내는지가 정책의 본질이라고 주장했다(Bacchi & Goodwin, 2016:14). 문제화를 통해 주체, 객체, 공간이 '생산'되는데, 예컨대 농촌 지역에서 고령화 현상은 주로 돌봄이 필요한 혼자 사는 남성 고령 노인(주체), 지역사회 통합 돌봄(객체), 지역(자원이 부족한 농촌) 등이 '문제'로 형성되고 부각된다(Bacchi & Goodwin, 2016:83~84).[45]

9. 변화와 그 과정의 이해 – 형태발생론이라는 방법

지역보건의료를 둘러싼 논의와 지식, 실천은 대부분 어떤 사회적, 집단적 변화에 관한 것이다. 지역사회 건강증진사업을 구상하고 실행하는 이유는 주민의 건강 행동과 위험 요인이 변화하기를 기대하기 때문이며, 어떤 인력을 양성하겠다고 할 때는 서비스 제공이나 관리 역량을 키워 무엇인가 주민들에게

45 객체의 개념은 다소 복잡하고 모호한 점이 있다. 바키는 주체와 객체가 흔히 중복된다고 하면서 '미친' 주체가 생산되면 사고의 객체로 '정신 이상'이 생산된다는 푸코의 주장을 인용한다. 즉, 주체는 객체화(모성, 복지 수급자, 이주민 등)의 양식을 통해 형성된다는 것이다. 정책에서는 빈곤, 사회적 포용, 중독, 문해력, 역량, 웰빙, 장애, 개발 등을 객체의 예로 제시했다.

더 좋은 쪽으로 바뀌기를 원하기 때문이다.

변화의 목표는 자연스럽고 상식적이지만, 지역보건의료를 포함한 대부분의 사회적 실천과 사회적 변화에 대한 이론과 지식, 탐구는 부진한 것으로 보인다. 물론, 평가라는 변화의 인식 장치가 널리 존재하지만, 흔히 관료체제의 관행이나 형식으로 흡수되어 변화를 인식하고 자극하는 데 무력한 경우가 많다. 실천론의 취약은 지역보건의료를 넘어 보건의료 전반에서 보이는 특징 가운데 한 가지다.

사정이 이렇게 된 데는, 첫째 대부분의 실천이 과거부터 지속하는 일종의 '경로' 안에 있어, 변화라는 외재적(external) 시각을 갖기 어렵다는 점이 중요하게 작용한 다. 정책 담당자, 연구자, 주민을 막론하고 지역보건의료의 여러 사업과 정책은 오래전에 시작되어 지금까지 지속하는 것이므로, 본래의 목적이나 목표보다는 현재 문제를 해결하고 보완하는, 즉 점증주의적 접근을 하는 것이 보통이다.

둘째로는, 새로운 정책이나 사업에서는 규범적으로 접근하여 몇 가지 요인과 과정의 결과로 이해하는 편향도 볼 수 있다. "예산을 투입하여 이런저런 인력을 배치하고 사업을 개발, 실행하면 이 문제는 해결할 수 있다"라는 주장이나 제안이 이에 해당한다. 정책 이론으로는 이른바 '선형적(linear)' 이론으로 현실을 설명하려는 경향이 강하다.

지역보건의료에 초점을 맞추어 사회 변화를 설명하기 위해서는 새로운 관점이 필요하다. 먼저, 지역보건의료를 하나의 구조이지만 동시에 계속 변화하며 새롭게 구성되는 것, 즉 사회적이면서 역사적 실체로 이해할 필요가 있다. 총체성과 관계성 관점에서 보면 그 자체로 원인이면서 결과이고, 조건이면서 또한 주체라 할 수 있다. 국가 차원의 정치경제 구조가 지역 불평등을 발생, 유지, 강화하는 데 중요한 역할을 할 수 있지만, 다른 한편으로 지역의 반응, 반작용, 대응 또한 지역 불평등의 현상에, 나아가 국가 차원의 구조에 영향을 미친다.

지역 불평등에 대응하는 행위주체의 관점에서는 실천의 주체와 전략을 포함하는 사회변동 또는 사회변형(social transformation)의 시각이 더욱 중요하다. 이런 맥락에서 비판적 실재론의 전통에 속하는 아처(Margaret Archer)의 형태발생론적 접근(Morphogenetic Approach)이 유용한 이론적 자원이 될 수 있다.

형태발생론적 접근으로 지역 불평등을 설명하려면 먼저 비판적 실재론의 존재론에서 출발해야 한다. 즉, 지역 불평등에 초점을 맞추어 사회변동을 이해하는 데는 바로 이 '사회변동'이 무엇인지, 실제 지역 불평등의 생성, 유지 또는 심화가 일어나는지 설명하지 않으면 안 된다. 나아가 현상으로 드러나는 불평등이 어떤 구조와 인과적 메커니즘의 결과인지, 또 현상으로는 볼 수 없지만 같은 구조와 인과적 메커니즘이 작동하고 있어 '경향적'으로 불평등 현상이 나타날 수도 있는지 설명할 수 있어야 한다. 비판적 실재론이 강조하는 것은 경험(empirical)이나 현실(actual) 수준만으로는, 즉 사회변동이 일어나는 실재(real) 수준의 메커니즘을 확인하지 않는 모든 설명은 충분치 않다는 점이다(Archer, 2020:2).

아처가 이론적으로 제시한 형태발생론적 접근에서 형태 발생(morphogenesis)은 "기존 형태, 상태, 또는 구조를 고치거나 바꾸려는 과정"을 가리키고, 이와 비교하여 형태 유지(morphostasis)는 "복잡계와 환경의 상호작용 과정에서 기존 체계의 형태, 조직, 상태 등을 보존하거나 유지하려는 경향"을 뜻한다(Archer, 1995:166). 지역에 새로운 거점 병원이 생기고 주민의 의료이용체계가 달라지면 형태 발생으로, 여러 가지 자원과 사업을 투입해도 보건소의 역할이 거의 달라지지 않는 것은 형태 유지로 설명할 수 있다.

아처는 형태발생론적 접근을 바스카의 사회 존재론과 사회변화 이론[예를 들어 '변형적 사회 활동 모델(Transformational Model of Social Action, TMSA)]을 보완하는 방법이라고 주장한다(콜리어, 2010:209~210, 214; Archer, 2020:140~141)]. 비판적 실재론과 마찬가지로 사회적 변동이 비-사회적 변화와 달리 다음 세 가지 특성을 내포하기 때문이다(Archer, 2020:138).

- 구조화된 인간관계. 따라서 모든 사회 변화는 '맥락적'이다.
- 인간 행동(action). 인간의 직접 행동과 아주 멀어 보이는 현상(예를 들어 기후 변화)도 연속적인 인간 행동의 결과물이다.
- 인간의 사고. 투표, 병원 이용, 물건 사기 등 모든 인간 행동은 스스로 행동의 의미를 이해하고 있다는 점에서 '개념 의존적'이다.

이러한 특성에 기초해 아처는 사회 변동-유지의 구조를 SAC(Structure, Agency, Culture)이라는 틀로 정식화했다. 여기서는 구조와 문화는 서로 내용이 다르고 상대적으로 독자적인 것으로 설명한다(Archer, 1996:xi). 보건의료 분야에서는 제도, 인력, 시설 등이 구조에 속하는 것으로, 의료 이용의 관행이나 행태, 첨단 의료와 기술에 대한 선호와 의존, 건강증진 행위 등은 문화에 속하는 것으로 볼 수 있다.

형태발생론적 접근의 핵심 요소 중 하나가 분석적 이원론(analytical dualism)이다. 아처는 구조-행위주체성의 상호작용을 설명하기 위해서 분석적 차원에서 이 둘을 구분한다. 사회 변화는 시간 경과에 따라 구조(문화를 포함)와 행위자가 상호작용한 결과가 발현(창발) 형태로 나타나는 것으로, 이를 역사적으로 분석하거나 변화의 성격을 규명하는 것, 또는 그 구조가 행위주체성에 어떤 영향을 미쳤는지 이해하는 것은 그 구조와 사람을 분리해야 가능하다(Archer, 1995:167). 구조/문화와 행위주체성은 그 특성과 힘에서도 볼 수 있듯이 서로 다른 구조와 메커니즘으로 발현되는, 즉 서로 다른 실재라는 점도 분석적 이원론을 채택해야 하는 이유다(Archer, 2020:141).

시간의 구조라는 점 때문에 구조와 행위주체성의 상호작용은 두 가지 원리로 귀결될 수밖에 없는데, 그중 하나는 어떤 구조가 그 구조를 변형하는 행동에 앞서 존재해야 한다는 것, 그리고 다른 하나는 그 행동이 일어난 후에 새로운 구조 또는 변화된 구조가 형성된다는 점이다(Archer, 1995:168). 예를 들어, 수도권에 평판이 좋은 대형 병원이 더 많은 조건(의료 자원의 지역 불평등이라는 구조)이 만들어지면 이후 비수도권 환자들은 필요를 더 쉽게 충족할 수 있는(또는 그러리라 생각하는) 수도권 대형 병원으로 몰린다(행동 변화). 이에 따라 비수도권 비도시 지역에서는 특정한 의료(수도권 대형 병원의 주 기능에 해당하는 의료)의 수요가 줄고 의료 이용도 감소한다(새로운 구조).

분석적 이원론을 바탕으로 구조를 분석하는 데는 다음 네 가지 원리가 필요하고 그중 첫 번째에 해당하는 것이 바로 이원론의 핵심이다.

(i) 사회구조 내부와 사회구조 사이에 내적, 필연적 관계가 존재

(ii) 사회구조(들)가 사회적 상호 작용에 인과적 영향을 미침

(iii) 사회적 상호작용 수준에서 집단과 개인 사이에 인과 관계가 존재

(iv) 사회적 상호작용이 사회구조(들)의 구성을 바꿈

이상의 과정을 간단하게 도식화하면 〈그림 2-1〉과 같다. 유의할 것은 형태발생 또는 유지가 끝나는 것처럼 보이는 시점(T4)은 다시 구조적 조건이 시작하는 시점(T1)으로 연결되어, 순환하는 구조가 된다는 점이다(Archer, 1995:197).

형태발생론적 접근은 이처럼 사회변동을 시간 경과에 따른 일종의 주기로 설명하는 것이 중요하다. 구조와 행위주체성 사이에 (사회문화적) 상호작용이

〈그림 2-1〉 형태 발생의 주기와 순환

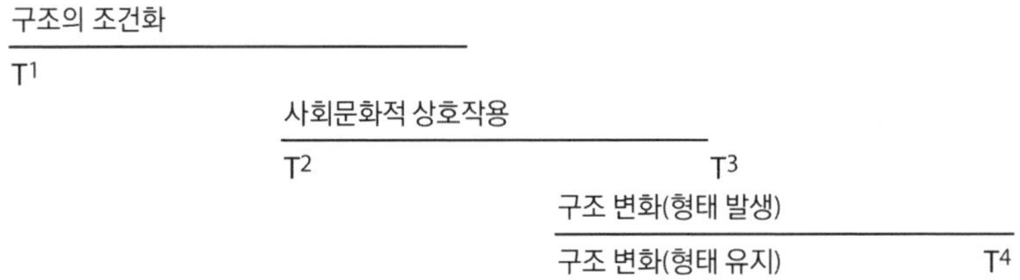

* 자료: Archer, 1995, p.157.

일어난다는 점은 많은 사회변동론(예를 들어 기든스의 '구조화' 이론)이 이미 지적했으나, 대부분 이론은 위 그림에서 T^2-T^3에 해당하는 기간만 다룬다는 것이 아처의 핵심 비판이다(Archer, 1995:79, 130).

사회 변동의 관점에서 형태발생론적 접근은 행위자 또는 행위주체성을 설명하는 데도 강점이 있다. 먼저, 이 이론적 틀(또는 방법론)은 사회문화적 구조와 행위주체성 사이의 '관계'가 변화한다는 사실을 포함한다. 위 그림에는 구조 변화(형태 발생)만 나타나 있으나, 상호작용은 구조뿐 아니라 행위자 또는 행위주체성의 변화로 이어진다. 즉 형태 발생 또는 변형은 이중적으로 일어나는 현상(double morphogenesis)이다(Archer, 2020:144).

이러한 상호작용의 과정에 행위자 또는 행위주체성이 어떤 요인에 따라 어떻게 영향을 미치는지 (부분적이나마) 설명할 수 있다는 것도 이 이론 자원의 강점이다. 아처는 구조 또는 문화가 행위주체에 영향을 미치고 또한 행위주체가 구조 또는 문화에 영향을 미치는 데 간여하는 매개 과정을 '성찰성(reflexivity)'으로 개념화했다. 이때 성찰성은 각 행위주체의 속성 또는 힘을 뜻한다(Archer, 2003:1).

예를 들어보자. 국가권력이 농업 중심의 산업 구조를 제조업 등 2차 산업

위주로 개편하려고 할 때, 농촌이나 농민은 '성찰성'을 통해 대응 양식을 결정한다. 지역에 있던 보건지소나 보건진료소를 없애려고 할 때도 마찬가지다. 정책에 순응할 것인지 또는 저항할 것인지는 성찰성을 실천한 결과라 할 수 있다. 비슷한 구조적 조건에서도 각 개인이나 개별 집단의 반응은 달라질 수 있는데, 상호작용 과정에서 개별 행위자에서 작동하는 성찰성이 서로 다르기 때문이다. 예를 들어, 커뮤니케이션(의사소통행위)을 통한 성찰성이 있는가 하면, 성찰성이라 할 만한 것이 없거나, 있더라도 일관성, 통일성이 없는 성찰성도 존재한다(Archer, 2003:167~168).

10. 결론

지역보건의료의 방법론(또는 접근법)은 이 자체로 비판적 실재론의 방법으로 인식해야 할 대상이 아닌가 한다. 어떤 시기 어떤 지역에, 어떤 방법론이 필요한지는 규범적으로 정해지지 않는다. 지역보건의료의 현실에서 비롯되는 새로운 '필요'와 기존의 방법론, 과학 발전, 정치경제적 맥락 등이 함께 작용하는 창발(발현)의 산물일 가능성이 크다. 우리가 말하는 방법론이 맥락 의존적이고 역사적인 것이라면, 이는 개인 연구자의 역할이라기보다는 공동 작업을 거쳐야 하는 일종의 사회적 기반이라고 해도 좋을 것이다.

'기반'이라고 표현한 데서도 드러나듯이, 방법론이든 방법이든 짧은 시간 안에 문제를 해결할 수 있을 정도로 실용성을 갖추기는 쉽지 않다. 현실의 필요에 바로 대응하려면 방법론을 넘어 구체적인 방법을 개발, 적용, 평가, 수정하는 과정을 거쳐야 하겠지만, 지금은 "새로운 방법론이 필요하다"라는 비판의 관점 또는 방법에 관한 이론 즉 방법론을 거듭 확인하고 확장, 강화해야 하는 단계가 아닌가 한다.

크게 보면, 앞서 서술한 의미의 '비판'이라는 관점에서 지역보건의료를 다시 검토하는 것은 이 문제에 관심을 가진 모든 주체의 의무이기도 하다. 무엇이 정확한 지식이고, 그리하여 무엇이 '진리'이며, 누가 이를 말하고 주장해야 하는가? 이는 과학의 문제일 뿐 아니라 실천하는 사회적 존재로서의 주체의 실천 윤리 또는 자기 돌봄(수양)의 과제이기도 하다.

§ 참고문헌

고든, 콜린. 2014. 통치합리성에 대한 소개. 고든, 콜린 등 (엮음). 푸코 효과. 서울: 난장.

김주환. 2017. 포획된 저항. 서울: 이매진.

김창엽. 2011. 일차보건의료와 보건진료원 제도. 서울: 서울대학교 보건대학원.

김창엽. 2019. 건강의 공공성과 공공보건의료. 서울: 한울아카데미.

블록, 프레드. 2009. 해제. 폴라니, 칼. 거대한 전환. 서울: 길.

로즈, 제프리·케이-티 콰·마이클 마못. 2010. 예방의학의 전략. 파주: 한울.

마르크스, 카를·프리드리히 엥겔스. 2018. 공산당선언. 서울: 책세상.

베버, 막스. 2017. 직업으로서의 정치. 서울: 문예출판사.

심세광. 2011. 옮긴이 해제. 미셸 푸코. 2011. 안전, 영토, 인구. 서울: 난장.

이왕휘. 2014. 이론, 방법 그리고 방법론. 세계정치, 제20권, 29~69쪽.

케이퍼, 앨리슨. 2023. 페미니스트, 퀴어, 불구. 파주: 오월의봄,

콜리어, 앤드류. 이기홍·최대용 옮김, 2010, 『비판적 실재론』, 파주: 한울.

푸코, 미셸. 2011. 안전, 영토, 인구. 서울: 난장.

________. 2014. 통치성. 고든, 콜린 등 (엮음). 푸코 효과. 서울: 난장.

________. 2016. 비판이란 무엇인가? 파주: 동녘.

프레이저, 낸시. 2010. 지구화 시대의 정의. 서울: 그린비,

허경. 2021. 미셸 푸코의 『임상의학의 탄생』 읽기. 서울: 세창미디어,

Abimbola, Seye, and Madhukar Pai. 2020. "Will Global Health Survive Its Decolonisation?" *The Lancet*, Vol.396, Issue 10263:1627~1628. https://doi.org/10.1016/S0140-6736(20)32417-X.

Archer, Margaret S. 1995. *Realist Social Theory: The Morphogenetic Approach*. Cambridge: Cambridge University Press.

Archer, Margaret S. 1996. *Culture and Agency: The Place of Culture in Social Theory*. Cambridge: Cambridge University Press.

Archer, Margaret S. 2003. *Structure, Agency and the Internal Conversation. Cambridge*, UK: Cambridge University Press.

Archer, Margaret S. 2020. The Morphogenetic Approach; Critical Realism's Explanatory Framework Approach. In: Róna, P., Zsolnai, L., eds .*Agency and Causal Explanation in Economics*. Cham: Springer.

Auerbach, Carl, 2020, "How is democracy possible? Critical realist, social psychological and psychodynamic approaches." *Journal of Critical Realism* Vol.19, Issue 3:252~268.

Aykan, Bahar, and Sanem Güvenç-Salgırlı. 2015. "Responsibilizing Individuals, Regulating Health: Debating Public Spots, Risk, and Neoliberal Governmentality in Contemporary Turkey." *New Perspectives on Turkey*, Vol.53, November 2015, pp. 71~92. https://doi.org/10.1017/npt.2015.19.

Bacchi, Carol. 2016. "Problematizations in Health Policy: Questioning How 'Problems' Are Constituted in Policies." *SAGE Open*, Vol.6, Issue 2, April 2016. https://doi.org/10.1177/2158244016653986

Bacchi, Carol Lee, and Susan Goodwin. 2016. *Poststructural Policy Analysis: A Guide to Practice*. New York, NY: Palgrave Macmillan.

Bhakuni, Himani & Seye Abimbola. 2021. Epistemic injustice in academic global health. *Lancet Global Health*, Vol.9, Issue 10:e1465~e1470. https://doi.org/10.1016/S2214-109X(21)00301-6.

Bhaskar, Roy, and Berth Danermark, 2006, "Metatheory, interdisciplinarity, and disability research: A critical realist perspective," *Scandinavian Journal of Disability Research* Vol.8, Issue 4:278~297.

Bhaskar, Roy, Berth Danermark, and Leigh Price, 2017, *Interdisciplinarity and Wellbeing: A Critical Realist General Theory of Interdisciplinarity*, New York: Routledge.

Bloomberg, Mikaela et al. 2021. Sex differences in functional limitations and the role of socioeconomic factors: a multi-cohort analysis, *The Lancet Healthy Longevity*, Vol.2, Issue 12: e780~e790. https://doi.org/10.1016/S2666-7568(21)00249-X

Çalışkan, Koray & Michel Callon. 2009. Economization, part 1: shifting attention from the economy towards processes of economization, *Economy and Society*, Vol.38, Issue 3, 369~398. https://doi.org/10.1080/03085140903020580.

Callison, William, 2017. Subjectivity. In: Szeman, I., S. Blacker and J. Sully, eds. *A Companion to Critical and Cultural Theory*. Hoboken, N.J.: Wiley Blackwell,

Deacon, Roger Alan. 2003. *Fabricating Foucault: Rationalising the Management of Individuals*. Milwaukee: Marquette University Press.

Decoteau, C. L., & Garrett, C. L. 2022. Disease surveillance infrastructure and the economisation of public health. *Sociology of Health & Illness*, Vol.44, Issue 8, 1251~1269. https://doi.org/10.1111/1467-9566.13514

Enroth, H. 2014. Governance: The art of governing after governmentality. *European Journal of Social Theory*, Vol.17, Issue 1, 60~76. https://doi.org/10.1177/1368431013491818

Foucault, Michel. 2000. *Power. Essential Works of Foucault 1954-1984*. New York: New Press. p.456

Grigg, Amanda J., Anna Kirkland. 2016. Health, In: Disch, Lisa Jane, and M. E. Hawkesworth, eds. 2016. *The Oxford Handbook of Feminist Theory*. Oxford: Oxford University Press.

Hartwig, Mervyn, ed. 2007. *Dictionary of Critical Realism*. Abingdon, Oxon, UK: Routledge.

Heggen, K.M., Berg, H. 2021. Epistemic injustice in the age of evidence-based practice: The case of *fibromyalgia. Humanities and Social Sciences Communications*, 8, 235. https://doi.org/10.1057/s41599-021-00918-3

Lambert, W. Marcus, Marlene Camacho-Rivera, Carla Boutin-Foster, Moro Salifu, and Wayne J. Riley. 2024. "Ending 'Domestic Helicopter Research.'" *Cell*, Vol.187, Issue 8:1823~1827. https://doi.org/10.1016/j.cell.2024.02.027.

Murphy, Michelle. 2017. *The Economization of Life*. Durham: Duke University Press.

Navarrete, C., & Fryer, T. 2024. Redefining emergence: Making the case for contextual emergence in critical realism. *Journal for the Theory of Social Behaviour*, Vol.54, Issue 2, 1~18. https://doi.org/10.1111/jtsb.12414.

Orozco Suárez, Christian. 2023. States and public policies: an approach from Marxist sociology, *Critique*, Vol.51:2~3, pp. 415~431, https://doi.org/10.1080/03017605.2023.2292849

Porter, Dorothy. 1994. Introduction. In: Dorothy Porter, ed. *The History of Public Health and the Modern State*. Amsterdam: Rodopi.

Thelen, Timo. 2022. *Revitalization and Internal Colonialism in Rural Japan*. Abingdon, Oxon: Routledge.

제3장
지역 불평등과 정치경제

김창엽

필자는 제1장에서 한국의 지역보건의료는 구조적으로 한국 자본주의체제와 분리해서 이해할 수 없다고 주장했다. 여기서 자본주의체제는 단지 경제와 산업뿐 아니라 모든 영역을 포괄하는, 그야말로 '총체적인 사회적 실재(holistic social being)'를 가리킨다. 노동만 하더라도, 이 체제에서 간호사의 노동시장과 생산직 노동자의 노동시장은 생각보다 가까울 수도 있다. 노동자 개인이 빈번하게 이동한다는 의미라기보다는 취업, 임금 등 노동조건은 서로 밀접한 관계 속에 있다. 교육, 교통, 주거, 돌봄 등 많은 사회가 공공부문 주도로 충족하는 필요(니즈)와 시장을 통한 사적 재화 또는 서비스도 마찬가지다.

전체성(총체성, totality)으로서의 '한국 자본주의체제'는 지역의 모든 영역에 영향을 미치고 각 부분의 특성을 결정한다. 부분과 전체라는 관점에서 보면, 이 부분들은 서로를 결정하는 동시에 또한 전체를 결정하는 상호관계가 존재한다(Bhaskar, 2008:117).[46] 지역의 교통이 불평등한 의료 이용에 영향을 미치고 그 결과는 다시 소득을 결정하는 한 가지 요인이 된다. 또한, 교통, 의료, 소

46 여러 요인이 복잡하게 영향을 주고받는 관계를 가리켜 흔히 '상호관련성' 또는 '상호작용'이라고 표현하나, 이는 상대적으로 '평평하고' 모호한 개념이다. 부분과 전체 또는 부분과 부분의 관련성은 원인과 결과, 결정, 영향, 규정, 생성, 조건 등 여러 개념으로 표현할 수 있으나, 바스카는 이를 '결정(determination)'으로 표현하고 부분(들)과 전체가 서로 결정하는 인과적 관련성을 '전체적 인과성(holistic causality)'이라 불렀다.

득 등의 '부분'은 지역 불평등이라는 '전체'를 결정하는 공통 요인이다.

아울러 전체성으로서의 '체제'는 머물러 고정된 것이라기보다는, 계속 변화하며 무엇인가로 '되어가는(becoming)' 것이라는 측면도 있다. 따라서 '자본주의적 보건의료체계'란 어느 기준 이상으로 그 고유한 특성을 내포하는 것도 중요하지만, 한편으로는 점점 더 그 특성이 양적으로 늘어나 주류가 되고, 권력의 우위를 차지하며, 그러한 방향으로 나아가는 운동이 강해진다는 특성도 있다.

사회적 실재로서의 지역보건의료는 이런 전체성, 즉 한국 자본주의체제를 고려하지 않고 논의할 수 없으며, 한 부분으로서의 불평등 또한 전체성 없이는 설명하기 어렵다. 다시 강조하지만, 지역의 보건의료 불평등은 다른 사회적 요인들의 불평등과 그 구조의 산물이며, 아울러 지역 불평등은 한국의 사회 불평등이라는 '전체'를 결정한다.

1. 지역 불평등 현상과 '문제화'

지역보건의료가 왜 사회적 논의 또는 논란의 대상이 되는가? 정치적, 사회적 '중요성'이라고 밋밋한 이유를 댈 수도 있겠으나, 이런 논리로는 농어촌 거주 인구와 농어민 수가 줄어들면서 대부분 분야에서 농수산업과 관련된 의제가 급격하게 위축되는 현상을 설명하기 어렵다.

필자는 현재 한국 지역보건의료는 불평등 관점에서 가장 정확하게 '문제화(problematize)'할 수 있다고 본다.[47] 여기서 말하는 '문제'는 선형적(linear) 정

47 국가권력과 경제권력, 사회권력 모두 특정 문제를 '문제화'하려고 경쟁한다. 현재 지역보건의료의 여러 문제를 문제화하는 과정은 주로 국가권력과 정부가 주도한다. 불평등으로 문제화해야 한다는 주장은 지역과 주민을 중심으로 국가권력과는 다른 프레임의 문제화를 실천해야 한다는 뜻이다.

책과정 이론에서 의제가 형성되고 정책결정이 일어나기 전에 정의되어야 할, 즉 정책과정 외부에 존재하면서 해결을 기다리는 문제라기보다는, 정책이나 정치 과정 내부에 있으면서 특정 정책이나 정치가 대표하려는 문제를 가리킨다. 제2장에서 이미 설명한 것처럼, 바키(Carol Bacchi)는 이런 관점에서 문제보다는 특정한 (잠재적) 문제가 사회적으로 정책 또는 정치 문제로 되어가는 과정에 주목하고, 이를 WPR(What's the Problem Represented to be?) 접근으로 개념화했다(Bacchi, 2016).

WPR 접근을 따르면, 시공간의 맥락을 벗어난 (객관적, 중립적, 과학적) 정책 문제는 존재할 수 없고, 정책 과정은 실재하는 문제를 어떻게 문제화할지를 지속적으로 관리(또는 통치)하는 과정이다. 지역 불평등도 이런 시각에서 본다면, 정책이 현실에 개입한다기보다 문제화가 현실에 개입한다. 지역 불평등이 그 자체로 정책과 개입을 부른다기보다는, 지역 불평등의 문제화가 개입의 직접적인 계기가 된다.

특정 문제를 어떻게 대표할 수 있고 실제 대표하는지가 정책과 정치에 개입하는 현실적 과업이라고 할 때 WPR이 제안하는 다음과 같은 질문과 작업이 문제화에 도움이 될 것이다(Bacchi, 2016).

질문 1: 특정 정책(예: '차별', '약물 남용', '경제적 불평등', '흡연율 감소')에서 '문제'는 무엇으로 표현(구성, represent)되는가?

질문 2: '문제'라고 규정하는 전제와 가정은 무엇인가?

질문 3: '문제'에 대한 이러한 표현은 어떻게 생겨났나?

질문 4: 이 문제의 표현에서 드러나지 않고 남은 문제는 무엇인가? 침묵하는 부분은?

질문 5: 이 '문제'의 표현은 어떤 효과(담론화, 주체화, 생활화)를 낳는가?

질문 6: 이런 '문제화'는 어떻게 어디에서 생산되고, 전파되며, 옹호를 받아왔는가? 어떻게 의문을 제기하고, 혼란을 일으키며, 대체할 수 있는가?

7단계: 이상의 질문 목록을 각각의 문제에 적용하기

불평등 문제는 건강과 보건의료 영역에 한정되지 않고, 지역 불평등에 국한되는 것도 아니다. 지역 차원의 보건의료 불평등은 전체 지역 문제 또는 한국 사회 전체의 불평등 문제와 비교하면 사소하고 부분적일 수도 있다. 다만, 지역의 보건의료 불평등이 한국 사회 전반의 불평등 또는 (하나의 전체성으로서) 지역 문제의 구조를 탐색하는 데 중요한 실마리가 될 것으로 생각한다.

한 가지 주목할 것은 문제화 과정에서 지식이 어떤 역할을 하는 지이다. 공유하는 지식과 인식이 있다고 해서 문제화가 일어나지는 않는다. 수도권과 비수도권, 도시 지역과 비도시 지역 사이에 '격차'가 있고 그 차이는 점점 더 심해진다는 사실 또는 그러한 '지식'은 잘 알려져 있다. 여러 불평등은 많은 연구와 분석 결과를 통해 과학적 지식이라는 지위를 얻은 것처럼 보이며, 대중이 이를 수용하고 동의하면서 어느 정도까지는 '상식'이 되었다고 해도 좋다. 그렇지만, 이런 지역 불평등이 부당하다거나 중요한 해결 과제라고 생각하는 사람이 얼마나 되는지는 다른 문제이다. 사회적 불평등에 관한 어떤 지식이 어떤 '문제화'와 관련이 있는지, 이 또한 일종의 권력관계 속에 있다는 것을 시사한다.[48]

문제화라는 관점에서 지역보건의료 불평등은 이미 문제화된 다른 불평등, 예를 들어 소득 불평둥, 문화적 불평등 등에 의존적이다. 한편으로는 지역보건의료는 보건의료 불평등으로부터, 다른 한편으로는 지역 불평등으로부터

48 수도권과 비수도권 사이에 심각한 격차가 있다는 사실을 인정하면서도 국가 경쟁력을 높이려면 수도권 집중이 불가피하다는 주장도 있다. 이런 관점에서는 오히려 국가가 개입하는 '지역 균형발전 전략'을 문제화한다.

문제화의 지식과 문화적 자원을 공급받는다고 할 것이다. 동시에, 지역보건의료의 구체적 현상은 전체성으로서의 지역 불평등과 보건의료 불평등을 구성하는 데 결정적으로 중요한 역할을 한다. 지역에 의사가 부족하다든지, 좋은 암 치료를 받으려고 환자가 수도권으로 몰린다든지 하는 언론 보도는 이미 지역보건의료의 문제로 각인되어 있다. 분만을 할 수 없다거나 병원이 멀어 응급환자를 이송하는 중에 사고가 났다는 소식은 '지역 불평등'을 넘어 '지역 균형 발전'에 대한 요구로 이어진다.

모든 불평등이 같은 정도로 문제화되는 것은 아니다. 경제적, 문화적 불평등과 비교하면 건강과 보건의료 불평등의 문제화는 상대적으로 미약하거나 부분적이다. 건강 불평등은 여전히 비가시적이고 추상적인 '개념' 수준에 머물러 있고, 이와 관련된 지식은 상식이 되지 못한 채 학술적 영역에 갇혀 있는 것으로 보인다. 건강 불평등이나 보건의료 불평등을 소득 불평등과 비교해 보라. 지식 또는 개념이 문제화의 실마리가 될 수 있는지, 그 가능성에 큰 차이가 존재하는 것이 엄연한 현실이다.

지역 불평등의 여러 세부 영역별로 문제화의 정도가 다르다고 해서 소득이나 교육 불평등, 보건의료 불평등을 마치 지역 불평등의 '하위' 개념처럼 이해해서는 곤란하다. 즉, "지역 불평등이 심화되면서 보건의료 불평등이 더 심해진다"라는 식의 인식은 잘못된 것이다. 뒤에서 논의할 전체-부분의 관계로 보면, 여러 부분은 다른 부분들과 상호의존적이며, '전체' 또한 여러 '부분'들과 상호의존적이다. 한 부분이 달라지면 다른 부분들도 일정한 관계 속에서 변화하며, 부분과 전체의 관계 또한 마찬가지이다.

2. 지역 불평등은 왜 '문제'인가

얼마나 정확한지와 무관하게, 불평등 현상이 대중의 상식이 되기에 이르렀다는 사실은 그만큼 불평등 문제가 사회적, 정치적 의제가 될 가능성이 크다는 뜻이다. 최근 들어 모든 정권이 '지역 균형'을 강조하는 것도 이 때문이다. 하지만, 상식적이고 실용적인 불평등 개념은 그 때문에 실천적으로는 오히려 한계를 드러내는 점도 있다. 비교적 최근에 논란이 있었던 '공정' 개념과 비슷한 역설적 상황이 빚어질 수 있다는 뜻이다. 불평등이라는 말은 누구나 쉽게 사용하지만, 개념이 모호하고 이해하기 어려워 의사소통과 논의에 오히려 혼란이 생긴다. 실천적 잠재력을 키우기 위해서라도, 또 담화적(discursive) 실천을 통해 담론 권력을 만들기 위해서도 개념을 좀 더 명료하게 정제해야 한다.

지역 불평등의 관점에서 평등-불평등을 논의하는 데는 최소한 다음 네 가지의 질문에 답해야 할 것으로 보인다.

- 무엇(what)의 차이 또는 격차인가?
- 어느 정도의 차이 또는 격차를 불평등이라 할 것인가?
- 누구와의 차이인가?
- 그런 불평등을 왜 문제라고 하는가?

1) 무엇의 차이인가

지역 불평등은 경제 수준, 교육, 건강, 의료, 교통, 복지, 문화, 행정 등 중에서 무엇의 차이를 가리키는가? 각 부분이 아니면 이 모두를 합친 전체 또는 종합적 차이를 불평등이라 하는가?

무엇의 차이를 불평등이라 할 수 있는지는 무엇을 평등하게 나눌 것인가 하는 문제와 같다. 사회 정의를 다루는 이론에서는 이를 분배적 정의의 척도(metric)라고 하는데, 크게는 복지(복리, 후생, welfare)와 자원을 꼽지만, 세부적으로는 행복, 삶의 질, 복지의 기회(opportunity for well-being), 기초재(primary goods), 능력(capabilities), 자유 등 다양하다(Gosepath, 2021).

그동안 한국의 지역 불평등이 문제로 삼은 분배의 척도는 주로 좁은 의미의 자원에 집중되었다. 건강, 교육, 주거, 교육, 돌봄, 문화적 혜택 등 복지나 삶의 질에 나타나는 불평등보다는 재정, 소득, 시설, 인력 등의 불평등을 문제로 삼았다. 특히, 대부분 불평등 문제가 경제 측면에 집중된 것을 부인하기 어렵다. 투입과 결과를 구분해서 보면 결과보다는 투입을 더 큰 문제로 삼는 경향이 있다.

투입 또는 자원 중심 접근의 한계는 자원이 평등한 것만으로 삶의 불평등을 해결하지 못한다는 점이다. 어떤 사람들은 비슷한 질의 삶을 누리기 위해 다른 사람보다 더 많은 자원이 필요하다. 장애인이 비장애인과 같은 정도로 삶의 질을 유지하려면 더 많은 자원(돈, 장비, 시설 등)이 있어야 한다. 장애인 비율이 높은 지역일수록 더 많은 자원이 배분되어야 배분적 정의를 실현한다고 할 수 있다.

이런 난점을 해결하는 한 가지 방법으로, 자원이 아니라 복지가 평등해야 한다는 주장도 있다. 여기서 복지란 공리주의에서 효용에 해당하는 것으로, 필요한 자원의 양에 무관하게 결과적으로 각 사람의 효용이 같아야 평등의 원리에 부합한다고 본다. 지역을 기준으로 하면, 어느 지역인가와 무관하게 각 개인의 효용이 같거나 지역별로 효용의 총량을 최대화하는 것이 정의의 원리라 할 수 있다.

자원과 복지 어느 쪽을 기준으로 삼든, 현실에 적용할 수 있는 배분 방법을 고안하고 실천하기는 쉽지 않다. 어떤 자원을 어떻게 배분하는지도 어렵지만, 효용과 복지를 기준으로 할 때는 이를 어떻게 측정할 것인지부터 어려움이 크다. 그렇다고 해서 어떤 원리로 평등을 추구할지 탐구하는 것이 중요하지 않은 것은 아니다. 당장 현실에 적용하기 어렵다는 비판을 받을 때도, '규제적 이념'으로서의 형평성은 목표 달성과 무관하게 한 사회가 지향해야 할 실천의 의무를 규정하고 부과한다고 할 것이다.

또 한 가지 고민은 전체와 부분의 관계 설정이다. 전체성으로서의 불평등을 전제하는 때도 정책을 비롯한 사회적 실천에서는 부분별, 영역별 불평등을 분리해야 할 수도 있다. 어떤 불평등을 우선할 것인지, 그리고 전체와 부분의 관계를 어떻게 볼 것인지 질문이 제기될 수밖에 없다.

이런 맥락에서 한 가지 실용적인 접근법은 아마르티아 센이 주장하는 '비교(적) 정의론'으로, 널리 알려진 롤스의 사회계약적 정의론과 달리 명백한 부정의를 어떻게 없앨 것인지에 초점을 맞춘다. 여기서는 현실에서 부정의를 제거하기 위해 다음과 같은 이론적 과제를 제시한다(센, 2021:80).

(1) 단순히 선험적 해법을 식별하는 데 그치지 않고 비교적 평가까지 나아가는 것
(2) 제도와 규칙의 요구뿐만 아니라 사회적 실현에도 주목하는 것
(3) 사회적 평가의 불완전성을 허용하면서도, 분명히 드러난 부정의의 시급한 제거 등 사회정의의 중요한 문제에 관한 지침을 제공하는 것
(4) 계약론적 집단 밖 사람들의 목소리에 귀를 기울여 그들의 이익을 고려하거나 지역적 편협성에 빠지지 않도록 하는 것

현실에서 볼 수 있는 가치의 다양성, 실천의 어려움, 규범과 지식의 한계 등을 고려하면 지역 불평등과 관련된 사회적 실천에도 이런 접근 방법을 참고할 만하다. 이상주의적 추론이 아니라 민주적, 공적 추론을 통해 실질적 해결책을 구한다는 점에서 실천과 연결되는 장점이 있다.

2) 모든 차이는 불평등인가[49]

불평등과 단순한 차이를 구분하는 것도 현실에서 중요한 과제다. 지역으로 한정해도, 시도 사이에 또는 전국 시군구 사이에 건강과 보건의료에 '차이'가 있을 수밖에 없다. 강수량, 문자 해독률, 노인 비율 등 대부분 자연 또는 사회 현상이 서로 다르지만, 이런 여러 가지 차이를 모두 불평등이라 할 수는 없다.[50] 차이가 작거나 크다고 해서 불평등이거나 아니라고 할 수 있는 것도 아니다.

불평등은 모든 차이 또는 어느 정도 이상 큰 차이보다는 인간 존재 또는 사회적으로 중요한 의미가 있는 차이를 가리킨다. 예를 들어, 대부분 사람은 대형 마트에 대한 접근성 차이보다는 의료의 접근성 차이가 더 부당하다고 느낄 것이다. 지역별 소득 격차보다 지역별 교육 격차가 더 중요하다고 생각하는 사람도 많을 것이다.

'중요한' 차이란 어떤 차이를 뜻하는가? 지역 불평등의 맥락에서 먼저 생각할 수 있는 '중요함'은 도구적(instrumental) 차원에서 중요하다는 뜻으로 쓰는 경우이다. 이미 중요함이 확립된 어떤 사회적 가치나 의미, 목표에 불평등이 밀접한 관련성이 있을 때 이런 불평등이 중요하다고 간주한다. 예를 들어, 국제통화기금(IMF)은 2000년대 이후 전통적 견해를 바꾸어 지나친 경제적 불평

49 불평등 논의는 흔히 '정의론'과 연결된다. 이론적으로 정의와 불평등을 어떻게 볼지는 간단하게 정리할 수 없을 정도로 다양한 여러 주장과 논쟁이 있지만, 여기서는 한국 사회에서 널리 통용되는 '상식적' 논의를 따르기로 한다. 에릭 올린 라이트의 표현을 따르면 "비교적 관례적으로 정의하고, 더 깊이 개념화하는 문제는 생략"하기로 한다(라이트, 2012:176). 이런 접근은 단지 편리함이나 용이성 때문만은 아니다. '공정'을 둘러싼 한국 사회의 논의에서 보듯이 학술적 개념과 관례 또는 상식으로 통용되는 개념 사이에는 상당한 차이가 있을 수 있고, 한 사회의 당대 논의를 반영하는 데는 후자가 더 적절할 수도 있기 때문이다.

50 건강 불평등 논의에서 차이(disparity, difference)–불평등(inequality)–불형평(inequity)을 구분하는 것은 잘 알려져 있다. "건강 불평등에서 불평등은 차이가 불필요하고 피할 수 있을 뿐만 아니라 부당하고 불공정하다는 것을 뜻한다. 엄밀하게 이야기하면, 이는 '건강 불평등(또는 건강 차이나 격차, health inequality)이라기보다 '건강 불공평(또는 건강 불형평, health inequity)'으로 정의되어야 할 것이다. 전자가 단순히 차이를 나타내는 산술적 개념이라면 후자는 그것에 도덕적. 윤리적 차원이 덧붙여진 것이라 할 수 있다"(김창엽 외, 2015:66). 그러나, 다른 영역이나 현상에 이런 구분을 그대로 적용하기는 어렵다.

등이 경제성장에 부정적 효과를 미친다고 주장하기에 이르렀다(Oxfam, 2017). 여기서 불평등은 지속적 경제성장에 부정적 영향을 미치는 '문제'로 프레이밍된다. 즉, 지속적 경제성장에 관심을 두기 전에도 불평등은 있었지만, 경제성장이 문제가 된 후에야 불평등이 새로운 실재로 구성된다. 불평등으로 포착되기 이전에 그것은 단순히 차이(difference, disparity)에 지나지 않았다.

지역 불평등 논의에도 도구적 차원의 의미 부여를 흔히 볼 수 있다. 지역 불평등이 사회 분열의 원인이 되고 국가 '발전'을 해친다는 논리가 대표적이다. 즉, 사회 통합이나 국가 발전이 더 중요한 가치이고, 불평등은 이를 달성하기 위해 해결해야 하는 문제라는 것이다. 인구가 줄어드는 이유를 불평등 때문이라고 보는 것도 비슷하다. 인구를 유지하려면 불평등을 해결해야 한다는 논리에서 불평등은 그 자체로 문제이기보다는 인구 유지와 관련된 도구적 의미에서 중요하다.

도구적 관점과 대비되는 것이 형평성과 평등을 내재적 가치로 보는 접근이다. 예를 들어 정치철학자 앤더슨(Elizabeth Anderson)은 "평등주의적 정의의 목표는 사회적 억압을 종식하고, 다른 사람과 평등하게 살아가는 공동체를 만드는 것"이라고 주장했다(Anderson, 1999). 이러한 형평성은 다른 어떤 가치를 실현하려는 방법이라기보다는 그 자체로 의미와 가치가 있다. 차이와 불평등은 그것이 억압의 원인이 되는지에 따라 나뉜다.

내재적 가치라는 관점에서 보면, 지역 불평등은 국가 경쟁력이나 경제성장을 위해 해결해야 할 문제라기보다 지역과 지역주민이 억압에서 벗어나는 과제이며, 국민국가를 전제하면 여러 지역이 평등하게 존중받고 살아가는 정치공동체를 만들어 가는 과제이다. 도시와 농촌의 차이가 한 가지 다양성일 뿐 억압의 원인이 되지 않으면 불평등이라고 할 수 없다.

문제가 되는 불평등은 선험적으로 정해지지 않고 한 가지 지표로 정해 놓을 수도 없다. 가치와 의미는 맥락적이며 과정을 통해 구성되는 것이기도 하다. 같은 차이라도 억압의 원인이 되는지 그렇지 않은지에 따라 불평등 여부가 달라진다.

3) 비교

불평등은 상대적인 것으로, 집단 사이의 비교를 전제한다. 지역 불평등이라고 하면 흔히 시도간 또는 시군구간 특정 지표의 차이를 떠올리지만, '문제'로서의 지역 불평등은 행정 통계표 또는 '살기 좋은 지자체 순위'나 '시군구별 인구당 자살률'에서 보이는 지역 간의 기술적(descriptive) 차이와는 다르다. 지니계수와 같은 종합 지표 또한 특정한 맥락에서 무엇이 불평등으로 문제화할 수 있는지에 관한 기초 정보의 하나일 뿐이다.

지금 한국에서 문제화되었거나 그 과정에 있는 지역 불평등은 정치적이고 또한 역사적이다. 이런 맥락에서 가장 대표적인 지역 불평등은 이른바 영남-호남의 불평등한 관계로, 격차, 불균형, 차별, 불평등 등 어떤 개념을 쓰더라도 비슷한, 말하자면 하나의 전체성이다.

역사적 개념으로서의 지역 불평등은 권력관계를 통해 계속 새로 구성되고 여러 측면에서 헤게모니를 두고 경쟁한다. 영-호남이라는 경계선이 강하게 남아있지만, 비교적 최근에는 "서울에서도 강남, 강북이 다르다"라든지 "OO는 광역시 가운데 유일하게 OO가 없다"라는 새로운 불평등 주장도 있다. 앞서 설명한 WPR의 문제화는 다양한 차이와 불평등의 주장을 걸러내고 특정한 불평등에 권력을 부여하는 과정이다. 현재 문제화를 거쳐 권력을 확보한 지역 불평등 담론의 축은 수도권-비수도권, 그리고 도시-농촌의 격차라 할 수 있으며, 앞으로 비수도권 중소도시와 비도시 내의 소지역 불평등과 대도시와 나머지 지역 간의 불평등이 문제화될 수도 있다.[51]

3. 지역 불평등을 이해하는 관점 또는 방법론

먼저, 우리가 말하는 불평등은 대개 어떤 '현상'을 가리키며, 주로 지식이나 정보의 형태로 되어 있다. 소득 불평등은 국가별 지니계수로, 건강 불평등은 집단별 건강 수준 식으로 나타낸다. 지역 불평등도 마찬가지다.

모든 불평등은 현상을 드러내는 차원을 넘어 흔히 원인을 교정, 수정, 개선, 개혁하려는 실천으로 이어진다. 구조, 메커니즘, 결정요인, 근본 원인 등 표현은 다양하지만, 불평등과 관련된 실천은 현상 너머를 대상으로 한다는 점에서 '초월적'일 수밖에 없다.

실천을 전제할 때 지역 불평등은 비판적 실재론의 접근 방법을 통해 더 잘 설명할 수 있다. 비판적 실재론은 사회적 존재를 경험적인(empirical) 것, 현실적인(actual) 것, 실재적인(real) 것의 세 영역으로 나누는데(콜리어, 2010:72~78), 우리가 인식하는 불평등, 사회적으로 드러나고 논의되는 불평등은 흔히 경험의 영역에 속한다. 이런 불평등의 구조 또는 기제(메커니즘)가 실재적인 것에 해당한다. 유의할 점은 구조(심층 구조)는 경험적인 것의 외양으로 현상하지 않을 수 있고 어떤 경우에는 반-현상적일 수도 있다(콜리어, 2010:23~24).

비판적 실재론의 인식론으로는 통계나 주민들의 경험으로 불평등 현상이 나타나지 않더라도 지역 불평등의 구조나 기제는 존재할 수 있다. 나타나는 현

51 최근 나온 '국책 연구기관'의 지역 불평등 보고서에는 수도권과 비수도권 사이의 불평등을 다음과 같이 '문제화'한다. "우리나라의 경우 지역 불평등은 수도권과 비수도권, 서울시의 강남과 강북, 도시와 농촌, 대도시와 소도시 등 지역의 공간단위와 상대적인 관계를 어떻게 구분하느냐에 따라 다양한 유형의 지역 격차 현상들이 존재하며, 이들 모두가 균형발전정책의 대상이라고 해도 과언이 아니다. 그러나 이들 지역 격차 현상들 중에서 수도권과 비수도권 간의 지역 격차는 국토 공간의 단순한 지역 간 차이를 넘어 상대적 박탈감을 불러일으키고 있으며, 이로 인해 불평등 인식의 범위와 그 대립각의 정도가 점점 더 커져 종국에는 국가 위기로 치달아가는 특성이 두드러지게 나타난다. 수도권과 비수도권 간의 격차는 이른바 기울어진 운동장(uneven playing field)으로서 그 기울기가 임계점을 넘어 회복하기 어려울 정도로 가팔라지고 있다"(하수정 외, 2021:170~171).

상과 경험을 분석하는 것만으로는 구조와 기제를 충분히 이해하기 어려우며, 이에 개입하여 불평등 현상을 바꾸려는 시도도 한계가 있다.

1) 전체성(총체성)

불평등을 비롯한 지역 문제에 대한 그동안의 인식 방법은 접근법의 종류와 무관하게 '전체'와의 관련성에 큰 관심을 기울이지 않았던 것으로 보인다. 특히 최근 들어 소득, 교통, 교육, 보건의료, 문화 등의 격차와 불평등은 다양하고 빈번하게 논의되는 중이나, 여러 불평등 문제를 지역 불평등의 '부분'으로 이해하면서 전체성에 주목하는 접근은 드물다.

지역 불평등이라는 '전체성'은 여러 불평등이 경제라는 요소에서 비롯된다고 설명하는 환원주의적 접근과는 다르다. 여러 요소 사이에 관련성이 있다는 평면적 '관계론'과도 차이가 있다. 앞서 언급한 것처럼, 전체가 있고 그 하위 개념으로 부분이 따라오는 것은 더구나 아니며, 부분의 단순 합이 전체가 되는 것도 아니다.

'전체'는 한 마디로 '부분들'의 구조화된 상호의존성으로 볼 수 있는데, 여기서 상호의존성이란 서로 연관된 사건, 과정, 현실 세계의 조건 등을 가리키며, 중요 부분들을 통해 전체를 파악할 수 있다고 본다(Ollman, 2003:140). 소득, 문화, 교육, 의료 불평등은 서로 연관되어 있으며, 이를 통해 전체, 즉 지역 불평등을 이해할 수 있다. 또한, 전체성은 그 부분들이 역사적으로 발현되고, 정렬되며, 전개됨에 따라 점진적으로 형성되는 것이기도 하다(Ollman, 2003:72). 예를 들어, 조선업의 거점이던 거제시와 경남 산청군에서 나타나는 지역 불평등, 그리고 그 부분들의 현상은 서로 다르며 서로 다른 역사적 경로를 거쳐 축적된 것이다.

전체성이라는 관점에서 보면, 지역 불평등은 지표화된 소득, 교육, 교통 등의 차이 또는 격차의 차원을 넘는다. 평균 소득의 차이가 어떻고 초등학교까지의 통학 시간이 얼마나 차이가 난다는 계량된 지표로 불평등을 그대로 표현(드러냄, 재현, represent)할 수 있을까? 지역 불평등에 한정하더라도 그 불평등은 지역이라는 공간에서 '사회적 존재(social being)'로서 인간 삶의 총체성 또는 그 한 가지 측면을 가리키는 것으로 이해해야 한다. 다른 관점에서 지역 불평등은 지역이라는 '총체성'의 한 부분에 속한다고 볼 수도 있다. 어떤 불평등이든 정치, 경제, 문화 등 다양한 사회적 영역이 따로 또는 함께 간여한다.

지역 불평등을 전체성 관점에서 접근할 때 나타나는 한 가지 과제는 분석을 위해서는 이 전체성을 해체해야 한다는 점이다. 지역 불평등은 하나의 '전체'라고 할 수 있지만, 구체적 실재를 이해하려면 소득, 교육, 의료 등으로 분해할 수밖에 없다. 하지만, 이러한 분해는 다른 영역(부분)을 고려하지 않은 파편으로서 부분을 분석하는 것과는 다르다.

전체성 관점에서 부분의 분석은 특정한 부분(예를 들어, 의료나 교육)을 '유리한 위치(vantage point)'로 삼아 전체성과 부분 또는 부분과 부분의 내적 관계 또는 상호의존성을 이해하려는 것이다(Ollman, 2003:75). 예를 들어, 의료 불평등이라는 위치에서 분석함으로써 교통과 주거 불평등을 좀 더 풍부하게 이해할 수 있을 뿐 아니라, 중앙집권적 제도(예: 국민건강보험)가 지역 불평등에 어떤 영향을 미치는지 인식할 수 있다. 이런 과정을 통해 전체성으로서의 지역 불평등에 관한 지식이 발전한다.

2) '관계'라는 관점

앞서 설명한 총체성과 여기서 말하는 관계는 똑같지는 않더라도 동면의 양면처럼 연결되어 있다. 한 마디로 총체성이란 전체와 부분(들), 그리고 이들의 관계를 나타낸다고 할 것이다. 여기서 '관계'는 인간관계, 사회관계 또는 네트워크

등 '연결됨'이라는 뜻보다는 앞서 설명했듯이 서로 연관된 사건, 과정, 현실 세계의 조건 등을 가리킨다는 점에서 상호의존성이나 상호결정성의 뜻에 가깝다고 할 것이다. 다만 상호의존성이라고 할 때는 '의존'이라는 단어가 나타내는 일반적 인상과 달리 그 관계는 부정, 억압, 모순 등으로 나타날 수도 있다.

총체성이라는 맥락에서, 관계는 다음과 같이 나눌 수 있다(Ollman, 2003:140).

- 전체가 부분을 결정하고 각 부분이 더 원활하게 작동하게 하는 경우(예: 자본주의 체제가 의료 분야 노동 시장의 특성을 변화시킴)
- 전체가 각 부분의 의미와 상대적 중요성을 부여(예: 의료와 돌봄의 경제적 중요성 변동)
- 부분을 통해 전체가 드러날 수 있음(예: 돌봄의 상품화를 통해 총자본의 운동을 이해)
- 각 부분 사이의 관계를 통해 전체의 모양과 의미를 형성(예: 도시와 농촌의 관계를 통해 자본주의 공간의 전체가 형성).

지역 불평등을 관계론적으로 봐야 하는 이유는 불평등 개념이 처음부터 관계를 전제하는 것처럼 보인다는 데서 출발한다. 불평등 개념이 일반적으로 복수의 개인이나 집단을 제3자가 비교하는 형식을 띤다는 점에서 비교의 동기와 가치부터 모종의 관계를 상정하기 마련이다. 불평등뿐만 아니라 차이도 마찬가지다. 예를 들어, 노인과 청년 사이에 소득 차이나 불평등이 있을 것이라는 관심은 우연이나 무작위의 결과라기보다는 이들 집단 사이에 어떤 관계가 존재하기 때문인지 하는 질문에서 출발한다.

모든 지역 불평등은 관계의 산물일 수밖에 없다. 불평등은 처음부터 운명적으로 주어졌거나 일시적인 현상이 아니다. 사회적 불평등은 말 그대로 사회적인 것으로, 소득, 권리, 복지, 보상 등은 일정한 사회적 공간에서 장기간에 걸쳐 만들어지고 배분된다. 사회적 공간은 조직, 일터, 계급, 신분일 수 있지만, 지역일 수도 있다. 이런 사회적 공간이 인간 삶의 기본 조건인 한, 어떤 불평등도 개인 차원만으로 설명하는 것은 한계가 있다(Tomaskovic-Devey and Avent-Holt, 2019:1).

미국 출신 사회과학자인 찰스 틸리(Charles Tilly)는 특히 관계에 초점을 맞추어 불평등을 설명한다. 지역 불평등처럼 '장기간 지속하는 불평등(durable inequality)'은 착취, 기회 매점(hoarding), 흉내 내기, 적응 등의 핵심 기전으로 설명할 수 있다는 것이다(Tilly, 1998:86~98). 그는 불평등이 기본적으로 사회적 범주 사이의 차이가 위계를 만들면서 나타나는 현상으로 보았으며, 특히 지배집단이 노동과 관련된 자원을 착취하고 피지배집단이 자원에 접근하는 기회를 막는 것이 핵심 메커니즘이라고 분석했다.

그의 이론을 지역에 적용하면, 지속적인 지역 불평등은 지역이 내재적 발전에 실패했기 때문이라기보다는 우월한 위치에 있는 지역이 착취와 기회 매점을 통해 그렇지 못한 지역보다 더 많은 경제적 수익과 자원을 확보한 결과이다. 지역의 '경쟁력'과 지역균형 발전 정책의 '효율성'이 압도하는 현재의 지역 불평등 논의가 관계론적 관점을 강화해야 하는 이유가 여기에 있다.

Tomaskovic-Devey와 Avent-Holt는 틸리의 이론을 좀 더 구체화하여 세 가지 메커니즘을 통해 범주별 불평등이 생산되고 재생산된다고 설명하는데, '착취'와 '사회적 폐쇄'에 더해 주장과 요구(claims making)라는 메커니즘을 보탰다.

주장과 요구는 조직 차원에서 일어나는 사회적 실천이다. 어떤 행위주체의 주장과 요구는 다른 행위자의 주장과 요구보다 더 합리적이고 그럴 만한 것으로 인정받는데, 이는 담화적 실천을 통한 헤게모니 획득과 밀접한 관련이 있다. 주장과 요구 메커니즘은 흔히 두 단계로 이루어지는데, 먼저 자원에 대한 요구나 주장이 먼저 제기되고, 다음 단계에서 영향력 있는 제삼자가 이를 기각하거나 인정한다(Tomaskovic-Devey & Avent-Holt, 2019:163~164). 두 단계 모두 지위나 권력의 사회적 관계를 반영하고 흔히 기존 불평등 관계를 재생산하게 된다.

다음 언론 기사는 이런 메커니즘을 통해 지역 불평등이 강화되는 흔한 사례 중 하나이다(민재용, 2019). 여기서는 지역에 자원을 배분하는 과정에서 '경쟁력' 담론을 언론이 어떻게 '여론'으로 만드는지 볼 수 있다.

> "서울에서 멀어질수록 석·박사급 고급 인재들이 가려 하지 않을 겁니다. 지역 발전도 중요하지만 새로 생기는 반도체 클러스터의 경쟁력 저하도 고민해 봐야 합니다." (반도체 업계 고위 관계자)

한편, 틸리가 말한 흉내 내기와 적응은 불평등이 특정 조직(국가, 지역, 공동체, 기업 등)을 넘어 다른 조직으로 확산하는 과정에서 볼 수 있는 메커니즘이기도 하다. 한국의 발전국가 모델이 의도했던 제조업과 농업 부문의 불균등 교환은 이후 지역 불평등을 유발하는 중요한 착취 메커니즘이라고 할 수 있다. 이 메커니즘은 한국에서 자생적으로 발전했다기보다는 상당 부분 '선발' 자본주의 국가를 모방한 것이라 봐야 한다.

4. 지역 불평등의 정치경제

지역 불평등은 공간적 측면에서 나타나는 사회적 불평등을 가리키는 것으로, 다중적이고 다차원적 불평등이다. 앞서 설명한 개념으로는 총체성 또는 전체성이라는 관점에서 불평등을 이해해야 한다. 최근 나온 국책 연구소의 지역 불평등 연구보고서는 지역 불평등을 다음과 같이 설명한다(하수정 외, 2021:23).

> 사회의 구조적 불평등을 고착화하고 재생산하는 구조가 작동함으로 인한 경제적 불평등 심화는 교육, 일자리, 주거로 확장되고, 교육, 일자리, 주거의 불평등은 단지 각 부문의 수준이 아니라 사는 지역에 따라 기회와 자원이 결정되는 공간적 불평등 즉 '지역 불평등'을 초래하고 있다. 태어나고 살아가는 지역에 따라 현재 삶의 질과 미래 사회경제적 지위가 결정되는 이른바 '지역'의 귀속지위화가 확장되고 있으며 이를 중심으로 불평등이 재구조화되고 있는 것이다.

지역 불평등의 구조는 분명히 다중적, 다면적, 다차원적이지만, 여러 사회적 불평등이 공간적으로 실현되고 드러나는(재현되는, represent) 것으로만 접근해서는 곤란하다. 복잡계 이론과 시스템 사고를 활용하면 복잡한 상관관계를 좀 더 잘 설명할 수 있다고 하나, 구조와 메커니즘을 하나의 종합적, 총체적 현상과 경험으로 연결하기는 쉽지 않다.

어떤 관점에서 보든, 지역 불평등의 핵심 요인은 경제적 불평등이다. 예를 들어, 경제적 불평등은 어떤 지역주민의 삶을 결정하고, 더 나은 조건을 찾아 다른 곳으로 이동하게 한다. 불리한 지역의 인구는 정체 또는 감소하면서 생산과 소비를 비롯한 경제적 기반이 취약해진다. 총체성, 관계성, 형태발생론적 접근 등과는 관점이 다르지만, 수도권과 비수도권 사이에 격차와 불평등이 발생하는 다차원과 복합적 경로는 〈그림 3-1〉과 같은 '인과순환 구조'로 나타낼 수도 있다.

복잡계 이론에 속한다고 할 이런 분석 틀이 지역 불평등의 복잡한 상관관계와 메커니즘에 관한 설명력을 높일 여지가 있다고 보지만, 약점과 한계가 있는 것도 분명하다. 지역 불평등 관점에서 복잡계 이론의 한계로는 개방 체계라 할

〈그림 3-1〉 수도권과 비수도권의 인구·사회·경제적 격차를 유발하는 '인과순환 구조

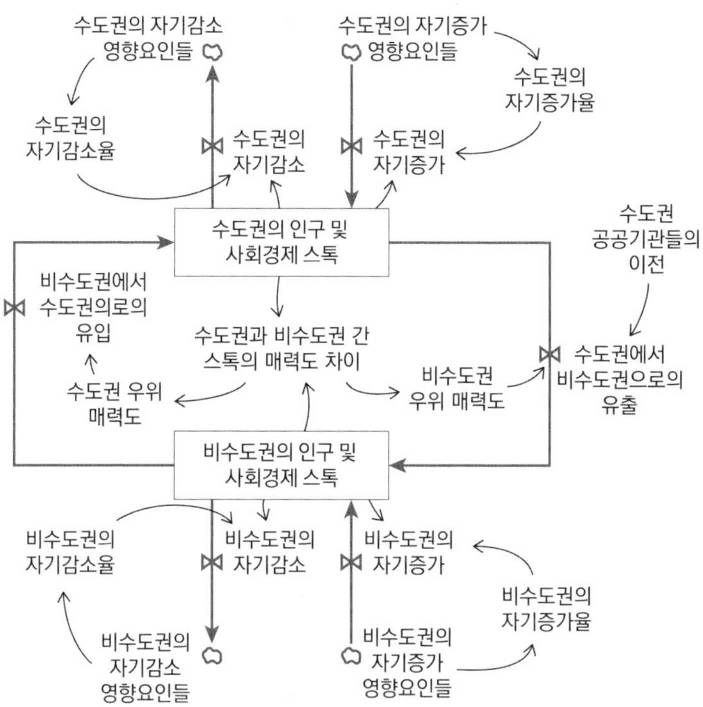

* 자료: 하수정 외. 2021, p.178.

수 있는 사회 변동에 대해서도 기계적이고 결정론적인 접근을 한다는 점과 미시 수준에서 거시 수준으로 발생하는 발현(창발)을 인과론적으로 설명할 수 없다는 점이 두드러진다(Porpora, 2024). 또한, 사회 체계와 행위주체성을 구분하지 않고 구성주의적으로 처리함으로써 인과관계와 메커니즘을 설명하는 데도 효과적이지 않다(Yang, 2024). 〈그림 3-1〉에서 자기 증가나 자기 감소, 기관 이전, 유입 등이 모두 사회 체계와 행위주체성으로 융합(conflation)되어 있는데, 자기 증가나 자기 감소는 주거 체계와 행위주체의 관계에서 나오는 발현(창

발)이지만 복잡계 이론에서는 이를 고려하지 않는다. 이 그림에는 포함되어 있지 않지만, 지역에 따른 의료기관 접근성 증가나 감소도 마찬가지다. 접근성은 의료, 교통, 거주 등의 사회 체계와 행위주체성(의료적 필요, 의도, 요구 등)의 상호관계를 통해 발현되는 것이지만 복잡계 이론에서는 접근성으로 융합된다.

경제와 산업 구조를 지역 불평등의 일차 원인으로 보면, 경제적 측면의 지역 불평등이 한국 자본주의 발전의 필연적 결과인지를 검토해야 한다.

1) 산업화와 도시화

1981년 한국개발연구원이 펴낸 『한국 경제·사회의 근대화』는 1960년대 이후 한국 경제의 발전 경로를 다음과 같이 요약했다(메이슨 외, 1981:144). 당시 한국개발연구원의 역할이나 위상으로 볼 때 정부 또는 한국 사회 전체의 주류 견해라고 봐도 좋을 것이다.

> 60년대 초에 이루어진 대내지향적인 수입대체형 공업화 전략에서 대외지향적 전략으로의 전환은 그 후의 괄목할 만한 성장 및 구조변화의 요인이 되었다고 판단된다. 이러한 견해는 상품 수출의 급격한 증가 현상을 볼 때 정당화될 수 있는데 수출은 물가 기준으로 60년대 초 이후 연평균 35% 이상씩 증가함으로써 GNP의 실질 성장률을 상회했던 것이다.

최근까지도 한국 자본주의 발전은 수출 위주의 공업화, 산업화 전략에 의존해 왔다는 데 큰 이의가 없다. 그중에서도 한국의 공업화, 산업화는 대부분 기간 동안 '경제개발계획'이라는 국가 계획에 따라 진행된, 말하자면 '국가자본주의' 체제의 산물이다. 〈표 3-1〉은 백종국(2002)이 제3공화국(박정희 정권)으로부터 1990년대 말 경제위기에 이르는 기간 동안 각 정부의 산업화 전략을

〈표 3-1〉 '공화국'에 따른 주요 장기개발계획의 비교

정권	계획명	입안기관	계획 기간	목표 성장률	이론 배경	산업화 전략
미군정	조선재건 5개년계획	미군정	1948 ~1953년	-		원조 경제
제1공화국	1.한국경제재건계획	네이산 사절단	1954 ~1959년	5.0%	발전 경제론	수입 대체
	2.경제부흥 5개년계획	기획처/부흥부	1954 ~1958년	-	발전 경제론	수입 대체
	3.경제개발 3개년계획	부흥부	1960 ~1962년	5.2%	발전 경제론	수입 대체
제2공화국	4.제1차 5개년계획	부흥부	1962 ~1966년	6.1%	지도 자본주의	수입 대체
제3공화국	4.제1차 5개년계획	경제기획원	1962 ~1966년	7.1%	지도 자본주의	수입 대체
	4.제2차 5개년계획	경제기획원	1967 ~1971년	7.0%	신중상 주의론	수출 지향
제4공화국	4.제3차 5개년계획	경제기획원	1972 ~1976년	8.6%	신중상 주의론	수출 지향
	4.제4차 5개년계획	경제기획원	1977 ~1981년	9.2%	신중상 주의론	수출 지향
제5공화국	4.제5차 5개년계획	경제기획원	1982 ~1986년	7.5%	신자유 주의론	수출 지향
제6공화국	4.제6차 5개년계획	경제기획원	1987 ~1991년	7.0%	신자유 주의론	수출 지향
	4.제7차 5개년계획	경제기획원	1992 ~1996년	7.0%	신자유 주의론	수출 지향
	4.신경제 5개년계획	신경제기획위	1993 ~1998년	7.0%	신자유 주의론	수출 지향

* 자료: 백종국. 2002. "전후 50 년의 한국 산업화와 국가", 한국정치연구, 제11권 제1호. p.277.

정리한 것이다.

수출 위주의 산업화 전략이 성과를 거둔 결과인 경제의 양적 성장은 도시화라는 결과를 초래했다. 전체성(총체성)의 관점에서 더 정확하게 표현하면, 산업화와 도시화는 하나의 역사적 과정이자 현상을 서로 다른 측면에서 이해한 것이라 할 수 있다. 소비재를 만드는 큰 공장은 많은 노동자를 쉽게 구할 수 있는 곳(예를 들어 도시나 도시 근교)을 선호하지만, 일단 만들어진 후에는 공장 노동자들이 거주하고 생활하는 주위의 지역은 도시화하거나 더 큰 도시로 확대된다. 도시화에 따라 소비가 늘어나면 다른 영역까지 공업 생산의 증가를 요구하고

산업화가 진척된다. 결국, 산업화와 도시화는 자본주의적 경제 발전이라는 전체성의 한 부분이라고도 할 수 있다.

한국에서 1960~1990년은 도시화가 가속화되는 도시화 중기에 해당한다고 한다(박재길 외, 2010:25). 도시화율은 1960년 35.8%에서 10년마다 15.6% 증가하여 1990년에는 82.6%에 이르렀다. 도시 인구 수는 1960년 920만 명에서 1990년 3,590만으로 증가하였는데, 도시 인구는 주로 인구 규모 100만 이상의 대도시에 집중되었다.

산업화, 도시화와 밀접한 내적 관계에 있는 지역(공간) 계획이 '국토개발정책'이다. 정부는 1960년대부터 경제개발계획과 함께 공업단지 조성 등 특정 지역에 대한 개발계획을 수립하여 시행하였다. 제3차 경제개발 5개년 계획이 시작되는 1972년에는 계획 기간이 10년이고 전국을 대상으로 제1차 국토종합개발계획을 수립하였는데, 계획 기간이나 시작 시기로 볼 때도 경제개발 계획과 뗄 수 없는 공간 계획이라 하겠다. 이 계획에는 대규모 공업기반 구축과 교통통신, 수자원, 에너지 공급망 정비 등을 포함했다(박재길 외, 2010:30). 비도시 지역과 비교해 도시화를 촉진하는 국토 '개발'은 교통통신, 수자원, 에너지 공급 등 기반 시설의 지역 격차를 더욱 확대한다.

2) 농업과 농촌 지역의 위축

산업화, 공업화, 도시화에 따른 경제 권력의 도시 집중은 필연적으로 그리고 '상대적'으로 농업과 농촌의 '저발전'을 초래한다. 여기에는 국내와 국제 수준의 정치경제가 작동한다.

한 가지 유의할 것은 역사적으로 한국의 농업과 농촌 문제에는 정치적 요인과 경제적 요인이 함께 작용했다는 점이다. 역사적으로 정치와 경제는 서로 다른 동력과 메커니즘을 통해 농업과 농촌에 영향을 미쳐왔으며, 지금도 지역 불

<그림 3-2> 한국 농업의 '가격과 비용의 이중 짜내기' 구조

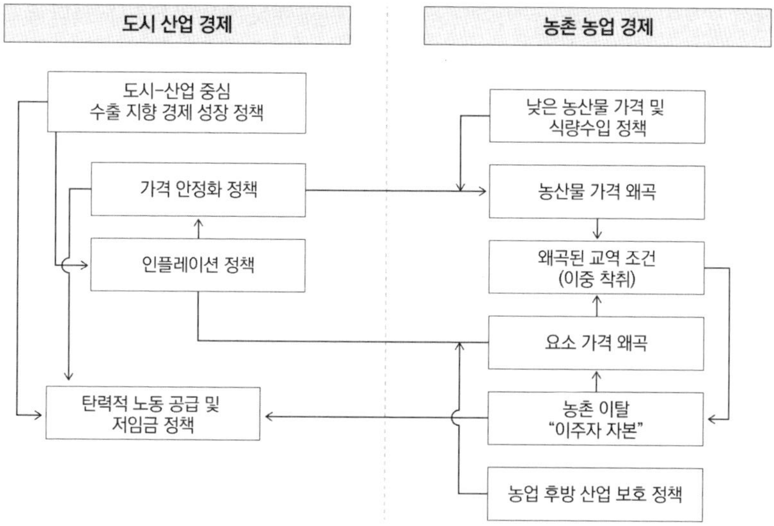

* 자료: Choe, 1981.

평등과 지역균형 발전 사이에서 긴장 관계를 형성한다. 예를 들어 일부 연구자는 정치적 이유 때문에 농업의 경제적 비중보다 훨씬 큰 정부 예산이 투입된다면서, "농어업의 경제적인 비중이 감소함에도 불구하고 농어업에 대한 보호 수준은 여전히 높은" 수준이라고 주장한다(임소영·임송수, 2013:156). 하지만, 이는 인과관계 측면에서 재검토해야 할 것으로 보인다. 경제적 비중이 감소하기 때문에 오히려 농어업에 대한 보호 수준을 높여야 하는 압력, 즉 정치적 요인에 의한 결과로 보아야 하지 않을까 한다.

국가가 주도하는 산업화, 공업화, 도시화가 본격화된 1960년대 이후 도시와 농촌 또는 근대적 산업 부문과 농업 부문 사이에는 분명한 모순이 드러났다. 농촌경제학자 최양부는 1981년에 쓴 논문에서 이러한 모순의 핵심 원인을 '가격과 비용의 이중 짜내기'라고 명시했다(Choe, 1981). '짜내기'라는 표현은 정치경제학 개념으로 표현하면 아마도 '수탈'을 뜻하지 않을까 한다.[52] 아래 그림에서 보듯이, 산업화와 공업화를 촉진하기 위해서 낮은 임금으로 노동력을 확보해야 하며, 농촌 인구로부터 노동력을 공급받아 이들의 저임금을 유지하려면 농산물 가격 '안정'이 필수적이다. 농업 생산에 들어가는 비용은 경제성장에 따른 인플레이션으로 말미암아 농산물 가격보다 더 빠르게 증가한다.

이런 '이중 짜내기'의 결과로 근대적 산업 부문과 농업 부문 사이에는 불균등 교환 관계가 구축되고 강화된다. 〈표 3-2〉에서 볼 수 있듯이 1964년부터 1978년 사이에 쌀 판매 가격은 농자재 가격과 농촌 임금과 비교하여 교역 조건이 불리해지는 추세를 보인다.[53] 농촌 경제의 조건이 나빠지면서 농업 인구의 이농 현상이 가속화하고 도시화는 더욱 촉진된다.

경제학자 박현채는 본격적인 산업화, 공업화 이후 한국 농업과 농촌 지역 변화를 압박한 정치경제 요인을 다음과 같이 요약했다(박현채, 1984:24).

> 정부의 여러 정책은 그것이 한국경제의 재생산구조상의 요구에서 오는 필연적인 것이기는 하지만 반농민적인 것이었다. 저농산물 가격정책은 그간에 꾸준히 지속되어 온 정책적 기조였고 이것은 농민과 농업의 궁박적(窮迫的) 상황을 낳았다. 농산물의 수입은 무원칙하게 추구되었고 그것은 이른바 자유화정책의 주요대상으로 되었다. 농업의 구조개선 정책은 농만의 기성이익 위에 서는 것이 아니라 농민의 농업

52 일반적으로, 착취는 생산과정에서 직접 잉여 가치를 얻는 행위인 것과 비교하여 수탈은 생산과정 외부에서 잉여 가치를 얻는 행위를 뜻한다. 이런 맥락에서는 '노동 착취'와 '식민지 수탈'을 구분한다.

53 표의 수치는 1975년을 100으로 한 것인데, 이때부터 이른바 '이중곡가제'를 전면적으로 시행했기 때문에 기준으로 삼은 것으로 보인다. 이 제도는 정부가 생산자로부터 쌀을 수매하는 가격보다 더 싸게 소비자에게 공급하는 정책을 가리키는데, 소비자 물가를 높이지 않으면서 쌀 생산자의 소득을 보전하려는 의도에서 시행되었다. 이중곡가제가 농촌 경제에 미친 영향은 복합적이다. 장기적으로는 "다층적이고 복잡한 농정의 과제들이 '쌀 수매량과 수매가'라는 하나의 과제에 매몰되었고 쌀값 협상이 되풀이되는 와중에 다른 작물의 생산 기반은 허물어졌다"라는 비판을 받는다(김태호, 2023).

〈표 3-2〉 쌀 판매 가격과 생산 비용의 추이

년도	Index of Rice Price Received (1)	Index of Prices Paid			Parity Ratio		
		Farm Supplies (2)	Ferti-lizer (3)	Farm Wages (4)	(1)/(2)	(1)/(3)	(1)/(4)
1964	18.6	17.5	30.7	13.6	106.3	60.6	136.8
1965	17.5	28.4	43.8	15.4	61.6	40.0	113.6
1966	18.5	31.4	43.8	17.6	58.9	42.2	105.1
1967	20.3	32.5	38.2	20.7	62.5	53.1	98.1
1968	23.9	34.1	38.2	25.3	70.1	62.6	94.5
1969	29.7	41.5	41.0	30.8	71.6	71.6	96.4
1970	32.8	45.2	42.3	38.2	72.6	77.5	85.9
1971	41.1	52.3	42.3	45.2	78.6	97.2	90.9
1972	52.9	60.5	42.7	53.8	87.4	123.9	98.3
1973	54.9	69.6	47.8	59.5	78.9	114.9	92.3
1974	79.4	84.9	60.6	77.7	93.5	131.0	102.2
1975	100.0	100.0	100.0	100.0	100.0	100.0	100.0
1976	121.6	135.3	168.9	126.3	89.9	72.0	96.3
1977	132.3	162.0	168.9	157.0	81.7	78.3	84.3
1978	154.8	231.8	168.9	221.9	66.8	91.7	69.8

* 자료: Choe, 1981.

추방과 농업의 자본의 농업도입에 의한 비농민적인 길에서 추구되었다. 그뿐 아니라 정부는 어떤 의미에서는 농민층의 분해·분화에 의한 몰락을 촉진시켜 왔다고 이야기된다. 농지보유 상한제의 폐지, 소작농의 임차농으로의 합법화 기도, 그리고 농협의 비농민적 기구로의 운영 등은 그와 같은 것에 대한 몇 개의 예시이다.

발전국가 시기는 말할 것도 없고 그 후까지 국가 차원의 경제 발전은 핵심 통치(성)이자 유력한 통치 기술로 수용된다. 농업과 농촌, 농민을 희생하는 구조는 한국 자본주의가 글로벌 체제에 편입되는 과정에서 더욱 강화될 수밖에 없었다. 무역 자유화 흐름을 상징하는 우루과이 라운드 협정 참여는 농업과 농촌의 상대적 저발전을 유발한 대표적 계기이자 정책 변화였다. 결과적으로 “농업부문의 산출이 감소하였고, 이로 인해 농업부문 GDP도 감소하는 것으로 나타났다. 또한, 수입농산물과 국산농산물의 대체성이 커질수록 농업부문 GDP 감소폭은 더욱 커지는 것으로" 귀결되었다(김충실·이상호, 2003).[54]

자유무역이 새로운 규범이 되면서 정부의 주요 정책 또는 통치 목표가 된 자유무역협정(FTA)도 농업과 농촌 지역에 직접 영향을 미쳤다. 나라별로 산업과 품목에 따라 조건이 달라 일률적으로 평가하기는 어려우나, 모든 자유무역협정은 교역의 유불리를 반영하고 이에 따라 국내 산업의 권력관계가 재편되기 마련이다. 한국에서는 당연히 농업과 농어촌 지역에 불리한 협정이 될 수밖에 없다.

이러한 국내 산업의 권력관계는 당시 정부가 어떤 상황을 예측했는지에서 그대로 드러난다. 한국과 미국 사이의 자유무역협정을 두고 정부의 한 관료가 작성한 대응 방안은 이렇게 되어 있다(송준상, 2007).

> 한·미 FTA 체결에 따라 상대적으로 피해가 클 것으로 예상되는 농어촌 지역의 소득기반을 확충하기 위한 방안도 마련하였다. 농업인이 농지를 직접 출자하여 개발사업을 추진하는 경우 농지보전부담금을 감면하고, 농어촌지역 창업기업에 대한 투자보조금 지원제도를 2016년까지 연장 운영하는 등 도시자본의 농어촌투자를 유도할 예정이다.

또한 농공단지의 시군별 지정면적 확대, 농어촌 재래시장 현대화 사업의 국비지원 한도 증액 등을 통해 농어촌에 기반을 둔 지역산업 육성을 지원한다.

---

54 우루과이 라운드 협정은 '관세 및 무역에 관한 일반협정(GATT)' 참가국들이 1986년 9월부터 1994년 4월까지 진행한 다자간 무역협상을 가리킨다. 미국이 주도하여 자유무역 중심의 세계통상 질서를 구축했으며, 특히 농산물을 자유무역의 범위에 포함해 한국 농업에 직접 영향을 미쳤다.

농촌테마공원 조성 확대 등 농촌 체험 및 휴양 기반을 확충하고, 농어촌 관광숙박시설 관련 규제를 완화하여 농어촌 지역의 관광사업 활성화도 추진할 예정이다.

> 이러한 과정을 통해 한국 농업은 자본주의 체제의 재생산에 필요한 역할, 즉 ① 국민경제 재생산에 필요한 원자재를 싸게 공급하고, ② 비농업 부문 인구에 값싼 식량용 농산물을 공급하며, ③ 자본을 위해 값싼 노동력을 공급하는 3중의 역할 중(박현채, 1984:14), ①과 ②보다는 ③에 해당하는 역할을 주로 수행하게 된다. 지금 나타나는 비수도권 지역의 인구 감소와 소멸 위기는 그 필연적 결과이다.

3) 중앙집권적 정치체제

중앙집권적 정치체제가 자원의 수도권 집중과 지역 불평등을 심화한다는 데는 크게 이견이 없지만, 이것이 해결해야 하는 '문제'인지는 오랜 논쟁거리였다. 흔히 지역 불평등의 대안으로 제시되는 '지역균형 발전'은 국가 경제 발전과 국가 경쟁력을 문제로 삼는 견해와 지역과 지역민의 경제와 후생을 문제로 삼는 견해 사이에서 엇갈린다(김영정, 2011). 필자는 전자처럼 국가 수준의 가치가 지역을 압도하는 관점 자체가 중앙집권적 정치체제의 산물이라고 판단한다.

한국의 중앙집권적 정치체제는 오랜 역사가 있으나, 근대에 와서는 박정희-전두환 정권으로 대표되는 권위주의적 정치체제, 더 넓게는 '발전국가'라는 정치경제 체제의 구조 또는 작동 방식의 한 요소라 할 수 있다.[55] 이때 중앙집권적 정치체제는 국가 내 자원 배분에 결정적 영향을 미치고, 의사결정 과정에

55 지방자치는 1952년부터 1961년 5.16 군사 쿠데타까지 9년간 실시된 후 30년간 중단되었다가 1991년에 부활했다.

서 지역의 이해관계는 배제되거나 왜곡되기 쉽다.

중앙정부가 주도하는 '지역균형발전론' 또는 지역균형 정책은 역설적으로 중앙집권적 정치체제의 '국가 프로젝트'라고 할 수 있다(박배균, 2012). 즉, 발전주의 국가가 추진한 경제와 산업의 지역별(공간) 프로젝트와 전략이 내적 모순을 드러내면서 정치적 위기를 맞게 되고, 이에 대응하는 일종의 헤게모니 프로젝트가 바로 지역균형 정책으로 나타난다.

국가 프로젝트로서의 지역균형 정책은 지역 정치와 정책, 대응에 직접 영향을 미친다. 중앙 정부가 배분한 자원을 기초로 '지역균형'을 상징하는 발전, 특히 대규모 토건 중심의 지역 개발을 추구하게 되었고, 이 과정에서 지역 차원의 영역화된 이해 '동맹'이 강화된다(박배균, 2012). 지역의 자치 능력은 정체되고 지역 정부의 발전 전략은 중앙 정부에 대한 청원과 압력으로 자원을 배분받는 방식으로 굳어진다.

4) 신자유주의적 자본 축적과 불균등 발전

제1장에서 설명한 것과 같이, 발전국가 시기 한국 자본주의 체제의 축적 전략은 인구를 비롯한 자원의 수도권 집중을 강화하고, 동남 해안 지역 등 일부 성장 거점을 제외하면 비수도권 지역은 농산물을 비롯한 자원을 공급하거나 소비 배후지 역할에 머무르게 되었다.

한국 자본주의는 1990년대 이후 중화학공업의 비중이 줄어들고 조립금속 제품, 기계·장비 제조업 등 지식 기반의 '신산업' 중심으로 축적 구조가 변화한다. 신산업의 대표 업종은 전자부품, 영상, 음향, 통신장비, 자동차, AV(audio-video), 의료정밀업종 등인데, 김영정의 실증적 분석에서는 의료, 정밀, 광학기기 제조업, 컴퓨터 및 사무용 기기 제조업, 전자부품, 영상, 음향, 통신장비 제조업, 조립금속 제품 제조업 등이 높은 수도권 집중도를 보인다(김영정, 2009).

전체 서비스업의 수도권 집중도 두드러진다. 전체 서비스업의 수도권 집중도는 감소하는 가운데 기술용역업, 정보처리업, 광고업, 연구소, 기업컨설팅 등과 같은 지식 기반의 기업 서비스업의 수도권 집중도는 1990년대 초반 이후 엄청나게 커졌다.

지식 기반 산업의 공간 변화는 지식 창출과 교육을 주기능으로 하는 고등교육체계(체제)에 큰 영향을 미친다. 중앙정부가 관장하는 대학 교육은 국가적 차원에서 진행되는 자본 축적 전략의 변화에 적응하면서 이른바 '신자유주의적 대학(neoliberal university)'으로 변모했다(Dela Porta, et al., 2020). 하지만, 대학 교육이 '좋은 일자리'를 얻는 도구적 가치를 벗어나지 못하면서 청년층이 수도권으로 빠져나가고 비수도권 소재 대학은 빠르게 위축되는 형편이다.

5. 지역 불평등과 보건의료 불평등

전체성 관점에서 지역 불평등과 보건의료 불평등은 당연히 상호의존적이지만, 보건의료가 한 부분으로서 부분과 전체를 이해하는 데 '유리한 위치'가 될 수 있는지 그 가능성이라는 관점에서 보건의료 '부분'의 특성을 검토할 필요가 있다.

1) 권력의 중앙 집중

보건의료 영역의 중앙집권적 성격은 다른 영역과 비교해 상대적으로 더 두드러진다. 국민건강보험이 전국-국가 체계로 운영된다는 점과 핵심 보건의료 재원에 속하는 의료급여 예산에서 중앙정부가 차지하는 비중이 크다는 점이 결정적으로 중요한 요인이다. 시군구에서 공공 영역의 보건사업을 책임지는 보건소가 기술 지원이라는 명목으로 사실상 보건복지부의 정책을 집행하는 역할을 하는 것도 한 가지 이유일 것이다.

보건의료의 중앙집권적 성격은 지역 불평등과 '이중적' 관계에 있다고 할 수 있다. 먼저, 보건의료의 지방분권이 미미해 공공의료 확충과 건강 불평등을 완화하기 어렵다는 시각이 있다(손정인, 2019). 이는 일부 연구자를 중심으로 제기되는 문제의식이지만, 아직 당위론에 머물러 있는 것으로 보인다. 지방분권 추세가 강화되는 것에 맞추어 보건의료의 분권은 어떻게 추진해야 하는지, 정치와 행정에 종속된 '추진과제'로서의 성격이 강하다.

그동안 중앙집권적 보건의료체계가 지역보건의료 불평등을 완화하는 데 어느 정도 역할을 했다는 것도 부인하기 어렵다. 전국적으로 통합된 건강보험 재정과 지역에 대한 중앙정부의 예산 지원은 지역별 부담 능력에 따른 보건의료 이용의 불평등을 줄이는 데 결정적으로 중요하다. 중앙정부가 주도한 공공보건사업이 일종의 '표준화'를 통해 지역별 격차를 줄이는 데 이바지한 것 또한 중요한 사실이다.

중앙집권과 지방분권은 전체성으로서의 지역 불평등에 영향을 미치는 핵심 주제이지만, 앞서 설명한 '관계성'은 특히 보건의료에서 더 두드러진다고 할 것이다. 급속한 인구 변화와 사회경제적 변화 때문에 건강과 보건의료에 대한 중앙집권적 접근이 더는 가능하지 않다고 할 때, 앞으로의 중앙-지방의 관계 설정에서 보건의료는 중요한 실험장, 다르게는 지식의 '중요한 위치' 구실을 할 수 있을 것이다.

2) 가치로서의 불평등과 보건의료 불평등의 의미

전체성 관점에서 지역 불평등을 논의했지만, 이는 구조뿐 아니라 행위자성(agency)과 그의 주체성(subjectivity)까지 포함한다. 즉, 불평등은 현상일 뿐 아니라 또한 구조라는 것, 특히 실천 대상으로서의 구조와 메커니즘이라는 점에서 행위주체가 지역 불평등을 어떤 시각으로 보고 어떤 의미를 부여하는지도 중요하다.

그동안의 지역균형발전 논의에서 알 수 있듯이, 지역 불평등의 정치적 역동은 단지 경제적인 영역에 한정되지 않는다. 지금 지역 불평등을 둘러싼 논의에서 경제가 압도적으로 중요한 요소인 것은 사실이나, 불평등은 훨씬 더 총체적이고 관계적이다. 형태발생론적 관점에서는 행위자성의 성찰을 통해 경제적 불평등 중심의 구조 자체가 변형될 가능성을 내포한다.

최근 수십 년의 역사적 경험을 통해 어느 정도 명확해진 것은, 발전국가 모델을 지역으로 '이식'하는 것으로는 지역 불평등의 구조와 메커니즘을 바꾸기 어렵다는 사실이다. 더 정확하게는, 근본적으로 그런 이식은 가능하지 않다. 가장 중요한 이유는, 한국 자본주의 사회경제체제가 자본 축적 위기, 기후 위기, 지정학적 위기, 인구의 위기라는 다중 위기(poly-crisis)에 직면해 있기 때문이다. 지역 불평등이 자본주의 축적 체제와 분리될 수 없다면, 지역 불평등은 곧 체제 전환의 과제가 될 수밖에 없다.

체제 전환은 개인의 삶과 사회에 관한 새로운 가치와 이념을 기반으로 한다. 자본주의 이후 우리는 어떤 공동체를 지향해야 하는지 하는 질문이다. 결정론적으로 예측할 수는 없지만, 안녕과 삶의 질, 공동체성, 연대와 협력, 지속가능성, 자기 결정과 존엄성, 권리와 정의 등이 핵심 가치가 되지 않을까 한다. 이런 맥락에서 돌봄, 건강과 보건의료, 환경, 복지, 사회보장 등은 새로운 체제에 이르는 핵심 경로 중 하나가 될 것이 틀림없다(広井良典, 2019).

§ 참고문헌

김영정. 2009. 한국의 지역불균등: 1960-2005년. 지역사회학, 제11권 제1호, 5~39쪽.

_____. 2011, 한국사회의 지방화 논쟁. 《지역사회학》, 제13권 제1호, 185~230쪽.

김창엽 외. 2015. 『한국의 건강 불평등』. 서울: 서울대학교출판문화원.

김충실, 이상호. 2003. "우루과이 라운드(UR) 협정 시장개방조치의 국민경제 및 농업부문 효과." 《국제경제연구》, 제9권 제1호 121~143쪽.

김태호. 2023. "'밥값' 못하는 쌀 정책의 역사." 《월간 참여사회》. 6월호.

라이트, 에릭 올린. 권화현 옮김. 2012. 『리얼 유토피아』. 파주: 들녘.

메이슨, 에드워드 S. 외. 1981. 『한국 경제·사회의 근대화』. 서울: 한국개발연구원.

민재용. 2019. ""서울서 가까워야 인재 확보" 반도체 클러스터 입지 유력해지는 용인", 한국일보(인터넷판). 2월 18일. https://www.hankookilbo.com/News/Read/201902171509780521

박배균. 2012. 한국 지역균형정책에 대한 국가공간론적 해석. 기억과 전망, 제27호. 81~130쪽.

박재길 외. 2010. 『한국의 도시화 과정과 정부 정책에 관한 연구』. 안양: 국토연구원.

박현채. 1984. "농업·농민문제에 대한 인식." 박현채 외. 『한국 농업문제의 새로운 인식』. 서울: 돌베개.

센, 아마르티아. 2021. 『정의의 아이디어』. 2판. 서울: 지식의날개.

손정인. 2019. 시도 공공보건의료지원단 및 공공보건의료재단 소개. 대한공공의학회지, 제3권 제1호. 187~201쪽.

송준상. 2007. "철저한 보완대책, FTA라도 괜찮아." 《경제정책해설》. 8월호. https://bit.ly/3U7c0T6

임소영·임송수. 2013. 『재정지출의 정치경제학적 요소에 관한 연구: 농업분야를 중심으로』. 서울: 한국조세재정연구원.

콜리어, 앤드류. 2010. 『비판적 실재론』. 이기홍, 최대용 옮김. 서울: 후마니타스.

하수정 외, 2021. 『지역 불평등: 현황과 개선 방안(총괄편)』. 경제·인문사회연구회.

広井良典. 2019. 人口減少社会のデザイン. 東京: 東洋経済新報社.

Anderson, Elizabeth, 1999, "What Is the Point of Equality?", *Ethics*, 109: 287~337.

Bacchi, Carol. 2016. "Problematizations in Health Policy: Questioning How 'Problems' Are Constituted in Policies." *SAGE Open*, Vol.6, Issue 2. https://doi.org/10.1177/2158244016653986

Bhaskar, Roy. 2008. Dialectic: *The Pulse of Freedom*. Abingdon, Oxon: Routledge.

Choe, Yang-boo. 1981. Dynamics of Rural-Urban Relations and Rural Underdevelopment: The South Korean Experience. *Journal of Rural Development* 4:115~131. https://bit.ly/3U8ZBxO.

Della Porta, Donatella, Lorenzo Cini, and César Guzmán Concha. 2020. *Contesting Higher Education: Student Movements against Neoliberal Universities*. Bristol, UK: Bristol University Press.

Gosepath, Stefan. 2021. "Equality." In: Edward N. Zalta, ed. The Stanford Encyclopedia of Philosophy. Summer 2021 ed. https://plato.stanford.edu/archives/sum2021/entries/equality/

Ollman, Bertell. 2003. *Dance of the Dialectic: Steps in Marx's Method*. Urbana, Ill: University of Illinois Press.

Oxfam. 2017. "Great expectations: Is the IMF turning words into action on inequality?", Oxfam Briefing Paper.

Porpora, Douglas V. 2024. Realism and Complexity. Journal for the Theory of Social Behaviour, Vol.54, Issue 1, pp. 121~133, https://doi.org/10.1111/jtsb.12409

Tilly, Charles. 1998. *Durable Inequality*. Berkeley: University of California Press.

Tomaskovic-Devey, Donald, and Dustin Robert Avent-Holt. 2019. *Relational Inequalities: An Organizational Approach*. New York: Oxford University Press.

Yang, Yi. 2024. "Complexity theory for complexity reduction? Revisiting the ontological and epistemological basis of complexity science with Critical Realism.." *Journal for the Theory of Social Behaviour*, Vol.54, Issue 4, pp.368~383, https://doi.org/10.1111/jtsb.12412

제4장
지역보건의료의 조건

정백근

세계보건기구(2010)가 제시한 건강의 사회적 결정 요인에 대한 개념 틀(Conceptual Framework)에서 보건의료체계는 구조적 건강결정요인의 영향을 받는 중간 단계의 결정요인에 해당하지만 다른 중간 단계의 결정요인들과 상호작용할 뿐만 아니라 사회구성원들에 대한 영향을 통하여 구조적 건강결정요인에 변화를 줄 수 있다. 이때, 구조적 건강결정요인은 그 개념 틀에서도 언급되어 있듯이 사회경제적·정치적 맥락으로서 보건의료체계의 조건을 형성한다. 뿐만 아니라 보건의료체계를 제외한 다른 중간 단계의 결정요인과 인구집단의 건강 및 건강불평등의 상황 역시 동일한 의미에서 보건의료체계의 조건으로 해석할 수 있다. 보건의료체계를 지역의 보건의료체계로 구체화해서 대입한다 할지라도 이런 논리가 크게 어긋나지 않는다. 지역보건의료를 둘러싼 이런 다양한 힘들은 때로는 대립하고 때로는 의존하면서 지역보건의료의 조건을 형성한다.

한국적 상황에서 지역보건의료의 조건을 논할 때 먼저 언급해야 할 것은 현 시기 '지역'이라는 단어는 국가나 중앙정부의 하부체계와 같이 모든 시도 및 시군구에 동일하게 적용되는 개념이 아니라는 점이다. 이제 지역은 중립적인 단어가 아니라 '소멸', '취약성'과 함께 언급되는 비수도권, 특히 중소도시와 농촌을 지칭하는 개념으로 활용되는 바 이런 개념 전환을 초래한 사회경제적 환경의 변화는 그 자체로 지역보건의료의 중요한 조건으로 기능한다.

지역의 취약성은 수도권과 비교했을 때 더욱 분명하게 드러난다. 수도권과 비수도권의 격차가 현 시기 지역의 조건이자 지역보건의료의 조건을 규정하는 중요한 모순이라고 할 때 이 모순의 작동 구조는 지역보건의료의 조건에 대한 이해뿐만 아니라 지역보건의료의 변화와 개혁을 모색하는데 있어서도 중요한 의미를 가진다.

1960년대 국가 주도의 수출 공업화와 1970년대 중화학 공업화는 값싼 노동력의 안정적 공급원이었던 농촌에 대한 목적의식적 착취에 기반한 것이었다(장상환. 2006). 이 시기 수도권 인구는 급격히 증가하였는데 전체 인구 증가의 약 76%가 수도권에서 이루어졌다. 1980년대 국가 주도로 이루어진 산업구조조정 과정은 수도권과 동남권을 중심으로 한 양극체제는 유지하면서도 일정한 변화를 발생시켰는데 특히 수도권의 제조업 집중이 더욱 심화되었다. 이 시기 수도권 집중은 연구개발기능이 발달된 수도권의 특성에 더하여 공장들의 비수도권 지방 분산으로 야기되는 시간 비용과 공간 비용을 절감하고 대기업 본사들을 서울에 집중시키고자 하는 자본 측의 필요성 증대에 기인한 것이었다(최병두, 1994). 또한 이 기간 동안 민간자본의 연구개발비 투자가 급격히 증가하였는데 이 중 70% 이상이 수도권에 집중적으로 할당되고 연구소 및 연구원들도 이 지역에 집중 배치됨에 따라 지역의 불균등 발전이 심화되는 결과를 낳았다.

이와 같이 1980년대 한국의 자본주의 경제발전은 산업구조조정과 자본의 공간적 이동을 통한 지역의 불균등 발전에 기인한 것이었다. 그 결과 수도권은 대자본의 본사를 중심으로 경영관리 및 연구개발의 구상기능을 담당하는 거점으로 확립되었고 비수도권 지역은 수도권의 구상을 실행하는 공간이 되었다. 이를 통하여 수도권과 비수도권의 사회공간적 위계화는 더욱 심화되고 독점자본의 공간 지배력은 더욱 확대되었다. 이런 과정을 통하여 축적된 자본을 기반으로 중화학 공업 부문의 독점적 대자본은 1990년대 신성장산업 혹은 첨단기술산업으로의 구조조정 과정에서 자신들의 경제적 지배력을 더욱 강화하였다. 그 과정에서 지식, 정보, 기술 등이 누적된 서울을 중심으로 한 수도권 지역의 첨단기술산업의 집중이 가속화됨으로써 지역 불균등 발전이 더욱 심화되었다. 또한 2008년 글로벌 금융위기는 전 세계적으로 금융중심지의 발전과 제조업 집적지의 쇠퇴라는 결과를 초래했는데 우리나라도 예외는 아니었다. 수도권은 금융 부문이 집중되어 있고 지식기반산업, 고급 인적자원과 혁신역량이 집적되어 있는 반면 비수도권은 주력 제조업 중심의 산업구조를 갖고 있어서 수도권과 비수도권 간 격차는 점점 더 커지게 되었다[56]. 이와 같이 한국의 자본주의 축적 전략의 변화 과정은 비수도권 지역의 취약성을 지속적으로 심화시키고 지역보건의료의 조건을 규정하는 사회경제적·정치적 맥락의 핵심이다.

1. 지역 위축

1) 수도권 인구집중과 지역의 위축

수도권과 비수도권 간 격차 및 수도권에 대한 비수도권의 종속을 직관적으로 파악할 수 있게 해 주는 대표적 현상은 지속적인 수도권의 인구 팽창과 지역의 위축이다.

56 https://manuscriptlink-society-file.s3-ap-northeast-1.amazonaws.com/egsk/conference/egsk2020/presentation/P2-1.pdf

우리나라의 수도권 인구 비율은 2019년 처음으로 전체 인구의 절반을 넘어섰다. 2021년부터 우리나라 전체 인구의 자연 감소가 시작되었지만 2023년 수도권 인구는 2018년에 비해서 오히려 0.8% 증가하였다. 이 시기 비수도권 인구는 2.8% 감소하였다. 이와 동시에 소멸위험지역도 지속적으로 증가하고 있다. 2014년 79곳이었던 소멸위험지역은 2020년 105곳으로 증가하였다. 불과 6년 만에 26곳이 더 늘어난 셈인데 앞으로도 이런 추세는 지속될 가능성이 높다. 2020년에 소멸위험지역으로 분류된 105곳 중 92%가 비수도권이라는 점에서 수도권의 팽창은 비수도권의 위축 및 소멸과 함께 진행되고 있다.

우리나라 인구주택 총조사 자료에 의하면 1960년 우리나라 총인구는 24,989,241명이었고 당시 수도권 인구는 5,194,167명으로써 전체의 20.8%, 비수도권 인구는 19,795,074명으로서 전체의 79.2%를 차지하고 있었다(표 4-1). 우리나라 인구는 2020년까지 지속적으로 증가하는 양상을 보이고 있는데 특히 1960년대와 1970년대의 증가 폭이 컸으며 이후 10년 전 대비 증가율은 2010년대를 제외하고는 감소하는 양상을 보인다. 수도권 인구 역시 증가하는 양상을 보이고 있으나 이와 함께 전체 인구에서 수도권 인구가 차지하는 비율도 증가하고 있다. 수도권 인구의 10년 전 대비 증가율은 전체 인구의 양상과 마찬가지로 1960년대와 1970년대 가장 높았는데 특히 1970년은 1960년에 비하여 인구가 69.3% 폭발적으로 증가하였고, 1980년에도 10년 전에 비하여 인구 증가율이 51.3%에 달했다. 1990년대부터 우리나라 인구증가율은 급격히 감소하였으나 수도권의 인구증가율은 2000년대까지 우리나라 전체 인구증가율의 2배가 넘었다.

비수도권은 1990년까지는 인구가 지속적으로 증가하다가 이후에는 오히려 인구가 감소하는 양상을 보이고 있다. 2020년에는 비수도권 인구가 다소 증가하는 양상을 보이고 있으나 이 시기에는 지방으로의 공공기관 이전, 혁신

〈표 4-1〉. 우리나라 수도권 및 비수도권 인구 수 변화 과정(단위 : 천명, %)

연도	수도권			비수도권			전체	
	인구 수	비율	10년 전 대비 증가율*	인구 수	비율	10년 전 대비 증가율*	인구 수	10년 전 대비 증가율*
1960	5,194	20.8	-	19,795	79.2	-	24,989	-
1970	8,791	27.9	69.3	22,675	72.1	14.5	31,466	25.9
1980	13,298	35.5	51.3	24,138	64.5	6.5	37,436	19.0
1990	18,587	42.8	39.8	24,824	57.2	2.8	43,411	16.0
2000	21,347	46.3	14.8	24,776	53.7	-0.2	46,123	6.2
2010	23,836	49.1	11.7	24,744	50.9	-0.1	48,580	5.3
2020	26,043	50.2	9.3	25,786	49.8	4.2	51,829	6.7

* 자료: 국가통계포털, 통계청.

도시 건설 등으로 인하여 수도권 인구가 일부 분산된 결과 때문이다.

전체적으로 보면 우리나라의 10년 전 대비 인구증가율이 10% 미만대로 둔화된 시점은 1990년대부터이지만 수도권은 2010년대로 최근까지 수도권의 인구 증가는 상당한 수준으로 지속되었다. 반면 비수도권은 이미 1970년대부터 인구증가율이 둔화되어 1990년대에 들어와서는 인구가 감소세로 접어들었다.

1960년대와 1970년대의 수도권의 급격한 인구 증가는 국가 주도의 수출공업화 전략 및 중화학공업화와 밀접한 연관성이 있다. 이 시기 대단위 공업단지가 조성된 영남과 지방의 일부 대도시의 인구도 증가하였지만 수도권의 인구 증가와는 비교할 수 없을 정도였다. 이 기간 동안 우리나라 전체 인구가 597만 명이 증가하였는데 수도권에서만 451만 명이 증가한 것만 보아도 이 시기 수도권의 인구 증가는 가히 폭발적이었다.

1980년대와 1990년대에도 수도권 인구는 지속해서 증가하였다. 1980년대는 국가 주도의 산업구조조정 과정을 통해서 중화학공업의 과잉설비투자를 축소 조정하고 중소기업을 육성하면서 중화학 산업에 대한 국내 전후방 연계기업을 증식하는 시기였다. 1980년에서 1990년까지 중소기업 업체 수는 전국적으로 38,000여 개가 증가하였는데 이 중 70%인 26,000여 개가 수도권에서 증가되었다. 이와 같은 중소기업의 수도권 성장은 1980년대 수도권 제조업 집중을 유발하였다. 또한 이 시기는 국가권력이 연구·개발 투자의 확대를 도모하는 시기였고 특히 민간자본의 연구개발비 투자가 급증하는 시기였다. 이런 맥락에서 1980년대 중소기업 및 연구 영역의 노동력 수요 증가가 수도권 인구 증가에 기여한 바가 크다(서민철, 2007). 또한 이 시기는 수도권 신도시 개발이 시작된 시기였다. 서울의 주택난을 해결하기 위해서 일산, 분당, 중동, 평촌, 산본 등에서 시행한 신도시 건설은 주택공급 확대에 따른 주택 및 토지 가격 안정, 서울 인구의 분산 등 긍정적 성과가 없지 않았다(조계표, 2017). 그러나 수도권 신도시로 유출된 인구만큼 서울의 인구가 줄어든 것이 아니라 지방의 새로운 전입 인구가 서울의 인구를 채우는 등 신도시 입주기간 동안 수도권의 인구는 지속적으로 증가하였다. 1990년대는 우리나라의 인구 증가율이 한 자리수대로 급격히 감소하고 수도권 인구집중이 완화되는 기간이었다. 그럼에도 불구하고 수도권 5개 신도시의 입주기간이었던 1990년부터 1995년까지 수도권 인구는 160만 명이 증가하였고 비수도권 인구는 40만 명이 감소하였다. 이와 같이 수도권의 신도시 개발은 서울의 인구 분산에 일부 도움을 주었지만 전반적으로는 수도권 인구 집중을 촉진하는 중요한 기제로써 작용하였다(권용우, 2001). 이후 1995년부터 1998년까지는 수도권 집중이 다소 완화되는 양상을 보였는데 수도권으로의 순유입 인구는 1998년에는 1만명 아래로 떨어졌다. 그러나 IMF 경제위기 이후 수도권 집중은 다시 심화된다. 이는 권역별 제조업 종사자 수에서도 나타나는데 1998년부터 2004년까지 수도권의 제조업 종사자 수는 지속적 증가 양상을 보이는 반면, 영남, 충청, 호남, 강원·제주의 제조업 종사자 수는 지속적 감소 또는 정체 국면을 보였다. 이런 상황을 반영하듯 IMF 경제위기를 극복한 2002년에는 수도권의 순유입인구가 21만 명까지 급증하였다. 특히 이 시기 수도권에서는 대부분 연령대에서 순유출인구가 더욱 많았지만 20대의 경우에는 2008년 현재 순유입인구가 59,000명에 이르러서 교육과 취업을 위한 청년층의 수도권 유입이 심각한 수준이었다(김용철, 2010).

2008년 금융위기 이후 수도권과 비수도권 간 경제 격차는 더욱 커졌다. 경제위기 이후인 2010년부터 2021년 사이 수도권의 경제성장률은 3.4%였지만 비수도권의 경제성장률은 1.9%였다. 경제위기 이전인 2000년부터 2007년 사이 수도권의 경제성장률이 5.4%, 비수도권이 4.9%였던 것에 비하면 수도권과 비수도권의 경제성장률 격차는 금융위기 이후 3배 정도 확대된 것이다. 이런 격차는 동일 기간 경제성장률 기여율에서도 나타난다. 금융위기 이전 수도권의 경제성장률 기여율은 51.3%였지만 경제위기 이후에는 60.3%로 오히려 증가하였다. 반면 비수도권은 경제위기 이전 48.3%에서 경제위기 이후 39.7%로 감소하였다. 또한 수도권은 3년간 매출액이 연평균 20% 이상 증가한 고성장기업 수가 2011년에 비하여 2021년에는 9,627개소가 증가하였지만 비수도권은 오히려 5,797개소가 감소하였다. 정보통신, 금융보험, 전문과학기술 분야와 같은 고부가 서비스업의 비중 역시 수도권은 2011년 5.7%에서 8.0%로 증가하였으나 비수도권은 2.9%에서 3.8% 증가에 그쳤다. 그리고 그 격차는 더욱 커졌다(김천구·박현준, 2023).

이 시기 수도권과 비수도권의 격차 심화는 이명박 정부가 2008년에 발표한 '국가 경쟁력 강화를 위한 국토이용의 효율화 방안'이 기여한 바가 크다. 이 방안은 2008년 글로벌 신용위기에 대비하기 위한 기업투자 활성화 대책으로서 국토분야의 과도하고 불합리한 규제를 개선하는 것을 골자로 하고 있었다. 그

중에서도 수도권 규제 완화는 가장 핵심적인 내용이었다. 그 주요 내용은 수도권 내 공장의 신·증설·이전 허용, 수도권 공장의 첨단업종 중심 증설 한도 확대, 수도권의 지식기반산업 중심의 특성화, 수도권의 국제 금융기능 특성화였는데 이런 정부 조치가 당시의 수도권 인구 유입에 적지 않은 역할을 했을 것으로 판단된다.

문제는 세계 경제의 공급망 재편, 디지털 전환, 저탄소 경제 전환 등 산업과 기술의 대전환이 예상되는 시점에서 수도권과 비수도권의 격차는 더욱 커질 가능성이 높다는 것이다. 반도체, 이차전지, 차세대 디스플레이 관련 글로벌 기업들은 수도권에 집중되어 있기 때문에 좋은 일자리가 양적으로도 수도권에 더 많다. 당연히 수도권 인구는 더 증가하였는데 2011년부터 2021년 사이 연평균 우리나라 전체 인구는 0.1% 증가한데 반하여 동일 기간 수도권 인구는 연평균 0.4% 증가하였다. 특히 반도체, 이차전지, 디스플레이 분야의 기업들이 소재한 수도권 및 충청 지역 인구증가율은 전국 및 수도권 인구증가율보다 높았다. 앞에서도 언급하였지만 이런 상황들은 의료 인력의 수도권 집중도 심화의 중요한 배경이 되었을 것으로 판단된다. 이와 같이 수도권의 인구 집중 및 비수도권 인구 감소, 의료 인력의 수도권 집중도 심화는 세계 경제 상황 및 한국의 자본주의 축적 전략, 국가권력과 경제권력 간 힘의 관계와 밀접한 연관성을 가진다.

2) 국가균형발전정책에 대한 비판적 평가

정부가 수도권 집중 문제를 방관해 온 것만은 아니다. 1977년 '수도권 인구재배치계획'을 발표하였고 이 계획은 5공화국 정부에서 '수도권 정비계획법'으로 이어졌다. 수도권 정비계획법은 학교, 공장, 업무용 및 판매용 건물을 '인구집중유발시설'로 규정하고 규제대상으로 지정하였다. 이 법에 따라 학교, 학원, 공장, 중앙행정기관 및 그 1차 소속기관, 업무용 시설, 판매용 시설, 개발사업 등에 대하여 기준을 정하고 기준을 충족하지 못한 경우에는 인허가가 금지되었고 부득이한 경우라도 '수도권 정비 위원회'의 심의를 거치도록 하였다. 하지만 시행과정에서 규제 정도가 점차 완화되었고 수도권 과밀은 전혀 개선되지 않았다. 또한 이 시기는 세계적 차원의 석유위기로 인하여 국가 주도의 산업구조조정정책으로 인한 광공업 분야의 수도권 집중이 심화되는 시기였다. 그러므로 정부 내에서 지역균형정책과 자본축적 위기 극복 정책이 동시에 진행되는 시기였다. 하지만 자본주의 국가는 자본가의 이익을 구조적으로 선택하는바 사회구성원들의 보편적 이익과 관련된 지역균형정책은 자본주의 성장 정책에 그 자리를 내줄 수밖에 없었다. 또한 이 시기는 정당성을 결여한 군부 쿠데타 정권이 경제성장을 통하여 사후적 정당성을 확보해야 할 필요성이 컸던 시기로서 국가권력과 경제권력의 요구가 지역균형발전이라는 보편적 이익을 압도할 수밖에 없던 상황이었다(서민철, 2007).

IMF 경제위기는 자본주의 축적 및 위기 조절과 관련된 국가권력의 역량을 약화시켰는데 이에 반해 경제권력의 역할은 더욱 강화되었다. 이 시기 경제권력의 목소리는 점차 커졌는데 특히, 수도권 과밀규제 완화와 관련된 자본 측 요구의 대부분을 정부가 수용함으로써 수도권 집중 완화를 통한 국가균형발전의 동력은 보다 약화되었다. 이런 과정을 통하여 수도권 정비계획법 시행령이 개정되는데 주요 내용은 수도권 외곽의 낙후지역의 소규모 공단 조성, 첨단기술 이공계 학과의 증원 허용, 기업 연수시설 증설 규제 완화 등이었다. 외환위기 이후 경기에 더욱 민감해진 국가권력은 혁신 주도적 경쟁력 확보에 정책의 우선순위를 두게 되었다. 1998년 이후 경제권력은 외환위기 극복의 명분으로 수도권 규제를 대폭 완화해야 한다는 점을 지속해서 주장하였으나 비수도권 지방자치단체들은 국가균형발전에 역행하는 조치라는 점을 들어 이에 저항하였다. 그러나 국가권력은 공업배치법 시행령 개정, 산업집적활성화 및 공장설립법 시행령 개정 등 법적 인프라를 갖추면서 지속적으로 수도권 규제 완화를 현실화하였다. 이와 같이 외환위기 이후부터 자본축적과 관련된 공간적 조절의 가장 큰 행위자는 경제권력이 되었고 1995년 지방자치제도 출범 이후 점차 강화되기 시작했던 지역의 목소리는 힘을 잃게 되었다. 또한 외환위기를 계기로 지역개발과 관련된 각종 지역 현안 개발사업들이 대부분 연기되거나 취소됨으로써 수도권과 비수도권 간 격차는 더욱 확대되었다. 또한 지식기반 경제로의 전환 및 수도권 첨단산업의 급격한 증가에 따라 수도권과 비수도권 간 격차는 더욱 심화되었는데 이런 변화 과정은 실질적으로 경제권력이 주도하였다(강병주, 1998; 서민철, 2007).

이와 같은 수도권 집중을 해소하기 위하여 2000년대 초 참여정부는 국가균형발전정책을 추진하였고 이에 따라 지방으로의 공공기관 이전, 혁신도시 건설 등 일부 분산이 이루어졌다. 그 효과는 2011년부터 본격적으로 나타났는데 2011년부터 2016년까지 2012년을 제외하고는 수도권에서 인구 순유출이 발생하였다. 하지만 그 분산의 동력이 유지되지 못하고 정책의 효과가 감소하여 2017년부터 수도권 인구 집중이 다시 급격히 진행되고 있다. 이런 상황 속에서 2021년 현재 수도권의 지역 내 총생산(GRDP)은 1,097조 원으로서 전체의 52.8%를 차지하고 있으며 매출액 상위 100대 기업 중 78곳의 본사가 서울에 위치하고 있다[57]. 국가균형발전예산이 2005년 5.4조 원 규모로 설치된 이래 2007년부터 2022년까지 149조 원이 투입되었지만 연간 평균 9.3조 원에 불과한 것일 뿐만 아니라 균형발전의 전담조직이었던 국가균형발전위원회, 지역발전위원회는 집행기구가 아니라 자문기구에 불과하여 균형발전 예산 편성에 대한 의견을 제시하는 역할 밖에 하지 못하였다. 이런 의견마저도

57 https://www.mk.co.kr/news/business/10875310

해당 부처에서 받아들이지 않으면 효력을 가지지 못하였다.

1970년대부터 추진되어 왔던 수도권 집중 완화, 지역균형발전 정책은 지속적인 경제권력의 규제완화 요구를 국가권력이 수용해 오는 과정을 통하여 정책효과를 제대로 달성할 수 없었다. 뿐만 아니라 IMF 경제위기 이후 자본축적을 위한 공간조절정책에서 경제권력의 영향력이 커지고 지식기반산업으로의 산업구조가 전환됨에 따라 수도권 집중은 국가권력에 의하여 체계적으로 보장되어 왔다. 게다가 주기적인 경제위기를 돌파하는 핵심 전략으로서 국가권력과 경제권력이 선택한 것은 항상 수도권 규제 완화이었다. 이처럼 한국의 자본주의 성장 과정에서 국가권력과 경제권력의 이해와 요구는 큰 방향에서는 지속적으로 일치하였으며 그 결과는 수도권의 집중과 비수도권의 위축이었다. 그러므로 국가권력이 주도하는 균형발전정책은 자본축적에 대한 경제권력의 이해관계와 일치하지 않는다면 그 정책적 효과를 기대하기 힘들다.

국가권력이 지속해서 균형발전정책을 추진하였지만 오히려 수도권 집중이 심화되었다는 것은 이 정책이 경제권력의 자본축적 요구를 지속적으로 보장해 주지 못했거나 국가균형발전정책 자체가 국가가 지역균형발전에 대한 지역의 요구를 외면하지 않는다는 통치 차원의 정당화 전략에 불과했다는 것을 의미한다. 더 근본적으로는 지역의 불균등 발전은 국내외 자본주의 발전과정 그 자체에 내재화되어 있기 때문에 이러한 격차는 국가가 나서서 특정 취약지역에 자본을 유치하거나 예산을 투입한다고 해서, 특정 지역의 집중화를 막기 위한 규제를 한다고 해서 해결되기가 어렵다. 자본 축적의 위기를 기존의 수도권 집중 전략을 폐기해야만 극복할 수 있는 상황이 도래하지 않는다면 현재의 수도권과 비수도권 간 격차는 해결되지 않을 것이다. 그러나 생산수단과 노동력을 블랙홀처럼 빨아들이는 수도권 집중이 한국의 일관된 자본축적전략이었다는 점에서 이 전략을 폐기해야만 해결될 수 있는 자본축적의 위기 상황은 자본주의 경제체제의 극복이나 전환을 고려해야 하는 근본적 위기 상황과 크게 다르지 않을 것이다. 이런 맥락에서 비수도권의 위축을 통한 수도권 집중, 그리고 이로 인한 수도권과 비수도권의 사회경제적 불평등을 해소하는 전략은 대안적 사회경제체제의 모색과 연결되지 않을 수 없다.

2. 인구 고령화

1) 지역별 고령화 격차

우리나라는 2000년에 노인인구 비율이 7%가 넘어 고령화 사회로 진입한 후 불과 17년 만인 2017년에 고령사회로 진입하였다. 우리나라가 고령화 사회에서 고령사회로 진입하기까지의 17년이라는 기간은 비교적 급속한 고령화를 경험한 일본의 24년, 독일의 40년, 영국의 47년에 비해서도 매우 빠른 것이다. 그뿐만 아니라 한국의 2010년 대비 2040년 고령화율은 2.9로 미국의 1.6, 프랑스의 1.5, 영국의 1.4, 독일의 1.5, 일본의 1.5와 비교해도 높다(안준기, 2023).

그러나 고령화 속도는 지역별로 다른 양상을 보인다.

우리나라가 고령화 사회로 진입한 2000년 시도별 노인인구 비율을 보면 수도권과 광역시는 노인인구 비율이 6%를 넘지 않지만, 나머지 도 지역은 모두 고령화 사회에 진입한 상태였다. 이 시기 전라남도는 이미 노인인구 비율이 11.9%였고 충청남도(11.2%), 경상북도(10.7%), 전라북도(10.3%)도 노인인구 비율이 10%가 넘었다. 시군구별로 살펴보면 당시 전체 227개 시군구 중 고령화 사회로 분류된 시군구는 전체의 60.4%인 137개 시군구였다. 이 중 수도권 지역 시군구 중 22.2%, 비수도권 광역시 시군구 중 28.2%, 비수도권·비광역시 시 지역은 73.5%가 고령화 사회로 분류되는 지역이었다. 이때 비수도권·비광역시 군 지역은 모두 고령화 사회로 분류되었다. 그리고 이미 이들 지역 중 상주시, 김제시, 나주시와 53개 군 지역은 노인인구 비율이 14%가 넘는 고령사회였으며 경상남도의 남해군과 의령군은 노인인구 비율이 20%가 넘는 초고령사회에 해당하였다.

우리나라가 고령사회로 진입한 2017년의 경우 수도권과 광역시 중 노인인구 비율이 14%를 초과한 지역은 부산광역시뿐이었고 나머지 비수도권·비광역시 시도 지역은 모두 고령사회로 진입한 상태였다. 특히 전라남도는 노인인구 비율이 21.5%로서 이미 초고령사회로 진입한 단계였고 경상북도(19.0%), 전라북도(18.9%), 강원도(18.1%)의 고령화 수준도 심화한 단계였다. 2017년 노인인구 비율이 20%를 초과하는 시군구를 지역별로 나누어 보면 수도권은 7개 시군구(10.3%), 비수도권 광역시는 13개 시군구(32.5%), 비수도권·비광역시 시 지역은 21개(42.9%), 비수도권·비광역시 군 지역은 71개(93.4%)였다.

이상과 같이 인구 고령화는 우리나라의 전체적인 문제이지만 비수도권·비광역시 지역의 인구 고령화 정도는 더욱 심하다. 그리고 인구 고령화는 비수도권·비광역시 군 지역이 가장 심하며 비수도권·비광역시 시 지역, 비수도권 광역시, 수도권 순으로 단계적으로 진행된다.

고령화는 지역위축 및 소멸과 밀접한 연관성이 있는데 65세 이상 인구 수는 지방소멸위험 정도를 측정하는 한 가지 요소로서 20-39세 여성 인구 수에 비하여 65세 이상 인구 수가 많을수록 소멸위험은 높은 것으로 판정한다. 2021년 10월 정부가 인구감소지역으로 지정한 기초지자체 89개소의 경우 20-34세 청년 인구 비중은 2010년부터 2020년까지 지속적으로 감소하였고 노인인구 비중은 지속적으로 증가하는 양상을 보였다(이상호, 2018; 최예슬, 2022). 특

〈그림 4-1〉 2013-2022년 시도별 20대 순이동 추이

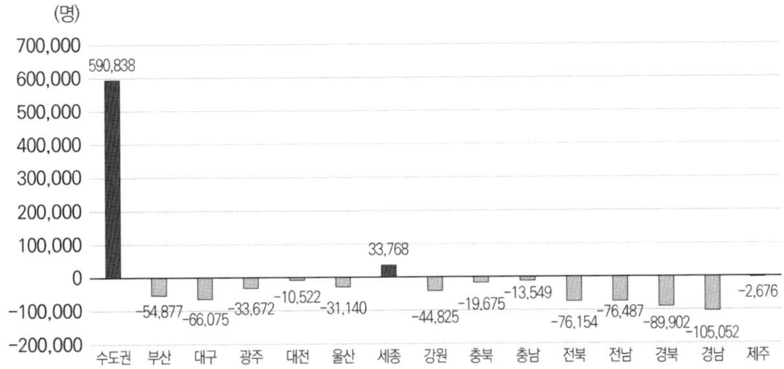

* 자료: 통계청 국가통계포털.

히 비수도권 20대의 유출은 심각한 상황인데 2013-2022년 수도권의 20대 순유입인구는 59만 천명이었고 세종특별자치시를 제외한 모든 비수도권은 20대의 순유출이 있었다.

이들이 수도권으로 가는 주된 이유는 교육과 직업 때문인데 소위 좋은 대학과 일자리가 수도권에 집중 분포되어 있기 때문이다. 대학 선택에 중요한 영향을 미치는 요인은 경제적 측면에서의 취업가능성이라는 점에서 좋은 대학을 찾아서 수도권으로 유출되는 비수도권의 청년들은 사실상 좋은 일자리를 찾아서 수도권으로 가는 것이다. 결국 비수도권 지역의 청년인구 유출은 청년들이 떠나간 지역에서의 평균 연령 증가, 그리고 노인 인구 비율 증가로 이어진다. 인구고령화를 개별 지역의 취약성이 아닌 수도권과 비수도권의 관계 속에서 접근해야 하는 이유다(안홍기, 2020; 이상림, 2020). 이 관계의 본질은 수도권 중심의 자본축적을 위한 비수도권 인적 자원의 수도권 흡수, 이로 인한 비수도권의 쇠퇴이다.

〈표 4-2〉 의료취약지수에 근거한 2차의료 취약지

시도	지역명
인천	강화군, 옹진군
경기	연천군, 가평군, 양평군
강원	홍천군, 횡성군, 영월군, 평창군, 정선군, 철원군, 화천군, 양구군, 인제군, 고성군, 양양군
충북	보은군, 영동군, 괴산군, 단양군
충남	금산군, 청양군, 태안군
전북	진안군, 무주군, 장수군, 임실군, 순창군
전남	곡성군, 구례군, 고흥군, 보성군, 장흥군, 해남군, 함평군, 완도군, 진도군, 신안군
경북	군위군, 의성군, 청송군, 영양군, 영덕군, 청도군, 성주군, 예천군, 봉화군, 울진군, 울릉군
경남	의령군, 창녕군, 남해군, 하동군, 산청군, 함양군, 거창군, 합천군

* 자료 : 이태호 등, 2020.

2) 인구고령화로 인한 보건의료 문제와 정부의 대응

전반적인 고령화 속에서 지난 2014년부터 2023년 사이 전국의 모든 시군구에서 노인인구의 숫자가 증가하였고 이에 비례해서 모든 시군구에서 노인들의 의료 필요도 증가하였을 것으로 판단된다. 이런 사정은 특히 노인인구의 비율이 높은 비수도권 중소도시와 농어촌에서 더욱 심화된 형태로 나타날 수밖에 없다. 그러나 비수도권 지역, 특히 군 지역으로 대표되는 농촌 지역은 의료이용 자체가 어려운 상황에 놓여 있다. 이태호 등(2020)의 연구에 의하면 우리나라의 1차의료 취약지는 총 172개 읍면동이었는데 이 중 158개 읍면동은 비수도권 지역이었고 106개 읍면은 비수도권·비광역시 군 지역에 속하였다. 2차의료 취약지는 총 57개 군 지역으로서 이 중 비수도권·비광역시에 속하는 곳은 52개 군지역이었다. 또한 57개 2차의료 취약지이면서 동시에 1차의료 취약지인 곳은 총 45개 군 지역이었는데 이 중 비수도권·비광역시 군 지역은 41개 지역이었다. 이와 같이 비수도권 지역, 특히 비광역시 군 지역은 노인들의 상대적 비율이 높지만 의료 공급체계는 매우 취약하다. 2차의료 취약지인

57개 군 지역은 모두 2020년 현재 노인인구 비율이 20%가 넘는 초고령화지역이었으며 노인인구 비율이 30%를 초과하는 52개 시군 중 39개 시군은 2차 의료 취약지에 속하는 군 지역이었다.

정부는 필수의료이용 및 건강의 지역 격차를 없애기 위해서 2018년 공공보건의료발전 종합대책, 2019년 믿고 이용할 수 있는 지역의료 강화대책, 2020년 공공의료체계 강화 방안을 발표하면서 전국을 17개 권역과 70개 중진료권으로 나누고 책임의료기관을 지정·육성하는 작업을 진행 중이다. 그러나 70개 중진료권 중심점과 지역거점 공공병원 및 포괄 2차 의료기관에 60분 이내 접근이 불가능한 취약인구가 30% 이상인 시군은 총 56개였으며 이 중 2차의료 취약지에 속하는 군 지역은 46개였다(이태호 등, 2020). 뿐만 아니라 정부의 계획은 시도와 중진료권을 중심에 두고 있을 뿐 시군구 단위는 구체적으로 고려하지 못하고 있다. 그러므로 필수의료 이용의 지역 간 불평등을 해결하기 위한 정부의 대책이 원활하게 추진된다 할지라도 의료취약지역주민들의 필수의료 이용의 문제는 근본적으로 해결되지 않으며 추가적인 대안이 필요한 상황이다. 더군다나 이들 지역에는 이동성이 제한되고 일상활동을 독립적으로 하기 어려울 가능성이 높은 노인 환자들이 많아 상황이 더욱 어렵다. 이런 문제를 해결하기 위해서 정부는 보건의료·복지·돌봄·주거를 통합적으로 연계한 지역사회 통합돌봄이라는 커뮤니티 케어를 추진하였으나 서비스의 통합적 제공에서 한계가 노출되고 있다. 비수도권 농촌지역의 의료 및 돌봄 취약성을 해결하기 위한 포괄적인 전략과의 연계 속에서 커뮤니티 케어가 체계적으로 고려되지 못하고 있다는 점은 또 다른 문제 중의 하나이다. 게다가 관련 자원들 역시 지역적으로 불균등하게 분포되어 있다.

이런 이유로 보건의료는 돌봄과 함께 중요한 정치적 쟁점이 되고 있으며 실제로 선거 시기마다 지역의 보건의료 및 돌봄 문제를 해결하겠다는 공약은 늘어나고 있다. 이와 관련해서 정부는 또 다른 차원에서 의료취약지에 대한 지원 사업을 시행하고 있는데 소아청소년과, 분만, 응급의료 영역에 대해서만 지원을 하고 있기 때문에 고령화 지역에 대한 대응정책으로서는 부족한 점이 많다. 그럼에도 불구하고 현재의 수도권 중심의 자본축적체계를 유지하려면 지역의 고령화와 이에 따른 보건의료 요구를 해결하기 위한 정당화 기제가 필요한데 현 단계에서 중앙정부는 적절한 대책을 내놓고 있지 못한 것으로 보인다. 지방정부는 중앙정부보다 관련 문제를 보다 구체적이고 명확하게 인지하고 있을 가능성이 높고 지역보건법에서는 기초지자체의 보건당국인 보건소의 기능 및 업무 중의 하나로 노인의 건강유지 및 증진을 포함하고 있다. 하지만, 보건소가 주로 하는 사업 영역은 건강증진 및 예방에 국한되어 있어 노인들의 건강 및 의료문제를 총체적으로 다루는 데는 한계가 있다. 뿐만 아니라 보건소를 포함한 지역보건의료기관의 진료 기능을 강화하기 위한 정책안이 나오는 경우에는 지역의사회가 반발하는 경우도 있어서 이조차도 힘들다. 보건의료 정책의 중앙집권적 성격이 강하고 지방정부의 재정적, 행정적 권한이 거의 없는데다가 지역 전문가 권력의 저항도 심해서 지방정부가 의지를 가지고 문제를 주도적으로 해결한다 할지라도 넘어야 할 산이 너무 많다. 이런 상황에서 정부는 공공보건의료에 관한 법률 개정을 통하여 시도 공공보건의료위원회를 설치하고 있다. 이를 통하여 지방정부가 스스로 공공보건의료 정책 및 의사결정을 하게 함으로써 공공보건의료에 관한 지방정부의 역할과 책임을 확대하겠다는 것이다. 비수도권 농촌 지역이 많은 시도의 경우 공공보건의료 의사결정의 영향을 받는 주요 인구집단이 노인들이라는 점에서 이러한 변화는 노인들의 의료이용에 대한 시도의 역할과 책임을 강화하겠다는 맥락과 연결된다. 더구나 이들 지역의 낙후성 때문에 민간의료기관을 통해서 문제를 해결할 가능성이 낮다는 점에서 공공보건의료 의사결정은 노인들의 의료이용 문제

해결을 주요한 의제로 다룰 가능성이 높다. 그러나 의사결정을 한다고 모든 것이 해결되지는 않는다. 중앙정부가 지방정부에 공공보건의료에 대한 책무성을 이전하려고 한다면 의사결정권한뿐만 아니라 결정된 내용을 실행할 수 있는 자원과 권한도 함께 이전해야 한다. 그러나 정부는 이에 대해서는 어떠한 언급도 계획도 없는 상태이다.

이와는 별개로 노인들을 대상으로 하는 보건복지 투자에 대한 사회적 공감대의 크기도 중요한 문제이다. 우리나라의 인구 고령화는 전반적인 저출산과도 연계되어 있으며 향후 노인부양과 관련된 사회적 부담은 증가할 수밖에 없다. 이런 상황에서 노인들을 위한 예산을 청년세대의 실업을 타개하거나 현재 경제활동을 하는 인구들의 사회적 비용을 낮추는 데 투입해야 한다는 논리가 힘을 얻을 수 있다. 즉 노인들의 보건복지에 대한 투자는 세대 간의 합의의 문제로 변화될 가능성이 이전보다 높아졌다는 것이다. 이러한 합의가 순조롭게 진행되지 않는다면 대부분의 청년과 경제활동인구가 수도권과 대도시로 집중되는 현 상황에서 비수도권 및 농촌 지역 노인들의 건강 및 의료문제에 대한 국가적 대응의 우선순위는 낮아질 수밖에 없다. 이 경우 비수도권 및 농촌 지역 노인들의 건강 및 의료문제에 소극적으로 대응하는 것이 전반적인 국가 통치에 있어서는 바람직한 것으로 평가될 수 있다. 이런 가능성은 노인에 대한 국가의 책임성 축소와 관련된 일련의 정부 정책에 의해서 더욱 높아지고 있다. 저출산 고령화 시대에 맞추어 정부는 노동시장의 핵심 인력을 노인의 범주까지 넓히는 작업을 통하여 노인의 노동지속성을 확보하고 궁극적으로 사회의 생산가능성을 담보하기 위한 노력을 하고 있다. 하지만 이는 다른 한 편에서는 노인들의 건강과 삶에 대한 국가 책임성의 축소를 정당화하기 위한 노력과 연관되며 축소된 공적 책임성의 공간을 노인들의 노동 의무로 대체하기 위한 시도와도 연결된다. 이런 시도는 '신중년'이라는 새로운 명칭을 만들어 냈는데 여기에 해당하는 연령층은 소위 '5060' 세대로서 이는 기존 정부 정책에서 정의한 고령자(55세 이상)와 노인(65세 이상)을 포함한다. '신중년'은 고령자와 노인이라는 명칭이 경제활동에서 은퇴한 사람이라는 부정적 이미지를 초래하기 때문에 만든 신조어인데 2017년 당시 대통령 직속 일자리 위원회는 '신중년 인생 3모작 기반 구축계획'을 발표함으로써 이들을 노동시장에 적극적으로 편입시키기 위한 계획을 구체화하였다. 이 계획의 추진과제는 대부분 신중년의 취업, 창업과 관련되어 있다는 점에서 경제활동에 참여하지 않는 신중년은 사회의 활력을 떨어뜨리는 무기력한 존재로 각인시킨다. 그러므로 신중년이라는 개념은 노인을 새로운 생산의 주체로 생성한다는 의미도 있지만 동시에 일하지 않거나 독립성이 부족한 노인은 자기 책무를 다하지 못하는 존재라는 인식도 확대시킨다. 노인이 자신의 삶을 스스로 책임질 수 있고 그렇게 하는 것이 바람직하다는 인식은 그들이 현실에서 겪는 빈곤과 배제, 고통도 그들이 책임져야 한다는 개인주의의 확산으로 이어진다. 이런 이데올로기는 노인들의 건강과 삶, 의료에 대한 국가의 책임성 축소로 연결될 가능성이 높다. 이런 경향들이 비수도권 및 농촌 지역에 적용되는 경우 해당 지역 노인들의 건강과 삶, 의료는 사실상 국가가 방치하는 것이 된다.

3. 보건의료의 변화

1) 건강보험을 기반으로 한 보건의료체계의 상업화 심화

우리나라 의료기관 수익의 원천은 경상의료비이며 2022년 국민보건계정에 의하면 총 203.9조 원에 해당한다. 2022년 중앙정부 총지출 규모[58]가 607.7조 원이었던 것과 비교하면 당해연도 경상의료비는 중앙정부 총지출의

33.6%에 해당하는 규모이며, GDP의 9.4%에 해당한다. 2022년 건강보험 공단부담금과 법정본인부담금의 합은 105.8조 원이었고 비급여 본인부담금은 17.6조 원으로 추정되었다. 즉 2022년 한 해 비급여를 포함한 건강보험환자 총진료비는 123.4조 원이던 것으로 추정되는데 이는 2022년 중앙정부 총지출의 20.3%에 해당하는 규모이다.

건강보험 총진료비는 지속적으로 증가하고 있다. 2004년 비급여본인부담금을 제외한 건강보험 총진료비는 22.3조 원[59]이었는데 불과 18년 사이 101.1조 원이 됨으로써 4.5배가 증가하였다. 우리나라는 세계적으로도 가장 빠른 속도의 인구 고령화, 행위별 수가제에 기반한 진료비 지불제도, 의료전달체계의 미정립, 치료 중심의 서비스 제공체계 등 의료비를 증가시킬 수 있는 다양한 원인들이 존재하고 있다. 이런 이유 때문에 건강보험은 우리나라 의료경제를 지탱하는 중심축으로서 의료시장을 형성하고 유지시키는 '돈줄'이다.

문제는 건강보험이 우리나라 의료공급을 주도하고 있는 민간부문을 집중적으로 지원함으로써 결과적으로 보건의료체계의 사적 성격을 더욱 강화하고 있다는 점이다. 우리나라 전체 의료기관의 95%를 차지하고 있는 민간의료기관은 적극적으로 수익을 추구하고 있고 이를 보장해 주는 것은 다름아닌 건강보험제도이다.

보건의료체계의 사적 성격이 커지면 보건의료서비스의 상품적 성격은 더욱 강화되고 민간부문의 영리 추구 경향은 더욱 심화된다. 공공부문의 양적 확충이 전혀 이루어지고 있지 않고 공공병원의 서비스 생산체제가 민간병원과 크게 다르지 않은 우리나라 상황에서 건강보험은 현재의 이윤추구적 보건의

58 https://www.openfiscaldata.go.kr/op/ko/us/UOPKOUSA09

59 보건복지부, 건강보험 재정/급여 현황, 2005.

료체계의 형성과 유지, 이로 인한 지역 간 필수의료 공급 및 이용의 불평등을 지속시키는 경제적 토대라고도 평가할 수 있다. 하지만 재원 조달을 중심으로 하는 건강보험제도는 수가를 규제하는 정도의 역할을 할 뿐이기 때문에 현재의 경향들을 극복할 수 있는 정책적 개입의 여지가 거의 없다. 뿐만 아니라 건강보험 재정 지출은 수도권 중심의 자본축적전략의 영향을 직접적으로 받을 수 밖에 없다. 수도권으로의 인구집중은 의료자원의 수도권 집중을 유발하며 건강보험재정 중 수도권에서의 의료이용 때문에 지출되는 비율은 커진다. 이런 맥락에서 건강보험은 우리나라의 수도권 중심의 자본축적 전략의 안정적 기반을 마련함과 동시에 수도권 중심의 이윤추구적 보건의료체계의 토대가 될 것으로 판단된다.

건강보험제도의 가장 큰 목적은 보건의료에 대한 경제적 접근성을 높이는 것이다. 보건의료서비스를 공급할 수 있는 인력 및 시설이 충분한 지역에서는 건강보험제도는 주민들의 경제적 접근성을 높인다는 제도의 목적을 달성할 가능성이 높다. 하지만 보건의료자원이 부족한 지역에서는 주민들의 보건의료에 대한 경제적 접근성이 높아졌다 할지라도 그 사실이 크게 의미가 없다. 보건의료요구를 충족시킬 수 있는 보건의료자원 자체가 없거나 부족한 상황에서는 경제적 접근성을 현실화시킬 대상 자체가 없기 때문이다. 동일한 보험료 부과 기준에 근거하여 동일한 보험료를 납부하지만 거주지에 따라서 보험급여를 받을 가능성에 격차가 발생한다면 이는 분명 공정하지 못하다. 뿐만 아니라 이런 상황에서 의료 취약지 주민들이 자신들의 의료문제를 해결하기 위해서는 관외 의료이용을 해야 하는데 이때 발생하는 교통비나 시간비용 등 추가적인 사회경제적 비용은 보상받을 길이 없다. 더 중요한 것은 이들이 납부하는 보험료는 수도권 및 대도시 중심의 보건의료체계를 강화하는데 지출될 가능성이 높다는 점이다. 결과적으로 정작 자신들의 고통을 해결하는데 건강보험재정이 활용될 가능성은 더욱 낮아지게 된다.

더 큰 문제는 건강보험이 받치고 있는 보건의료체계의 사적 성격을 정부가 주도해서 강화하고 있다는 점이다. 보건의료체계는 해당 국가의 경제체제와 전반적인 자본축적과정 및 결과의 영향을 받지만 보건의료는 그 자체로서 우리나라 자본주의 경제를 구성하는 중요한 영역이다. 2021년 1/4분기부터 3/4분기까지의 경제활동별 국내총생산에서 의료보건 및 사회복지서비스업의 동일 기간 국내총생산의 합은 67조 3천억 원으로서 교육서비스업(67조 2천억 원), 정보통신업(67조 2천억 원), 건설업(64조 3천억 원)보다 크다. 이런 상황에서 보건의료는 신성장, 혁신성장의 중요한 영역으로 지속적으로 호명됨으로써 자본축적을 선도하는 새로운 경제성장 영역으로서의 위상을 정립하고 있다. 대표적인 것이 코로나 경제위기 극복과 이후 경제·사회 구조 변화를 위한 선제적 대응을 목적으로 수립하였던 '한국판 뉴딜 종합계획'이다. 여기서는 보건의료를 한국판 뉴딜의 주요 축 중의 하나인 디지털 뉴딜의 핵심적인 영역으로 설정하고 있다. 한국판 뉴딜 종합계획의 추진 배경에서 제시하고 있듯이 이 계획은 한 마디로 디지털 경제, 그린 경제로의 전환을 통한 경제성장 및 자본축적전략이다. 한국판 뉴딜 종합계획에서는 디지털 뉴딜 영역의 3대 과제를 포함한 10대 대표과제를 제시하고 있는데 '스마트 의료 인프라'는 디지털 뉴딜 영역에서 '데이터 댐', '지능형 정부' 과제와 함께 10대 대표과제에 포함되어 있다. 뿐만 아니라 D.N.A 생태계 강화와 관련해서 의료 데이터의 수집·활용 확대를, 비대면 산업 육성과 관련해서는 디지털 기반 스마트병원 구축, 호흡기전담클리닉 설치, 만성질환자 대상 웨어러블기기 보급·질환 관리를 포함하고 있어서 보건의료는 데이터 산업 및 비대면 산업의 핵심 영역으로 설정되어 있다. 특히 '스마트 의료인프라'의 3가지 주요내용이 스마트 병원, 호흡기전담클리닉, AI 정밀의료란 점에서 '스마트 의료인프라'는 의료기기, 신약 및 의료·건강데이터 산업 활성화 전략이며 전략의 추진 단계에 따라 보건의료체계도 영향을 받을 것으로 보인다.

보건산업 활성화와 관련해서 건강보험은 매우 중요한 역할을 하게 되는데 해당 의료기기, 신약, 데이터에 기반한 AI 정밀의료 등은 건강보험 요양급여 등재 여부에 따라 시장의 규모가 달라진다. 설사 비급여로 결정된다 할지라도 일단 안전성과 유효성이 인정되면 퇴출 기전이 없기 때문에 관련 서비스가 공급되면서 시장이 확대된다. 특히 이 과정이 규제 완화를 포함한 산업정책과 결합될 때 시장의 규모는 더욱 급속하게 커진다. 한국형 뉴딜 종합계획에서 발표했던 바와 같이 이 계획에서는 의료분야를 포함한 다양한 혁신기업을 육성 및 지원할 계획으로 있는데 '의료기기산업 육성 및 혁신의료기기 지원법'에 의하면 혁신형 의료기기 기업으로 인증된 경우 국가연구개발사업 우대, 조세에 관한 특례, 연구시설 건축에 관한 특례, 각종 부담금의 면제와 같은 지원을 받을 수 있다. 뿐만 아니라 혁신형 의료기기 제조 허가와 관련된 심사 순위에서 우선권을 준다거나 법령에 맞지 않은 기준, 규격의 경우에도 제조 허가를 받을 수 있게 하는 등 허가·심사 특례도 부여하는데 이런 과정들이 건강보험체계와 유기적으로 결합되는 경우 건강보험은 보건의료체계를 이윤 추구의 각축장으로 만들 수 있다. 한국형 뉴딜 종합계획에서도 밝힌 바와 같이 혁신적 신의료기술에 대해서는 조기 시장 진입이 가능하도록 지원할 뿐만 아니라 혁신 의료기술 평가 대상을 확대하겠다고 하였는데 이런 기술이 구현된 의료기기 등을 활용한 서비스가 건강보험 급여 항목으로 포함되면 새로운 자본이 지속적으로 유입되면서 시장은 더욱 커지게 된다.

보건의료는 시장실패가 발생하는 대표적인 영역으로 알려져 왔으나 이제 보건의료는 자본축적을 위하여 새롭게 개척하고 확대해야 하는 시장으로 변모하고 있으며 그 결과는 건강과 보건의료의 상품적 성격의 강화이다. 이런 경향들은 정치권력의 성격과 관계없이 일관되게 견지되고 있다. 결과적으로 보건의료가 지향해야 할 형평성, 접근성, 질 등과 같은 본질적 가치들은 약화될 것이고 지역 간 건강과 의료이용의 불평등 문제에 대한 정책 우선순위도 낮아질 것이다. 또한 현재의 상황에서는 건강보험의 보장성 강화가 수도권 및 대도시로의 환자 집중 현상을 더욱 심화시키면서 지역 보건의료체계의 붕괴라는 치명적 결과로 이어질 수 있다. 환자들이 추가적인 간접비용 지출에도 불구하고 빅 5를 중심으로 하는 수도권 및 대도시의 대형 병원들로 집중된 것은 이들 병원들이 보유하고 있는 자원의 양과 질, 의료서비스 제공과정 및 결과에서의 상대우위에 대한 기대와 수도권 의료기관이 우수하다는 인식 때문이다. 이런 상황에서 건강보험의 보장성 강화는 비수도권 지역 환자들의 의료비 부담을 낮춤으로써 오히려 수도권 및 대도시 대형 병원들의 이런 장점들을 더욱 부각시킬 가능성이 높다. 지역 간 균형을 고려하지 않고 의료이용이 많은 곳에 집중적으로 지출되는 건강보험 재정의 특성상 건강보험은 의료이용에 대한 경제적 접근성의 강화를 수도권 및 대도시의 대형병원을 중심으로 하는 의료시장 확대로 이어주는 매개자로서의 역할을 하게 되는 것이다. 전 국민의 의료접근성을 고르게 보장하는 걸 목표로 하는 건강보험제도가 시장적 의료생산체계와 만나 역설적으로 수도권과 비수도권의 의료 격차를 심화하는 데에 기여하는 제도로 기능하고 있다.

2) 공중보건의 공공성 약화

이런 상황에서 지역주민들의 건강과 의료이용을 보장하기 위한 지방정부의 노력이 그 어느 때보다 필요하지만 건강보험은 보건복지부가 관장하는 중앙집권적 정책수단이기 때문에 지방정부가 건강보험 관련 정책수단을 활용하는 것은 불가능하다. 또한 우리나라의 경우 의료와 보건의 체계적인 분리에 기반하여 의료의 영역은 건강보험재정을 통하여 민간부문이 공급하는 것으로서, 공중보건은 일반예산 또는 건강증진기금을 통하여 정부와 공공부문이 제공하는 것으로서 정립되어 있다. 이런 맥락에서 지방정부가 시행할 수 있는 건강 및 보건의료영역에서의 개입은 광역지방정부의 보건당국과 보건소를 중심으로 하는 지역보건의료기관이 수행하는 공중보건이 대부분이다. 하지만 이제는 공중보건영역에도 새로운 시장이 형성될 가능성이 높다. 공중보건 영역에서 가장 큰 비중을 차지하고 있는 건강증진과 만성질환관리, 방문건강관리 등의 영역은 웨어러블 기기산업, 앱을 중심으로 하는 데이터 산업 및 관련 기업들의 중요한 시장이 되고 있다. 건강취약계층에게 맞춤형 건강관리서비스를 제공하는 보건소 모바일 헬스케어를 확대하고 일차의료 만성질환관리사업에도 웨어러블기기를 활용한 서비스를 제공하고 사물인터넷 및 AI, 돌봄로봇을 활용하여 돌봄 및 간호간병 영역에도 디지털 뉴딜의 주요 전략을 시행할 예정이기 때문에 향후 지방정부와 보건소를 중심으로 수행하는 공중보건사업도 시장으로부터 자유로울 수 없는 상황이다. 뿐만 아니라 정부는 2019년 5월 '비의료 건강관리서비스 가이드라인 및 사례집'을 발간하였는데 발간 목적은 체육시설업, 소프트웨어개발업 등 건강관리서비스를 제공하는 것을 업으로 하는 민간 자본의 건강관리서비스 개발·제공을 지원하기 위한 것이었다. 이때, 비의료 건강관리서비스는 건강의 유지·증진과 질병의 사전예방·악화 방지를 목적으로 위해한 생활습관을 개선하고 올바른 건강관리를 유도하기 위해서 의료적 판단을 제외한 제공자의 판단이 개입된 상담·교육·훈련·실천 프로그램 작성 및 유관 서비스를 제공하는 행위라고 정의하고 있다. 비의료 건강관리서비스는 건강증진 및 질병예방이 중심 서비스인데 이는 전통적으로 지역보건법상의 지역보건의료기관(보건소, 보건의료원, 보건지소, 건강생활지원센터)이 담당했던 공중보건과 정확하게 겹친다. 비의료 건강관리서비스는 대면서비스, 비대면 서비스, 앱(App)의 자동화된 추천 기능을 활용한 이용자의 자가관리 중심 서비스 등 다양한 방식으로 제공될 수 있는데 이런 맥락에서 공중보건의 주요한 영역은 민간 서비스 제공자 및 민간보험자본, 의료기기자본, 데이터 자본이 잠식할 가능성이 높아졌다. 이에 따라 지방정부는 주민건강 관리영역에서 자본과 경쟁해야 하는 상황이 되었으며 지방정부의 공중보건정책 및 프로그램의 영향력은 더욱 축소될 수밖에 없을 것으로 판단된다.

3) 보건의료와 돌봄의 체계적 분리 및 커뮤니티 케어

보건과 의료, 돌봄은 사실상 떨어지기 힘든 영역이다. 하지만 2008년 7월 시작한 '노인장기요양보험'을 통하여 일상생활 지원과 수발 같은 돌봄서비스는 장기요양보험재정을 기반으로 재가급여나 시설급여를 제공하는 장기요양기관의 일이 되어 버렸다. 즉, 제도와 법령에 의해서 보건의료와 돌봄은 체계적으로 분리된 것이다. 이런 분리를 통하여 치료를 중심으로 하는 보건의료 영역은 국민건강보험을 통하여, 돌봄은 장기요양보험을 통하여 제공하는 것으로 명확히 구별되었다. 이런 구별은 보건의료, 특히 의료영역을 의료전문가가 담당하는 좁은 의미의 의학적 진료로 구별정립하면서 돌봄은 비전문가가 담당하는 낮은 단계의 노동으로 치부하게 만드는 효과를 발생시킨 것으로 판단된다[60]. 이런 과정들은 의료를 더욱 전문화·기술화할 것인데 앞에서도 살펴본 바와 같이 향후 보건의료영역은 자본축적을 위한 새로운 시장으로서의 성격이 강화될 가능성이 높다는 점에서 이런 경향은 더욱 가속화될 것이다. 문제는 우리나라의 건강보험이 민간중심의 이윤추구적 보건의료체계 속에서 의료서비스를 상품화하는데 기여하였듯이 장기요양보험도 비슷한 역할을 하고

60 https://h21.hani.co.kr/arti/society/society_general/50586.html

있다는 것이다. 의료서비스 공급자와 마찬가지로 장기요양기관들도 수가를 받을 수 있는 서비스를 중심으로 자원을 집중할 수밖에 없고 수익이 나지 않는 서비스는 소홀할 수밖에 없다. 뿐만 아니라 장기요양서비스의 대부분은 민간부문이 공급하고 있는데 전체 장기요양기관 중 공공부문의 비율은 2010년 1.44%에서 2020년에는 0.96%로 감소하여 이미 시장에 완전히 포획된 상태이다. 이런 맥락에서 노인장기요양보험제도의 가장 큰 문제점은 장기요양서비스의 시장화 폐해에 따른 공공성 훼손이라고 지적된 바 있다(석재은, 2017). 이런 상황에서 정부는 돌봄이 필요한 주민이 살던 곳에서 개개인의 욕구에 맞는 서비스를 누리고 지역사회와 함께 어울려 살아갈 수 있도록 주거, 보건의료, 요양, 돌봄, 독립생활 등을 통합지원하는 것을 목적으로 하는 커뮤니티 케어를 추진하고 있지만 각각의 재원과 전달체계가 다른 상황에서 이 사업이 효과적으로 추진될 가능성은 매우 낮다. 커뮤니티 케어는 장기요양 및 돌봄필요와 의료필요가 모두 높은 노인인구에게 필요한 서비스이고 비수도권·비광역시 지역은 고령화 수준이 높기 때문에 이들 지역의 보건의료문제를 해결하는 데 있어서 커뮤니티 케어의 활성화는 중요한 의미를 가진다. 하지만 커뮤니티 케어 체계를 움직이는 핵심 재원은 건강보험과 장기요양보험이라는 점에서 지방정부의 책무성을 강화하는 것은 매우 어렵다. 뿐만 아니라 공중보건, 의료, 장기요양 모두 시장적 성격이 더욱 강화될 확률이 높다는 점에서 이들 영역들이 체계적으로 통합되어 커뮤니티 케어가 작동하더라도 그것은 새로운 보건의료영역의 시장이 만들어진 것일 뿐 공공성에 기반한 체계 강화는 기대하기 힘들다. 이런 상황에서 향후 돌봄을 포함한 커뮤니티 케어를 구성하는 주요 자원들의 지역 간 불균등 분포도 배제하기 힘든 상황이다. 그 결과는 건강, 의료, 돌봄, 요양의 지역 간 격차일 것이다.

4. 지역 간 건강 및 보건의료의 불평등

1) 보건의료자원 분포의 지역 간 격차

보건의료서비스는 여러 자원들의 조직화에 근거한 생산물이다. 특히 보건의료서비스는 다른 산업에 비하여 노동집약적인 성격을 가지고 있어서 보건의료 자원에서 인력은 가장 핵심적인 자원이다. 사회경제적 환경의 변화에 따라서 사회구성원들의 의료수요도 변화하며 이에 따라 보건의료인력의 양성과 수급, 인력의 질과 분포 등이 영향을 받게 된다. 보건의료 인력의 수급의 측면에 국한해 보면 과잉공급은 과다경쟁 및 유인수요를 창출하여 사회적 비용을 유발하며 과소공급은 의료이용의 접근성 저하 및 이로 인한 건강 악화 등의 부작용을 초래한다.

수도권으로의 인구집중은 자연스럽게 의료수요의 증가로 이어진다. 자본주의적 시장법칙에 따라 수요가 증가하면 공급도 증가하게 되는데 이런 맥락에서 보건의료인력을 비롯한 의료자원이 수도권으로 집중되는 것은 당연하다.

2023년 4분기 현재 전체 활동 의사 수의 55.8%, 전체 활동 간호사 수의 49.0%가 수도권에 집중되어 있다. 2023년 12월 현재 주민등록인구는 수도권이 26,014,265명으로 전체 인구의 50.7%에 해당하는데 수도권은 인구 10만 명당 의사 수가 246명인데 비하여 비수도권은 200명으로서 수도권의 81%에 해당한다. 간호사는 수도권은 인구 10만 명당 506명인데 비하여 비수도권은 543명으로써 비수도권이 1.07배 정도 많지만 거의 비슷한 양상을 보이고 있다.

입원의료서비스를 주로 제공하는 병원급 이상[61] 의료기관 종사 의사 수를 보면 수도권은 인구 10만 명당 131명인데 비하여 비수도권은 111명으로써 수도권의 85%에 해당하였다. 좀 더 구체적으로 들어가 보면 비수도권 광역시는 114명으로써 수도권의 87%, 비수도권 비광역시 지역은 108명으로 수도권의 83%에 해당한다. 병원급 이상 종사 의사들은 응급, 외상, 심뇌혈관 질환, 중증 산모 및 소아 등 필수중증의료를 비롯한 이차의료 이상의 중증진료를 담당한다는 맥락에서 병원급 이상 종사 의사 수의 지역 간 불평등은 사망의 불평등으로 이어질 가능성이 높다. 의원급 의료기관 종사 의사 수의 지역 간 불평등은 병원급 이상의 경우보다 더 심각하다. 수도권의 인구 10만 명당 의원급 종사 의사 수는 112명이지만 비수도권 광역시는 84명, 비수도권 비광역시 지역은 82명으로서 각각 수도권의 75%, 73%에 불과하다. 우리나라는 전세계적으로 인구당 의사 수가 부족한 나라로 평가되고 있지만 비수도권, 특히 비수도권 비광역시 지역의 의사인력은 매우 부족한 상황이다. 노인인구 비율이 높을수록 의료 필요는 높을 수밖에 없지만 우리나라는 노인인구 비율이 가장 높은 비수도권 비광역시 지역 의사 수가 가장 부족한 역설적인 상황이 전개되고 있다. 일차의료에 종사하는 의사 수가 부족하다는 것은 노인들의 만성질환 관리에 문제가 있을 확률이 높다는 것을 의미하는데 특히 고혈압, 당뇨병, 고지혈증 등의 관리 미흡은 예방가능 입원률, 심뇌혈관 응급 상황 발생 확률을 높일 수 있다. 그러나 비수도권 중소도시와 농촌 지역은 입원진료 및 응급진료를 담당하는 의사 수도 부족하기 때문에 이들 지역은 전반적인 진료 결과 및 예후가 나쁠 가능성이 높다. 특히 비수도권 중소도시와 농촌 지역의 의사 수는 매우 부족한데 경상남도의 경우 산청군은 2020년 현재 인구 천 명당 의사 수가 1명이 안 되며 상급종합병원이 있는 진주시, 창원시, 양산시를 제외한 모든 시군의 인구 천 명당 의사 수가 우리나라 평균보다 적은 상황이다.

61 병원, 요양병원, 정신병원, 종합병원, 상급종합병원.

이에 비하여 병상수[62]는 의사 수와 반대 방향으로 격차가 발생하고 있다. 수도권의 병상수는 총 267,858병상으로서 인구 천 명당 10.3병상이지만 비수도권 광역시는 15.4병상, 비수도권 비광역시 지역은 19.6병상이다. 비수도권 비광역시 지역은 인구당 병원급 이상 종사 의사 수가 수도권의 83%에 불과하지만 병상 수는 1.9배 많은 것인데 이는 해당 지역의 입원 의료의 질이 낮을 가능성을 반증한다. 또한 인구의 수도권 집중과 의사들의 수익 추구 전략, 수도권 병상 증설 등 다양한 요인 때문에 의사들의 수도권 및 대도시로의 유출 가능성이 높다는 점을 감안하면 비수도권 비광역시 지역의 의료의 질은 더욱 악화될 가능성이 높다. 향후 수도권에는 약 6,000병상이 더 늘어날 가능성을 고려한다면 이 문제는 향후 더욱 심각해질 가능성이 높다. 이 경우 비수도권 지역의 병상 조정 가능성을 배제할 수 없기 때문에 병의원 종사 의사 및 간호사의 수도권 및 대도시로의 이탈이 특정 시점에서 가속화될 가능성이 더욱 높아지고 있다. 이는 비수도권 광역시를 포함한 비수도권 전체의 문제이다. 2014년 인구 10만 명당 병원 종사 의사 수는 수도권 115.0명, 비수도권 광역시 124.2명, 비수도권·비광역시 77.8명이었는데 이때 수도권 인구는 우리나라 전체 인구의 절반을 넘어서는 단계는 아니었다. 그러나 5년이 지난 2019년 12월말 수도권 인구는 25,925,799명으로서 2014년에 비해 562,128명이 증가한데 비해서 비수도권 인구는 오히려 40,183명이 감소하였다. 이를 고려했을 때 같은 기간 인구 10만 명당 병원 종사 의사 수는 수도권은 단지 1.07배 증가한데 반해서 비수도권 광역시는 1.13배, 비수도권·비광역시는 1.15배 증가한 형국이 된다. 수도권을 중심으로 본다면 비수도권의 병원 종사 의사 수는 같은 기간 과잉 공급된 셈이다. 이미 살펴 본 바와 같이 전체 병상 및 종합병

62 일반입원실, 정신과 개방 및 폐쇄 병동 입원실, 중환자실, 격리병실, 무균치료실.

원급 이상 병상 역시 비수도권은 수도권에 비해서 많은 상태이기 때문에 민간이 주도하는 이윤추구적 보건의료체계 하에서 비수도권 의료기관들의 이윤획득 가능성은 점차 낮아질 수밖에 없을 것으로 판단된다. 이 경우 비수도권 의료기관들의 앞날은 크게 두 가지로 결정될 것이다. 시장경쟁에서 패배한 의료기관들은 폐업을 하거나 이윤 획득 가능성이 높은 다른 지역으로 이동하게 될 것이다. 비수도권 광역시 지역은 이런 과정을 통하여 일정 기간 동안은 보건의료체계 내 바람직한 구조조정 시기를 거칠 수 있으나 그 기간이 지난다면 지역보건의료체계의 위축이 불가피하다. 또한 비수도권·비광역시 지역은 의료취약도가 더욱 심해지는 결과에 봉착할 것이다. 만약 계속 병원을 운영하게 되는 경우에는 비용을 줄이기 위해서 시설, 장비에 대한 투자를 줄이고 최소한의 인력을 고용하면서 의료제공량을 증가시키려 할 것이다. 이런 병원들이 많아진다면 낮은 질의 의료서비스를 제공하는 기관들이 늘어나면서 주민들의 건강결과는 지속적으로 악화될 가능성이 높다.

2) 지역 간 의료이용 및 건강 격차

비수도권의 위축, 농촌 지역의 소멸 위험은 점점 더 심화되고 있다. 하지만 앞에서도 언급하였듯이 이 문제가 국가권력과 경제권력을 통하여 해결될 가능성은 그리 높지 않다. 소멸위험지역은 거의 모든 영역에서 취약하며 의료취약지역일 확률도 높다. 또한 의료취약지의 대부분은 소멸위험지역이다.

수도권과 비수도권 간의 격차는 지역 간 의료이용 및 건강의 격차로 이어지고 있다. 비수도권 중소도시와 농촌 지역은 의료만 취약한 것이 아니라 일상적인 삶의 모든 조건이 취약하다. 소멸위험지역은 여성의 순유출이 크고 초등학교 감소율도 크며 사교육 시설 수도 적다. 지방정부의 재정자립도가 낮고 주민들의 소득도 전반적으로 낮으며 취업자가 오히려 감소하는 경향을 보이고 있

〈그림 4-2〉 시도별 종합병원 평균 접근거리

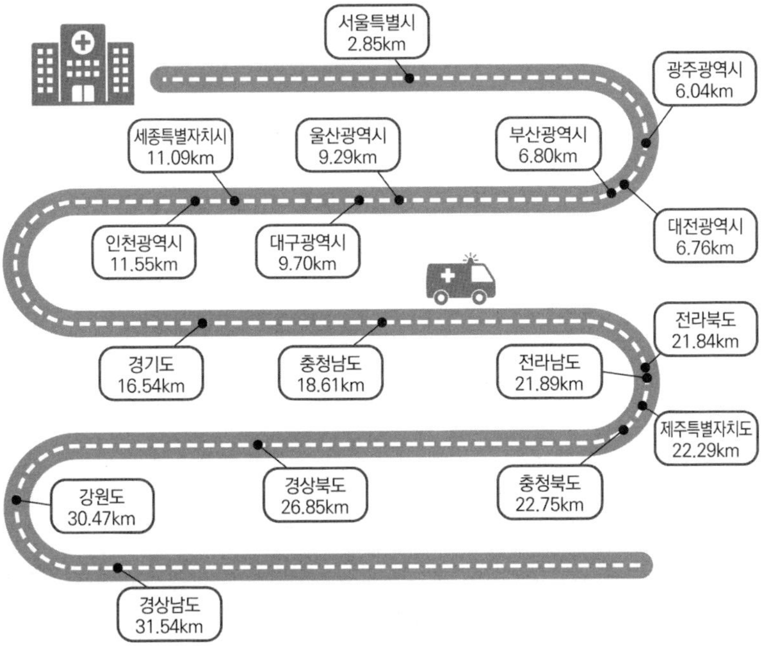

* 자료: 2020 국토모니터링 보고서, 국토교통부.

다. 생활 인프라와 교통 여건도 열악하며 기존 시장은 지속적으로 붕괴되고 새로운 시장이 형성될 가능성은 점점 낮아진다. 이런 상황에서 수도권과 대도시를 제외한 비수도권 주민들은 의료이용 접근성에 많은 제약이 있다. 2020년 국토교통부가 발간한 2020 국토모니터링 보고서에 의하면 의원 평균 접근거리는 제주특별자치도를 제외한 모든 비수도권 비광역시 지역, 병원 평균 접근거리 역시 경상남도를 제외한 모든 비수도권 비광역시 지역이 가장 멀었다. 이에 반해 종합병원 평균 접근거리는 모든 비수도권 비광역시 지역이 가장 먼 것으로 보고되었다. 이상과 같이 비수도권 비광역시 지역은 의료이용의 모든 단계에서 해당 의료기관 접근성이 수도권과 대도시에 비해서 낮다.

이와 같은 비수도권 중소도시와 농촌지역의 의료취약성은 관외 의료 이용으로 현상화된다. 2022년 현재 진료 실인원당 관외 의료 이용 입내원일수가 가장 많았던 지역은 전라남도로서 13.2일이었으며 그다음으로는 경북 11.6일, 전북 11.0일 순이었다. 또한 진료 실인원당 관외 의료 이용으로 지출된 진료비가 가장 많았던 지역도 전라남도로서 2,252,092원이었으며 그다음으로는 경북 2,169,081원, 전북 1,922,034원 순이었다. 반면 진료 실인원당 관외 의료 이용 입내원일수가 가장 적었던 지역은 대전광역시 7.7일, 대구광역시 8.2일, 경기도 8.4일, 서울 8.7일, 인천 8.8일로 모두 수도권과 대도시였다. 또한 진료 실인원당 관외 의료 이용으로 지출된 진료비가 가장 적었던 지역은 서울 875,209원, 대구 1,025,374원, 대전 1,133,743원, 인천 1,286,403원, 경기 1,298,597원으로서 모두 수도권과 대도시였다.

이를 수도권과 비수도권으로 구분하면 수도권의 진료 실인원당 관외 의료 이용 입내원일수는 8.6일인데 비하여 비수도권은 10.4일로서 수도권의 1.22배였다. 또한 수도권의 진료 실인원당 관외 의료 이용으로 지출된 진료비는 1,177,419원인데 비하여 비수도권은 1,770,317원으로서 수도권의 1.50배에 해당하였다. 이때 비수도권 광역시의 진료 실인원당 관외 의료 이용 입내원일수와 진료비는 각각 수도권의 1.04배, 1.10배로 큰 차이가 나지 않는다. 그러나 비수도권 비광역시 지역은 각각 수도권의 1.29배, 1.68배에 해당하였다. 이와 같이 비수도권 비광역시 중소도시와 농촌 지역의 주민들은 자신들의 의료 욕구를 충족하기 위하여 자신들의 거주지 바깥인 수도권과 대도시의 의료기관을 선택한다.

보건의료체계가 전체 체계를 구성하는 하나의 하위체계라고 할 때 또 다른 하위체계들인 교육체계, 교통체계, 고용체계, 문화체계 등은 보건의료체계에 영향을 미치며 보건의료체계 역시 다른 하위체계들에 영향을 미친다. 이런 하위체계들의 전반적인 낙후가 결국은 지역의 소멸위험을 높이게 되는 것이다. 그러므로 소멸위험도가 높은 지역의 의료취약성은 단순히 보건의료체계에 대한 투자만으로 극복되기는 힘들다. 인구가 적고 가난한 노인들이 많은 지역의 특성상 총수요가 적고 이마저도 계속 줄어들 가능성이 높은 상태에서 보건의료에 대한 정부 투자가 적극적으로 이루어질 가능성은 낮다. 안정적인 이윤이 보장되지 않는 상황에서 수익을 추구하는 민간의료기관에 의해서 이 문제가 해결될 가능성은 거의 없다. 설사 보건의료서비스 공급을 증가시키기 위하여 의료기관을 설립한다 할지라도 전반적 삶의 조건이 취약한 상황에서 인력을 확보하기도 힘들다. 더군다나 현재와 같이 중앙정부가 분야별 의료취약지를 지정하여 특정 분야를 지원하는 방식으로는 더더욱 문제는 해결되지 않는다. 분야별로 취약지를 지정해서 선별적이고 수직적인 방식으로 재정 지원을 하는 것은 해당 지역의 전체 보건의료체계를 강화하는 맥락이 아니어서 효과도 미미하고 지속 가능성이 낮다는 한계가 있다. 오히려 이런 방식의 정책적 접근은 장기적으로는 효과적이고 통합적인 보건의료체계의 목표 달성을 어렵게 할 수도 있다(Marchal et al., 2009).

2016년 발표된 제1차 공공보건의료계획에서는 2016년 3월 현재 37개였던 분만취약지는 분만 산부인과 설치 및 운영 지원을 통하여 2020년에 전부 해소될 것이라고 내다봤다. 그러나 2020년 12월 현재 60분내 분만율이 30% 미만이고, 60분내 분만 가능 의료기관에 접근 불가능한 가임여성 비율이 30% 이상인 A등급 분만취약지는 30개소이다. 2016년 분만취약지였던 37개 시군 중 2021년에도 여전히 분만취약지였던 곳은 27개 시군이었으며 3개 군 지역이 새롭게 추가되었다. 이와 같이 분야별 의료취약지 지원은 정책 효과는 미미하며 오히려 지속적으로 새로운 취약지가 발생하고 있다. 더욱 문제인 것은 의료취약지 지정의 주체는 주민들의 현실적 고통을 제대로 파악할 수 없는 보건복지부라는 것이다. 그러므로 취약지 지정을 통하여 중앙정부로부터 예산을 지원받으려면 지방정부가 지역의 취약성을 중앙정부로부터 인정받아야 한다. 이는 중앙정부의 측면에서는 비수도권을 분할 지배하는 효과를 발생시키고 지방정부는 스스로 그 문제를 해결할 권한을 갖지 못한 채 중앙정부에 정치적, 행정적으로 종속되는 중요한 원인이다.

이런 맥락 하에서 한국 보건의료체계의 사적 성격도 지역 간 의료이용의 불평등과 의료취약지역의 지속적 확대의 중요한 요인이다. 한국 보건의료체계의 사적 성격은 이윤극대화 원칙을 중심으로 운영되는 민간의료부문의 과잉과 공공보건의료부문의 지나친 위축에 기인한다. 수도권 집중이라는 사회경제적·정치적 맥락이 지역 간 의료이용의 불평등을 야기한다고 할지라도 보건의료체계에 대한 정부의 개입으로 이런 경향을 일정하게 통제할 수도 있다. 그러나 전체 의료기관의 95%가 넘는 민간의료기관은 정부의 직접적 정책수단이 아니기 때문에 민간의료기관을 통해서 보건의료체계에 영향력을 미치는데는 한계가 있다. 민간의료기관을 정책수단으로 활용하기 위하여 다양한 분야별로 정부지정센터를 설치하고 있지만 기본적으로 대규모 예산 지원이 동반되지 않으면 민간의료기관이 참여하지 않을 뿐만 아니라 분야별로 지원하기 때문에 민간 주도 보건의료체계의 문제점을 해결하는데 한계가 있다. 의료취약지 가산수가 등 건강보험을 통한 유인책도 정부가 주로 활용하는 방법이나 그 효과 역시 미미하다.

이런 상황에서 정부가 채택할 수 있는 또 다른 정책대안은 공공의료의 양적 확충이다. 그러나 공공의료 양적 확충은 필연적으로 급성기 병상이 과잉인 우리나라 상황에서 공공병원을 많이 만들면 병상 과잉이 더욱 심해지고 보건의료체계의 효율성이 저하된다는 반대 논리에 부딪힌다. 동시에 공공병원은 적자가 날 가능성이 높기 때문에 이런 공공병원을 많이 만들면 결국 그 부담은 국민들이 떠안게 된다는 주장도 뒤따른다. 하지만 코로나 19가 장기화되고 민간의료기관이 공중보건위기 상에서는 정책수단으로서 기능하지 못한다는 사회적 공감대가 형성되면서 공공의료의 중요성에 대한 인식이 이전보다는 확산되었다. 또한 정부도 필수의료·지역의료·공공보건의료를 강화하겠다는 대책을 지속적으로 내세우고 일부 지역에서는 지방정부와 시민사회가 공공병원을 설립하기 위한 구체적인 노력을 진행하고 있다. 그러나 또 하나의 걸림돌은 기획재정부의 예비타당성조사이다. 2019년 4월 예비타당성조사 개편방안에 따라서 수도권과 비수도권의 평가 비중과 가중치를 달리 해서 비수도권 지역의 지역 낙후도 가중치가 높아졌고 주민 삶의 질에 기여하는 사회적 가치 평가를 강화했다고는 하나 여전히 비수도권 의료취약지 공공병원 설립은 예비타당성 조사를 통과하기 어렵다. 더군다나 예비타당성 조사는 수도권과 비수도권의 격차를 더욱 크게 하는 또 하나의 요인이다. 예비타당성 조사 통과율은 수도권이 비수도권보다 높은데 총 사업비 500억 이상, 국비 300억 이상이 투입되는 대규모 사업이 수도권 중심으로 시행되는데 있어서 예비타당성조사가 크게 기여한 셈이다. 이런 경향들은 수도권과 비수도권의 격차를 더욱 심화시킴으로써 비수도권 내 의료취약지를 계속 증가시키는 또 하나의 요인이 되었을 것이라고 판단된다. 지금까지 비용편익비가 1이 넘는 사업 중 예비타당성조사를 통과하지 못한 사업은 없었는데 비용편익비에 가장 큰 영향을 미치는 지표가 수요 추정치와 편익 추정치라는 점에서 지속적으로 인구가 감소하고 있는 비수도권 공공병원 설립 사업이 예비타당성조사를 통과할 가능성은 점점 더 희박해지고 있다. 예비타당성조사를 통과하더라도 공공병원 설립예산은 중앙정부와 지방정부가 절반씩 동일하게 부담하기 때문에 지방정부의 재정수준에 따라서 오히려 공공병원 설립이 지방재정에 악영향을 줄 수 있다. 특히 공공병원 확충이 가장 필요한 지역은 비수도권 비광역시 지역인데 이들 지방정부는 재정자립도와 재정자주도의 측면에서 수도권과 광역시에 비해서 취약하다. 이런 상황에서 공공병원 설립의 필요성이 크더라도 재정부담 때문에 아예 공공병원 설립 자체를 시도하지 않는 상황이 발생할 수도 있다. 보조금 관리에 관한 법률상에서 국비 기준보조율이 절반이 넘는 사업이 50%이고 서울과 지방 등 지역을 구분하여 국비를 지원하는 사업 중 4분의 3은 국비 기준보조율이 50%가 넘지만 공공병원 설립에 대해서는 여전히 국비 지원 50% 원칙이 유지되고 있다. 지역의 의료취약성을 극복하기 위한 지방정부와 시민사회의 노력은 결국은 중앙정부의 태도와 의사결정에 의해서 실현되기도 하고 실패하기도 한다.

지역 간 의료이용의 불평등은 지역 간 건강의 불평등과 연관성이 있으나 건강에 영향을 미치는 요인은 보다 다차원의 다양한 요인의 영향을 받는다. 2010년부터 2020년까지 서울은 매 해 성·연령별 표준화 사망률이 전국에서 가장 낮았고 동일 기간 동안 매 해 전국 사망률보다 성·연령별 표준화 사망률이 낮은 지역은 서울과 경기도 뿐이었다. 이상과 같이 사망률로 본 수도권과 비수도권 간 건강 격차도 구조적이다. 기대수명, 건강수명, 입원 사망비, 응급 사망비, 뇌혈관질환 사망비 등 건강 및 사망과 관련된 주요 지표가 가장 좋은 곳은 모두 수도권 지역이다.

일반적으로 지역 간 건강 수준의 차이는 구성효과와 맥락효과로 설명된다. 전국을 수도권과 비수도권으로 크게 구분했을 때 각각을 구성하는 사회구성원들의 특성과 지역 자체적인 요인들에 차이가 있다. 이런 특성들이 수도권과 비수도권 간 건강 격차에 영향을 미쳤을 것으로 판단되지만 수도권과 비수도권의 이런 특성들은 각각의 독립적인 역동의 결과라기보다는 수도권 집중을 유발하는 사회경제적·정치적 맥락에서 비롯된 하나의 결과이다. 수도권 집중은 비수도권의 위축과 소멸을 의미하고 수도권 중심의 자본축적은 비수도권에 대한 착취와 배제의 결과이다. 그 결과는 수도권과 비수도권 각각의 사회구성원들의 특성, 지역 자체의 특성을 규정한다.

세계보건기구의 표현대로 하면 수도권 중심의 자본축적구조라는 구조적 건강결정요인이 다양한 중간단계의 요인을 거쳐 수도권과 비수도권의 물질적 환경, 심리사회적 환경, 건강행태, 보건의료체계에 영향을 줌으로써 수도권과 비수도권 간 건강의 격차를 구조화하는 것이다. 그러므로 지역 간 건강불평등은 수도권에 대한 비수도권의 종속관계를 변화시키는 과정을 동반해야만 해결의 실마리를 마련할 수 있다.

국가권력과 경제권력이 주도하는 수도권 중심의 자본축적전략과 이윤추구적 보건의료체계는 지역 간 의료이용의 격차와 의료취약지 증가, 지역 간 건강격차의 주요한 원인이다. 이 문제의 해결전략은 대안적 사회경제체제 및 보건의료체계의 구축을 포함해야 하며 그 동력은 착취와 배제가 발생하는 그 공간 내에서 형성되어야 한다. 이런 맥락에서 지역 소멸을 야기한 국가권력과 경제권력에 저항하면서 이 힘을 약화시키거나 사회권력이 중심이 되어 지역의 독자적이고 발전적인 경로를 모색하기 위한 움직임들도 존재한다. 국가권력과 경제권력에 종속되지 않는 자율과 자치, 참여와 협력을 통한 가치의 실현, 공동체의 원리와 민주주의의 철학에 근거하여 지역사회를 재편하고 회복력을 강화함으로써 궁극적으로는 국가영역과 시장영역을 변화시키고자 하는 노력이 대표적이다. 이런 시도들은 보건의료영역에서도 진행되었는데 일부 지역에서 시도했거나 진행 중에 있는 권력 강화에 기반한 주민 주도 건강사업, 의료 사회적 협동조합의 활동 등을 들 수 있다.

5. 사회권력의 조건

사회를 구성하는 다양한 하위 체계들은 각자의 고유한 메커니즘을 가지면서 상호작용하지만 동시에 하위 체계들을 포괄하면서 영향을 미치는 사회경제적, 정치적 맥락의 영향을 받는다. 한국을 지배하는 다양한 사회경제적, 정치적 맥락은 수도권 집중이며 이는 보건의료뿐 아니라 한국 사회 대부분의 하위체계에 영향을 미치면서 비수도권을 위축시킨다. 이런 맥락에 따라 의사결정, 공공정책, 문화 및 사회적 가치 등의 구성요소들이 수도권 집중을 강화하거나 합리화한다.

비수도권의 수도권에 대한 경제적 종속은 구조적이다. 또한 주요 정치적 행위와 결정이 수도권에서 이루어지기 때문에 비수도권은 정치적으로도 수도권에 종속되어 있다. 엘리트가 되기 위해서는 서울에 있는 주요 대학을 졸업해야 하며 이를 통해서 수도권 기득권에 포섭되어야만 한다. 하지만 역설적으로 수도권과 비수도권 간 구조적 불평등과 지역보건의료의 황폐화에 저항하고 문제를 해결할 수 있는 역량은 지역 안에서 마련되어야 한다. 특히 지역위축은 수도권 중심의 자본축적체계를 공고히 하기 위한 국가권력과 경제권력 간 공모와 타협의 결과라는 측면에서 지역 사회권력의 강화는 지역 주체화의 핵심 전략이다. 그러나 지역의 주체들이 이런 상황을 극복할 수 없다는 무기력에 빠지거나 이를 내면화함으로써 당연한 것으로 받아 들이는 경우에는 현재의 상태는 극복되기 힘들다. 더 나아가 지역 사람들이 지역을 열등한 것으로 여기고 지역을 부정하는 경우 수도권에 대한 비수도권의 종속적 구조라는 위계적 질서는 더욱 견고해진다.

기존 질서의 재생산 메커니즘은 다양하지만 주요한 기전 중의 하나는 '상징폭력'이라는 문화적 재생산 과정이다. '상징폭력'은 문화적 상징을 통해 사회 행위자로 하여금 사회적 위계를 수용하도록 하는 원리로서 사람들이 자신들의 실천을 지배적인 평가 기준에 맞추어 나갈 때, 진정으로 상징적 지배가 시작된다. 상징적 재생산 과정에서 교육은 결정적인 역할을 수행한다(김정남, 2021;, 김정환, 2022).

우리나라의 학생들, 특히 비수도권의 학생들은 수도권에 있는 주요 대학에 가는 것을 중요한 공부의 목표로 설정하고 있고 고등학교의 명성은 수도권 주요 대학에 얼마나 많은 학생들을 입학시켰는가에 좌우된다. 그리고 이는 학생들뿐만 아니라 비수도권을 비롯한 한국 사회의 구성원 대부분이 바라는 바이기도 하다. 특히 우리나라는 학벌을 중시하는 사회로서 수도권에 있는 주요 대학의 졸업장은 개인에게는 일종의 '제도화된 문화적 자본'으로서 기능하며 그 자체가 상징적 자격이 된다. 하지만 이 졸업장은 단순한 상징에 끝나는 것이 아니라 양질의 고소득 일자리를 보장하는 경제적 자본으로 전환된다. 그뿐만 아니라 비슷한 상징을 가진 사람들과의 관계 맺기를 구현함으로써 사회적 자본으로 전환된다. 이런 맥락에서 수도권 학벌, 그 중에서도 'SKY'로 대변되는 서울의 주요 대학 졸업장은 문화적 자본, 경제적 자본, 사회적 자본 모두를 보증하는 것이자 그 자체로 '상징자본'이 된다. 또한 수도권은 문화적 자본, 경제적 자본, 사회적 자본의 총집결지로서 서울의 주요 대학 졸업장은 수도권에 농축된 자본의 활용을 보증하는 것이기도 하다. '상징자본'을 획득하는 것이 모든 사회구성원들의 지배적인 소망이 된 상황에서 이 '자본'은 '상징권력'이 된다. 이와 동시에 이 권력을 가지지 못한 자를 열등한 자로 분류한다(이소영, 2011). '지방대생'은 비수도권에 있는 대학에 다니는 학생이 아니라 '지잡대생'이라는 열등한 존재가 된다. 경제적, 문화적, 사회적 차원의 모든 상징권력이 수도권에 집중되어 있다는 점에서 실질적으로는 수도권 자체가 상징권력으로 작용한다. 결론적으로 비수도권은 총체적으로 열등한 것이 되는 것이다.

이런 맥락에서 비수도권 구성원들의 수도권 유출은 수도권과 비수도권 간의 위계적 구조와 질서를 그들 스스로 내면화한 결과이고 더 나아가서는 그들 스스로 지역을 열등한 것으로 규정한 결과이다. 그러므로 지역민들의 수도권 유출은 현재의 위계적이고 불평등한 구조의 내면화에 근거한 일종의 구조화된 실천으로 해석해야 한다. 결과적으로 수도권에 대한 비수도권의 종속 관계가 지역 사회권력의 주체화를 통하여 극복될 가능성은 점점 줄어들게 된다.

이런 구조화된 실천은 모든 영역에서 행해지고 있다. 수도권에 있는 대학을 포함하여 수도권에 있는 모든 것이 비수도권보다 우위에 있다고 여기는데 수도권으로 환자가 몰리는 것은 너무나 당연하다. 사는 곳과 무관하게 많은 사람들은 큰 병에 걸렸을 때 서울의 빅5 병원에 가는 것이 지당한 일이라고 생각한다. 하지만 이런 선택이 좋은 의료를 이용하기 위한 옳은 선택이라고 볼 수 있는 명백한 근거가 있는 것은 아니다. 일종의 조건 반사 또는 체화된 습관처럼 수도권의 의료를 우월한 것으로, 지역의 의료를 열등한 것으로 여기는 경향이 한국 사회의 지배적 질서에 대한 집단적 수용의 결과가 아닌지를 의심해야 한다. 이런 상황에서 지역에 의료시설과 인력을 확충하고 예산을 투입하는 것만으로는 환자들의 수도권 집중을 막을 수 있을지는 의문이다. 권역과 중진료권에 지역 완결적인 필수의료서비스 공급체계를 구축한다고 해서 지역 환자들의 수도권 유출이 통제될 가능성도 그리 높지 않다. 지역민들이 내면화한 위계적인 구조가 변혁되지 않는 한 이에 기반한 구조적인 실천을 변화시키기에는 한계가 있다.

이런 상황들을 변화시키는데 있어서 지식은 중요하다. 지역의 변화를 위해서는 지역을 이해할 수 있는 지식 생산이 필요하다. 수도권 중심의 자본축적 과정이 지역과 지역주민의 삶에 어떤 경로로 얼마나 많은 영향을 끼쳤는지, 그리고 이로 인하여 발생한 지역의 문제가 무엇인지를 제대로 이해하지 못한다면 수도권과 비수도권 간 위계적인 구조를 변화시킬 수 없다. 이런 과정이 지역 보건의료의 취약성에 미친 영향에 대한 지식 없이는 지역 보건의료의 문제를 제대로 해결할 수가 없다. 하지만 지역의료의 문제점을 해결하기 위한 정책조차도 중앙정부가 수립하는 경우가 많으며 정책 수립에 필요한 지식 역시 중앙 및 수도권의 관점에 기반한 경우가 많다. 이와 관련된 대표적인 사례는 보건복지부가 2018년 10월에 발표한 '공공보건의료발전 종합대책(이하 종합대책)'이다. 종합대책은 보건복지부 차관과 국립중앙의료원장을 공동위원장으로 하는 '공공보건의료발전위원회'가 중심이 되어 만든 대책으로서 '필수의료의 지역 격차 없는 포용국가 실현'을 비전으로 제시하였다. 필수의료의 지역 격차를 없앤다는 맥락에서 중요한 지역 격차는 수도권과 비수도권 간 격차, 비수도권 내에서도 대도시, 중소도시, 농어촌 간 격차일 것이다. 하지만 앞에서도 언급하였듯이 종합대책의 밑그림을 작성한 '공공보건의료발전위원회'의 위원 중 비수도권 지역을 대표하는 위원은 총 15인 중 대학교수 4인에 불과하였다. 종합대책에서 지역 간 필수의료 격차를 해소하기 위한 핵심 정책수단은 책임의료기관 중심 공공보건의료 협력체계였고 이후 책임의료기관 중심 공공보건의료 협력체계는 동일한 모형을 17개 시도에 이식하는 방법으로 추진되었다. 이때, 각 지역이 처해 있는 구체적인 조건과 상황이 제대로 고려되지 못한 것은 당연하다. 이후 진행된 후속 연구(이태호 등, 2020)에 의하면 보건복지부의 책임의료기관 중심 공공보건의료 협력체계 구축이 완료되더라도 전체 시군의 4분의 1은 여전히 의료의 취약성이 극복되지 못하는 것으로 밝혀졌다. 이런 문제가 발생한 다양한 이유 중 하나는 책임의료기관 중심 공공보건의료 협력체계 전략은 지역 고유의 문제를 해결하기 위한 지역 관점의 전략이 아니라 중앙 관점의 전략이기 때문이다. 지역주민들의 고통과 지역의 문제를 지역 고유의 지식으로 대응하지 못하는 상황에서 중앙 중심의 지식과 가치가 지역을 지배하는 상황은 지방정부, 그리고 지역의 지식 생산을 담당하는 전문가 및 연구자들에게도 영향을 미친다. 당장 지방정부는 중앙정부의 책임의료기관 중심 공공보건의료 협력체계 운영에 필요한 예산 중 지방비를 부담해야 하고, 예산이 들어간 이상 이 사업은 지방정부의 공식적인 사업이 된다. 보건의료정책과 관련된 권한 및 예산의 중앙집권성 때문에 지역주민들의 건강 및 의료이용에 대한 자체 정책 또는 사업이 거의 없는 지방정부는 이 경우 중앙정부의 정책을 구현하고 지원하는 주체로서 사업에 편입된다. 평소 지역주민들의 건강과 의료이용에 대한 책무성 속에서 상대적으로 자유로웠던 지방정부는 새로운 업무를 주도적으로 할 실력과 의지를 갖추지 못한 경우가 많다. 이 경우 지역 전문가의 자문, 평가, 조언을 받는 경우가 많은데 말 그대로 지방정부와 지역의 전문가가 중앙정부의 보건의료정책 추진에 총동원되는 셈이다. 지방정부의 보건의료정책 수립 및 실행을 지원하는 지역 단위의 다양한 보건의료 기술지원조직들[63]은 대부분 지역의 보건의료 전문가들과 대학교수들이 맡고 있는데 이들 조직의 운영 지침과 사업 내용은 중앙정부가 작성한 사업 지침에 한정되어 있어서 지역 고유의 문제를 해결하는데 역부족이다. 한 마디로 중앙과 수도권 중심의 지식과 가치가 비수도권을 계몽하고 지배하고 있는 것이다. '어떤 지식이며 누구의 지식'인지에 대한 성찰을 생략한 채 중앙과 수도권 관점의 지식과 정책 논리를 상수로 두고 탈식민적 인식 전환과 실천을 제대로 수행할 수는 없다.

지식의 확산, 지역이 처한 상황과 조건을 포함한 지역 문제를 이슈화하는데

63 경상남도의 예를 들면 경상남도 공공보건의료지원단, 경상남도 감염병관리지원단, 경상남도 통합건강증진사업지원단, 경상남도 심뇌혈관질환 예방관리사업지원단, 경남 금연지원센터, 경상남도 광역정신건강복지센터, 경상남도 광역치매센터, 경상남도 응급의료지원단, 경상남도 아토피·천식 교육정보센터 등의 다양한 보건의료기술지원조직들이 있다.

있어서 언론의 역할은 중요하다. 그러나 지역의 전반적 위축, 온라인 뉴스의 확산 속에서 지역 언론도 위축되고 있다. 수요가 줄면 의료시장이 축소되듯, 언론시장도 마찬가지이다. 수도권의 일간신문, 주간신문, 인터넷신문 관련 총사업체 수는 각각 비수도권의 1.1배, 1.5배, 2.2배에 해당한다. 일간신문, 주간신문, 인터넷신문 관련 업체당 종사자 수 역시 수도권은 비수도권의 2.6배, 1.8배, 1.4배에 해당한다(한국언론진흥재단, 2023). 방송은 말할 것도 없다. 진주시의 라디오에서 서울 도심의 교통 상황을 들어야 하고 지역 방송국이 진행하는 첫 번째 뉴스는 대부분 중앙 차원의 뉴스이다. 많은 경우 중앙의 현안은 지역 이슈를 모두 집어 삼킨다. 지역이 처한 정보 불평등 상황은 지역 문제를 이슈화해야 하는 지역 언론의 역량을 대변한다. 이 문제는 여기에서 그치는 것이 아니라 지역 문제 해결과 관련된 지역사회의 역량에도 부정적 영향을 미친다. 지역사회의 다양한 주체들이 이슈를 제기해도 지역 언론이 이 문제를 제대로 확산하지 못하는 경우도 있고 지역 언론이 지역의 이슈를 문제화하지 못해서 지역의 주체들이 전략적 실천을 하기 힘든 경우도 있다. 뿐만 아니라 지역 문제를 탐사하고 이슈를 발굴하는 지역 언론의 위축은 지식과 언론의 결합을 통한 지역의 잠재적 정치적 주체 형성을 저해한다. 또한 지역 언론 시장 위축에 따른 경영 악화는 지방정부와 자본에 대한 지역 언론의 의존도를 심화시키는 경향이 있다. 이 경우 지역 언론은 지역의 사회권력보다 관료와 경제권력의 영향을 받기 쉽다.

지역의 정치는 지역이 처한 어려운 상황을 극복하고 지역 문제를 해결하는 역할을 해야 하나 지역주의로 구획된 중앙정치에 불과한 것으로 치부되고 있다. 지방선거 후보자들의 공천심사는 현직 국회의원들이 주도해서 진행되기 때문에 지역의 정치인들은 지역의 문제보다 중앙의 정치적 논리에 더욱 민감할 수밖에 없다. 때로는 지역주민들의 삶과 건강을 위한 중요한 결정조차도 중앙당의 당론에 따라 결정함으로써 지역주민들의 이해와 요구에 반하기도 한다. 지역발전은 지역 토건개발이라는 등식이 생기면서 지방자치제 실시 이후 그나마 확대된 참여의 공간은 지역의 토지소유주, 지역 자본, 지방 토호세력들 간 지배연합이 장악하기도 한다. 이 과정에서 지방정부 및 지역의 유력 정치인들은 이들이 지역에서 영향력을 행사할 수 있는 제도적 기반을 마련함으로써 지배 헤게모니의 안정화를 도모하기도 한다. 지방선거를 통하여 정치적 분권은 형식상으로 실현되었으나 내용적으로는 중앙정치에 종속되어 있고 행정적, 재정적 분권은 미진한 상황이어서 지역의 정치인과 의사결정자들이 지역 보건의료를 포함한 지역주민들의 고통을 적극적으로 해결하는데 한계가 있다. 이런 상황에서 지역주민들도 지역의 발전은 지역이 하는 것이 아니라 국가와 중앙정부가 하는 것이라는 인식을 내면화하게 되고 중앙정치와 밀접하게 연계된 사람이 유능한 정치인이라는 인식을 갖게 된다. 이 때문에 지역주민들도 지방정치의 중요성을 평가 절하하게 되는데 동시에 지역의 시민사회가 주체적 관점에서 문제를 해결할 수 있다는 의지 역시 감소하게 된다. 이런 상황들을 극복하고자 지역 시민사회와의 연대를 통하여 지역주민들의 삶에 밀착한 지역정치를 수행하고 지역 주체화를 통하여 지역을 개혁하자는 지역당 논의가 진행되어 왔다. 하지만 한국의 정당법은 수도에 중앙당을 두고 5개 이상의 시도당을 둘 것을 명시하고 있는 바, 현재의 정당법 하에서는 지역당 창당은 불가능한 상황이다.

이런 여러 가지 난관에도 불구하고 지역보건의료의 조건을 변화시키기 위한 힘은 지역 그 자체에 내재되어 있다. 이때 지역의 사회권력이 그 힘을 외화하면서 이 상황을 극복하는 주체로서 정립되기 위해서는 역설적으로 현재의 위계적 구조를 근본적으로 바꿀 수 있는 결정적인 계기가 마련되어야 한다. 이는 사회권력이 지역보건의료를 포괄하면서 지역 간 불평등을 해결하는 공적 주체로 전환되는 계기(이는 역사적 계기와 권력관계의 영향을 받는다)이기도 하다. 이와 같이 지역이 스스로 통제할 수 없는 것들이 지역 사회권력의 공적 주체로의 전환과 연결되어 있다는 점에서 이런 결정적인 계기를 만들기 위하여, 또는 결정적 계기가 도래하는 우연적 상황에서 사회권력의 즉각적 개입을 구현하기 위하여 목적의식적인 실천을 하는 또 다른 주체의 필요성이 대두된다. 이때 목적의식적 실천은 지역의 보건의료를 중심으로 지역 사회권력을 강화하는 것, 이를 통하여 지역 간 불평등을 구조화하는 권력관계를 변화시키기 위한 것으로서 다름 아닌 지역 주체화 전략의 구상 및 실행이다. 이때, 목적의식적 실천은 현재의 지역 위축을 유발한 구조에 대한 질문, 자본주의 체제 및 불평등에 대한 질문, 내부 식민지화에 대한 비판적 질문, 신자유주의 생명권력의 본질에 대한 질문과 이에 대한 대답 또는 대안에 기반해야 한다.

§ 참고문헌

강병주. 1998.「IMF 체제 하의 지역개발 방향과 과제」. ≪열린충남≫. 제14호, 29~43쪽.

강현수. 1993.『80년대 후반 한국자본주의의 변화와 서울의 산업 재구조화』. 한국공간환경연구회.

건강보험심사평가원·국민건강보험공단. 2023.『2022 건강보험 통계연보』

고용노동부. 2017.『신중년 인생3모작 기반구축 계획 10대 과제』

관계부처합동. 2021.『한국판 뉴딜 2.0- 미래를 만드는 나라 대한민국-』

국토교통부 국토지리정보원. 2021.『2020 국토모니터링 보고서』.

국토해양부, 행정안전부, 농림수산식품부, 지식경제부, 환경부, 산림청, 국가경쟁력강화위원회. 2008.『국가경쟁력 강화를 위한 국토이용의 효율화 방안』.

권용우. 2001.「수도권 개발전략과 신도시 건설정책」. ≪경기논단≫. 제3권, 제3호, 9~27쪽.

김용철. 2010.「지역균형발전으로서 광역경제권 정책의 쟁점」. ≪한국정책연구≫. 제10권, 제3호, 105~117쪽.

김정남. 2021.「부르디외의 상징폭력과 1950 년대 상경인의 소외의식 전후 서울의 표징으로서의 최일남의 [서울의 초상] 읽기」. ≪비교한국학≫. 제29권, 제1호, 183~210쪽.

김정환. 2022.「상징적 재생산 과정에서 예술적 소명의 사회적 구성: 프랑스 유학 청년들의 사례를 중심으로」. ≪문화와 사회≫. 제30권, 제3호, 325~364쪽.

김천구·박현준. 2023.「수도권과 비수도권 간 산업역동성 비교와 시사점」. ≪SGI BRIEF≫. 제14권, 1~14쪽.

대통령 직속 균형발전위원회. 2020.『지역, 균형발전의 길을 찾다Ⅱ』.

대통령 직속 균형발전위원회, 한국산업연구원. 2020.「코로나19 이후 지역경제 변화와 균형발전정책」. ≪균형발전 모니터링 이슈 Brief≫. 제2호, 14~18쪽.

박삼옥. 1989.「수도권 제조업 구조변화와 산업구조 조정방향」. ≪지리학논총≫. 제21호. ,1~16쪽.

보건복지부. 2016.『제1차 공공보건의료기본계획』.

안준기. 2023.「지역별 고령화와 고령층 노동시장 현황」. ≪지역산업과 고용≫. 제10호, 8~27쪽.

안홍기. 2020.『균형발전과 지역일자리 창출 대안으로서 사회적경제와 과제』. 국토연구원.

서민철. 2007.「1980년대 이후 수도권/비수도권 지역격차 변화의 조절이론적 해석」. ≪대한지리학회지≫. 제42권, 제1호, 41~62쪽.

석재은. 2017.「장기요양서비스의 공공성 강화를 위한 규제의 합리화 방안 연구」. ≪보건사회연구≫. 제37권, 제2호, 423~451쪽.

윤수종. 1994.「농산물 수입개방과 농업구조개편」. ≪경제와 사회≫. 제21호, 133~156쪽.

윤종진·우명제. 2016.「서울시 제조업 집적지의 공간적 분포 및 특성에 관한 연구」. ≪국토계획≫. 제51권, 제2호, 73~91쪽.

이두희. 2021.「코로나19 이후 지역산업 재편 방향과 지역 일자리 창출」. ≪지역산업과 고용≫. 제1호, 42~72쪽.

이상림. 2020.「청년인구 이동에 따른 수도권 집중과 지방 인구 위기」. ≪보건복지 ISSUE & FOCUS≫. 제395호, 1~9쪽.

이상호. 2018.「한국의 지방소멸에 관한 7가지 분석」. ≪고용동향브리프≫ 7월호, 4~17쪽.

이소영. 2011.「부르디외의 문화이론과 재생산으로서의 교육에 대한 철학적 고찰」. ≪교육철학연구≫, 제33권, 제1호, 129~159쪽.

이태호 등. 2020.『도서·산간 등 의료취약지 보건의료서비스 개선 연구』, 보건복지부.

장상환. 2006.「오늘의 현실에서 다시 본 한국의 농업정책」. ≪내일을 여는 역사≫. 제23호, 24~43쪽.

정형선 외. 2024.『20212 국민보건계정』. 보건복지부, 연세대학교 의료·복지연구소, 한국보건사회연구원, 국민건강보험공단, 건강보험심사평가원.

조계표. 2017.「인구의 시대적 변화에 대한 고찰과 제언」. ≪토지공법연구≫. 제79호, 789~813쪽.

최병두. 1994.「산업구조조정과 지역불균등발전: 1980년대」. ≪대한지리학회지≫ 제29권, 제2호, 137~165쪽.

______. 2015.「닐 스미스의 불균등발전론과 자본주의의 지리학」. ≪공간과 사회≫. 제25권 제4호, 11~61쪽.

최영진. 1999.「한국지역주의 논의의 재검토: 정치적 정체성 개념과 동기부여구조를 중심으로」. ≪한국정치학회보≫, 제 33권, 제2호. 135~155쪽.

최예슬. 2022.『인구감소지역의 인구변화 실태와 유출인구 특성 분석』. 국토연구원.

한국언론진흥재단. 2023.『2023 한국언론 통계 데이터북』. 한국언론진흥재단.

Bruno Marchal, Anna Cavalli, Guy Kegels. 2009. “Global health actors claim to support health system strengthening—Is this reality or rhetoric?” *Plos Medicine*, Vol.6, No.4 ;e1000059.

World Health Organization. 2010. *A conceptual framework for action on the social determinants of health*. Geneva: World Health Organization.

https://h21.hani.co.kr/arti/society/society_general/50586.html(상품화된 의료에 돌봄은 없다)

https://kosis.kr(통계청 국가통계포털)

https://manuscriptlink-society-file.s3-ap-northeast-1.amazonaws.com/egsk/conference/egsk2020/presentation/P2-1.pdf(장재홍, COVID-19의 지역정책적 함의: 균형발전인가, 일극집중인가 - 한국 사례를 중심으로)

https://www.mk.co.kr/news/business/10875310(경제는 이미 '초메가서울'…매출 100대 기업 중 78곳 '인서울')

제5장
건강과 보건의료, 사회적 결정요인

박유경·박지은

1. 이야기[64]

한국에서 서울이 아닌 다른 지역에서 살아간다는 것은 조금 거칠게 말하면 남은 수명을 조금은 포기하는 것과 비슷하다. 국민건강보험공단이 제공하는 자료에 의하면 2021년을 기준으로 평균기대수명은 전국 평균이 84.8세이며 시도 별로 상위 3순위는 서울(85.8세), 세종, 경기이며, 하위 3순위는 울산(83.4세), 전남, 충북이었다. 시군구를 단위로 하면 상위 3순위는 경기도 용인시 수지구(87.5세), 서울특별시 서초구, 경기도 성남시 분당구이며, 하위 3순위는 전라남도 진도군(81.2세), 강원도 철원군, 전라남도 해남군이었다. 시도 단위로는 최대 2.4년, 시군구 단위로는 6.3년의 격차가 존재하는 셈이다.

수명의 차이는 어디서부터 시작되는 것일까? 서울과 지역 사이에는 무슨 차이가 있길래? 서울에는 물론 모든 좋은 것들이 모여있다. 지역마다 특색 있는 특산물과 맛집들이 있다지만 가장 좋은 것들은 서울로 향하기에 돈만 있다면 멀리 가지 않고도 서울에서도 대체로 누릴 수 있다. 일자리도 서울에 많아

64 이 장에 포함된 인터뷰 인용문은 한국보건사회연구원에서 수행한 김동진 외(2016, 2017)의 연구에서 수집된 것으로, 저자가 공동연구원으로 참여하며 직접 인터뷰를 수행하였으므로 출처를 밝히고 사용한다.

청년들은 서울로 향하고, 경쟁력 있는 대학도, 학군지도 서울에 위치한다. 좋아하는 가수의 콘서트와 같은 문화생활도 서울에서 더 풍부하게 누릴 수 있다. 의료는? 가장 직접적으로 당장 목숨에 위협이 될 수 있을 만큼 치명적인 질병에 걸렸다면 온 가족이 입을 모아 서울의 Big5 병원으로 가야 한다고 말할 것이다.

수도권이라 해도 서울 강남에서 거주하는 중년 여성과 경기도 중소도시에서 거주하는 중년 여성이 이용할 수 있는 일상적인 의료환경에는 상당한 차이가 존재한다. 두 인용문을 살펴보자.

> "[방광염이 자주 재발해온 경험] 저는 사실 솔직히 이야기하면 큰 병원을 가야 되는데 날짜가 들어가기가 예약하기가 힘들어서 그냥 급하니까 동네병원을 가는 거에요 임시적으로. 그러고는 예약 날짜가 오면 거기 가거든요. 근데 큰 병원 약을 먹어야 낫지 동네 것 먹으면 안 낫어. 그냥 급하니까 가는 거지. 그리고 치료도 좀 시원찮아 보이고 약도 그러고 그래서 [서울]아산병원에 있는 처방을 가지고 선생님 나 요런 약을 주세요." (서울 서초구 거주 중년여성)

> "제가 딸아이랑 우리 여고생 딸을 데리고 산부인과를 가야 되는데 여고생이 남자 의사선생님 산부인과 싫어하잖아요. '엄마 여자 산부인과 선생님으로 알아봐줘' 했는데 OO에는 여자 산부인과 선생님이 없으세요. 그래가지고 인터넷 다 뒤져가지고 OO 근처에 여자 선생님 잘하시는 데 어딨나…. 그런데 다 분당, 성남인 거에요. 그런데 분당, 성남을 가려면 일단 학생이 시간을 빼야죠. 뭐 버스를 타든 뭘 타든 제가 데리고 가야 되니까 시간 뭐 이런 게 너무 곤혹스럽더라고." (경기도 중소도시 거주 중년여성)

1) 지역주민은 지방의료의 질을 신뢰하는가

한국 안에서도 사람들이 경험하는 의료는 지역별로 다를 것이다, 그리고 이들의 몸에 세대를 거치며 시간을 지나 발현되는 건강 결과도 명백히 다를 것이다.

지방자치가 시작되고 지역균형발전이 논의된 지도 수십 년째인데 지역의 건강은 불평등하고 지역의 의료는 사람들에게 신뢰받지 못하고 있다. 그러기에 사람들은 지역에서 의료를 이용하다가 문제가 잘 해결되지 않으면 '진작 서울에 갈 것을' 하고 지난 '나의 선택'을 후회한다. 다음은 대전광역시에 거주하는 고령 여성 A씨의 이야기다.

> "기술 쪽이라던지 말하자면 저그가 차이가 있는데 내가 이제 여기서 OO병원[대전의 대학병원]에서 약을 심장약을 먹을 때 뭐 아침에 13개 저녁에 11개 이렇게 먹거든요? 그래서 이제 [서울]아산병원 갔을 때 그거를 탁 내밀으니까 이제 의사가 깜짝 놀래요. 이렇게 먹고 어떻게 살았냐고, 위가 성하냐고, 그 주는 대로 먹어야지 어떡하느냐고 위는 아직 별 이상은 없는 것 같다고 그랬더니 한번은 위에 염증이 생겼었어요. 그랬더니 아니라고 그러면서 대번 이제 아침에 4개 반 저녁에는 4개 줄궈[줄여] 주더라고. 이 내 내 생각에는 이 여기서는 지방에서는 이제 약국에서 제약회사에서 선전 나오면 그거 이제 실험할라고 주는 것 같으고(다 같이: 웃음) 서울에서는 좋은 약을 쓰는 것 같아요. 왜 같은 병인데 그렇게 약이 그렇게 차이가 있고, 아우 한 주먹이에요, 그냥 여서 먹을 때는 그게 너무 부담이…. 그 가져갔더니 깜짝 놀래고."

설마 지방이라고 환자들을 실험하느라 약을 많이 줄까 싶지만 이것은 의료의 질 이전에 일종의 신뢰에 대한 이야기다. 서울에 사는 B씨도 비슷한 맥락의 이야기를 꺼냈다. 강북 지역에 거주하는 이 젊은 여성의 부모님은 지방에 거주하고 있었다.

"어 그게 어 뭐라고 그래야 되지? 어 일부 병원에서는 경험부족이 티가 나고 그러니까 똑같은 그 CT 촬영해야 되던지 촬영기, MRI 촬영 똑같이 기계를 갖다 줘도 잘 그 판독을 못한다고 해야 되나 잘 못 짚어내고. 어떤 경우에는 성급히 수술을 시켜요. (아…,) 이거 수술해야 되요. 그러면은 지방사람들은 우선 불안하잖아요. 그러니까 다시 서울로 오는 거야 그 자료를 들고 그러면 서울에서는 아니에요. 이거 좀 더 지켜보고 경과, 굳이 지금 안 하셔도 되요. 그러니까 조금만 경과 지켜보고 이게 그 형태가 변한다던지 이렇게 갑시다라는 의견이…, 수술은 또 함부로 뭐 할 수는 있는 건 아니잖아요. 사람이 몸이 상하는데…. 그러니까 그런 거…."

통상 이러한 경험은 직접 지방과 서울의 병원을 다녀보면서 습득하고, 주변 지인들을 통해 널리 퍼져나간다. 실제로 지방과 서울의 병원에서 의료의 질과 치료 성적이 어떻게 차이가 나는지는 별개의 이야기다. 그럼에도 인터뷰에 참여한 사람들은 직·간접적 경험을 통해 그 차이를 느끼고 있으며, 지역에서 의료를 이용하는 데 불안을 느끼고 있었다. 이와 같은 불안은 심각한 질병이 의심될 때는 무리를 해서라도 알음알음 서울의 병원에 예약을 걸고 부모님의 건강검진은 서울의 대형병원으로 모시는 것이 효도라는 형태로 표출되기도 한다.

충청남도 군지역에 사는 중년 여성 D씨는 수도권 도시에서 살다가 결혼을 하며 이곳으로 '내려'왔다. 그녀는 같은 직장에 다니는 지역 토박이 동료 언니에 비해 OO군의 의료적 환경에 대해 더 부정적인 평가를 내렸다.

"여기 시골은 시골 병원은 그니깐 의사를 신뢰하지 못한다는 거 (사람들이?) 예, 저부터도 그렇고. 그니깐 내가 필요로 해서 가까운데 감기 들거나 이렇게 해서 내가 필요로 해서 가는 거긴 하지만, 실상 그 사람들이 이렇게 하는 이야기가 신뢰가 가지는 않아요. 그래도 그냥 조금 큰 종합병원으로 가야지 그래도 병원에 왔구나 하는 생각이 들어요. 그리고 주위에서 보거나 나 역시도 오진하는 경우도 많고. 네, 많아요. 저도 그때 결핵 걸렸을 때도 엑스레이 다 찍고 했는데도 혈압이 높아서 그렇다고 약을 주더라고요. 그서 그 약을 먹고 저는 죽는 줄 알았었어요. 그래가지고 도저히 안돼가지고 그 OO대학교병원[인근 시에 위치]에…. 그것도 못 잡더라고요. 하다못해, 결핵도. (중략) 사진도 찍었는데도 그러더라고. 그래서 그때부터는 신뢰를 하지 못하죠."

경상북도 중소도시에 사는 E씨도 지역 병원에서 오진을 경험하고 지역 병원을 믿지 못하게 되었다고 했다.

"지방에 종합병원에. 병원이름을 말할 수도 없고. 그게 최고 그랬었어요. 아 그래서 너무 실망스러웠어요. 그래서 대구 가니까 어떻게, 왜 모를 수가 있냐고. 여기서 찍은 CT를 딱 가지고 갔는데, 그 CT에서 그게 나온 거예요. 세 대가 나갔다는 게. 거기서 찍은 것도 아니고. 그건 왜 못 봤을까요? 아무리 성형외과가 없다고 해도, 정형외과에서 보면 이게 보이지 않냐고요. 내가 봐도 보이더라고요. 실제로 이제 어긋났어요, 뼈가. 그때 무척 그랬었어요."

비슷한 사례는 수도권에 위치한 중소도시에서조차도 어렵지 않게 들을 수 있었다. 그리고 이들은 직·간접적인 지역 병원에서의 경험 외에도 나름대로 논리적인 이유를 가지고 지역 병원을 불신했다. 실력 있는 의사라는 자원 또한 다른 자원들과 마찬가지로 순서대로 서울을 먼저 채우고 난 다음에야 지방에 넘어올 것이라는 인식이다. 앞서 소개한 화자들의 이야기 속에서 언급된 내용들이다.

> "아무래도 의사선생님들이 좀 실력 있는 선생님들이 오지 않아서 그렇지 않을까요? 그분들도 자기 실력이 자기가 저기하면 좀 좋은데 가서 큰 도시에서 많이 벌고 싶겠지, 여기 시골 동네의원 와서 하고 싶겠어요? 그렇지 않을까요?"

> "제일 일류 의사선생님은 서울에 큰 병원에 다 계시고 나머지 성적이 모지라고 성적 좀 부족한 의사들은 지방으로 다 보내는 것 같아요. 대전도 크다고 하는데도 가고 거보면 가보니까 진짜 큰 병원을 가요, 그래서 큰 병원에 그렇게 사람이 많은가 싶어요."

심각한 질환이라고 알게 되기 전이라면 대개는 가까운 작은 병원에서 치료를 받기 시작해 더 큰 병원으로 옮겨가게 된다. 진단이 불명확하거나 해결되지 않은 질병 문제를 해결하기 위해 의료찾기(healthcare seeking) 과정을 거치다 보면 지방의 다른 같은 수준의 병원이 아닌, 더 큰 병원 또는 더 큰 도시의 병원을 이용하게 된다. 이 과정에서 지역주민들은 초기에 이용한 거주지의 의료기관을 불신하게 되고 이 경험이 사람들 사이에 옮겨지고 누적되는 것일 테다.

불신의 원인은 문제를 해결해 주지 못한 의료진(더 정확하게는 의사)에게 돌아가며, 이는 지방에서 의료서비스를 제공하는 의사 개개인(무작위 분포)의 우연한 특성이 아닌, 지방에 '내려온' 모든 의사의 경향으로 평가된다. 이는 '지방'이 '서울' 또는 '도시'에 비해 '모든' 측면에서 부족하다는 인식을 바탕으로 한다. 실력이 더 나은 의사가 자본주의 체계에서 굳이 도시가 아닌 '이런 지방'에 내려올 어떤 다른 이유도 없다는 전제인 것이다. 유독 의료 공급자에 대해 이런 논리를 적용하는 것이 독특한 것일까?

> "그런데 그렇게 뭐 일반 이렇게 시골 병의원도 좀 되야 될 것, 조금 관리가 되야 되지 않겠나요? 그렇게 관리될 수 있는 방법이…, 그래야 믿고 가지…. 지금처럼 이

렇게 불신이 쌓이면 결국에는 아마도 저 같으면 절대 저 병원을 안 갈 것 같아요."

(경기도 중소도시[인구 약 39만명] 거주 30대 남성)

시골 의료기관의 질을 누구도 관리하지 않는다는 사실을 주민들은 잘 알고 있다. 관리체계가 실제 없기도 하지만 일부 존재하는 질 관리 체계에 대해서 보통의 사람들은 잘 알기 어렵고 적극적으로 홍보되지도 않는다. 의료기관을 짓겠다는 것은 공약이 되지만 기존의 의료기관 질을 높이겠다는 것은 공약이 되지 않는다. 결국 의료기관의 질은 다른 서비스나 상품들과 마찬가지로 자본주의적 체계 속에서 도시와 시골에 걸쳐 양과 질이 떨어지는 특성을 가지게 될 수밖에 없다고 '믿게' 된다.

사람들은 똑같은 의원, 병원, 종합병원급이라고 해서 큰 도시와 작은 군에 위치한 의료기관에서 동일한 질의 의료서비스를 받을 수 있을 것이라고 믿지 않는다. 그러나 정책에서 지역의 의료인프라는 통상 의원, 병원급, 종합병원급, 상급종합병원급 개소수, 인구 10만 명당 개소수로 평가된다. 사람들의 인식과는 달리 정부는 의료기관이 설치되어 있다면 종별에 따라 유사한 기능과 역할을 할 것이라고 판단을 하는 셈이다.

2) 도시 큰 병원을 가기 위해 견뎌야 하는 고생스러움

지역에 사는 사람들이 자신들의 지역 의료기관을 얼마나 어떻게 불신하는지를 들어보았다. 그렇다면 이제 이들은 어떻게 행동하게 될까? 중증의 질환일수록, 중요한 사람의 건강 문제일수록 도시로, 서울로, 큰 병원으로 찾아갈 수밖에 없게 된다. 이러한 규모는 '관외의료이용률', 또는 '관내의료이용률'이라는 지표로 관리되고 있다. 시군구, 중진료권, 시도와 같은 단위의 일정한 행정구역을 상정하고, 해당 구역 내 거주하는 사람들이 이용한 의료이용 전체

(분모) 중에서 구역 안(구역 안은 관내 의료이용, 구역 밖은 관외 의료이용이 됨)에 위치한 의료기관을 이용한 정도(분자)를 산출하면 된다.

예방의학과 의료관리 교과서에서 의료전달체계는 '지역화'와 '단계화'가 잘 되어야 한다고 말한다. 일정 규모의 인구를 가진 지역 범위 안에서 해당 인구에 발생 가능한 단계적 의료필요에 대응할 수 있는 단계별 의료서비스가 제공될 수 있어야 한다는 의미이다. 이것이 잘 이루어질 때 지역의 '자체충족적' 의료제공이 가능한 바람직한 상태라고 여긴다.

사람들이 통상 생활하는 범위의 지역 안에서 웬만큼 필요한 의료를 이용할 수 있게 되면, (즉, 자체충족적 지역의료체계가 달성되면) 사람들이 해당 구역 안에서 의료를 이용하게 되어 관내의료이용률이 올라갈 것이다. 중앙에서는 관내의료이용률이 낮은 지역을 빨간색으로 표시하고 이들 지역의 무엇이 부족한지를 살펴보게 될 것이다. '인구 10만 명당 개소수' 지표와는 달리 이 지표는 실제 사람들의 의료이용에 따라 결정되기 때문에 지역 의료기관에 대한 불신으로 인해 사람들이 다른 지역으로 나가서 의료이용을 하게 되는 상황을 반영해 준다. 그러나 지표의 역할은 거기까지다. 관외의료이용률은 좋은 의료를 찾아 떠나는 사람들의 이동 총량을 보여줄 뿐, 그 이유나 원인을 설명하지는 못한다. 왜 사람들이 번거롭고 힘들게 밖으로 나갈 수밖에 없는지, 통치자 입장에서는 아마도 못마땅할, 자체충족률을 떨어뜨리게 만드는 '관외 의료이용'을 할 때 이들이 어떤 추가 비용을 지불하고 있는지, 어떤 손해를 감수하는지에 대해서는 좀처럼 연구와 분석의 대상이 되지 못하는 듯하다. 다음은 관외의료이용을 하는 사람들의 이야기이다.

"F: 지방에서 살다 보니까 좀 억울하고 속상한 일이 많아요. 서울 병원에 가보면은 예를 들어서 이제 CT를 찍고 MRI를 찍으면은 오전에 찍으면 금방 진단이 나온단 말이에요. 결과가 나오는데 꼭 일주일 있다 다시 오라고.. 그러면 우리는 돈 들이고 시간 들이고 얼마나 불편하고 그러느냐고…. 그런 것 좀 이렇게 좀 개선 됐으면 참 좋겠어요. 그날 다 오전에 하면은 오후에 이거 보고 가라고 하면 되거든요.

G: 금방 나와요. 지금은 컴퓨터가 있으니까 찍으면 바로 컴퓨터에 입력이 되더라구요. 그러면 이제 한 한 시간이나 기다렸다가 보고 올 수 있는데 꼭 일주일 있다 오라고 그런다고. 자기들이 안 내려오니까 자기 일은 아니다 이거지 여기서 올라가는 일은 있어도 내려오는 일은 없다고." (대전광역시 고령 여성들)

수도권(경기도 OO군)에 거주한다 해서 형편이 더 나아지는 것도 아니었다. 이들의 상황을 들어보면 오히려 수도권이라고 분류되는 것이 억울해 보일 지경이었다. 함께 이야기를 나누던 경기도 중소도시에 거주하던 참여자는 이 지역의 이야기를 듣고 "섬 얘기 같아요"라고 반응하기도 했다.

"저희도 아까 말씀드렸지만 OO이라는 지역[경기도 남양주시에 위치]에 이제 병원을 가잖아요. 차가 있으면 40분에서 1시간 걸리거든요? 차를 끌고, 내 차를 끌고 시속 80구간이기 때문에 80으로 해서 가면 한 45분 정도 걸리는데, 버스가 있어요. 저희 리에서 어 뭐지 서울 청량리에 나가는 버스가 한 대가 있는데 40분에 한 번이 와요, 그러면 제가 차가 없다고 하면 저희 첫째만 키울 때는 차가 없었거든요. 남편만 출퇴근하는 차가 있으니까 제가 어린이집이 끝나면 애기를 애기 띠에 들쳐 업고 그 40분에 한 번 오는 버스를 타고 한 시간을 버스를 타고 가서 병원진료를 받고 와야 됐거든요. 그런데 지금은 애가 둘이 되니까 둘을 다 데리고 갈 수 없어서 차를 한 대를 더 사고 면허를 연수를 받고 그래서 가는데 그래도 한 시간이 걸리니까. 그런데 차라리 자가용이 있는 사람은 편한데 자가용이 없는 사람들은 택시를 타고 나갈 수 있는 위치가 사실 아니에요. 물론 이제 동네에 의원은 있어요. 의원은 있는

데 의원에 가면 소아과적인 치료가 아무래도 덜 되는 부분이 있으니까 그리고 의원에 계신 선생님들이 아무래도 연세가…. 거의 이제…. 세 군데가 있는데 세 군데다 70이 넘으신 면허를 78년도에 따신 막 이런 분들 이어가지고 그분들이 얼마나 요즘 나오는 병에 대한 그게 잘 되어 있을지 사실 의구심이 드는 부분도 없지 않아 있고, 이러니까 멀리까지 나가는 거잖아요."

보건학에는 건강결과에 영향을 미치는 비의료적 요소들을 통칭하는 '건강의 사회적 결정요인'이라는 개념이 있다. 의료에도 의료체계와 직접 관련되지 않으나 의료이용에 영향을 미치는 사회적 결정요인이 존재한다. 이 이야기 속에서 찾아보자면 이렇다. 일단 이 지역에 거주하면서 지역 안에서 소아과 진료를 받을 수 없다. 아이가 아프면 관외의 병원을 가기 위해서는 일단 40분에 한 대가 오는 버스를 기다려 시간을 맞춰 타야하고, 편도로만 한 시간이 소요된다. 다시 돌아오기 위해서는 동일한 과정이 필요하고, 소아과 진료 한 번에 하루를 투자해야만 했다. 아이가 하나일 때는 그나마 이렇게 할 수 있었지만, 아이가 둘이 되면서는 아픈 아이를 안고 업고 버스를 기다려 타고 갈 수가 없게 되었고, 어쩔 수 없이 운전면허를 따고 연수를 받고 차도 사야만 했다. 이를 합산하면 도대체 얼마만큼의 비용이 추가로 소요되는 것일까?

사회적 결정요인의 하나로 어린아이가 있는 부모에게는 차가 필요했고, 나이가 든 여성에게는 서울 사는 자녀가 필요했다. 부모에게는 지방/시골에 남아있거나 장성하여 서울이나 대도시로 이사한 자녀가 있는 경우, 자녀의 사회경제적 상황이 충분한 수준에 있는 경우, 자녀와의 관계가 좋은 경우 대도시 쪽의 병원을 갈 수 있는 경로가 있는 셈이다. 자녀를 통해 도시에서 병원을 이용하기 위해 필요한 병원에 대한 정보를 얻고, 예약을 할 수 있고, 낯선 길을 찾아가고, 큰 병원의 복잡한 시스템을 뚫고 대학병원의 교수를 만나 짧고 어려운 이야기를 이해하고 상대적으로 비싼 진료비를 지불하는 모든 일련의 과정들이 가능할 수 있다. 나이 든 시골의 부모로서는 생각하지도 못했을, 도시의 큰 병원에서 제공하는 종합검진은 자녀들이 효도라는 목적에서 선물하는 상품으로 부모에게 전달되면서 새로운 의료수요로 확장된다. 이와 같은 방식으로 대도시로 이주한 자녀는 부모의 관외 의료이용과 관련한 유의미한 종류의 사회적 결정요인이다.

> "김: 그런 게 자식들이 서울 같은 데 있으면 와서 검진하러 올라가고 시골에서는 그렇게 해서 받아보고 그렇게 해 갖고 병명이 나올 수도 있고" (충남 OO군, 중년여성, 저소득)

3) 지역에서 살아가는 불안감과 분노

지역 사람들도 지역 병원을 신뢰하지 못하여 도시로 향하였건만 도시의 의사도 지역 병원을 신뢰하지 못한 것은 마찬가지였다.

> "F: 도시병원에서는 시골에서 왔다고 그러면 무조건 지금 다 저기 아니라고 하거든요. 뭐 MRI, CT 다 찍어왔어도 못 믿는다고 그런다고. (그렇더라구요.) 그럴라면 시골 병원이 있을 필요가 없지. 서울만 존재를 해야지…. (그렇지요.) 우리가 이걸 가지고 갔는데 이거 아무것도 아니니까 다시 하라고 그러니까. (그렇죠.)
> H: 그런데 그게 기계의 차이도 있기는 하더라구요.
> F: 그렇죠, 약간은 있겠지만 그런데 무조건 반대를 한다고 그 사람들…"

시골 병원에서 찍어온 검사(특히 영상검사) 결과는 도시에서 믿어주지 않는 것은 환자에게 어떤 메세지를 주는가? 지역주민들이 지역 안과 밖에서 경험하며 느끼는 힘듦과 부정적 감정은 건강에 어떤 영향을 미칠까? 사회역학에서는 많은 연구 근거에 기초해 불안, 분노, 스트레스와 같은 정동과 건강에 연관성이 있다는 사회생물학적 기제를 제공한다.

아까 잠시 언급한 충청남도 OO군의 중년 여성은 지역에 살면서 중증 응급 질환이 발생할 경우(통상 심근경색이나 뇌졸중과 같은) 충분히 빠른 시간에 적절한 의료기관으로 이송되어 필요한 치료를 받기 어려울 것이라고 예상하고 있다. 당장 응급의료를 이용하지 못한 것은 아니기 때문에 '지난 1년 사이에 병원에 가야 할 필요가 있었으나 가지 못했던 적이 있었습니까?' 라는 미충족의료 질문에는 '아니오' 라고 응답함으로써 지역의 미충족의료율을 높이지는 않는 표본이다. 하지만 언제든 발생할 수 있는 잠재적 미충족 경험자인 동시에 미래의 미충족과 그로 인한 치명적 건강결과에 대한 불안'상태' 에 놓여 있는 셈이다.

> "항상 저는 그런 생각을 많이 해요. 고혈압도 갖고 있고. 우리 친정 아빠도 갑자기 쓰러져서 중풍 걸려서 한참 고생을 하시다 돌아가셨거든요. 그래서 그런 생각도 저는 항상 준비를 해요. 저는. 내가 언제 쓰러질 수 있겠다 하는 생각을 해요 항상. 그 항상 그건 이제 내가 아빠의 그런 유전인자를 많이 가져서 그게 뭐 뒷목이 뻐근하고 저기 한다거나 이러면 그 생각을 내가 항상 해요. 내가 만약에 쓰러지면 여기서 금방 응급 처치를 받을 수 있을까? 내가 도시 살면 금방 그런 것을 해결할 수 있을 텐데, 여기서는 그렇지 않겠다는 생각을 저는 가끔 해요. 그런 편이에요. (그럼 어떡해요) 내가 우리 신랑한테 항상 하는 말이 OO아빠, 그러면 무조건 나 데리고 대전으로 쏴 그러면 시간이 걸려서 안 돼 그래 좀 그런 게 항상 불안하죠. 생각 안 할 수 없으니까, 나이도 있고. 그럴 수 있다라고 생각을 해요."

또 다른 남성은 지역 내 분만 가능한 병원과 신생아를 치료해 줄 병원이 없어 아내와 아이를 고생시켜야 했던 스스로를 자책하기도 했다. 그는 직장 때문에 경기도에서 충청남도 OO군으로 가족과 함께 이사해야 했다. 그 사건이 있고 그는 가족을 이런 곳에 살게 할 수밖에 없었던 자신에게 짜증이 났다고 응답했다.

> "근데 저희 그 5개월 된 애가 좀 밤에 막 열이 나고 이랬는데 그 OO 쪽에는 그런 게, 뭐 아주 어린아이들은 잘 안 보려고 하시더라고요. 왜냐면 그게 그냥 그 뭐라고 해야하지. 그 출산한 병원으로 가라고 하더라고요. (그럼 OO 그 처음 가셨던 병원은 이제 그냥 의원, 조그만한 병원이었나요, 아니면?) 네. 그 소아과라고 되어있는 병원 갔다가 온 거예요. 네. (그래서 갈 때 다른 데로 가라고 이렇게?) 예, 그니까 아이가 뭐, 와이프 얘기로는 아이가 너무 어려서 자기네들이 이렇게 못 해 주겠다 해서 뭐 출산한 병원으로 가라 해가지고 와이프가 그때 조금 화가 나서. 근데 이 OO은 또 산부인과나 이런 데가 저기 뭐지. 그 출산을 할 수가 없어요. 그래서 저희는 청주 가가지고 아이를 낳았거든요. (중략) 분만실 같은 뭐 그런 게 있는 병원이 있으면 그렇게 불편하지는 않았을 것 같아요. (아이가 아파서 그 청주까지 갔을 때 그때 상황이 어떤지, 어떤 기분이 드셨어요?) 어우, 짜증 나죠. (뭐에 대한 짜증이에요, 그러면?) 저에 대한 짜증이죠. 그니까 제가 경기도에 있다가 여기 직장생활을 하면서 이리로 이사를 온 거예요. 그전에는 이제 경기도 이천에 있었거든요. 거기도 병원이 많이 있어요, 이천 같은 경우도. 근데 여기는 그런 게 없으니까 와이프한테 미안하고 애한테도 미안하고. 나 때문에 이런 데로 와 가지고 이렇게 된 건가. 막 저에 대한 짜증이 되게 많이 났었어요. 제가 그런 선택을 해서 여기로 온 건가 라는 막 그런 생각까지도 했었어요. 때려치우고 그냥 큰 데로 갈까. 이런 생각도 많이 했었어요." (충남 OO군, 저연령, 저소득)

두 사례에서 드러나는 이와 같은 상황들은 지역주민의 평균 건강상태와 기대수명, 건강수명에는 어떤 식으로든 영향을 미치고 있을 것이다. 인터뷰를 통해 들여다본 지역주민들의 발화에서 우리는 의료를 이용하며 경험하고 인식하는 부분, 그리고 건강으로 이어지는 일부 단면들을 살펴볼 수 있었다. 답답해 보이는 지역의 보건의료 현실을 바꿀 수 있는 큰 힘은 대체로 자원을 움직일 수 있는 정책결정자들에 달려있다. 그렇다면 지역 보건의료 정책은 무엇을 근거로 결정되고 변화하고 있을까? 다음 장에는 현실을 파악하고 변화시키기 위한 단계에서 지역의 건강과 의료이용이 어떻게 측정되고 활용되는지를 살펴보자.

2. 지역에서 건강과 의료이용의 측정과 활용

정부는 지역별로 의료이용과 건강의 사회적 결정요인을 파악하기 위한 정보체계를 운영한다. 이는 일상적으로 지역의 상황을 살핌으로써 현황을 모니터링하기 위함이다. 보건의료 자원, 이용, 건강 결과 등에 대한 자료가 꾸준히 수집되어 분석되고 있고, 이 외에도 전문기관에 대한 연구용역 발주 등을 통해 지역의 의료이용 문제를 탐색하기도 한다.

시도나 시군구와 같이 특정 단위의 지역 범위에 대한 보건의료 개선을 목표로 하는 정책연구가 진행되기도 하는데 이 경우 연구자들은 이미 수집된 자료들을 이차적으로 획득해 분석하는 방식으로 지역의 문제현황과 기제를 진단하곤 한다. 확인하고 싶은 정보가 기존에 수집된 자료에 없다면 별도의 설문조사(양적)나 면담(질적)을 통해 추가로 자료를 수집하기도 하지만 시간적, 재정적 한계가 있어 이차자료의 분석만큼 흔하게 이루어지지는 않는다.

화이트헤드(Margaret Whitehead)는 건강불평등 해소를 위한 행동 스펙트럼

(action spectrum)의 첫 단계로 '측정(measurement)'을 꼽았다(Whitehead, 1998). 정책결정단계에서 아젠다가 되기 위해서는 현상을 호명하고 드러내는 이슈화가 필요하며, 이때 '수치화'는 강력한 힘을 낸다. 그러나 자료의 수집, 지표화, 수치화가 항상 중립적이고 객관적이며 의도한 대로 작동하는 것은 아니다. 우리 지역이 인구 십만 명당 종합병원 개소/병상수가 전국에서 몇 위라는 식의 비교는 아주 직관적이며 중앙의 통치 관점에서는 전국적 격차가 어떻게 분포하는지 정도의 객관적 차원에서 읽힐 수 있겠지만, 지역으로 갈수록 이해관계(정치경제의 논리)에 밀접해지기 쉽다. 해당 지역의 보건당국 관점에서는 관료에 대한 평가로, 해당 지역의 주민 관점에서는 내가 사는 지역이 얼마나 좋은/별로인 곳인지로 읽힐 수 있을 것이다.

여기서는 지역의 건강과 보건의료, 그리고 사회적 결정요인의 측정과 활용에 대해 이야기할 것이다. 다만 이 책에서 견지하는 관점에 따라 정책, 관료, 전문가가 지역의 건강과 의료를 바라보는 방식에 대해 비판적으로 검토하고자 한다. 이를 위해서는 지역의 건강과 보건의료 그 자체의 수준이 어떠함에 대한 논의보다는 자료가 어떻게 생산되고 활용되는가를 살펴보고 그것이 지역주민의 입장과는 얼마나 거리가 있는지에 대해 이야기할 것이다.

1) 지역의 건강과 의료에 관한 숫자를 어떻게 바라볼 것인가?

비도시가 도시에 비해, 수도권 외 지역이 수도권에 비해 건강 수준이 더 나쁘고 보건의료 인프라나 질적 수준이 취약하다는 것은 여러 건강과 보건의료 지표를 통해 드러난다. 고령화와 같은 인구구조 변화와 사회경제 체제의 수도권 중심성 강화로 인한 지방소멸과 더불어 지역 간 건강과 보건의료 불평등도 사회적 이슈로 오르내리고 있다 최근에는 지역 불평등 문제가 아닌, (수도권을 포함한) 필수의료의 부재라는 방식으로 다루어지는 경향이 있다.

보통 건강 수준의 격차는 지방선거와 같은 정치적으로 민감한 시기에, 의료 격차는 코로나19와 같은 국가적 재난 또는 산발적으로 드러나는 응급의료 전달체계 실패와 같은 사례가 있을 때 주목을 받는다. 그러나 건강이 개인의 책임이라는 담론만큼이나 강고한, 지역은 수도권에 비해 조건과 결과가 부족할 수밖에 없다는 인식을 좀처럼 극복하지 못하는 듯 보인다. 여기에는 지역의 만성적인 재정 부족이나 다른 제반 사회경제적 조건의 차이로 인한 현실적인 한계도 기여하지만 중앙집중적 보건의료제도, 민간주도 의료공급체계와 같은 제도적 요인과 거기서 비롯되는 지방정부의 책무구조 취약성과 같은 정치적 요인 또한 내재해 있다. 원인과 해결 방안이 단순하지 않다는 것도 중요한 장애물이다. 건강의 사회적 결정요인 개념이 말해 주는 것처럼 한 사회나 지역의 건강 수준에 영향을 미치기 위해서 관련된 요인은 너무도 복잡하고 다양하다.

복잡한 문제일수록 원인에 대한 정확한 파악이 필요하고 얽히고설켜 있는 복잡한 기제와 구조를 구분해내야 하며 개입 가능한 것과 그렇지 못한 것을 분리해 효과적인 방안에 집중해야 할 것이다. 지역의 건강문제에 대응하기 위해 2008년부터는 지역 단위의 건강과 보건의료 현황을 측정하고 모니터링하는 지역사회건강조사도 별도로 구축되었으며 각 지역이 자체적으로 수행하는 조사도 적지 않다. 질병관리청은 2017년부터 지역 간 건강 격차 해소를 위한 연구사업도 별도로 진행 중이다. 측정되고 연구된 지역의 건강 및 보건의료 현황과 문제는 중앙과 지역의 보건의료정책과정에 반영되어 정책 과정을 거치게 된다. 정책 과정은 통상 정책의 형성, 집행, 평가, 변동의 과정으로 이루어진다. 지역의 건강과 보건의료는 보통 수치화되어 정책 형성 단계에서 문제를 인지하고 의제를 형성하기 위한 근거로 사용되며 이후 정책이 형성, 집행된 후 모니터링과 평가 단계에서 정책이 목표한 대로 이루어지고 있는지를 판단하고 필요에 따라 수정하기 위한 근거로도 사용된다. 즉, 건강과 보건의료를 측정해 자료(데이터)화하는 것은 일련의 정책 과정에서 핵심적이다.

가. 지역에서 건강과 보건의료를 둘러싼 숫자통치의 기술

모든 현상을 데이터화하는 것은 불가능하다. 앞선 사례들에서 포착된 (의료이용 과정에서 발생한) 사람들의 고통은 도무지 측정할 방안이 없다. 거기에 데이터를 측정, 수집, 관리할 자원도 제한적이므로 정책 실무자는 수많은 데이터 중에서도 문제나 현상을 대표할 정보를 선별하여 체계적으로 관리하는 전략을 택한다. 이때 추출된 데이터는 '지표'가 된다. 지표가 된 문제들은 연구자나 정책실무자에게 포착되고 활용되기 쉬워 지식이나 정책근거의 생산으로 이어질 가능성이 높다. 또한 지표는 대체로 숫자의 형태로 제시되기 때문에 일반 대중들도 직관적으로 이해하기 용이하다. 지표로 환원된 문제를 인식하고 해결하기 위한 충분한 지식이 생산되어 있고, 정책결정자와 대중의 문제해결에 대한 공감대가 조성되었다면 그 문제는 논의 안건으로 상정될 가능성이 높다. 반대로 지표가 되지 못한 데이터는 문제로써 인식되지 못하고 이는 곧 정책의제가 될 기회가 줄어든다는 의미를 뜻한다. 돌봄이나 미등록이주민과 같은 비제도화된 이슈, 정치경제, 젠더, 건강불평등과 같은 거시적인 구조와 연관된 민감한 문제들은 지표 권력의 자장 밖에 놓여 측정되거나 정량화되어 지표로 생산되지 못하는 경향이 있다.

물론 어떤 경우에 지표는 보여지지 않았던 문제들을 가시화하기도 한다 (Ginsburg and Rapp, 2017; Rabeharisoa et al., 2014). 예를 들어 질보정생존연수 (Quality-Adjusted Life Year, QALY)나 장애보정생존연수(Disability-Adjusted Life Year, DALY)와 같은 새로운 지표의 개발은 기존의 공론장에서 배제되었던 우울증, 치매를 비롯한 정신 및 신경질환으로 인한 건강결과를 계측할 수 있게 함으로써, 정신건강을 사회문제로 가시화하고 의제화하는데 기여했다고 평가된다(Wahlberg and Rose, 2015). 중저소득국가의 젠더불평등지수와 영아사망률 간의 상관분석을 통해 사회 전반에 배태된 젠더 불평등의 교차성과 구조적 불평등의 확대/재생산 문제를 드러낸 연구도 있다(Brinda, Rajkumar and Enemark, 2015). 하지만 대다수의 경우 지표는 고의적이거나 의도하지 않은 무지를 조장하는 방식으로 지표 이면에 숨겨진 정보들을 탈맥락할 위험이 있다(Hoeyer et al., 2019).

통치의 관점에서 지표는 숫자를 매개로 한 정부의 통치전략으로 해석될 수 있다. 지표는 표준화된 과학적 절차를 통해 계측되어 정량화되는 전문적인 지식의 형태로, 존재 자체로 과학적 객관성, 신뢰도, 정치적 권력을 획득할 수 있다. 정부는 지표를 활용함으로써 문제를 설명하는 프레임을 제한하거나 공적 문제를 정의할 수 있다. 혹은 의제화의 범위도 설정할 수 있고, 정부가 관리해야 하는 일련의 사회문제 목록에서 지역사회가 직면한 문제들을 배제함으로써, 사회와 사회집단에 대한 통치력을 강화하기도 한다(Demortain, 2019). 이는 "숫자란 정치적 권위의 정당성을 부여하는 기전의 본질적인 부분"으로(Rose, 1991), 숫자(혹은 정량화)라는 통치 기술을 통해 정부의 정치적 합리성을 파악할 수 있다는 로즈(Nikolas Rose)의 견해와도 일치한다(Rose and Miller, 1992). 다시 말해 지표는 정책의 근거이자 통치의 대상인 만큼 지표가 관리의 용도로만 쓰이기보다 사람들에게 도움이 되는 것으로 거듭나야 한다. 이를 위해서는 지표를 다양한 관점에서 비판적으로 모니터링하고 신중하게 활용하며 더 나은 지표를 생산하도록 할 필요가 있다.

정책의 목적은 해당 정책이 이루어질 공간에서 살아가는 사람들의 어려움을 해결하고 더 나은 삶을 추구하기 위한 것이다. 그렇다면 사람들의 관점에서 다시 건강과 보건의료, 데이터, 정책에 대해 질문해 보자. 지역의 건강 수준은 그 지역에 거주하는 사람들이 어떤 사회적 조건과 환경에 의해 어떤 건강결과로 발현되고 있는지를 보여주는가. 그에 대한 설명은 보통 사람들의 현실에 밀접하게 닿아있는가. 지역의 주민들은 그들이 추구하는 어떤 종류의 삶을 추구하기에 필요하고도 충분한 조건이 되는 건강을 향유할 수 있는가. 측정된 건강지표는 이들의 현재 삶이 충분히 행복하고 풍성한 질적 수준을 유지하고 있는지를 의미하는가. 지역의 보건의료는 직, 간접적으로 주민들의 삶의 방식을 뒷받침해줄 수 있는 안전망으로 작동하며 이들의 건강문제를 해결하기 위한 필요에 부응하고 있는가.

당연해 보이는 이런 질문을 굳이 던지는 이유를 설명하기 위해 이 장은 우선 대표적인 몇 가지 사례를 들어 지역보건의료에서 특히 지역의 건강과 의료이용이 지역의 보건의료 정책, 사업으로 이어지는 과정에서 어떻게 측정, 활용되고 모니터링되는지를 비판적으로 검토할 것이다. 그다음으로 지역의 건강과 보건의료를 통치의 관점이 아닌 주민의 관점에서 볼 때 어떻게 설명할 수 있을지, 사회적 결정요인이 지역에서 어떤 의미를 가지는지 논한다. 마지막으로 지역의 건강과 보건의료가 국가 통치의 수단이 아닌 지역주민의 권리와 역량을 위한 것이 될 수 있을지를 살펴볼 것이다.

2) 지역의 현실과 지표의 한계

가. 지역 보건의료 데이터와 관련 연구

지역보건의료 개선을 목표로 한 시도 단위의 보건의료체계 정책연구에서 실시하곤 하는 지역현황분석의 틀과 지표를 살펴보자(〈표 5-1〉). 보건의료체계(Health system)를 설명하는 프레임을 충실히 따라가는 분석이다. 공급이 부족한 지역은 이용에 더 많은 미충족이 생기고 건강결과는 나빠지게 된다. 이렇게

〈표 5-1〉 지역 보건의료 현황 분석의 틀과 지표의 예

	공급	이용	결과
입원의료	인구당 의료기관 종별 기관 수	자체충족률 (이용 건수, 의료비)	위험도 표준화 재입원비
응급의료	인구당 권역/지역응급의료센터 수	중증응급환자 부적절 초기이용률 자체충족률 중증응급환자 전원율	중증도 보정 사망비
심뇌혈관	심뇌혈관 센터, 인증기관, 특정 역량 이상 기관 수	심/뇌혈관 자체충족률	중증도 보정 사망비

의료와 건강의 불평등이 설명된다.

비교가능한 숫자로 산출되는 이러한 지표들의 결과는 지역 간 건강과 의료의 불평등을 가시화하여 보여주고 어디가 더 심각한지를 알게 해준다. 하지만 무엇이 얼마나 문제인지를 보여줌으로써 개입지점을 파악한다는 측면에서는 바람직하지 않을 수도 있다. 공급-이용-결과로 이어지는 단선적 프레임은 직관적이지만 현실을 충분히 반영하지 못할뿐더러 때로 현실의 문제를 가리고(공급된 인프라가 제대로 기능하지 못함에도 존재하기 때문에 필요가 소거되는 방식으로) 문제의 진정한 해결을 방해하기 때문이다.

지역보건의료의 문제를 공급-이용-결과로 이어지는 분석의 틀로 들여다보면 대체로 나오는 결과는 다음과 같다. OO지역은 전국 평균 대비 공급이 부족하고 → 사람들이 지역 내 이용(자체충족률)을 제대로 하지 못하여 → 사망비가 높게 나타난다. 그렇다면 정책은 어떻게 되어야 할까? 일단 공급이 부족한 지역에 추가로 공급한다. 추가 공급이 어려울 경우 부족한 인프라를 사람들이 더 잘 이용할 수 있게 해야 한다. 기존 기관을 보완하거나, 있는 기관들의 효율을 높인다(통상 연계, 협력과 같은 전략). 공공보건의료정책의 흐름을 살펴보면 꽤 비슷하다. 부족한 의료 인프라의 확충은 가장 역사가 깊은 공공보건의료 정책 전략 중에서도 가장 오래된 것으로 통상 시장수요를 맞추지 못하는 인구 규

모가 작은 취약지역에 민간의료기관이 진입하지 않기 때문에 국가와 지자체가 공공병원을 설립하거나 기존 공공병원을 확대하는 방향이다. 이러한 흐름으로 역대급 예산과 정치적 동력이 투입되어 공공보건의료의 공급 수준을 30%까지 확충하고자 했던 노무현 정부의 '공공보건의료 확충 종합대책'은 결과적으로는 실패한 것으로 평가되는데 전체 병상 대비 공공병상의 비율은 여전히 10%를 넘지 못하고 있다.

지역에 공공병원이 설립되기 어려운 이유는 다양하지만 대체로 자본주의 체제를 기초로 하는 사회 전반의 흐름을 극복하지 못하기 때문이다. 그럼에도 선거철이 되면 꾸준히 공공병원의 설립 또는 대학병원 분원 유치가 공약으로 등장하는데, 이는 현실 가능성이나 실제 공급이 주민들에게 필요한 정도로 이용되어 주민의 필요를 충족하여 건강결과를 개선시킬 수 있을 것인지를 고려하지 않더라도 가장 직접적이고 가시적인 효과가 있기 때문일 것이다. 그런데 막상 공급에 관심이 집중되다 보면 궁극적 목표였던 주민의 의료이용과 건강결과에 긍정적인 효과가 있었는가는 뒷전이 되고 공급이 늘어났는지의 결과에만 초점을 맞추는 일도 흔하다. 초기 목적과 배경으로 소개되었을 주민의 삶과 건강은 시간이 지나면서 적극적으로 평가되기보다는 점차 잊히기 쉽다.

2019년 이후에는 행정구역 이외에도 실제 의료이용 흐름에 기초해 권역과 중진료권을 설정하여 각각 책임의료기관을 지정하였고, 전국적으로 확대된 공공보건의료지원단이 운영됨에 따라 중진료권에 기초한 의료이용 통계도 점점 더 많이 발간되는 추세다. 중진료권의 타당성에 대한 의문도 제기되기는 하나, 실제 의료이용을 고려한다는 점에서 시도 또는 시군구 행정구역만을 기초로 한 의료이용 분석의 한계는 일부 보완될 수 있다. 보건복지부와 국립중앙의료원을 중심으로 추진하는 의료취약지 모니터링 연구(헬스맵)[65], 공공의료인사이트 연구, 공공보건의료 통계집 발간 등에서 시도, 시군구, 중진료권별

의료자원과 이용에 관한 통계를 어렵지 않게 구할 수 있다. 지역에 따라 접근성에 큰 영향을 미치는 면적과 이동거리, 시간을 고려한 지표들이 늘어나는 것은 현실 반영의 차원에서 바람직하지만 여전히 아쉬운 지점이 남아있다. 의료이용 지표에서 큰 부분을 차지하는 관내의료이용률(Relevance Index, RI)은 공공보건의료 정책의 주요 목표인 '필수의료 지역완결적 제공'과 맞닿은 지표다. 하지만 RI 값은 어떠한 의료영역인지, 지역 단위인지에 따라서 달리 해석할 수 있어 단순히 순서를 나열하여 지역완결적 의료역량이 높다 낮다를 판단하기에는 실상이 그리 간단하지 않다. 예를 들어, 급성심근경색의 RI를 보면 통상 광역시에서 일반 도지역보다 높은 경향을 보인다. 도지역 중에서는 강원도와 제주도가 90% 이상으로 높다(〈그림 5-1〉). 충청도나 경상도보다 지역 완결적으로 의료서비스를 제공할 만큼 제공이 충분하기 때문일까? 그보다는 급박한 응급상황에서 관외를 가기가 마땅하지 않아서(강원도의 경우 특히 영동지방에서 타지역 의료기관이 너무 멀고, 제주도는 비행기를 타지 않는 이상 관외이용이 불가능하다) 부족하더라도 관내에서 해결할 수밖에 없었을 가능성이 높다. 같은 중증응급 질환이지만 골든타임이나 가용한 전문의료자원의 특성에 따라 뇌졸중의 RI에 차이가 나는 것을 볼 수 있다. 지역환자 구성비(Commitment Index, CI)와 함께 살펴보면 해석이 풍부해진다. 충남과 대전, 전남과 광주, 경북과 대구는 서로 짝을 이루어 인접한 도의 낮은 RI, 광역시의 낮은 CI(인접한 도에서 유출된 관외의료이용이 광역시의 CI를 낮추게 된다)와 연결된다.

양적 지표는 점점 발전하고 있으며 질적 자료까지 포함해 다각도에서 통합적으로 해석하면 실제에 더 가까운 해석을 할 여지가 높아질 것이다. 하지만

65 보건복지부와 국립중앙의료원은 '의료취약지 모니터링 연구' 결과물을 바탕으로 헬스맵 사이트에서 지역 의료이용에 관한 다양한 지표 조회 기능을 제공하고 있다(https://www.healthmap.or.kr/).

〈그림 5-1〉 시·도별 관내의료이용률(RI) 및 지역환자구성비(CI) 비교

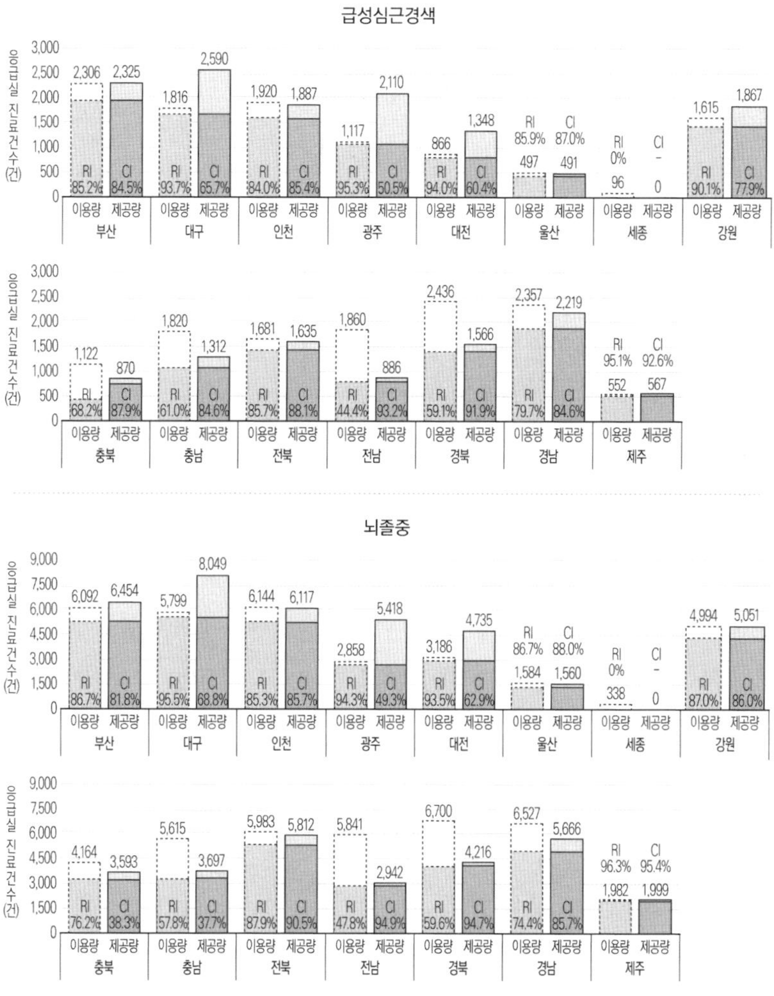

* 자료: 공공의료 INSIGHT 2022년 1호.

더 중요한 문제는 단지 기술적 차원의 문제가 아니라 관점과 관련된 것이다.

첫째는 건강과 보건의료 지표를 활용할 때 보이는 행정적 관점이다. 분석이

지표화한 건강 결과는 주민들이 건강과 관련하여 경험하는 고통과 어려움을 제대로 반영하고 있는가. 병상수는 지역주민들의 보건의료 이용에서 어느 부분을 얼마나 반영해 주는 지표인가. 그 병상은 지역주민이 기대한 필요를 채워주며, 얼마나 잘 이용할 수 있는 병상인가. 즉, 지표의 용도를 그 당사자가 되는 사람의 관점에서 생각해 보아야 한다는 지적이다. 둘째는 관계적 관점에 관한 것이다. 연구 모델로 활용한 건강의 사회적 결정요인 틀은 건강에 관한 총체적인 개념에 기초한 것이 분명하다. 그러나 사회적 결정요인에 포함된 구조 요인이나 중재 요인들은 서로 다른 층위에서 관계적 속성을 가짐에도 분석하는 과정에서 이를 개인적이고 독립적인 요소로 환원하면서 '형식적 관계' 수준을 설명하는 데 그치고 '실질적 관계'에 대한 설명 가능성이 소실된다.

지역과 지역주민의 관점, 관계적 관점이 진지하게 고려되지 않은 채 기존에 생산되고 수집 가능한 형태의, 현실 가능성만 고려한 지표 분석만으로는 지역 간 건강불평등을 야기한 원인의 해석에 실패하거나 더욱 심각하게는 지역과 지역주민이 당면한 실재적인 문제들이 포착되지 못한 채 왜곡, 소외될 수도 있다.

나. 주관적 의료이용 지표 사례: 미충족의료

미충족의료에 대한 분석에서도 비슷한 문제가 나타난다. 미충족의료는 지역 간 의료이용의 불평등을 측정하기 위해 사용되는 대표 지표 중 하나다. 국민건강영양조사, 한국의료패널 등 다양한 전국 단위 조사에서 이 지표를 포함하며 문항은 약간의 표현 차이만 있을 뿐 비슷하다. 지역사회건강조사에 포함된 문항은 '최근 1년 동안 본인이 병의원에 가고 싶을 때, 가지 못한 적이 있습니까?' 라는 질문에 '예' 또는 '아니오'로 응답하게 되어 있다. 지역의 미충족의료율은 개인별로 '예'라고 응답한 비율을 의미한다. 미충족의료 지표는 특

〈그림 5-2〉 지역에서 미충족의료의 발생 기제

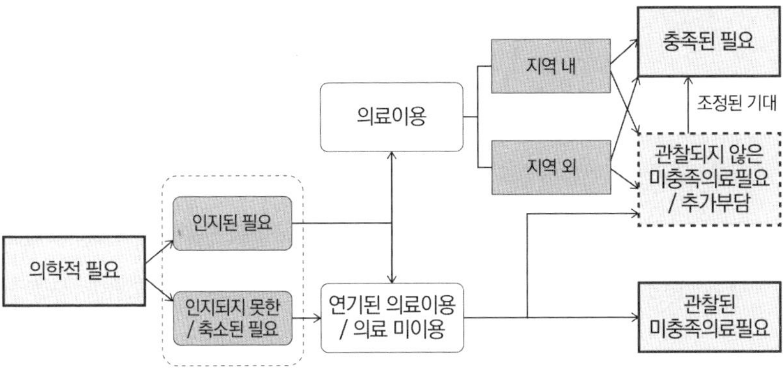

히 지역사회건강조사에서 제시하는 시군구별 수치가 지역과 시간에 따른 변화에 간극이 크고, 지역의 의료자원이나 접근성으로 그 차이가 잘 설명되지 않아 비판을 받아왔다. 박유경 등(2020)의 연구에서는 지역의 의료불평등을 대표하는 지표로써 미충족의료가 시군구 단위의 지역 간 비교를 위해 활용하기에 적절하지 않음을 실증적으로 검증했다. 지금 사용되는 미충족의료 지표에 실제 의료필요가 의료이용으로 이어지는 기제에 작동하는 지역의 특수한 맥락에 고려가 부족하고 이용자의 관점이 반영되지 않았기 때문이라는 것이다. 덧붙여 사람 중심 관점과 지역의 맥락이 충분히 고려되었다면 기존의 미충족의료 지표가 전제하는 것과 다른 지점이 포착될 수 있을 것이라고 주장했다. 여기서 다른 지점이란 두 가지 유형의 불평등을 의미하는데 '인지 불평등'과 '경험 불평등'을 뜻한다(〈그림 5-2〉).

'인지 불평등'이란 오랜 기간 의료인프라가 낙후된 지역에서 거주한 주민이 동일한 건강문제에 대해 어떤 정도의 의료가 필요하다고 인지하는 것 자체가 상대적으로 낮게 설정되면서 발생하는 불평등을 의미한다. 미충족의료의 기본 개념은 동일 인물이 주관적으로 인지하는 의료 필요(분모) 중에서 충족한 정도(분자)를 의미한다. 이에 따르면 같은 건강문제가 있어도 필요 인지 자체가 낮은 지역의 미충족의료율이 낮게 나올 수밖에 없다.

> "도시 같은 경우는 눈에 띄는 게 산부인과고 얼마든지 내가 검사할 수 있고 그렇잖아요. 그런데 여기는 일단은 그렇게 생겼으니깐, 일단은 해보고 싶어도 안 가게 되고 미뤄지고 특별히 건강검진 아니면 안 가게 되죠. 그런 경우도 아주 많죠." (충남 OO군, 중년여성, 저소득)

'경험 불평등'은 이용을 했는지 하지 못했는지의 여부만으로 포착되기 어렵지만, 불충분하거나 부적절한 의료이용을 한 질적 문제, 그리고 의료이용을 위해 특정 집단에서 체계적으로 발생하는 추가 부담 역시 불평등으로써 고려되어야 함을 강조한다. 특히 지역에 의료인프라가 부족해 관외 의료이용이 많은 지역주민이 의료이용을 하기 위해서는 추가적인 시간, 금전, 정신, 기회 비용을 부담해야 한다. 부담이 크다 보니 이용이 지연될 위험도 높으며, 충분한 정보를 얻지 못하거나 원하는 선택을 하지 못하는 경우도 생길 수 있으나 이와 같은 문제는 포착되기 어렵다. 또한 박탈수준이 높은 지역에서 경험 불평등이 오래 지속되다 보면 의료의 질에 대한 기대가 하향 조정되어 같은 경험을 하더라도 불만을 덜 가지는 경향이 생긴다. 지금 지표에서는 병의원에 방문했는지의 여부만을 미충족의 근거로 삼지만 이는 두 가지 측면에서 전문가 중심주의적 관점을 보인다. 사람들은 건강문제가 생기면 자연적으로 병의원으로 가는 것이 아니라 그사이에 참아도 보고 다른 완화 방법을 강구하기도 한다. 그러다가 결국 병의원에 가야겠다는 생각이 들면 어떤 곳을 가야 할지에 대한 정보를 수집한 후 각자의 사정에 맞춰 의료 기관을 방문하는 일련의 긴 과정을 거친다. 진료를 본 후에도 온전히 회복하기까지는 스스로 챙기고 관리해야 하는 부분이 적지 않다. 그럼에도 지표에서 의료필요의 충족은 단지 진료실 문을 열고 의사를 만나는 순간으로 환원되는데 이는 진료실에 앉아 환자가 들어오기를 기다리는 전문가의 관점과 정확히 일치한다. 또한 병의원에 갔다는 자체가 모든 의료필요의 충족이라 이해하는 순간, 진료를 보고서도 내용을 이해하지 못하거나 기대한 만큼의 해결을 하지 못했거나 긴 대기 줄의 압력에 질문을 하지 못하고 일어서야 했거나, 의료진의 태도에 화가 나도 참고서 문을 닫고 나오는 수많은 환자들의 경험을 파악할 수 없다. 접근성 향상과 더불어 이제는 환자중심성과 의료의 질이 점점 더 중요해지고 있는 한국 의료현실에서, 특히 지역간 의료 불평등에는 인프라 외에도 질적 불평등이 핵심 문제로 대두되는 상황에서 지역의 의료이용을 어떤 지표로 어떻게 측정해야 제대로 알 수 있을지를 근본적으로 고민해야 한다.

다. 지역 건강데이터의 생산 사례: 지역사회건강조사

많은 지역보건의료 정책과 사업이 지역주민의 건강 수준 향상을 목표로 기획되고 예산을 투입한다. 이를 위해 지방정부는 기본적으로 지역의 건강 수준을 파악하게 된다. 인구조사는 건강의 가장 기본 요소라 할 수 있는 출생과 사망을 포함한다. 인구 수는 지역의 규모를 나타내는 특성이기도 하지만 결국 세금, 중앙정부의 인프라 지원, 산업 유치와 시장 형성의 주요한 배경이므로 지방정부의 경제수준과도 직결되는 중요한 지표다. 국민건강영양조사는 한국 보건관련 조사 중 가장 규모가 크며 1998년부터 시작되었다. 이때까지는 시도 광역자치단체 수준의 비교만 가능했다면, 시군구 기초자치단체 수준에서 건강을 주제로 대표성 있는 조사를 하기 시작한 것은 2008년 지역사회건강조사부터였다.

지역사회건강조사는 1996년 제정된 지역보건법에 의거한 전국 단위의 건강조사로, 2005년 지역사회조사를 위한 감시체계 구축 및 인력개발 계획 수립과 2007년 시범사업을 거쳐 2008년부터 본격적으로 수행되기 시작했다. 지역사회건강조사가 갖는 다른 건강관련 조사들과의 가장 큰 차이점은 설계 단계부터 시군구 단위의 비교를 염두에 두었다는 점이다. 이에 더 낮은 수준의 지역 간 비교가 가능하며, 지역보건의료계획 수립에 기여할 수 있다는 특징이 있다.

본래 지역사회건강조사는 지역사회가 주도적으로 지역의 건강 수준과 변동을 주기적으로 평가하고, 지역주민의 건강을 향상시킬 수 있는 지역보건사업을 기획, 집행, 평가할 수 있는 기반을 마련하기 위해 시작된 사업이다. 그러나 지역사회건강조사가 실제 지역보건사업의 기획과 평가, 그리고 근거기반의 지역보건 정책수립에 얼마나 기여하고 있는지에 대해 실무자와 연구자 모두 그 중요성에는 동의하면서도 회의적인 시선을 보낸다. 우선 지역의 상황과 여건마다 건강과 의료문제가 다를 수 있음에도 불구하고, 구조적으로 지표 자체가 지역의 특수성을 반영하지 못한다는 비판이 있다. 예를 들어 지역사회건강조사의 지표가 국민건강증진종합계획에 제시된 지표나 국민건강영양조사 결과와 비교가 가능한 지표 위주로 구성되거나, 유의한 통계 결과를 산출할 수 있는 질병이나 건강행태를 우선하는 것 등에 대한 비판이다. 또한 지역사회건강조사 지표(결과)와 보건소 사업 간의 연결과 활용이 미흡한 점 역시 지적되고 있다. 이는 보건소 사업이 취약성 또는 효율성을 고려하여 좁은 범위의 인구집단을 대상으로 삼기 때문이기도 하고 보건소 실무자들이 조사에 개입하여 역량을 함양하거나 책무를 갖기보다 책임 대학에 의존하는 정도가 높기 때문일 것이다(김동현, 2021; 이고운, 2012).

지역사회건강조사에서 통계적으로 유의미한 결과를 도출할 가능성이 높은 지표를 위주로 선정하거나 타 건강지표와 비교가능한 지표를 우선순위에 두는 현상은 중앙집중적 통치가 작동한 영향이다. 중앙의 보건당국은 지역이 처한 맥락과 환경의 특수성을 고려하기보다는 지역 간 건강과 의료이용 격차를 비교해 파악하는데 도움이 되거나 기술적으로 측정이 용이한 지표를 선정하는 것을 선호한다. 지역 선택 지표가 있기는 하지만 제한적이다. 지역과 전국에 일괄된 지표는 지역 격차를 강조할 수는 있어도 지역 특수적 맥락과 현실적 기제를 파악해 건강 및 의료이용의 불평등 해결을 하는 데에는 크게 기여하지 못할 가능성이 크다.

라. 의료 취약지역 관련 정책 사례

의료취약지 지원정책은 '공공보건의료에 관한 법률'에 따라 의료 공급이 부족한 지역을 취약지로 지정하고 지역 내 거점 의료기관을 지정하여 시설, 장비, 인력 등을 지원한다. 대표적으로 응급의료 취약지 지원과 분만취약지 지원이 있다. 응급의료의 경우 응급환자를 책임지는 전달체계에 해당하는 지역응급의료센터, 지역응급의료기관, 당직의료기관을 육성, 지원하는 형태로 이루어진다. 지역응급의료센터가 없던 지역에 센터를 지정하기 위해서는 최소기준인 환자분류, 진료구역, 격리병상 등의 시설과 장비 외에 응급의학 전담전문의 2인 이상을 포함한 전담의사 4명 이상, 응급실 전담간호사 등의 인력을 확보해야 한다. 사례를 들어 설명하면, 인구 150만 명에 인구밀도가 전국 최저일 정도로 면적이 넓은 강원도[66]에는 2023년 현재 강원대학교병원, 강릉동인병원, 속초의료원, 삼척의료원까지 4개의 지역응급의료센터가 지정되어 있다. 그중에 2개소가 지방의료원이며, 각각 2011년도, 2013년도에 지역응급의료기관에서 지역응급의료센터로 전환 지정되었다. 부족한 자원 가운데서도 응급의학 전문의를 꾸준히 늘려가며 인력과 시설을 확충한 결과였다.

---

66 2023년 6월 11일부터 강원특별자치도로 변경되었다. 이 글에서는 편의상 강원도라고 지칭한다.

하지만 응급의료 지표를 살펴보면 문제를 발견할 수 있다. 시군별 지역응급의료센터 30분 내 이용률은 지역응급의료센터가 위치한 춘천, 강릉, 속초, 삼척에서 평균 이상을 상회한다. 이 수치는 해당 시군에 거주하는 인구의 거주지와 센터 사이의 거리를 기준으로 산정된다. 그런데 시군별 지역응급의료센터 '관내 의료이용률'을 보면 속초와 삼척은 50%를 넘기지 못한다. 이는 지역응급의료센터로 가야 할 환자의 절반 이상이 다른 지역으로 가고 있다는 것을 의미하며, 두 지역에 위치한 의료원이 지역응급의료센터가 수행해야 할 기능을 충분히 하지 못하는 것을 반영한다.

그 이유는 의료기관 전체의 규모를 보면 짐작할 수 있는데 4개의 지역응급의료센터 중 춘천과 강릉에는 각각 허가병상이 632병상과 444병상인 반면, 속초와 삼척은 171병상과 148병상에 불과하다. 이는 병원에서 운영하는 진료과와 보유한 전문과목 전문의 규모와 연결된다. 실제 두 의료원은 중증 응급질환에 해당하는 심근경색, 급성 뇌졸중, 중증외상을 해결할 수 있는 배후 진료과[67] 역량이 부재하다. 중환자실의 운영이나 주말 및 휴일의 당직 체계도 유지하기 힘든 것이 현실이다. 응급센터의 기준에 맞도록 응급실의 인력과 시설은 확충되더라도 배경이 되는 진료과에서 소화해 주지 못하면 결국 응급환자는 다른 상위 병원으로 전원 되어야 한다. 119 구급대원 지침에는 특정 기준에 해당하는 중증응급환자를 지역응급의료센터급 이상 병원으로 이송하도록 되어 있지만 실제 지역에서 일하는 구급대원들은 경험적으로 불가하다는 것을 알기 때문에 관외 이송을 할 수 밖에 없다. 그야말로 행정과 현실의 괴리이다. 결국 응급환자가 지역의 응급의료센터나 기관에서 필요한 의료서비스를 받

---

67 배후 진료과라 함은 응급실에서의 긴급한 처치 이후 응급상황을 초래한 질환을 치료할 수 있는 응급의학과 이외의 다른 진료과를 의미한다. 예를 들어 심근경색의 경우 심장내과 또는 흉부외과, 뇌졸중의 경우 신경과 또는 신경외과가 이에 해당할 수 있다.

기 위해서는 응급실 외에도 기본 진료과들이 탄탄하게 준비되어야 하는데 의료취약지 지정이나 정책이 단지 권역/지역응급의료센터 몇 개소 지정이라는 성과를 달성한 것으로 책임을 다한 것처럼 여길 경우 본질적 목표를 비껴가는 셈이다.

보건의료체계의 관계적 속성을 간과하고 단편적 지표만의 활용이 정책 실패로 이어지는 다른 사례는 분만취약지 지원사업에서도 살펴볼 수 있었다. 정부는 이전부터 분만 취약 지역의 높은 모자보건의료 사망률 문제를 인식하고 있었고 문제의 원인을 공급 단계인 분만실/전문의 부족에서 찾았다. 정부는 문제 해결 방안으로서 분만취약지 지원 사업을 수행해 왔으나 모자보건의료 영역의 사망률 문제는 좀처럼 해결될 기미가 보이지 않는다. 그 원인은 다시 건강과 의료이용을 이해하는 관점에서 찾을 수 있다. 우선 지역의 현실을 고려하지 않는, '공급-이용-결과'라는 단선적인 사고 체계는 의료이용과 건강이라는 결과가 산출되는 과정의 복잡성을 소거한다. 분만취약지 지원을 받는 의료기관의 종사자는 분만취약지 지원 사업이 지역의 현실을 고려하지 못하고 있다는 점을 지적했다(김창엽 외, 2020). 예를 들어 고위험 산모의 경우 출산 시 타 과목의 지원을 받거나 응급 수술을 해야 하는 환경이 필요하지만, 기존의 지원 사업은 산과 전문의 1-2명을 충원하거나 의원급 시설과 장비를 구축하는데 지나지 않는다. 또한 거주나 진료 등 제반 환경이 열악한 상황에서 인건비를 지원해 주는 것만으로는 의료인을 구하는데 한계가 있고 24시간 응급대기업무 방식은 의료인 고용이 어려운 지역에서 양질의 인력을 더욱 구하기 어렵게 한다.

설사 공급 문제가 해결된다 하더라도 이용 단계에서 발생하는 문제들의 해결이 보장되는 것도 아니다. 황종윤 등(2017)에 따르면 거주지 근처에 분만취약지 의료기관이 있어도 관외 산부인과의 이용을 선호하는 임산부가 전체 응답자 중 21~37%를 차지했다. 이는 위급상황 시 적절한 대처가 되지 않을 것이라는 점과 의료사고의 발생 가능성에 대한 위험부담과 인식이 반영된 결과, 다시 말해 지역주민의 의료인과 시설에 대한 낮은 신뢰도에서 비롯된 것이라고 해석했다.

요컨대, 지표는 현상을 비추어 보여주는 중요한 도구이지만 측정 가능한 것과 실재하는 현상을 분리하지 못하는 인식론적 한계를 정책 수립에 그대로 반영하면 기대한 성과를 내기도 어렵고 오히려 왜곡할 위험이 있다. 이를 극복하기 위해서는 지역의 건강과 의료를 직접 경험하고 인식하는 주체인 지역주민의 관점에서 지역 의료자원의 여건과 현실에 대해 충분히 이해하고 파악하여 의료이용을 기피하는 원인과 실제 필요하고 요구되는 미충족의료가 무엇인지를 분석해야 한다.

3) 비판의 지점들

가. 건강과 의료이용에 대한 인식론적 한계

■ 지표는 현실을 얼마나 잘 대표하는가

대다수의 정책과 사업이 건강 수준의 향상을 목표로 하는 만큼, 건강 수준은 정책과 사업의 본질이자 동시에 방법이다. 지표는 건강 수준을 측정한 결과의 한 형태로 존재하며, 이는 곧 정책과 사업 수립의 핵심적인 근거로서 기능한다. 그러나 앞서 제시한 사례를 통해서도 확인했듯이, 많은 건강과 의료 지표가 지역주민들의 건강 수준이나 의료이용 행태를 제대로 대변해 주지 못할 뿐만 아니라 지역주민들이 겪고 있는 실질적이고 현실적인 문제들을 드러내는 데에도 한계가 있다. 이는 지표가 정량화할 수 없는 지식을 소거한다고 주장한 쉬프만(Jeremy Shiffman)과 샤와르(Yusra Ribhi Shawar)의 견해와도 일치한다. 이들은 지표라는 계측된 숫자를 통해 기술주의적이고 의료화된 의제가 추진될 수 있는 반면 정량화하기 어려운 사람들의 고통, 권리, 형평성과 관련된 문제는 상대적으로 소홀하게 된다고 지적했다(Shiffman and Shawar, 2020). 다시 말해 현재 지표 생산 체계에 대한 근본적인 변화가 발생하지 않는 한 지역과 지역주민들의 현실과 실재하는 고통과 문제들은 지표로서 도출되지 못할 공산이 크다.

그렇다면 현행 지표 체계에는 어떤 문제점들이 있을까? 가장 큰 문제는 지표가 정확히 무엇을 측정하고자 하는 것인지가 명료하지 않다는 점이다. 이에 대한 답변은 '왜 지표가 측정되어야 하는지'에서부터 시작될 수 있다. 전술하였듯 지표는 건강 정책이나 사업의 근거로써 사용되고 이 중 대다수는 건강 수준의 향상을 목표로 설정한다. 지표가 지역주민들의 건강 수준을 측정하기 위함이라면, 이때 측정할 건강의 정의가 무엇인지부터 명확히 설정할 필요가 있다. 건강이란 연속적, 통합적, 총체적인 개념이지만 현재 건강 지표들은 건강 수준을 질병의 유무 또는 삶과 죽음과 같이 이분법적으로 사고하는 데서 그친다. 또한 지역이 처한 상황과 여건에 따라 지역주민들이 인식하고 필요로 하는 건강은 다르게 정의될 수 있다는 점도 제대로 고려되지 못하고 있다(김창엽, 2019). 즉 다양한 맥락에 기반하여 무엇을 판단하고 결정할지에 따라 지표로 측정될 건강 수준은 재정의되어야 하는데, 이때 건강이란 의료중심적 사고가 아닌 지역주민이 생각하고 필요로 하는 건강이어야 할 것이다.

■ 건강과 의료이용을 둘러싼 (사회적) 결정요인에 대한 관계적/통합적 이해 부족

건강과 의료이용이라는 결과는 지역이 처한 환경과 맥락 속에서 사회적 결정요인과 구조적/중재적 요인 간의 상호작용으로부터 비롯된 것이다. 그러나

현재 건강과 의료이용 문제를 분석하고 지표를 활용하는 방식은 건강과 의료이용의 관계적이고 통합적인 영역, 즉 복잡성에 대한 고려가 부족하다. 결과가 도출되기까지 개입한 환경, 맥락, 요인과 요인들 사이의 관계 등과 같은 복잡한 상호작용들이 소거됨에 따라 지역 간 건강불평등, 의료격차라는 현상을 야기한 심층적인 구조와 기제를 파악하는데 어려움이 있고, 이는 문제를 심화시키는 단초가 되기도 한다.

뒤에 더 자세히 소개할 내용이지만 포괄적인 사회적 결정요인 모델을 분석에 적용하더라도 지역 간 의료이용 불평등에 미치는 영향을 충분히 설명하기 어렵고 관계적인 속성들 역시 드러내기 힘들다. 건강과 의료를 단순화하는 문제는 일부 연구만의 문제가 아닌 보건의료 정책 현장 저변에 깔린 보편적인 인식에 가깝다. 사회적 결정요인이 작동하는 다층의 기제는 차치하고서라도 의료에서만 해도 응급, 모자보건, 분만이 하나의 병원 안에서 여러 시설과 인력이 협력하여 이루어지는 일이 아니라 별도의 폐쇄체계인 것처럼 여기는 정책, 이를 부추기는 각 영역별 관련 부처 간 분절성이 이러한 관계적/통합적 이해를 어렵게 만드는 구조적 요인일 것이다. 지금과 같이 건강과 의료이용 문제를 단순화/단선적으로 접근하는 사고와 인식 체계가 유지된다면, 지표 이면에 존재하는 현실적이고 구조적인 문제들은 점점 더 파악되기 어려울 것이다. 또한 구조적이고 심층적인 원인을 분석하는데 실패한 정책은 개입 대상과 방식을 제대로 설정하기도 어렵기 때문에, 결국 정책의 성공 가능성도 떨어질 확률이 높다.

나. 지역과 지역주민이 소외된 건강 데이터 체계

지역 지표 생산의 궁극적 목표와 달리 실제 지역의 필요보다 전국적 정책과의 통일성, 지표의 대표성과 비교가능성이 우선되기 쉬운 전국 단위의 조사체계에서는 여전히 한계가 존재한다. 지역주민들이 의료를 이용하며 겪는 대다수의 불편함과 고통, 그리고 불평등의 경험들은 지표로 드러나지 못하고 일부 지표에 반영된다 하더라도 온전한 의미와 정보를 전달하는 데는 한계가 있다.

지표의 핵심 기능은 현실 그 자체와 문제적 영역들을 대표하는 것이다. 그러나 제한된 자원과 정치적 이유로 인해, 일부 선택된 지표만이 정책/사업의 근거로 활용되며 이는 곧 정책/사업의 계획과 평가에 활용되는 지표가 적절한지에 대한 문제로 이어진다. 다시 말해 통치 차원에서 지표는 공공의 문제를 정의하거나 정책의제를 설정하는 데 도움을 줄 수 있지만, 실재하는 사회적 문제를 표현하거나 설명하는 프레임을 제한한다(Demortain, 2019). 사실 지표의 적합성에 대한 문제는 비단 보건의료/건강 분야뿐만 아니라 복지, 주거, 교통, 경제 등 사회 영역 전반에 걸쳐 제기되어온 논의이기는 하다. 건강(혹은 건강불평등)이라는 결과가 소득, 교통, 주거, 복지, 문화 등 전반적 사회요인들 간의 복잡한 상호작용에 의해 도출된 것이니만큼, 건강/보건의료 지표에 대한 충분한 이해가 선행된다면 우리 사회가 직면한 사회구조적 문제를 분석하여 불평등을 해결하는 데 기여할 수 있을 것이다.

다만, 현재 보건의료/건강 정책에서 사용되는 지표는 서울과 수도권 중심의 의료 이용, 인력과 시설과 같은 자원 분포, 의료의 질 등을 대변하는데 최적화되어 있어, 지역이 처한 현실은 주로 소거되고 때로는 왜곡되기도 한다. 지역 간 건강불평등 정책을 계획하거나 집행할 때 그 문제의 심각성이 더욱 커지는데, 현재 지표만으로는 지역이 처한 환경이나 맥락, 그리고 지역주민이 실제 의료 이용에서 겪는 인식적/경험적 불평등이 포착될 가능성이 낮기 때문이다. 이는 숫자가 정부의 통치 기술이자 정부의 정치적 합리성을 파악할 수 있는 렌즈라고 해석하는 기존 학자들의 견해와도 일치한다(Demortain, 2019; Rose, 1991; Rose and Miller, 1992). 또한 현상과 원인에 대한 정확한 분석에 도달하지 못한 채 계획되고 수행된 정책은 목표 달성에 어려움이 있을 수 있고 정책을 집행하는 과정에서 기존의 건강불평등을 심화시키거나 추가적인 문제들이 양산되는 등 예기치 못한 정책 부작용을 발생시킬 수 있다.

3. 지역에서 건강과 보건의료의 의미

1) 건강과 보건의료에 대한 실재와 인식

앞서 서술한 사례의 기저에는 지역의 구조와 기제를 통해 주민들의 삶으로 발현되는 건강이나 보건의료의 경험(존재)과 이를 자료화하거나 지표로 측정한 결과(인식) 사이의 괴리를 공통적으로 발견할 수 있었다. 존재하는 객체와 그것을 인지하는 사람 사이에는 여러 이유로 간극이 발생할 수 있다(〈그림 5-3〉).

그 원인 중 하나는 객체를 인식하는 주체의 감각 또는 인식에 사용하는 도구의 한계 때문일 수 있다. 구체적으로는 고정관념(인식의 편향) 때문일 수도 있고 객체를 측정하는 방식(설문지, 지표, 질문의 뉘앙스, 주관적 응답 등) 때문일 수도 있다. 인식의 편향은 개인의 차원이지만 도구의 편향은 지표나 설문 문항을 개발하는 데 참여하는 사람의 구성 특성이나 절차에 따라 구조적 차원에서 발생할 수도 있다. 측정하려는 객체가 어떤 물질적인 것이 아니라 사회현상일 경우, 그 실체를 완벽하게 반영하는 측정도구나 지표를 찾기란 더욱 어려울 수 있다. 이 때문에 편향되거나 왜곡된 형태로 측정할 위험을 최소화하기 위해 타당도와 신뢰도를 높일 수 있는 다양한 방법이 존재한다. 하지만 측정 대상 전체에 대해서 타당도와 신뢰도가 검증된다 하더라도 특정 집단 간 비교와 불평등을 측정하기 위한 차원에서는 그렇지 않을 수도 있다. 앞서 사례로 제시한 미충족의료 지표의 지역 간 불평등 활용이 그러하다(박유경 외, 2020). 이런 일이 발생하

〈그림 5-3〉 객체와 인식의 간극

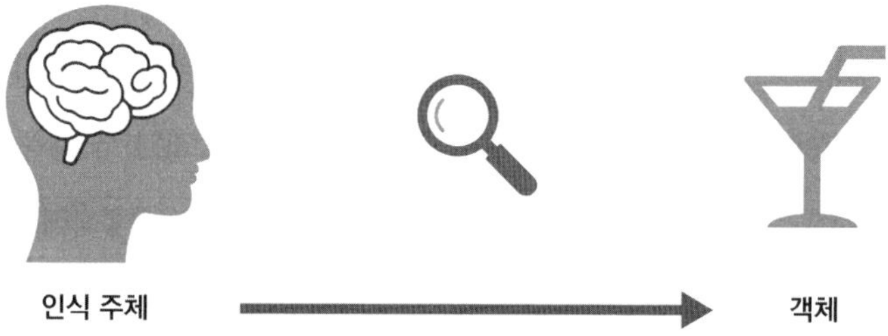

는 이유는 지역에서의 의료필요와 기대수준에 대한 인식의 불평등이나 의료 질의 불평등, 관외 의료이용을 위한 부담의 불평등과 같은 현상과 기제를 포착하지 못하기 때문이며, 이는 근본적으로 측정 대상이 되는 사회현상, 즉 지역에서의 의료이용에 대한 이해가 부족하기 때문이다. 이와 같이 지역은 건강과 보건의료의 사회적 결정요인들이 교차하며 작동하는 공간으로서, 그 자체로 핵심적인 사회적 결정요인이기 때문에 건강과 보건의료를 측정하고 비교할 때 지역의 영향에 대해 지금보다 더 진지하게 고려해야 할 필요가 있다.

건강과 보건의료에 대한 개념을 살펴보는 것은 지역에서 건강과 보건의료의 실재를 근본적으로 이해하는 데 도움이 될 수 있다. 세계보건기구(WHO)는 1948년, 건강을 "단순히 질병이나 허약함이 없는 상태가 아니라 신체적, 정신적, 사회적으로 완전한 안녕 상태"로 정의했다. 이는 건강에 대한 관점 중에서도 총체적(holistic) 시각에 해당한다. 총체적 건강이론(holistic theory of health: HTH)에서는 건강을 객관적 측정으로 판단할 객체가 아니라 달성해야 할 목표의 하나라고 보며, 기본적인 생존을 넘어 삶의 질이나 복지도 중요하다고 주장한다(Nordenfelt and Lennart, 2007). 하지만 건강에 대한 보편적인 인식은 이보다는 협소할 것이다. 아프지 않는 것, 즉, 생의학적으로 질병이 없는 상태를 건강이라 이야기하는 경우가 많다. 최근 정신의학적 문제가 사회적 이슈가 되면서 사람들이 널리 인식하는 질병의 범위가 신체적인 것을 넘어 확대되는 경향도 있지만 그럼에도 여전히 생의학적 관점의 범위에 있다. 건강을 객관적으로 정의하고 측정할 수 있는 것, 인체를 정교한 기계로 생각하고, 생물학적 표준(norm)에서 벗어난 상태를 질병으로 간주하는 것이다. 대표적으로 부스(Christopher Boorse)는 질병을 "정상적 기능 능력의 훼손, 즉 하나 또는 여러 가지 기능이 전형적 수준 이하로 떨어지거나, 환경요인 때문에 기능 능력이 제한된 내부 상태"로 정의했다(Boorse, 1997). 혈압이나 혈당의 특정 수치를 기준으로 고혈압과 당뇨병을 진단하는 현대의학적 방식이 이에 해당하며 많은 이들에게 익숙한 것이기도 할 것이다. 질병의 진단기준에 따른 발생/유병률, 생존과 사망 또한 여기에 포함된다. 환경론적 건강관(environmental model of health)에서는 건강을 각 개인이 물리적, 사회적, 기타 환경에 '적응하는 능력'으로 이해한다(Larson, 1999). 이 관점은 어떤 상태로서의 정태적 건강을 넘어 환경을 포함한 넓은 맥락에서 역동적인 형태로 건강을 이해하게 하고, 특히 각 개인의 능동적인 대처 능력을 중시하는 의의가 잘 드러난다. 그럼에도 개념이 모호하고 현실에서 실제 건강 수준을 측정하기 어렵다는 비판을 받는다.

지역 간 비교를 포함해 많은 정책에서 지표로 활용되는 건강은 보통 생의학적 관점에서 수명 또는 사망과 같은 이분법적 정의를 사용한다. 하지만 우리가 스스로 이해하는 우리 몸과 마음의 건강은 그리 딱 떨어지지 않는다. 어린 시절 수술을 받고 계속 관리하는 중이라도 이 정도면 건강한 것 같다고 응답할 수도 있고, 심지어 거동이 어려워 누워 있는 상태라 하더라도 옛날에 비하면 많이 건강해졌다고 표현할 수도 있으며, 반대로 어떤 질병 진단을 받은 적은 없지만 항상 피로감을 느끼며 집중이 되지 않아 어딘가 문제가 있는 것 같다는 느낌을 가지고 있을 수도 있다. 대부분 최악의 경우부터 최고의 상태로 이어지는 연속선상에서 어느 중간에 위치할 것이며 어떤 관점에서 보느냐에 따라 객관적으로 같은 상태라도 다르게 평가될 수 있다. 건강의 기준에 사회적 영향도 무시할 수 없다. 심지어 부스가 표현한 정상적 기능이라는 기준에서만 보더라도 건강은 신체적 기능만이 아닌 사회적 기능을 잘할 수 있는가로도 평가할 수 있다. 이는 의료와 연결되면 더욱 명확해진다. 예컨대 감기에 걸렸을 때 병원에 가는 기준, 즉 의료필요가 생기는 시점이 스스로의 불편감이나 고열의 여부 등이 아니라 직장 생활 등 일상의 업무에 지장을 받거나 주변에 피해를 줄 수 있는 증상이라면 신체적, 심리적 요인 외에도 사회적 요인이 함께 작동한 결과일 것이다.

이와 같이 건강이 무엇인지를 정의하고 설명하기란 간단하지 않고 관점에 따라서도 다양하다. 건강이 무엇인지를 설명하는 것(실재론)과 더불어 생각해야 할 것은 건강을 어떻게 인식하는가(인식론)이다. 측정방식과 지표란 실재하는 현상을 어떻게 대리하여 보여줄 것인가의 문제이기도 한데, 앞서 비판한 인식론적 한계는 이러한 문제와 밀접하다. 특히 지역에서 건강의 의미와 관련해서 더 깊이 고민해야 할 부분도 인식론적 영역에 있다. 수도권과 대도시에 비해 지역의 건강 수준이 나쁘다는 사실은 지표 자체의 한계에도 불구하고 다양한 지표를 통해 검증된 바 있다. 구성적으로 건강 수준이 더 나쁠 수밖에 없는 사회경제적 특성을 지닌 인구 비율이 더 높고 맥락적으로도 건강을 향상하는 데 불리한 환경적 조건(많은 경우 건강 향상과 관련한 자원에 대한 물리적 접근성)을 가지고 있기 때문이라는 설명이 덧붙여진다. 그럼에도 특히 주관적으로 측정되는 건강지표의 경우 통상적으로 알려진 결과와 다르게 나오는 경우가 적지 않다. 지역요인이 건강을 인식하는 데 어떤 영향을 미치는지에 관한 연구는 좀처럼 찾기 어렵다. 다만, 건강불평등 인식에 관한 질적연구를 수행한 김동진 등(2016)의 인터뷰 내용에 의하면 좋은 지역에 거주할수록 근린시설이나 의료서비스의 질, 접근성 등으로 인해 건강 수준이 좋다는 인식과 더불어 도시보다 농촌지역이 자연환경과 긴장되지 않은 분위기로 인한 낮은 스트레스 노출로 인해 더 건강할 것이라는 상반된 인식을 확인할 수 있었다. 농촌지역 거주자들은 지역에 따른 건강불평등이 있다는 것을 인정하지 않거나 인지하더라도 관련된 사회구조적 요인까지 인식하지는 않았다. 이는 일반화하기는 어려웠지만 사회경제적 수준이 낮은 집단에서 건강불평등 유무나 구조적 요인에 대한 인식이 낮은 것과 일맥상통한다(김동진 외, 2017).

보건의료는 건강에 비하면 더 객관적으로 큰 왜곡 없이 파악할 수 있지 않을까? 지역의 보건의료 현황과 문제는 익히 잘 알려져 있다. 병의원 등의 보건의료 시설과 인력 모두 비수도권의 인구가 적은 농어촌 지역일수록 부족하기 마련이며 이러한 현상은 '의료 취약지'라는 정책 용어로도 익숙하게 알려졌다. 인프라 외에 의료이용에서도 지역의 취약함을 포착할 수 있다. 관내의료이용율은 지역의 사람들이 어떤 이유에서건 자신의 거주지역에서 의료를 이용하지 못하거나 하지 않고 타 지역으로 이동하여 이용하는 비율을 보여준다. 그 결과로 치료 가능 사망률이나 주요 응급질환별 사망률의 차이가 발생한다. 보건의료 인프라의 부족에서 기초한 의료 접근성 저하가 나쁜 건강결과로 이어진다는 논리적 흐름은 일견 보기에 크게 문제가 없어 보인다. 그런데 이렇게 문제와 기제가 명확하다면 지역의 의료불평등 문제는 왜 아직도 해결이 요원해 보이는가? 사회적 이슈로만 보면 오히려 지역 간 의료와 건강 격차는 더 심해지고 있는 듯하다. 이 모두가 보건의료를 제대로 인식하지 못한 탓이라고는 하기 어렵겠지만 그럼에도 최소한 우리가 지역의 보건의료 문제를 해결에 도움이 되는 방향으로는 충분히 파악하지 못했다고 말할 수는 있을 것이다.

사실 보건의료도 건강만큼이나 정의하기 어려운 개념이다. 건강과 보건의료 필요는 시대와 사회에 따라 다를 수 있는 유동적 개념이다. 그 범위와 내용이 역사적, 경험적으로 형성되기에 보건의료를 일관되게 정의하는 것은 매우 어렵다. 보건의료는 광의로는 일차적 목적이 건강이나 질병과 관계가 있는 모든 행위와 서비스를 의미한다. 목적에 따라 치료, 건강증진, 회복 등으로 다양하고, 내용에 따라서는 신체적, 정신적, 사회적 건강과 삶의 질 등을 포함한다. 건강 필요가 반드시 보건의료 필요와 동일한 것은 아니지만 건강과 보건의료 필요 모두 기술의 발전이나 의료 보장 정책의 발달과 함께 상호 영향을 주고받으며 변화한다(김창엽 외, 2015). 보건의료 필요에는 예컨대 보건의료가 아니고서는 생명을 잃게 되는 질병이나 부상과 같은 객관적인 영역도 있지만 상대적으로 중증도가 덜한 문제가 되면 사람마다 동일한 증상이라 하더라도 어떤 보건의료가 필요한지에 대한 인식과 요구가 다를 수 있다. 물론 암과 같은 중증의 질환이라 하더라도 개인의 가치관이나 현실적 상황에 따라 의료를 필요로 하지 않을 수도 있다. 그럼에도 통증을 줄이거나 편안한 마지막을 맞이하기 위한 보완의료적 필요는 남아있을 수 있다.

지역에 따른 차이는 없을까? 일단 건강과 보건의료 모두에서 개인의 객관적 필요는 지역마다 다르다고 하기 어려울 것이다. 집단의 차원에서는 고령인구가 많다거나 사회경제적 수준이 낮은 경향이 있는 인구집단의 구성적 특성에 따른 차이가 분명 존재할 것이다. 그러나 오래전부터 지역에 축적된 보건의료에 대한 역사적 경험, 문화와 규범과 같은 맥락적이고 관계적인 기제에 의한 차이에 대한 파악을 통하여 좀처럼 가시화되기 어려운 지역 간 건강과 보건의료의 불평등을 더 잘 이해할 수 있을 것이다.

건강문제와 의료필요, 그리고 보건의료 이용과 결과가 지역에서 상호작용하는 독특한 맥락이 있다.

첫째는 지역 간 보건의료 여건과 질의 경험적 비교에 기초한 의료 만족도와 기대의 변화다. 의료가 취약한 지역에서 오랜 시간 거주해온 사람은 지역의 의료에 대해 별 불만을 느끼지 않는 반면, 서울에서 거주하다가 이주한지 얼마 되지 않은 사람은 지역의 의료가 낙후했다고 인식하며 만족도도 상당히 낮을 수 있다. 대도시에 거주하는 자녀를 둔 고령의 부모는 자녀가 선물하는 서울 소재의 대학병원 건강검진을 받는 경험을 통해 높은 기준의 의료를 경험하고 새삼 국민건강검진과의 격차를 실감한다(김동진 외, 2016; 김동진 외, 2017). 중저소득 국가 보건의료체계의 질에 관한 보고서에 의하면 역설적으로 낮은 보건의료 질에 노출되어 온 중저소득 국가 환자들이 그들이 받는 서비스 만족도를 높게 보고하는 경향이 있었다. 보건의료에 대한 만족도는 질에 영향을 받을 뿐 아니라 접근성, 비용, 건강상태, 기대, 즉각적인 결과, 고마움 등에도 영향을 받는다. 좋은 질에 대한 낮은 기대는 결국 만연한 저질의 의료, 부족한 주인의식, 시스템을 책무성 있게 유지할 기능적 기제가 잘 작동하지 않게 만들어 악순환으로 이어질 수 있다(Kruk et al., 2018). 박탈지역의 기대 조정과 관련하여 김동진 등(2016)은 질병치료에 어려움을 겪었던 경험이 있고, 거주지역 내 의료접근성, 근린시설에 대해서는 부정적으로 평가함에도, 그런 상황에 익숙해져 있거나 긴급하게 개선을 요구하지 않는 것은 장기간 취약한 상황에 노출됨으로써 적응의 단계에 접어들었기 때문일 수 있다고 해석했다.

둘째는 미충족의료와 관련한 설명에서도 언급한, 지역의 보건의료 특히 건강 문제를 의료필요로 인식하는 과정에서의 인식 불평등이다. 오히려 보건의료 자원이 풍부한 곳에서 사람들은 건강문제를 보건의료를 통해 해결할 수 있고 해결이 필요한 것으로 더 쉽게 인식한다. 낙후된 지역에서 사회경제적으로도 취약한 주민들은 지역과 본인의 자원이 많지 않기 때문에 보건의료를 원하는 대로 선택할 수 없다고 느끼며 외부로 나가야 하는 상황이 생기더라도 애초에 할 수 없는 일로 간주하는 경향을 보였다(Allan et al., 2014). 도시 거주자에 비해 시골 거주자 가운데 고혈압을 지닌 노인들은 노화에 따라 건강이 더 나빠지고 통제하기 어려워질 것이라는 낮은 기대수준을 가지는 것으로도 나타났는데 이는 노화에 대한 인식에 사회경제적, 교육 수준의 격차가 영향을 미치기 때문이다(Hou et al., 2020). 노인뿐만이 아니라 대학생 집단에서도 도시와 시골 사이에 심혈관계질환에 대한 위험 요인의 인지수준에 차이가 존재했는데, 여기에는 주치의 여부를 포함한 의료접근성이 영향을 미친 것으로 분석되기도 했다(Abshire et al., 2020). 개인 간 분포하는 의료 민감성의 차이를 넘어 지역에서 작동하는 구조적 힘은 체계적 불평등을 야기한다. 중국의 시골 지역에 위치한 노인 환자 집단을 대상으로 한 문화인류학적 연구에서는 오랜 시간 동안의 박탈상태를 통해 형성된 지역의 분위기가 노인의 아픔을 '정상화'하는 경향이 있으며 잘 참는 것이 미덕이므로, 의료를 적극적으로 찾는 것을 가치절하하는 규범이 있음을 발견했다. 이러한 규범의 형성에는 지역의 낮은 보건의료 접근성과 같은 조건이 상호작용하며 사회안전망이 부족한 상황에서 지역의 의료, 돌봄 등 모든 자원의 부족이 결국 그 부담을 가족에게 전가하고 마는 구조가 기여했을 것이다(Zou, 2020).

2) 사회적 결정요인

지역의 건강과 보건의료를 설명하는데 빠질 수 없는 개념은 사회적 결정요인이다. 보통 사람들에게 건강은 여전히 흡연, 음주, 운동과 같은 건강생활습관이나 유전, 성별과 같은 생물학적 요인에 따른 개인의 책임으로 인식되는 경향이 강하다. 그러나 건강불평등은 집단 간 건강의 차이가 단지 생물학적 특성이나 확률적 우연에 의한 것이 아니라 사회경제적 조건에 의한 구조적이고 체계적인 힘이 작동한 결과라는 점에서 건강의 사회경제적 불평등이라고도 표현한다(김명희·이주희, 2013).

건강의 사회적 결정요인은 과거 건강을 생의학 중심적으로 이해하는 접근

〈그림 5-4〉 건강의 사회적 결정요인-생태학적 모델

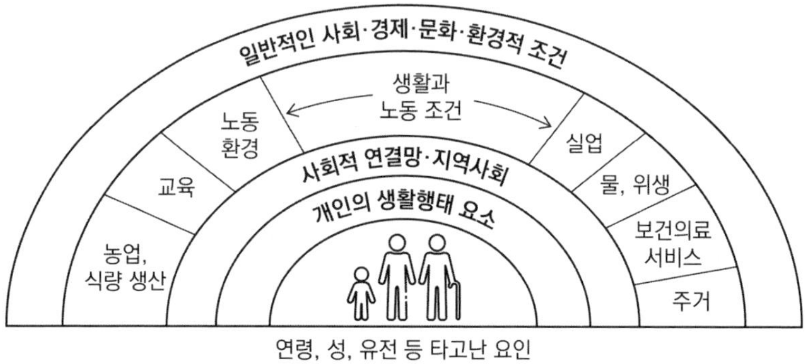

* 자료: Dahlgren and Whitehead(1991)의 그림을 재구성.

에 비해 건강의 사회적 측면과 다차원적 개념을 이해하는 데 도움이 되며, 지역 환경은 그 자체로 중요한 건강 결정요인인 동시에 지역에 포함된 다른 사회적 결정요인들의 특성과도 관련된다. 달그렌(Göran Dahlgren)과 화이트헤드(Margaret Whitehead)는 사회생태학적 이론을 근거로 건강의 사회적 결정요인을 제시하였는데 이는 성별이나 연령 등 개인의 고유한 특성, 개인의 생활습관, 지역사회와 사회연결망, 노동, 교육, 고용, 보건의료, 주거 등 일반적인 사회경제문화적 환경 등이었다(그림 〈5-4〉).

세계보건기구(WHO) 건강의 사회적 결정요인 위원회(Commission on Social Determinatns of Health, CSDH)가 채택한 디더리센(Finn Diderichsen) 모형은 거시구조적 요인으로서 사회경제정치적 맥락, 교육, 소득, 직업 등으로 인한 사회계층화를 배치하고, 중간 요인으로서 사회자본, 물질적 환경, 행동과 생물학적 요인, 사회심리적 요인, 보건의료체계 등을 배치하였다(〈그림 5-5〉).

이와 같은 사회적 결정요인의 차이는 건강에 유해한 환경에 대한 차별적 폭로와 차별적 취약성을 거쳐 차별적 영향으로 이어진다. 이 모델은 사회적 결정

〈그림 5-5〉 건강불평등의 사회적 결정요인

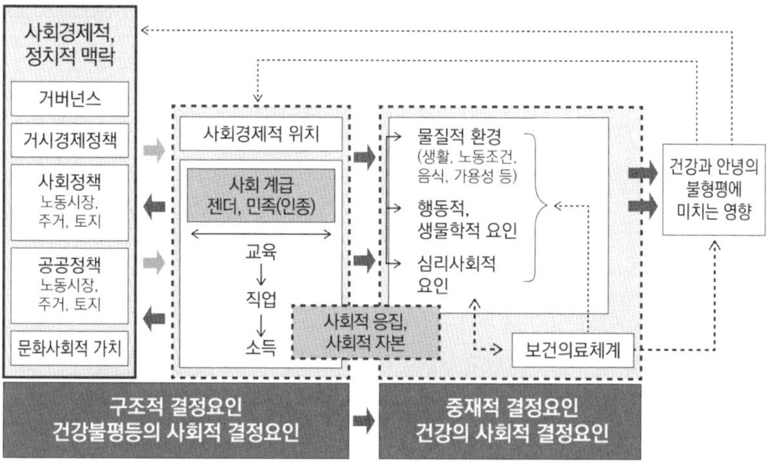

* 자료: WHO CSDH(2008)의 그림을 재구성.

요인을 설명하는 수많은 논문에서 인용되었고, 총체적으로 건강을 다루려는 연구들에서 개념적, 분석적 틀로 사용했다. 〈표 5-2〉는 사회적 결정요인 모델이 연구에서 활용하는 변수로 연결되는 방식을 예시로 보여주는 것이다. 사회적 결정요인에 해당하는 구조-중재 요인의 영역에 대해 확보할 수 있는 변수들을 최대한 설명요인으로 포함시켰을 때 좁은 수준의 건강설명모델에 비하면 분명 새로운 설명을 해줄 수도 있을 것이다.

그러나 사회적 결정요인 모델을 사용했다는 것 자체만으로는 충분하지 않다. 당장 모델에서 설명한 요인들을 반영한 지표가 없거나 자료가 수집되지 않는 경우도 허다하다. 정치, 경제와 같은 거시적 요인은 물론, 돌봄과 같이 비제도화된 형태의 자료는 좀처럼 수집되기 어렵다. 자료의 유무 외에도 철학적으로는 건강과 보건의료에서 나타난 실재와 인식 사이의 괴리, 즉 인식론적 한계가 제기된다.

〈표 5-2〉 지역보건의료의 사회적 결정요인과 변수 예시

결정요인	영역	변수
구조적 요인	사회경제적 위치[개인]	성별
		연령
		교육수준
		직업
		소득
	사회경제적, 정치적 맥락[지역]	실업률/경제활동인구 수
		1인당 자동차 등록 대수
		주택소유/무주택 가구 수
		이혼 건수
		고령인구/독거노인가구비율
		인구이동(전출입) 비율
		노후건물/주택 비율
구조적/중재 요인	사회통합 및 사회자본	[개인]이웃/친구 접촉 횟수
		[지역]사회의 도움, 공정성, 신뢰
중재 요인	건강행태[개인]	아침/규칙적 식사
		신체활동
		흡연
		음주
	사회심리적 요인[개인]	스트레스
		우울감
		혼인상태
	물질적 환경[지역]	가로등/녹지/공원 면적, 접근성
		보행환경 만족도
		교통사고 건
		지역안전등급
		보행자 전용도로
		공공체육시설 접근성
	보건의료[지역]	보건의료기관(종별) 접근성
		보건의료기관(종별) 서비스권역 내 인구 비율
		(인구당) 의료기관(종별) 수
		(인구당) 의료인력 수
		민간의료기관 가입률

건강의 사회적 결정요인이 설명하는 개인의 건강은 사회구조 안에서 발현된다. 예컨대, 계획하지 않은 임신을 통하여 발생한 배아가 모체 안에서 거주지 주변의 소음과 대기오염에 노출된다고 가정하자. 우리는 태어나기 전 과정에서부터 이미 사회적인 구조로 인한 기제에 노출이 되는데 예컨대 피임을 용이하게 하지 못하는 데 일조한 사회적 규범이 작동하였을 수 있다. 여기에 더

하여 거주지가 소음과 대기오염에 상당부분 노출이 될 수밖에 없었던 도시화와 산업화라는 구조가 자리하고 있기도 하다. 따라서 비록 생물학적인 요인이라고 할지라도 사회구조 안에서 발현되는 것으로 보아야 한다.

그러나 사회과학 연구에서 자연과학적 접근, 실증주의, 양적 분석방법이 헤게모니를 잡으면서 세계를 이해하는 방식이 분절되었고, 이는 사회적 결정요인에서 사실은 층위와 관계로 연결되어 있는 각 차원과 요소를 분리하여 각각의 독립적 효과를 증명하는 연구 경향으로 이어졌다. 실증주의적으로 세계를 이해하는 것의 한계는 사회적(social)이라는, 수많은 구조와 기제 속에서 발현될 수밖에 없는 역동적이고 두터운 현상과 존재를(그래서 예를 들면 '지역'을) 정태적이며 얄팍한 하나의 '변수' 쯤으로 이해하는 오류로 이어졌다.

현재까지의 '건강의 사회적 결정요인'의 철학적 전제들에 대한 적지 않은 비판의 요지는, 이것이 기존의 실증주의적, 환원주의적, 선형적 관점에서 벗어나지 못한다는 것이다. 먼저, 건강의 사회적 결정요인에 대한 분석은 환원주의적으로 이루어졌는데, 특정 원인이 건강결과에 영향을 준다면 그것을 표적으로 개입하면 된다는 식의 사고다(Garbois et al., 2014). 이와 같은 사고는 대표적으로 지표에 대한 맹신으로 이어졌다고도 볼 수 있다. 분절화의 결과, 건강의 사회적 결정요인이란, 결국 몇몇 건강관련 지표(측정가능한)와 사회집단과의 관계로 축소되어 버렸다. 예컨대 WHO의 권고에서도 역시, 분배 문제에 대한 사회적 불평등을 줄이는 것이 아니라 "주거 환경 개선"과 "자원 재분배" 등으로 축소되었다(Garbois et al., 2014).

여기서 파생되는 다른 문제가 건강의 사회적 결정요인에 대한 선형성의 전제다. 사회적 결정요인의 개념에 의하면 건강 불평등의 결정요인들이 넓은 범위의 맥락에서도 적용될 수 있는데, 의도하지 않은 결과나, 변수들 간의 양성/음성 되먹임 고리(positive/negative feedback loop)의 존재 가능성에 대해서 무시해 버릴 수 있으며(Garbois et al., 2014), 대부분의 통계 기법들이 여기서 벗어나지 못하고 있다.

결과적으로 건강의 사회적 결정요인에 관한 연구들에서 역학이 차지하는 비중이 커지게 되었으나 '과학적 근거'를 찾기에 매몰된 측면이 존재한다. 그러나 막상 건강 불평등을 줄이기 위한 정책 수립은 과학적 근거를 짜맞추는 경험적 기반의 노력보다는 기본적으로 규범적인 과정에 가깝다(Crammond and Carey, 2017).

이러한 철학적 한계는 '사회적(social)'인 것을 정태적(static) 속성으로 바라보고 있다는 비판으로 이어진다(Jayasinghe, 2015). 사회를 여러 이해관계가 충돌하는 집단들의 각축장으로 해석해야 하며, 이들 간에 투쟁하고 타협하는 과정에서 사회구조의 변화들이 야기되고 이는 새로운 주체들의 형성을 촉발한다는 역동적(dynamic) 속성을 간과한다는 것이다. 정태적 관점은 몰역사적인 관점이기도 하여, 건강 불평등은 사회적 불평등이 있는 한 언제나 존재하는 것처럼 되어버렸다(Frank et al., 2020). 따라서 사회계급도 사회적 불평등도 역사 이래 언제나 존재했기 때문에 급하지 않은 일이라는 암묵적인 인식을 갖게 된 측면도 존재한다.

건강의 사회적 결정요인이 내포한 한계는 지역의 건강과 보건의료를 설명할 때도 그대로 반영된다. 일단 사회적 결정요인 자체가 학술적인 차원을 넘어 현실에서 좀처럼 힘을 발휘하지 못하고 있다. 현재와 같이 신자유주의적 지배 이데올로기가 우위를 점하는 한, 지역의 건강 지표가 나쁜 것은 단지 개인의 건강문해력이 낮거나 생활습관 문제가 대도시에 비해 나쁘기 때문이며, 접근 가능한 병원이 적기 때문인 것으로 해석된다.

또한, 다양한 수준의 분석들이 누락되어 있는데, 우선 거시적인 체계 수준의 고려가 되지 못하고 있다는 점을 들 수 있다. 예컨대, 세계 자본주의의 정세와 한국의 경제성장 전략은 어떤 관련이 있으며, 이 같은 맥락에서 지역은 어떠한 역할을 담당하고 있었는가? 일례로 지역 경제의 상당 부분을 조선업에 의존하던 거제시가 2016년 세계적인 조선사업 불황의 여파로 타격을 입고 엄청난 실업자와 지역 경제 위기를 겪는 과정에서 건강과 보건의료에 미친 영향은 제대로 연구되고 논의되지 못했다.

그리고 여전히 개개인에 대해 '사회적 구조'로서 지역의 조건들이 어떻게 직간접적인 영향력을 미치게 되는가에 대한 논의와 연구가 부족하다. 흔히 구조적인 접근으로써 건강 불평등의 근본적인 원인에 초점을 맞추어야 한다고들 하나 (개개인의 물질적인 자원이 불균등하게 분포가 되어 있는 것을 건강 불평등의 '원인의 원인'이라고도 부른다) 현실 수준에 반영되기 이전의 학술적, 또는 규범적 수준에 머무른다. 또 하나의 문제는 구조를 어떻게 정의할 것인가이다. 즉, 개별화된 지표가 아닌 숨은 힘에 의해 추동된 사회적 산물로서의 구조에 대한 깊은 개념화가 필요하다. 그러나 고전적 마르크스주의, 부르디외의 '아비투스', 푸코의 '통치성' 등 사회적 구조에 대한 기존의 이론적 개념들에도 한계가 있어 쉬운 작업은 아닐 것이다(Crammond and Carey, 2016).

3) 지역의 건강과 보건의료에 대한 주체와 책무성

많은 지역보건의료 정책 목표에서 최종 목적으로 지명되는 '지역주민의 건강 향상'은 세부 목표로 나아가는 과정에서 '질병 없음'이라는 생의학적 건강 정의로 나타나는 경우가 흔하다. 사망률의 감소, 특정 질환의 유병률 감소, 또는 관리율 증가와 같은 형태다. 이러한 상황이다 보니 지역의 건강과 관련한 정책은 보건의료정책과 다르지 않게 다루어지곤 한다. 사실 건강정책의 현실은 '보건의료정책' 외에는 별다른 정책이 없다고 해도 무방할 정도이다. 이는 지방자치단체 홈페이지 조직도에 잘 드러나는데 관련된 부서의 명칭은 대개

'보건의료정책', '건강증진', '감염병 관리', '식품의약/위생'에서 크게 벗어나지 않는다. '건강증진' 부서에서 수행하는 업무 내용은 주로 금연, 영양, 운동과 같은 개인의 건강행태 개선에 초점을 맞춘 것이 대부분인데, 이는 건강의 사회적 결정요인 개념에 비추어 보면 턱없이 제한적이다.

건강과 보건의료정책은 지역에서 이루어지는 것이라 하더라도 광역이나 지역 자체적으로 수행하는 정책의 비중이 적은 편이며, 중앙집중적인 정책체계로 구성되어 있다. 의료의 영역에서만 보더라도 재정적 측면은 국민건강보험에서, 서비스 제공의 측면은 민간에서 제공한다. 보건이나 건강증진의 영역은 주로 시군구에 설치된 보건소를 중심으로 사업이 이루어지는데 이 역시 대부분이 국비 매칭 사업으로 자체 사업은 그리 많지 않다. 지방정부의 예산 중 보건의료 부문이 차지하는 비중을 보면 직접적으로 드러나는데, 예컨대 2022년 일개 광역시의 '시민건강국' 예산 구성비는 1.73%다. 복지여성국의 예산 구성비가 30.68%, 문화관광체육국이 3.59%, 소방본부가 5.79%인 것과 대비하면 매우 적은 비중임을 알 수 있다. 보건의료는 건강, 생명, 장애, 기능, 안전 등의 가치와 밀접하고 건강과 생명은 인간의 삶을 구성하는 가장 기본적인 요소에 속한다. 보편적 기능이 작동하는 사회라면 대체로 보건의료를 모든 구성원이 보편적으로 누려야 하는 것이라는 당위에 동의하며 정도와 방식에 차이가 있지만 그러한 사회적 기대에 부응하기 위한 제도와 정책을 갖춘다. 여기에는 보건의료가 모든 사회 구성원의 권리라는 개념이 포함되기 때문에 국가와 정부는 권리 보장의 주체로서 의무가 발생한다. 건강과 보건의료 정책의 높은 중앙집중성, 지방정부의 낮은 재량 및 제한된 사업영역과 예산은 결국 지방정부가 지역주민 건강과 보건의료에 대한 충분한 책무를 가지기 어려움을 의미하기도 한다.

지역에서 보건의료 불평등은 오래된 문제 현상이지만 단순히 행정구역에 따라 광역 또는 기초지방자치단체 수준을 단위로 이 의무가 명확하게 분리되지는 않는다. 한국은 보건의료가 제공되는 체계의 커다란 축을 이루는 국민건강보험에 따라 국민건강보험공단이라는 국가 단위의 보험자가 존재하여 보험료 징수, 전국의 모든 공공, 민간 의료기관에 대한 지불 보상, 적정성 평가 등이 일괄적으로 이루어지기 때문이다. 지방정부는 전체 인구의 약 3%에 불과한 의료급여 수급자에 대해서만 보장 의무를 가진다. 일본의 건강보험 중 일부 자영자에 속하는 지역보험(농어민, 자영자, 5명 이하의 직장 근로자를 대상으로 하는 사회보험의 유형)은 지방정부(시·정·촌)가 직접 보험자 역할을 하는 것과 비교하여 생각해 보면 관할 지역주민에 대한 보건의료 서비스의 전략적 구매, 질 관리 등에 대한 책무의 수준이 다를 수밖에 없다(김창엽, 2019). 예컨대 지역에 따라 관외의료이용 비율은 적게는 10%에서 많게는 80%까지 상당한 차이를 보인다. 높은 관외의료이용에도 불구하고 보험료의 징수와 지불 모두 중앙에서 이루어지기 때문에 지방정부가 이를 개선하기 위해 개입할 명분과 수단이 모두 취약하다. 지역 보건의료체계에서 가장 잘 알려진 문제는 의료의 질적 불평등과 그로 인한 주민들의 불신과 대형병원 쏠림 등이지만 지역 내 의료기관(특히 민간의료기관)의 질적 수준에 대해서도 마찬가지로 지방정부가 시정을 요구하거나 평가할 권한과 책무가 없다.

건강할 권리와 필요한 의료를 이용할 수 있는 권리는 어느 지역에 살고 있는지에 관계없이 누구에게나 공정하게 주어져야 한다. 하지만 지역에 따른 건강과 의료접근성의 차이는 극명하다. 지역주민의 건강과 보건의료에 대해 지방정부가 지닌 부분적인 권한과 책무는 지역주민과 지방정부 사이의 취약한 연결고리가 되어, 지역의 건강과 의료문제가 중앙에 기대야 하거나 개인이 해결해야 할 문제로 생각하기 쉽게 만든다. 지역주민의 고통이 중앙에 가 닿기에는 너무 멀고 중앙의 조사와 지표는 지역의 특수성과 어려움을 하나하나 마주하기에는 거리가 있으며, 지표의 대표성과 표준화, 지역 간 지원의 공평함 등과 같은 또 다른 종류의 정치적 압력도 존재한다. 총선이나 지방 선거에서 등장하는 우리 지역 공공병원 설립하기 공약이 그나마 유일하게 대응 가능한 부분이지만 이 또한 쉽지만은 않다. 공공병원의 공공성은 소유 주체 외에도 비수익성이라는 속성이 중요하게 여겨지는 반면, 보건의료기관의 운영과 투자는 철저히 시장 논리에 기초하며 공공보건의료기관에조차 효율성의 가치가 우선되는 모순적 논리가 작동한다. 이 때문에 보건의료 취약지의 공공보건의료 확충 노력은 자주 실패해왔다. 보건의료의 사회적 특성 때문에 공공보건의료 확충은 지방선거와 정치인의 단골 공약으로 등장하지만, 관료-예산의 논리에 공격받기 쉽고 이를 극복한 사례는 많지 않다.

4. 대안의 가능성

지역에서 건강과 보건의료 정보와 지표가 활용되는 방식은 지역에 터전을 두고 살아가는 사람들의 현실을 제대로 담아내지 못하는 경향이 있고, 여기에는 근본적으로 현실과 측정 사이에서 발생할 수밖에 없는 인식론적 한계가 있음을 살펴보았다. 이와 같은 한계 기저에는 건강과 보건의료에 대한 현실과 사람들의 인식, 그것이 자료화되고 정책과 정치에서 활용되는 방식 간의 괴리와 차이가 있었다. 인식의 편향은 중앙과 지역 사이, 그리고 정책결정자와 일반 주민 사이에 존재하는 권력 불평등의 영향을 받으며, 이는 개념적으로 건강과 보건의료를 통합적이고 구조적으로 설명하기 위해 등장한 사회적 결정요인을 현실에 적용할 때조차 작동하는 듯 보인다.

이와 같은 문제를 일으키는 힘은 건강과 보건의료를 바라보는 전문가, 체계, 관료, 행정의 관점, 그리고 지역을 바라보는 중앙정치와 통치의 관점이라는 근본적인 구조에서 비롯된다. 당사자인 사람들과 지역의 시선으로 관점을 바꾸는 것은 이와 같은 구조적 힘을 비틀어 실재와 인식 사이의 괴리를 메꾸는 데에 도움이 된다.

예컨대 지역과 지역주민이 건강 데이터 생산과 소비에서 소외되는 것을 극복하기 위해서는 건강과 의료불평등 문제에 직접적이고 간접적으로 노출되거나 참여하는 당사자, 즉 시민이 직접 지표 생산에 개입하는 방안이 있다. 지역사회건강조사에서 일부 시민참여의 기전을 확보하고자 했으나 통치나 실무 등의 이유로 온전히 이행되고 있다고 판단하기에는 어려운 면이 있다. 이를 보다 적극적으로 적용하여 수동적인 정책대상자로 여겨졌던 시민이 지표 생산의 전 과정(지표 설정 → 데이터 수집 → 통계 생산 → 환류 → 지표 (재)설정)에 능동적으로 참여하는 기전을 확보하여, 지표가 국가 통치의 도구가 되는 것을 견제하고 지표 생산의 과정과 결과의 민주성과 투명성을 강화할 필요가 있다.

중앙정부, 정책결정자, 관료와 전문가의 관점을 지역과 주민의 관점으로 바꾸기 위해서는 기존의 힘과 권력의 균형을 흔들어야 하며, 이는 정치화를 통해 가능할 것이다. 경상남도 진주의료원의 폐업부터 서부경남 공공병원 설립 추진과정으로 이어지는 역사는 관료적 효율과 합리성의 정책 논리를 넘어설 수 있는 열쇠가 지역주민을 중심으로 한 정치화에 있음을 잘 보여준다. 이는 결코 쉬운 일이 아닌데, 당장 지역에서 건강과 의료이용 문제는 사람들에게 일상적인 문제임에도 좀처럼 이슈화되기 어렵다는 것이 그 이유이다.

사회적 결정요인은 지역에서 건강과 보건의료가 개인의 책임을 넘어 사회와 지역 전체의 체계와 연결되어 있고 이를 공정하게, 그리고 반응적으로 개선하는 것이 사회적 책임과 의무임을 이해할 수 있게 해야 한다. 다만, 본문에서 설명한 것과 같은 한계를 개선하기 위해서는 극복해야 할 문제가 있다. 우선

철학적인 이분법을 지양하는 패러다임을 구축해야 하는데, 이를 위해서는 생의학적 모형에 기반한 지식과 실행을 재사유해야 한다(Garbois et al., 2014). 다음으로는 세계의 여러 층위들과 그 관계들을 고려하는 새로운 인식이 필요하다. 흔히 우리가 사회적인 것이라고 하는 것, 하지만 주로 동등한 평면 위의 변수들로 다루어지는 것은, 여러 개의 층(lamination)으로 구성되어 있다(Haigh et al., 2019). 여기에는 개인의 심리적인 층위, 개인을 둘러싼 물질적 조건들, 인간 대 인간의 상호작용, 구조들과 문화들, 총체로서의 사회, (하나의 실체로서)지리-역사적 궤적, 국제적인 동향이 포함된다. 이렇게 볼 때, 일각에서 시도하고 있는, 계급적 차이, 인종차별 등 원위적(distal) 영향들에 대한 표적화만으로는 충분하지 않다. 그렇다고 이 전체를 일종의 복잡계라는 하나의 덩어리로 표현해 버리는 것 또한 지양해야 할 것이다. 퍼즐을 맞추어나가는 것처럼 아직 밝혀지지 않은 전체의 그림을 하나씩 탐구해 나가는 자세가 필요하다.

마지막으로 인식적으로나 실천적으로 온정주의(paternalism)에서 벗어날 필요가 있다. 여기서 이에 해당하는 두 가지 전략을 꼽을 수 있는데, 하나는 중앙집권적인 하향식(top-down) 방식에서 벗어나는 것, 다른 하나는 정치적, 경제적 권력을 견제할 수 있는 시민사회의 역할 증대이다. 오늘날 사회적 결정요인 의제의 효과성과 지속성은 상당부분 어떤 시민 사회적 기구가 쟁점에 연계되어 있는지에 의지하고 있다(Irwin and Scali, 2007).

건강과 보건의료가 사회의 기능을 유지하기 위한 수단으로서만이 아니라 사람들이 가치 있게 여기는 삶을 추구하기 위한 기능이자 역량으로서 여겨질 때 건강의 주체이자 주인이 사람이 되고 보건의료는 그 사람들의 필요에 기초해 사회가 마땅히 보장해야 하는 것으로 보다 적극적으로 인식할 수 있다. 건강과 보건의료가 통치의 수단이 되지 않기 위해 지방 건강 당국이 지역주민의 건강을 위한 책무를 가지는 것이 주인 대리인의 부작용을 막기에 더 용이하며,

정치화의 효과 면에서도 더 적합하다. 지금 구조에서는 전국 단위의 자원배분의 기준에서 근거로 활용되거나 사고 등으로 사회적 이슈가 되거나 선거 시기와 같이 통치의 정당성을 평가받을 때만 지역의 건강과 보건의료가 관심을 받지만, 이런 때조차도 지방정부는 이를 해결할 수 있는 힘도 의무도 적어 그 책무구조가 취약하다. 이런 상황들을 극복하기 위한 분권적 접근 방안 마련이 주요한 과제가 될 것이다.

§ 참고문헌

국립중앙의료원. 2022. 14개 시·도 공공보건의료지원단/재단. 『공공의료 INSIGHT』 2022년 1호. 책임의료기관.

김동진·채수미·최지희·김창엽·김명희·박유경·손수인·김새롬·박여리. 2016. 『국민의 건강 수준 제고를 위한 건강형평성 모니터링 및 사업 개발』. 한국보건사회연구원.

김동진·채수미·최지희·이정아·김창엽·박유경·최영은·김명희·김유미·류한소. 2017. 『국민의 건강 수준 제고를 위한 건강형평성 모니터링 및 사업 개발: 통계로 본 건강불평등』. 한국보건사회연구원.

김동현. 2021. 「지역사회건강조사 발전전략: 활용방안 및 조사체계 개선」. 2021년 지역사회건강조사 제1차 책임대학교위원회 회의 발표자료.

김명희·이주희. 2013. 「한국의 건강형평정책의 현황과 과제」. 《Journal of Korean Medicine Association》, 제56권, 제3호, 206~212쪽.

김창엽. 2019. 『건강의 공공성과 공공보건의료』. 서울: 한울아카데미.

김창엽·김명희·이태진·손정인. 2015 『한국의 건강 불평등』. 서울대학교 출판문화원

김창엽·정백근·임준·박유경·김새롬·정여진·이홍훈·임정훈·이태호·김영수·곽미영·김미지·신한수·박지은·이선화·정성식·박주원·조상근·서민석·이영복. 2020. 『경상남도 보건의료체계진단 및 권역별 통합의료벨트 구축·운영 연구』. 서울: 서울대학교 산학협력단·경상남도청.

박유경·김진환·김선·김창엽·한주성·김새롬. 2020. 「지역 의료불평등 해소를 위한 미충족 의료 지표 활용의 비판적 분석」. ≪보건행정학회지≫, 제30권, 제1호, 37~49쪽.

세이어, 앤드류(Andrew Sayer). 1992. 『사회과학 방법론 실재론적 접근』. 이기홍 옮김. 파주: 한울.

이고운. 2012. 「지역사회건강조사 결과 활용에 대한 보건행정 실무자들의 요구도」. 서울: 서울대학교 석사학위논문.

한승주·이철주·최홍석. 2020. 「정부 관료제의 예견에 대한 책무성 고찰」. ≪행정논총≫, 제58권, 제2호, 35~72쪽.

황종윤·김종운·성원준·김영남·안태규·호정규·전민희·안보영·남유정. 2017. 『의료취약지 안전한 출산을 위한 지원체계 방안 연구』. 춘천: 강원대학교 의학전문대학원·보건복지부.

Abshire, Demetrius A., Janessa M. Graves, and Robin M. Dawson. 2020. "Rural-urban differences in college students' cardiovascular risk perceptions." *Journal of American College Health*, Vol.68, Issue 5, pp. 477~483.

Allan, Julaine, Patrick Ball, and Margaret Alston. 2014. "What is health anyway? Perceptions and experiences of health and health care from socioeconomically disadvantaged rural residents." *Rural Society*, Vol.20, Issue 1, pp. 85~97.

Baum, Fran, Freeman, Toby, Sanders, David, Labonté, Ronald, Lawless, Angela and Javanparast Sara. 2016. "Comprehensive primary health care under neo-liberalism in Australia." *Social Science & Medicine*, Vol.168, pp. 43~52.

Boorse, Christopher. 1997. "A rebuttal on health." pp.1~134 in *What is Disease?*, edited by James M. Humber and Robert. F. Almeder. Totowa, Wew Jersey: Humana Press Inc.

Bouckaert, Nicolas, Koen Van den Heede, and Carine Van de Voorde. 2018. "Improving the forecasting of hospital services: a comparison between projections and actual utilization of hospital services." *Health Policy*. Vol.122, Issue 7, pp. 728~736.

Brinda, Ethel Mary, Anto P. Rajkumar, and Ulrika Enemark. 2015. "Association between gender inequality index and child mortality rates: a cross-national study of 138 countries." *BMC public health* 15: 1~6.

Brown, Theodore M., Marcos Cueto, and Elizabeth Fee. 2006. "The World Health Organization and the transition from "International" to "Global" public health." *American Journal of Public Health*, Vol.96, Issue 1, pp.62~72.

Crammond, Bradley R., and Gemma Carey. 2016. "What do we mean by 'structure' when we talk about structural influences on the social determinants of health inequalities?" *Social Theory & Health*, Vol.15, Issue 1, pp. 84~98.

Crammond, Bradley R., and Gemma Carey. 2017. "Policy change for the social determinants of health: the strange irrelevance of social epidemiology." *Evidence & Policy*, Vol.13, Issue 2, pp. 365~374.

Dahlgren, Göran, and Margaret Whitehead. 1991. *"Policies and strategies to promote social equity in health."* Stockholm: Institute of Futures Studies.

Demortain, David. 2019. "The politics of calculation. Towards a Sociology of quantification in governance." *Revue d'Anthropologie des Connaissances*, 13 -4, pp. 973~990.

Frank, John, Abel, Thomas, Campostrini, Stefano, Cook, Sarah, Lin, Vivian K, and McQueen David V. 2020. "The social determinants of health: Time to re-think?" *International Journal of Environmental Research and Public Health*, Vol.17, Issue 16, pp. 5856.

Garbois, Júlia Arêas, Francis Sodré, and Maristela Dalbello-Araujo. 2014. "Determinantes sociais da saúde: o "social" em questão." *Saúde e Sociedade*, Vol.23, No.4, pp. 1173~1182.

Ginsburg, Faye, and Rayna Rapp. 2017. "Cripping the new normal: Making disability count." ALTER, *European Journal of Disability Research*, Vol.11, Issue 3, pp. 179~192.

Haigh, Fiona, Kemp, Lynn, Bazeley, Patricia, and Haigh Neil. 2019. "Developing a critical realist informed framework to explain how the human rights and social determinants of health relationship works." *BMC Public Health*, 19:1571. pp. 1~12

Hartmann, Christopher. 2016. "Postneoliberal public health care reforms: Neoliberalism, social medicine, and persistent health inequalities in Latin America." *American Journal of Public Health*, Vol.106, No. 12, pp. 2145~2151.

Hoeyer, Klaus, Susanne Bauer, and Martyn Pickersgill. 2019. "Datafiation and accountatbility in public health: Introduction to a special issue." *Social Studies of Science*, Vol.49, Issue 4, pp. 459~475.

Hou, Yunying, Wu, Quing, Zhang, Dandan, Jin, Xiaohong, Wu, Wenya, and Wang, Xiaohua. 2020. "The differences in self-perceptions of aging, health-related quality of life and their association between urban and rural Chinese older hypertensive patients." *Health and quality of life outcomes*, 18:154, pp. 1~8

Irwin, Alec, and Elena Scali. 2007. "Action on the social determinants of health: A historical perspective." *Global Public Health*, Vol.2, Issue 3, pp. 235~256.

Jayasinghe, Saroj. 2015. "Social determinants of health inequalities: towards a theoretical perspective using systems science." *International Journal of Equity in Health*, Vol.14, article number 71.

Kruk, Margaret E., Gage, Anna D., Arsenault, Catherine, Keely Jordan et al. 2018. "High-quality health systems in the Sustainable Development Goals era: time for a revolution." *The Lancet Global Health*, Vol.6, Issue 11, pp. 1196~252.

Larson, James S. 1999. "The conceptualization of health." *Medical Care Research and Review*, Vol.56, Issue 2, pp. 123~136.

Marmot, Michael G and Richard G. Wilkinson. 1999. *Social determinants of health*. New York: Oxford University Press.

Nordenfelt, Lennart. 2007. "The concepts of health and illness revisited." *Medicine, Health Care and Philosophy*, Vol.10, Issue 1, pp. 5~10.

Rabeharisoa, Vololona, Callon, Michel, Filipe, Angela M, Nunes João A. et al. 2014. "From 'politics of numbers' to 'politics of singularisation': Patients' activism and engagement in research on rare diseases in France and Portugal." *BioSocieties* Vol.9, Issue 2, pp.194~217.

Rose, Nikolas, and Peter Miller. 2010. "Political power beyond the state: problematics of government." *British Journal of Sociology*, Vol.61, Issue s1, pp. 271~303.

Rose, Nikolas. 1991. "Governing by numbers: Figuring out democracy.", *Accounting, Organizations and Society*, Vol.16, Issue 7, pp. 673~692.

Shiffman, Jeremy, and Yusra Ribhi Shawar. 2020. "Strengthening accountability of the global health metrics enterprise." *The Lancet*, Vol.395, Issue 10234, pp. 1452~1456.

Wahlberg, Ayo, and Nikolas Rose. 2015. "The governmentalization of living: Calculating global health." *Economy and Society*, Vol.44, Issue 1, pp. 60~90.

Whitehead, Margaret. 1998. "Diffusion of ideas on social inequalities in health: a european perspective." Milbank Q, Vol.76, Issue. 3, pp. 469~492.

World Health Organization Commission on Social Determinants of Health. 2008. *Closing the Gap in a Generation. Health Equity through Action on the Social Determinants of Health.* Geneva: World Health Organization.

World Health Organization. 2010. *A conceptual framework for action on the social determinants of health.* Geneva: World Health Organization.

Zou, Xiang, Ruth Fitzgerald, and Jing-Bao Nie. 2020. ""Unworthy of Care and Treatment": Cultural Devaluation and Structural Constraints to Healthcare-Seeking for Older People in Rural China.", *International Journal of Environmental Research and Public Health*, Vol.17, Issue 6, pp.2132.

제6장
지역보건의료 체계, 정책, 사업

김영수·김창엽

한국에서 지역보건의료 또는 지역의료나 지역보건을 하나의 명확한 '체계(system)'로 규정하는 작업은 만만치 않다. 다른 이유도 있지만, 가장 중요하게는 '지역'을 정의하기가 쉽지 않아서다. 일반적으로는 행정체계를 따라 광역자치단체(시도), 기초자치단체(시군구), 읍면동으로 나누는 방법을 따른다. '공적' 주체로 한정하면 이런 행정체계에서는 국가 수준에서 보건복지부, 시도 수준에는 시도 정부의 보건당국(예를 들어 복지보건국), 시군구 수준에서는 보건소를 체계의 핵심으로 본다.

이 분야 연구자와 실무자 사이에서 가장 익숙한 보건의료체계 개념은 클레츠코프스키(Kleczkowski) 등이 제시한 보건의료체계 하부구조 개념이다(클레츠코프스키 등, 1993). 그는 보건의료체계의 하부구조를 다섯 가지 분야로 설명했는데, 이는 의료자원의 개발(development of health resources), 자원의 조직화(organized arrangement of resources), 의료서비스의 제공(delivery of health care)으로 구성되는 3개의 주축 분야와 이 3개 분야를 지원하는 재정 지원(economic support)과 정책 및 관리(management)의 2개 분야로 구성된다.

이 틀은 기본적으로 국가 수준에 적용되는 것으로, 지역 수준에서는 그대로 활용하기 어렵다, 특히 '자원의 조직화'와 '정책과 관리' 영역에서 차이가 크다. 예를 들어, 이러한 체계에서는 인력이 자원에 속하지만, 이에 관한 의사결

〈그림 6-1〉 국가보건의료체계의 하부구조

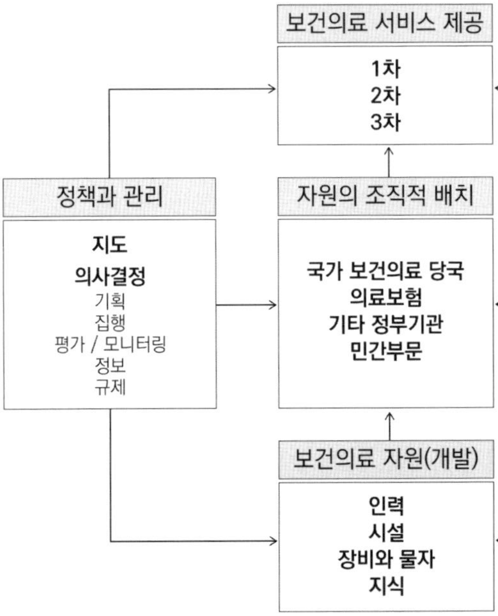

정은 중앙정부가 독점한다. 중요한 재정인 건강보험도 지방정부의 권한 범위 밖에 있다.

시군구와 읍면동 수준에서는 이러한 '체계'의 틀을 적용할 가능성이 더 줄어든다. 자원과 의사결정은 대부분 상위 수준의 체계로부터 투입되며, 독자적인 체계로서 기능하기보다 상위 체계에 종속되어 실행 기능만 하는 경우가 많다. 이런 맥락에서 보면, 지역보건의료체계를 하나의 (온전한) '체계'라고 할 수 있을지 의문이다.

이하에서는 이러한 한계를 고려하면서 필자들이 경험한 지방정부인 경상남도를 사례로 삼아 지역보건의료체계와 그 기능으로서의 정책과 사업을 살펴보고자 한다.

〈그림 6-2〉 경상남도 도내 보건부서 조직도

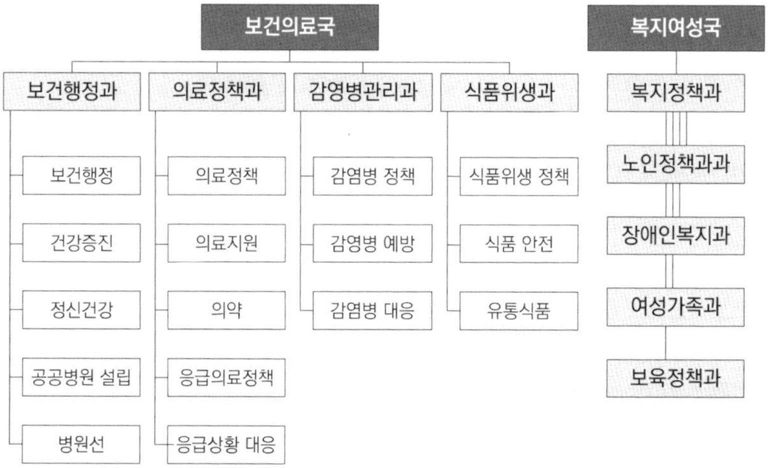

1. 시도 수준 지역보건 당국의 구조와 기능

전통적인 관점에서 지역보건의료 정책은 시도 단위 지방정부의 보건당국이 시행하는 사업들로 이루어진다. 예를 들어, 경상남도의 보건당국은 크게 도내 보건부서, 공공의료기관으로 구분이 가능하다.

도 단위 보건당국으로는 2024년까지 '복지보건국'이 운용되었으나, 이후 복지여성국과 보건의료국으로 분리되었다. 보건의료국이 보건, 의료에 관한 대부분 업무를 수행하는데, 보건행정, 의료정책, 감염병 관리, 식품위생의 부서로 나뉘고, 80여 명의 인원이 일한다. 보건행정에서는 보건소 운영관리, 지역보건의료 계획, 통합 건강증진사업, 정신보건 업무, 진주, 김해 등 공공병원 설립에 관한 업무와 섬 지역을 순회하여 진료하는 병원선 업무를 담당한다. 의

〈표 6-1〉 2024년 보건행정과 및 식품의약과 경상남도 자체 사업 목록

구분	사업명
의료취약계층 지원	어르신 인공관절 수술비 등 지원
	장애인 전용치과 및 산부인과 운영
	노인 시력 찾아드리기 사업
	어르신 및 장애인 치과진료비 지원
	저소득층 장애인부모 건강검진비 지원 사업
	공공의료기관 보건사업 지원(지역사회 저소득층 등 의료취약계층에 대한검진·치료, 보건교육, 예방접종 등 실시)
응급의료 및 입원환자 지원	응급의료 이동식 교육훈련세트 운영지원
	지역응급의료기관 운영비 지원
	소아전문응급의료센터 운영지원
	365안심 병동사업
의료취약지 지원	병원선운영
	군지역 소아청소년과 지원사업
정신건강	정신질환자 자립생활지원
공공의료체계사업	권역별 통합의료벨트 중부 공공의료본부 설치·운영

료정책에서는 공공보건의료위원회, 의사인력 양성지원, 의과대학 정원 및 신설 관련 업무, 공공보건의료 협력체계, 마산의료원 운영, 의료법인 설립 허가 업무 및 응급의료 관련 업무 등을 수행한다. 감염병관리과는 코로나19, 결핵, 기생충, 진드기 매개 감염병 등 감염병의 예방, 대응에 관련된 업무를 담당한다. 복지여성국은 주로 복지 업무를 담당하지만 노인, 장애인, 여성가족, 보육 정책과 관련된 보건 사업들도 함께 진행한다.

보건 분야 예산 규모는 2024년 기준으로 경상남도 총예산의 1.8%를 차지하는데(경상남도, 2023), 전체 예산의 42.4%를 차지하는 복지 예산과는 비교가 되지 않을 정도로 작다. 보건의료 재정의 상당 부분을 차지하는 건강보험이 제

〈표 6-2〉 경상남도 공공의료기관 현황

관할 행정기관	의료기관	기관 수	병상 수
경상남도	마산의료원, 산청군보건의료원	2	346
경상남도 민간위탁	경남도립(사천, 양산, 통영, 김해) 노인전문병원, 시군립(마산, 창원, 거창, 남해, 의령) 요양병원	9	1,740
교육부	창원경상대학교병원, 경상대학교병원, 양산부산대학교병원, 부산대학교 한방 병원	4	2,976
보건복지부	국립마산병원, 국립부곡병원	2	755
대한적십자사	통영, 거창 적십자 병원	2	197
고용노동부	근로복지공단 창원병원	1	273
국방부	해군해양의료원, 공군교육사 기지병원	2	182
계		22	6,469

외된 결과이지만, 이유가 무엇이든 지방정부의 보건의료 사업이 '저개발' 상태인 것은 분명하다.

시도 보건사업이 저개발 상태에 머물러 있는 현 상황은 한국 보건의료체계가 '중앙집권형'이라는 사실과 밀접한 관련이 있다. 원론적으로, 시도의 건강 문제를 해결하기 위해서는 국가가 책임지는 공통 사업 외에 지역의 고유한 건강과 보건의료 문제를 해결하려고 노력해야 한다. 하지만, 경상남도의 경우, 2024년 성과계획서를 통해 확인할 수 있는 보건의료 정책 대부분은 중앙정부의 정책을 집행하는 것이고 도 자체 사업은 많지 않다. 아마도 전국 모든 시도가 비슷한 상황일 것이다. 예산 시행 목록에서 확인할 수 있는 도 자체 건강사업은 다음 표에 열거된 항목 정도에 지나지 않는다.

전국 최초로 시도되어 전국적인 사업으로 확장된 '365안심 병동사업(보호자 없는 병동 운영)', 의료취약지 지역응급의료기관 운영비 지원, 권역별 통합의료벨트 공공의료본부 운영 등 자체 사업이 있지만, 아직 양적, 질적으로 부족해

'자치'에 이르지 못하는 것이 현실이다.

경상남도가 독자적 권한을 가진 보건의료 사업에는 공공의료기관 운영도 있다. 2024년 기준으로 22개의 공공의료기관이 운용 중인데, 그 현황은 다음 〈표 6-2〉와 같다. 체계와 그 기능이라는 측면에서 공공의료기관은 도 단위 보건의료체계의 핵심이라 할 수 있으나, 현실적으로는 여러 제약이 있다.

첫째, 숫자가 적고 비중이 작아 전체 체계를 포괄하기 어렵다. 공공의료기관은 2023년 12월 31일 기준, 병원 수 기준으로 전체 병원 중 6.6%(332개 병원 중 22개), 병상수 기준으로는 10.7%(60,411병상 중 6,469)를 차지한다.[68] 행정적으로 병원을 관리하는 보건당국은 지방정부지만, 공공의료기관 비율이 절대적으로 낮으며 관리주체도 서로 다르다. 도의 건강 문제를 해결하는 과정에서 직접 도가 개입하거나 활용하는 데 한계가 있다.

둘째, 대다수 공공의료기관이 '취약지'에 소재하며 사회경제적 조건에서 불리하다. 많은 의료기관은 군 소재지에 위치하고 만성적인 인력 부족에 시달리지만, 다른 기관의 지원이나 이들과의 연계, 통합이 어렵다. 재원 측면에서도 대부분 공공의료기관이 독립채산제로 운영되며, 일부 병원들은 민간에 위탁하여 운영되기 때문에 경영 논리에 취약하다.

셋째, 다른 기관과의 조정, 연계, 통합이 제한적인데, 특히 공공의료기관 간의 의뢰 체계가 작동하지 않는다. 개별 기관별로 매년 공공보건의료 시행계획을 세우고 평가받지만, 적정 운용과 관리에 대한 동기가 부족하다. 구조적 변화보다는 사업실적 위주의 평가로 업무만 가중될 뿐이다.

68 전체 의료기관은 연도 말 기준 건강보험심사평가원에 신고된 병원급 이상 의료기관을 대상으로 하였으며, 상급종합병원, 종합병원, 병원, 보건의료원, 한방 병원, 요양병원을 포함한다.

2. 경상남도의 지역보건의료체계 강화 사업의 성과와 한계

1) 권역별 통합의료벨트 구축 사업

경상남도는 2018년 지방선거 이후 '도정 4개년 계획'을 발표하고 12개 전략 중 하나로 '생애주기 맞춤형 복지 강화와 공공의료체계 혁신'을 제시했다. 경남을 3개 권역으로 나누어 자체 완결적 필수의료 서비스를 제공하는 체계를 갖추게 하고 이를 '경상남도 권역별 통합의료벨트' 사업으로 명명했다. 보건의료 현황을 포괄적으로 진단하고 도민들의 건강권을 보장하기 위한 필수의료서비스 구축과 보건의료체계의 공공성 강화 정책을 모색하는 연구가 이루어졌고(김창엽 등, 2020), 이 연구의 제안에 따라 일부 체계의 변화와 강화를 위한 정책, 사업이 도입되었다.

이 연구에서는 경상남도 도민의 생명과 안전, 삶의 질을 보장하기 위한 보건의료서비스를 좀 더 형평적이고 지속 가능하게 제공하기 위해 '권역별 통합의료벨트 구축'을 제안했다. 사람 중심, 체계 강화, 지방분권의 가치를 기본으로 하여 정책목표를 설정하였는데, 구체적 목표는 첫째, 도민에게 생애주기 맞춤형 복지를 강화하고, 둘째, 필수의료 서비스 접근을 개선하며, 셋째, 형평성 있는 의료서비스를 제공하고, 넷째, 자체충족적 의료체계를 구축하자는 것이었다.

비슷한 시기 보건복지부가 발표한 '지역의료강화대책(2019.11)'은 전국을 17개 권역(시도)과 70개 중진료권으로 구분하여 권역/지역별 책임의료기관을 지정·육성하고 필수의료 협력체계를 구축하고자 하였다. 이와 비교했을 때 경상남도 권역별 통합의료벨트 내용은 다소 차이점이 있다. 외형상 큰 차이인 권역 개념을 보면, 보건복지부는 경남 전체를 1개의 권역으로 놓고, 5개의 중진료권으로 설정한 것과 비교해, 경남의 계획은 경남이 좌우로 넓게 펼쳐져 있

〈그림 6-3〉 정부 설정 권역과 경남 설정 권역

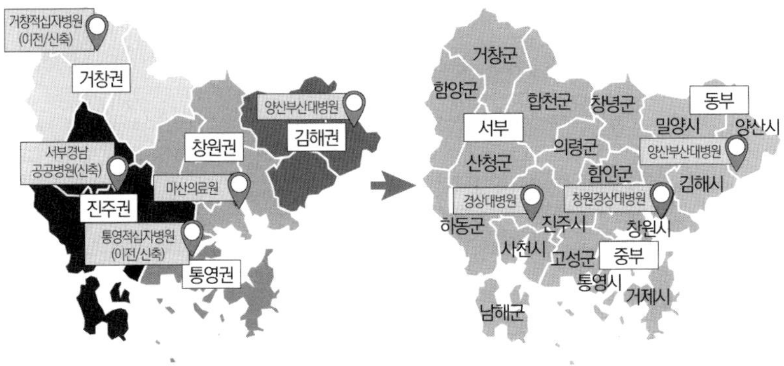

* 자료: 하수정 외. 2021, p.178.

고, 서부, 중부, 동부에 각각 규모가 큰 국립대학교병원이 있는 것을 반영하여 3개의 권역을 설정하였다(〈그림 6-3〉 참고).

경남 내에서는 정부가 설정한 권역 개념으로는 지역 내 보건의료기관 간 서비스 연계와 협력에 한계가 있다는 것이 중론이었다. 경상국립대학교병원 1개소가 중부와 동부 지역의 3차 의료기관으로서 역할을 하기 힘들고, 5개 지역의 중진료권 책임의료기관으로 선정된 5개 기관 중 4개 기관은 중진료권 책임의료기관으로 역할을 하기 힘든 병원이었다. 아직 존재하지 않는 진주권역의 서부 경남 공공병원과 응급실, 중환자실과 같은 필수 의료기능이 제한적으로 운영되는 통영과 거창 적십자 병원은 신축과 확장 이전, 운영 정상화에 10년 정도의 시간이 걸릴 것으로 예상되는 상황이었다. 마산의료원은 응급과 중환자 기능이 미약한 의료원으로 지역의료기관과의 협력이 어려우며, 주변 대형 병원들에 필수의료 기능을 맡기는 병원이므로 지역책임 의료기관의 역할을 맡는 데도 한계가 있었다.

〈표 6-3〉 권역통합의료벨트 구축과 운영 관련 정책 제안 및 세부 사업

정책 제안 범주	세부 사업	시행 여부 (○ 시행, △ 부분시행, X 미시행)
경상남도 보건당국의 역량강화	조직개편 : 도민건강국 신설	○ 2024년 보건의료국 신설
	조직강화 : 보건당국 구성원 역량강화	X
경남건강재단 설립	경남건강재단 설립 타당성 검토 용역 실시	X
공공보건의료 협력체계 강화	경상남도와 권역책임의료기관 간 업무협약(MOU)	○ 3개 대학병원-도 업무협약(2021)
권역별 통합의료벨트 추진단 구성	권역별 통합의료벨트 추진단 구성 및 연례회의 실시	○ 추진단 및 사무국 구성, 공공보건의료위원회로 연2회
지역사회 참여와 임파워먼트를 위한 제도적 지원	건강생활지원센터 확대 및, 동/마을건강센터, 권역보건지소 확대	X
	건강위원회 구축과 운영	X
	건강기본조례 제정	X
공공보건의료기관 통합관리	경상남도 공공보건의료 통합관리	X
	노인전문병원, 요양병원 운영주체 변경	X
응급환자 이송·전원시스템 강화	지역 맞춤형 응급/외상환자 이송지도(map) 개발	X
	실시간 응급실 현황정보 공유시스템 구축	△
	응급의료취약지의 응급구조사 숙련도 강화	△
응급의료정책 기획 및 집행역량 강화	응급의료정책 관련 조직과 인력 확충	○ 응급의료지원단 설립
	공공보건의료지원단의 응급의료정책 지원 역할 부여	△
	담당 공무원의 권역응급의료센터 파견제도	X
응급의료기관 및 인력에 대한 재정적 지원 강화	중증응급의료 전문인력 인건비 지원	△ 주요 응급실 소아과 응급실 근무 인건비 지원
	의료취약지 응급의료기관 운영의 재정 지원 강화(도:시군=5:5)	X
소아 응급의료체계 개선	달빛어린이병원 지원사업 활성화	△
	소아응급의료 정책역량 강화	X
	소아응급환자 진료역량 강화	△ 주요 응급실 소아과 응급실 근무 인건비 지원
외상의료체계 개선	권역외상센터의 안정적 운영 지원	X
	지역외상의료체계 강화를 위한 조례 및 지원조직 신설	△ 응급의료지원단 설립
지역심뇌혈관질환센터 신규지정 및 육성	지역심뇌혈관질환센터 추가 지정	X
	지역심뇌혈관질환센터 운영 지원	X

정책 제안 범주	세부 사업	시행 여부 (○ 시행, △ 부분시행, X 미시행)
지역완결형 심뇌혈관질환 관리체계 구축	심뇌혈관질환 응급환자의 이송·전원 시스템 구축	△ 응급의료지원단 설립
	안정기 심뇌혈관질환자에 대한 관리체계 구축	△ 퇴원환자연계사업을 통해 부분적 관리 시작
분만취약지 지원사업의 실효성 있는 운영	사업 모니터링 지표 재설정과 생애주기에 따른 여성건강 관점으로 보건복지부에 의견 전달	X
	분만취약지 지원사업 대상 의료기관과 건강당국 네트워크 구축	X
경상남도 여성건강 사업 모델 구축	노년기 여성건강에 대한 보건진료원 교육	X
	경남형 여성건강증진 사업 모델 개발	X
찾아가는 산부인과 진료연계 강화	의료정보와 진료회송연계 지원	X
분만취약지 지원사업 대상 지역 확대	외래 산부인과 지원 사업(국비 50%, 도비 25%, 군비 25%)	X
	분만 산부인과 지원 사업(국비 50%, 도비 25%, 군비 25%)	○ 분만산부인과 2개소 추가 지원(통영, 사천)
지역사회 정신건강을 위한 정신보건 전문요원 확충	정신보건 전문요원 확충을 위한 관내 수련기관 확대	X
	정신보건 전문요원 확충을 위한 장학제도 시행	X
의료취약지의 정신의료 접근성 및 가용성 향상	의료취약지 정신과 순회 방문 외래 진료(1인*3개 권역)	△ 산청군보건의료원으로 경상국립대병원 의료진 파견
	일차 의료인-정신과 전문의 간 원격 협진 체계 구축 (연 2회 연수교육 비용+ 협진료=5,000천원*2+2,000천원)*3개 지역	X
정신보건 체계 현황 파악과 대안 체계 구축	경남 정신보건체계 진단과 개선을 위한 연구 용역 수행	X
재활의료 전달체계의 확립	재활의학과가 설치된 주요 공공의료 기관의 아급성기 재활치료 기능 강화 : 3차 병원에서 재활의학과 설치 공공의료원으로의 아급성기 환자 전원	X
재활의료 접근성 강화	신규 설립 예정인 공공의료원 내 재활센터 설치	X
의료기관의 장애 감수성 함양	장애인 건강 관련 업무 종사자 대상의 장애인 건강권 교육	X
보건진료소의 양적, 질적 확대	보건진료원 역량강화 -상시상담 플랫폼과 맞춤형 교육	△
	보건진료소 인력 확충	X
	취약지 보건진료소 신설	X

정책 제안 범주	세부 사업	시행 여부 (○ 시행, △ 부분시행, X 미시행)
방문외래센터 설치, 운영	방문외래센터 설치, 운영	△ 재택의료센터 시범사업 거제, 하동에서 2024 시작
군지역 노인주치의 시범사업	군지역 노인주치의 시범사업	X
요양보호인력에 대한 교육과 지원	권역·지역 책임의료기관과 연계를 통한 요양보호사 교육	○ 2024년부터 시작
	보건소-요양보호기관(시설·재가) 연계 체계 구축	X
공립요양병원의 질적 개선을 위한 지도와 지원 강화	공립요양병원과 군립요양원의 인력 확충 지원	X
	공립요양병원과 군립요양원 공공성 강화(직영화 또는 권역의료기관 위탁운영)	X
	공립요양병원과 군립요양원 추가 건립	X
기초자치단체 중심의 지역사회기반 커뮤니티 케어 시범사업	지역사회기반 커뮤니티 케어 시범사업	○ 고성, 의령, 창원 등
도청 내 공중보건 전담조직 신설	도민건강국을 중심으로 기존의 업무를 조정하고 산하에 공중보건위기전담과 설치	X
역학조사관 등 감염병 대응 전문인력 양성과 증원	개정된 기준에 따른 역학조사관 추가 임용	X
	권역별 2인 이상 역학조사관 고용	X
	경남 정부기관 근무자의 역학조사관 지원 장려 및 진급체계 반영	X
음압병실과 공공병상 확보	서울 수준으로 경상남도 내 음압병실 확보	X
	300병상 이상 종합병원에 음압격리병실 설치 의무 준수 모니터링 지도	X
재난안전관리체계 구축	재난안전관리위원회에 신전염병 대응 요소 추가 및 조례 개정	X
보건의료인력 양성과 확보	지역보건의료인력계획 수립	X
	필수의료 전공의 수련지원금	△ 2024년 시작
	간호대생 장학금 지원	X
	필수의료취약지 의료인 인건비 지원	△ 2024년 시작
	경상남도 도립의과대학 설치	X
자원취약지내 의사-방문의료인 간 원격상담		△ 의료취약지 의료지원사업 국가사업 확대 중
경상남도 스마트 시뮬레이션 센터 설립	권역-책임의료기관 스마트 시뮬레이션 체계 구축	X
	보건소형 스마트 시뮬레이션 체계 구축	X
지역 건강정보체계 구축		X

* 자료: 김창엽 등, 2020.

권역별 통합의료벨트 개념은 이러한 중앙정부 계획의 미비점을 극복할 수 있는 지역보건의료체계 개선의 의미가 있다. 이미 지역의 중심 병원으로 기능하는 지역 내 3개 국립대학교 병원이 제 역할을 할 수 있고, 도의 자체 예산 편성과 국립대병원 간 업무협약으로 도의 정책에 활용할 수 있는 통로가 만들어졌다.

앞서 언급한 연구는 〈표 6-3〉과 같은 단기과제도 제시하였다. 이러한 제안은 지역보건의료체계의 잠재력과 한계를 모두 고려한 것이었지만, 정치적 리더십의 불안정, 입법의 어려움, 예산 문제 등으로 2024년 현재까지 실행 단계에 이른 정책과 사업은 많지 않다. 일부 정책, 사업은 오히려 도 외부로부터 문제화와 의제화가 이루어진 후 지역 내에서도 시행되게 되어, 지역보건의료 체계의 구성과 작동 원리를 잘 이해해야 할 필요성을 보여준다고 하겠다.

2) 응급의료 지역화 사례와 한계

경남의 응급의료 지표는 전국 또는 다른 지역과 비교했을 때 열악한 수준이다. 통계청에 따르면 2015~2017년 사이 경상남도에서 발병 후 2시간 내에 응급실에 도착한 환자 비율은 31.1%로 전국에서 가장 낮고(서울 33.7%, 경기 36.1%, 전남 37.4%), 3대 중증 응급질환(심혈관질환, 뇌혈관질환, 중증외상)으로 인한 응급진료 사망률은 1.9%로 전국에서 가장 높다(서울 0.56%, 경기 0.72%, 전남 1.15%)(김윤 외, 2018).[69] 부적절 초기 이용은 골든타임이 곧 생명으로 직결되는 중증 응급환자에겐 치명적이며, 경남에서 동부권, 중부권이 전국 평균 15.78%보다 높게 나타난다.

69 '뇌졸중 환자 적정시간 내 치료시간 도착비율'(경남 53.1%/전국 55.7%), '중증외상환자 최종치료까지 소요시간'(경남 673분/전국 487분), '중증외상환자 재전원율'(경남 14.6%/전국 5.5%), '중증외상환자 적절시간 내 최종 치료기관 119구급차 이송률'(경남 16.3%/전국 30.8%) 등에서 경남이 전국 평균보다 나쁜 것으로 나타났다.

〈표 6-4〉 보건복지부 응급의료체계 개선 실행계획의 3대 분야 11개 개선과제

현장·이송 단계	(1) 병원 전단계 환자평가와 중증도 분류체계 개선 (2) 지역단위 이송체계 마련 (3) 적정병원 이송 관리체계 확립
병원 단계	(1) 중증응급환자 대응역량 강화 위한 응급의료체계 개편 (2) 중증응급환자 수용곤란 고지 관리체계 마련 (3) 수용곤란 고지관리 정보시스템 구축 (4) 중증환자 병원 간 전원체계 구축 (5) 환자의 합리적 응급의료기관 이용 유도 (6) 응급의료기관의 감염병 위기대응 역량 강화
응급의료 기반단계	(1) 지역 응급의료 거버넌스 강화 (2) 지역완결 응급의료체계 지원 위한 중앙지원조직 강화

* 자료: 보건복지부, 2021.

상황이 이러함에도 그동안 경상남도의 응급의료체계를 '지역화'하려는 시도는 거의 없었다. 지역 수준에서 의사결정을 담당하는 응급의료위원회는 형식적으로 운영되었고, 다른 지역에는 존재하는 응급의료 지원에 관한 조례도 없었다. 중앙에서 생산하는 응급의료 통계집 외에 지역의 상황을 고려한 응급의료 정보가 존재하지 않기 때문에, 응급의료 개선에 어떤 정책이 필요한지 알기 어렵고, 시행되는 국가 정책들이 지역에서 어떤 효과로 이어지는지도 평가하기 힘들다.

이러한 상황을 해결하기 위해서 지역의 응급의료 전문가들이 지속해서 문제를 제기한 결과, 2021년의 보건복지부 응급의료 개선 실행계획에는 응급의료체계의 지역화를 강화하는 내용이 상당 부분 반영되었다. 이는 지역의 지식과 정보, 정책 대안이 국가 수준의 체계 구성에 영향을 미친 것으로 해석할 수 있다. 중앙의 개선 계획에서는 현장 이송 단계, 병원 단계, 응급의료 기반 단계의 전 단계에서 지역의 책임과 역할이 중요함을 제시하였는데, 이는 지역에서 그대로 실행할 수 있는 것이라기보다는 일반 원리를 제시한 것에 머물렀다.

지역 응급의료체계의 구체적인 실행 방안은 지역이 독자적으로 마련해야 했다. 경남에서는 공공보건의료지원단의 '경상남도 지역응급의료체계 개선

방안' 연구에 따른 후속 조치로 보건복지부의 응급의료체계 개선 실행계획의 일부를 진행했다. 도 보건당국, 소방, 의료기관, 중앙 응급의료 조직 등 경상남도의 주요 정책담당자들이 주기적으로 모여 의견을 교환할 수 있는 회의를 운영하면서, 응급의료 거버넌스 재구성, 경남 응급의료 정보체계 구성, 취약지 시범사업이라는 세 가지 사업을 추진했다.

먼저, 지역 응급의료 거버넌스 강화를 위해 법적·제도적 기반인 조례 제정을 추진했다. 도내 응급의료 전문가들은 조례에 실질적인 지역에서의 응급의료체계 개선이 가능하도록 응급의료위원회 구성 변경과 운영 내실화, 지역 응급의료 정보체계 확충, 응급의료 지원조직 운영 등의 내용을 제안했다.

제정된 조례는 이러한 제안들이 부분적으로 포함되었다. 응급의료위원회의 구체적인 구성, 권한은 포함되지 않았으며, 지역 응급의료 정보체계 구성은 응급의료 지원조직의 업무로 축소되었다. 또한, 응급의료위원회가 선출직 공무원과 병원경영 책임자를 포함하는 안, 즉 정책, 사업을 움직일 수 있는 대표자급으로 구성되어야 한다는 제안은 수용되지 않고 실무 전문가 수준의 위원들로 구성되었다. 위원회를 지원하고 세부적으로 근거를 만들어야 하는 하부 위원회에 대한 계획도 구체적으로 만들어지지 않았다. 다만, 응급의료지원단이 설립되어 응급환자 이송과 체계 개선을 위해 노력하고, 권역별 응급의료 협의체를 정기적으로 개최할 수 있는 근거를 명시한 것은 긍정적이라 할 수 있다.

도 단위의 응급의료 정보체계를 구축하려는 시도도 이루어졌다. 창원과 함안 지역의 심정지 데이터 수집을 위한 연구계획이 작성되어 3개년간의 데이터가 정리되었고, 이를 위해 지역의 모든 응급의료기관 및 소방과의 협조체계가 만들어졌다. 일부 지역의 심장정지 레지스트리 구축 노력과 경험은 향후 지역적으로는 도 전체로 넓어지고 레지스트리의 범위 또한 급성 심근경색, 뇌졸중, 중증 외상 등으로 확대될 전망이다. 이를 토대로 지역 의료자원과 지리적 여건을 고려한 이송 프로토콜의 도입과 치료 체계 개선이 이루어질 것으로 예상한다.

의료취약지 응급의료체계 개선을 위한 기초조사가 시작된 것도 성과다. 하동과 함안에서 응급의료 지역화를 위한 실태조사가 이루어지고 보고서 형태로 발간되었다. 의료기관, 구급대원(소방서), 보건소 등 의료제공 기관에 대한 자료들이 수집되었고, 지역주민, 군의회 의원 등 수요자를 통한 자료도 정리되었다. 추가로, 2023년부터 공중보건의의 응급환자 대응 역량을 강화하기 위한 교육이 시행되고, 신규 배치 공중보건의에 대한 임상 교육도 2024년에 처음으로 이루어졌다.

어쩌면 당연한 결과지만, '체계' 차원에서의 변화는 아직 미흡하다. 응급의료 취약지에 있는 지역 응급의료기관과 당직 의료기관은 아직 경험이 부족하고 적절한 교육을 받지 못한 공중보건의가 배치되어 있다. 운영되던 응급실이 폐쇄되거나 응급실을 가진 병원 자체가 문을 닫는 경우도 발생한다. 일부 대학병원은 규모에 비해 응급의학과 교수진과 전공의가 부족하여 과중한 업무 부담에 시달리며, 이 때문에도 지역 전체의 응급의료체계 발전에 참여할 여유가 없는 상태다.

3. 주민 중심의 지역보건의료 사업

지금까지 논의한 지역보건의료 체계는 주로 지역보건 당국의 정책, 사업에 관한 것이었다. 그러나 사람 중심 관점에서 지역보건의료를 이해하면, 정부와 당국 외에도 다양한 시민사회(또는 사회권력)가 지역보건의료 체계의 전 과정에 중요한 주체로 참여하거나 영향을 미칠 수 있다. 경상남도 또한, 흔치는 않지만, 시민사회가 지역보건의료 체계에 영향을 미치거나 직접 실천 주체가 되는 사례를 찾을 수 있다.

코로나19는 장애인, 거동이 불편한 노인, 이주민 등 취약 계층에게 더 큰 피해를 주었다. 이러한 상황에서 국가는 장애인단체의 요청으로 장애인을 위한 '보완 대체 의사소통(Augmentative and Alternative Communication, AAC)' 지원판(이하 '지원판')을 디자인하고 활용을 위한 지침을 제시했다. 그러나, 보건복지부가 지역에 배포한 지침은 수행 권고였을 뿐 강제 사항이 아니었다.

정부 사업에 앞서 먼저 '공론장'에서 커뮤니케이션이 있었다는 사실이 중요하다. 다른 시도에 속한 안산시, 마포구 등 몇몇 지역에서 보건소와 선별진료소에 장애인 지원판을 도입하여 사용하는 것이 언론에 노출되었다. 이에 경상남도의 장애인단체 대표는 경상남도 공공보건의료지원단에 관련 현황조사를 요청했고, 지원단은 안산시, 마포구 등 언론에 보도된 지역의 담당자를 면담하고, 경남 보건소, 감염병관리지원단 등에 관련 내용을 문의했다. 처음 반응은 이미 하던 업무가 많아 이 지원판을 활용하기 어렵다는 것이었다.

이에 장애인단체는 시민사회 네트워크를 활용해 지역 장애인 인권 단체의 '협의체'에 지원을 요청했다. 단체와 공공의료지원단이 협의한 결과, 발달장애인 지원센터는 경상남도 및 창원시를 통해 협조 요청을 하고, 장애인복지관은 지원판 활용을 모니터링하며, 지원단은 장애인이 의료를 이용할 때 어려움을 조사하는 역할을 맡았다. 이후 지원판의 활용도를 높이기 위한 사례 조사가 이루어졌으며, 이를 근거로 장애인권익옹호협의체가 직접 지원판을 제작하여 보건소와 선별진료소에 전달하고 활용을 촉구했다. 이를 통해 창원시 모든 보건소에서 지원판을 활용하기 시작했으며, 지역 언론에도 보도되어 도민의 관심을 모으기에 이르렀다.

이런 사례는 우리에게 익숙한 보건의료체계 개념을 다시 생각하게 한다. 지

〈그림 6-4〉 장애인의사활동지원판이 활용되고 있는 보건소

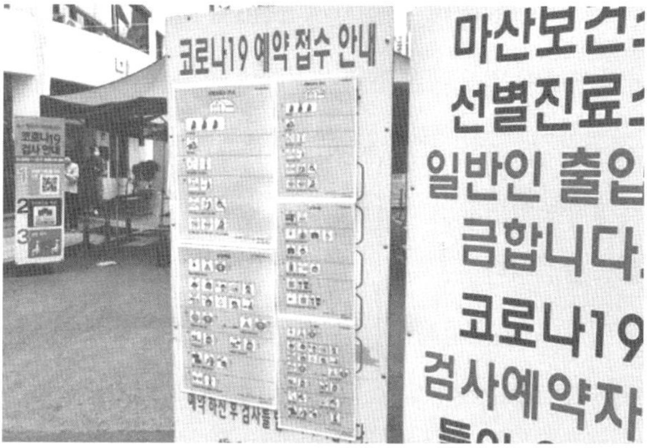
코로나19 예약 접수 안내
마산보건소
선별진료소
일반인 출입
금합니다.
코로나19
검사예약자

* 자료: https://www.idomin.com/news/articleView.html?idxno=774825.

금까지 체계에 대한 시각은 주로 정부 또는 보건의료 제공자에 국한하여 생각하는 것이었기 때문에 시민사회, 지역주민, 환자 등이 체계 안에 들어있지 않다. 시민사회에 속하는 한 단체가 주체가 되고 네트워크를 활용했으며, 공공부문과 협력이 필요한 과제를 발굴하고 적극적으로 요구했다. 과거 흔히 말하던 공공-민간 협력 모델이라기보다는 시민사회(사회권력)가 한 실천 주체로 직접 체계의 작동과 적응(adaptation)을 유발한 사례라 하겠다.

클레츠코프스키의 보건의료체계의 틀은 지역의 보건의료체계 각 분야의 현황과 문제점을 쉽게 볼 수 있도록 체계화, 종합화한다는 장점이 있지만, 누가 보건의료체계의 중심에 있어야 하는지, 변화의 동력이 어디서부터 시작되어야 하는지를 보여주지 않는다. 또한, 이런 체계의 결과가 어떤 결과를 생산하고 누구에게 도움이 되는지도 말하지 않는다. 건강에서의 불평등, 지속 가능성, 회복탄력성 등을 고려할 공간이 없는 것이다. 이는 체계를 보는 관점 자체를 바꾸어야 할 필요성을 제기한다.

사람 중심 관점으로 생각해 볼 때, 시민사회, 지역주민, 환자 모두는 보건의료체계에서 주체로 역할을 할 수 있으며, 따라서 체계 수준에서 어떤 결과를 산출하고 어떤 문제가 있으며 무엇을 해결해야 하는지 더 선명하게 제시할 수 있다. 특히 지역보건의료의 관점에서는 지역의 고유한 목표와 과제가 무엇인지 이해하는 데 유리하다. 지역의 규모가 작아질수록 주체로서 주민의 역할이 커진다는 것도 장점이다.

기존 체계 이해에 관한 문제의식은 전세계적으로도 비슷하다. 세계보건기구(WHO)는 클레츠코프스키(Kleczkowski) 등이 제시한 단편화된 공급 중심의 모델에서 벗어나 사람과 지역사회를 중심에 두는 의료서비스로 의료서비스의 방향을 바꾸는 개혁을 요구하였으며, 의료의 안과 밖에서 조화를 이루는 서비스가 필요함을 강조했다. WHO는 2015년에 '통합된 사람 중심의 건강체계'를 제안하였다.

통합된 사람 중심의 건강체계는 "모든 사람이 의료 서비스에 접근할 수 있는 미래"라는 설득력 있는 비전을 제시한다. 비전 달성을 위해 WHO는 다섯 가지 전략적 목표를 제시하고 있다.

① 사람들과 지역사회의 역량 강화 및 참여 유도(Empowering and engaging people and communities): 개인이 자신의 건강에 대해 효과적인 결정을 내릴 수 있도록 역량을 강화하고, 지역사회가 스스로 조직해서 건강한 환경을 함께 만드는 데 적극 참여함으로써 의료서비스에 대한 보편적인 접근권을 강화할 수 있다. 또한, 소외된 사람과 집단을 고려하는 것은 의료서비스에 대한 보편적인 접근을 보장하기 위해 매우 중요하다.

② 거버넌스와 책임성 강화(Strengthening governance and accountability): 보건의료 정책을 수립하고 평가하는 전 과정에서 시민, 지역사회, 기타 이해당사자

들이 함께 참여해야 한다. 참여를 위한 강력한 거버넌스 메커니즘이 작동해야 한다. 보건의료체계의 책임성을 강화하기 위해 보건부문과 비보건부문, 공공부문과 민간부문, 시민이 공공의 목표를 위해 공동으로 협력해야 한다.

③ 돌봄 모델의 방향 전환(Reorienting the model of care): 돌봄 모델의 방향을 바꾸는 것은 일차보건의료와 지역사회 돌봄 서비스의 강화를 통해 효율적이고 효과적인 의료서비스가 구매되고 제공되도록 보장하는 것을 뜻한다. 이는 입원환자에서 외래환자 및 외래 진료로의 전환을 포함한다. 사람들의 건강과 복지를 지원하는 건강 증진 및 질병 예방 전략을 포함하여 총체적이고 포괄적인 진료에 대한 투자가 필요하다. 또한, 이를 달성하기 위해 젠더와 문화적 민감성이 모두 필요하다.

④ 부문을 넘는 서비스 조정(Coordinating services within and across sectors): 모든 수준에서 필요와 선호도에 맞춰 진료를 조정할 뿐만 아니라 다양한 의료서비스 제공자를 통합하고 의료 부문과 기타 부문 간의 효과적인 네트워크를 만들기 위한 활동을 촉진해야 한다. 의료에서는 의료서비스, 행정, 정보, 재원 간의 협력과 조정이 필요하다. 또한, 보건의료를 넘어 사회서비스, 교육, 노동, 주택, 전통 의학 등과의 조정, 건강 위기를 조기에 발견하고 신속하게 대응하기 위한 조정도 필요하다.

⑤ '가능성'의 환경 조성(Creating an enabling environment): 앞서 제시한 네 가지 부문의 전략을 현실로 만들기 위해서는 다양한 이해관계자를 모아 혁신적인 변화를 수행할 수 있는 환경을 조성하는 것이 필요하다. 변화를 위한 리더십과 관리 강화가 필요하며, 의료서비스 품질 개선 및 안전을 위한 노력도 필요하다. 보건의료 인력 교육, 조직 경계를 넘어 작업하는 다양한 전문가팀, 근무조건 및 보상 메커니즘 개선 등을 통해 일할 수 있는 환경을 만들어야 한다. 적절한 규제를 통해 전문가와 조직이 좀 더 사람 중심적이고 통합된 의료시스템에서 규

칙을 가지고 일할 수 있는 환경을 조성하는 것도 필요하다.

추가로, WHO는 다섯 가지 전략적 목표를 달성하기 위한 구체적 원칙을 제시하는데, 이는 다음과 같다.

① 국가 주도: 사람 중심의 통합 의료 서비스를 추구하기 위한 전략은 필요한 경우 외부 지원을 통해 국가가 개발하고 주도해야 하며 현지 조건과 상황에 대응해야 한다.

② 형평성 중심: 형평성을 강화하려는 노력은 사람 중심의 통합 의료 전략에 필수적이다. 이러한 노력은 불평등한 보건의료 이용을 유발하는 요인을 목표로 삼을 수 있지만, 좀 더 근본적인 사회적 결정 요인을 해결할 수도 있다.

③ 참여형: 사람 중심의 통합 의료 서비스라는 개념은 정보를 얻고 역량을 갖춘 사람들을 시스템의 중심에 둔다. 따라서 그러한 서비스를 위한 국가 전략을 개발하는 과정에서는 지역 이해관계자, 특히 취약 계층의 참여를 보장해야 한다.

④ 체계(시스템) 강화: 서비스 제공은 효과적인 정보와 자금 조달 체계, 숙련되고 의욕이 넘치는 의료 종사자의 가용성에 달려 있다. 서비스 제공에 대한 변경은 필연적으로 전체 의료 시스템에 영향을 미칠 것이다.

⑤ 반복 학습/실행 주기: 서비스 제공 체계의 변경 사항을 추적하고, 새로운 문제를 식별하며, 문제 해결을 위해 이해관계자를 모으는 것은 반복적으로 이루어져야 한다. 실행 주기가 있을 때 성공 가능성이 가장 높다.

⑥ 목표 지향: 전략의 핵심 초점은 구체적이고 측정할 수 있는 목표를 포함하는 프레임워크 내에서, 진행 상황을 지속해서 모니터링하는 것이어야 한다.

4. 사회체계로서의 지역보건의료체계

우리가 '상식'으로 받아들이는 보건의료체계는 단순하게 말하면 한 국가의 보건 담당 장관이 이해하는 체계라고 해도 좋을 것이다. 이런 표현은 잘 쓰지 않지만, 행정, 정책, 또는 국가사업의 체계라고도 할 수 있다.

어느 사회든 의료문제, 의료정책, 의료체계, 의료개혁 등의 논의에서 필요한 전체성 관점의 핵심은 사실은 그것이 사회문제, 사회정책, 사회체계, 사회개혁이기도 하다는 점이다. 여기서 사회는 사회학이나 사회과학의 사회라기보다 '사회적인 것'의 사회에 가깝다. 예를 들어, 비수도권 지역에서 의사를 확보하기 어려운 이유는 지역 불평등이나 지역 인구소멸 문제의 이유와 밀접한 관련이 있다. '빅5' 병원으로 환자가 몰리는 이유도 완전히 별개 문제가 아니며, 나아가 인공지능이나 빅데이터가 한국 경제의 미래를 책임져야 한다는 경제정책 기조와도 연관이 있다. 지역사회 건강증진 사업은 인구는 말할 것도 없고, 지방정부와 행정, 지역 문화, 지역 공동체 내의 권력관계 등과 영향을 주고받는다.

1) 전체성으로서의 체계

'전체'는 한 마디로 '부분들'의 구조화된 상호의존성으로 볼 수 있는데, 여기서 상호의존성이란 서로 연관된 사건, 과정, 현실 세계의 조건 등을 가리키며, 중요 부분들을 통해 전체를 파악할 수 있다고 본다. 정치, 경제, 소득, 문화, 교육, 의료는 서로 연관되어 있으며, 이를 통해 전체, 즉 사회 또는 사회경제체제 전체를 이해할 수 있다. 또한, 전체성은 그 부분들이 역사적으로 발현되고, 정렬되며, 전개됨에 따라 점진적으로 형성되는 것이기도 하다.

사회변화 또는 개혁이라는 '전체성'은 예를 들어 결국 경제체제가(또는 자본주의체제가) 바뀌어야 교육이나 의료가 바뀐다고 설명하는 환원주의적 접근과는 다르다. 여러 요소 사이에 관련성이 있다는 평면적 '관계론'과도 차이가 있다. 전체가 있고 그 하위 개념으로 부분이 따라오는 것은 더구나 아니며, 부분의 단순 합이 전체가 되는 것도 아니다.

전체성이라는 관점은 층위를 바꾸면 건강이나 의료 영역 내부에서도 적용될 수 있다. 한 예로, 대학병원의 경증 환자 진료를 제한하자는 대안을 생각해 보자. 의원급 의료기관이 더 많은 경증 환자 진료를 분담하려면 환자들의 신뢰가 전제되어야 한다는 어려운 과제가 있고, 입원 환자가 경증으로 바뀌면 의뢰를 통해 중소 병원이나 의원급 기관에서 후속 진료를 할 수 있는지, 환자가 그것을 수용할지 하는 것도 쉽지 않은 문제다. 여기에는 단지 중증도에 따른 규제, 건강보험 수가, 홍보 등의 문제를 넘어 지역별 자원 분포, 의료 제공자의 질 문제, 신뢰와 선호를 포함한 문화, 의료기관의 수익과 경영 문제 등이 복잡하게 얽힌다.

전체성 속에서의 보건의료체계라는 관점에서 볼 때 기존의 상식과 '단절'해야 하는 지식은 다음 몇 가지로 나눌 수 있다.

첫째는, 체계의 '부재' 또한 체계의 한 가지 존재 양식이라는 점이다. 사회체계는 모든 사회의 전제 조건이므로 체계가 없다는 서술은 성립할 수 없다. 기존의 주류 이론으로 볼 때, 한국에서 '의료전달체계'는 존재하지 않지만 사실 이는 전형적인 '시장체계'라 할 수도 있다. 자체 충족적 '지역보건의료체계'가 존재하는지 의심스럽다고 했지만, 이 또한 체계의 한 양상이다.

둘째, 사회체계에는 비공식적 부문과 영역까지 포함해야 한다. 행정, 법률, 정책 등에 포함되지 않아 보이지 않는 사회적 특성들을 체계 이해 안으로 편입해야 한다. '비공식'에는 역사적 경험과 역사적 구조도 포함된다. 공식적 '의료전달체계'가 존재하지 않은 가운데, 환자들은 상급 의료기관을 어떻게 찾고 무슨 기준으로 결정하는가? 장애인이 경험하는 건강검진의 불편함은 기존 체계의 어떤 특성 때문인가? 이를 고려하지 않는 모든 '의료전달체계' 논의는 실제 정책과 제도로 진화하기 어렵고, 실행은 더 어려울 것이다.

셋째, 체계를 동태적으로 이해할 필요가 있다. 체제를 무엇으로 이해하든, 현실에서 체제는 계속 변동하는 유동적(fluidic) 실체이다. 대학병원에서 진료받기 어려워진 환자 일부는 일정한 과정을 거쳐 중소 병원이나 전문병원으로 이동한다. 이럴 때 어떤 체계가 존재하지 않는다고 할까, 아니면 이를 '적응(adaptive)' 시스템이라고 불러야 할까. 이 때문에 모든 체계 변화, 그리고 이를 기반으로 한 사회변화는 시간(기간)을 고려해야 한다.

넷째, 사회변화라는 관점에서 체계는 흔히 '구조'로 이해할 수 있지만, 이때 변화와 구조의 관계에는 항상 행위주체(성)가 개입한다는 점을 잊지 말아야 한다. 태풍이나 고령화와 같은 구조 변화도 있지만, 우리가 말하는 사회변화에서 구조는 행위주체(성)와 함께 결정하고 진화한다. 지역보건의료체계에는 '주민' 또는 '지방정부'라는 행위주체가 있고 이들이 끊임없이 체계 그 자체에 영향을 미친다는 점을 잊지 말아야 한다.

전체성 관점에서 접근할 때 나타나는 한 가지 과제는 분석을 위해서는 이 전체성을 해체해야 한다는 점이다. 국가 수준의 지역 불평등 문제는 하나의 '전체'라고 할 수 있지만, 구체적 실재를 이해하려면 교육이나 의료, 교통, 문화, 경제와 산업 등으로 분해할 수밖에 없다. 하지만, 이러한 분해는 다른 영역(부분)을 고려하지 않은 파편으로서 부분을 분석하는 방법과는 달리, 그 과정에서 전체와 다른 부분들을 끊임없이 참조해야 한다.

전체성 관점에서 부분의 분석은 특정한 부분(예를 들어, 서비스 생산자로서의 병원)을 '유리한 위치(vantage point)'로 삼아 전체성과 부분 또는 부분과 부분의 내적 관계 또는 상호의존성을 이해하는 것이다. 예를 들어, 생산자 조직이라는 위치에서 자본주의적 의료체계를 분석함으로써 병원의 서비스 생산을 위한 공급망이나 병원의 노동체제를 좀 더 풍부하게 이해할 수 있다.

2) 지역보건의료체계의 세 가지 구조

지역보건의료체계의 한 가지 구조는 명백히 보건의료 또는 그와 관련된 영역이다. 전체성이라는 관점에서 흔히 고려하지 않는 측면은 나머지 두 가지 구조, 즉, 정치체계와 경제체계로서의 지역보건의료체계이다.

한국 의료는 특히 의료보험제도 실시와 더불어 '국가화'와 '경제화' 경향이 크게 강화되었고 지금도 그런 과정 중에 있다.[70] 의료체계가 생산하는 의료는 정치체계가 필요로 하는 생산물인 동시에 경제체계가 필요로 하는 생산물이다. 체계 관점에서 보면 각 체계 내에서 고유 생산과 자기 재생산이 일어남과 아울러 공동 생산도 이루어진다. 지역보건의료체계도 마찬가지다.

가. 정치체계와 통치

정치체계로서 지역보건의료체계를 통해 생산하려는 것은 정치적 실천으로서의 (국가) 통치가 가장 우선순위가 높다(김창엽, 2019: 21장). 한국적 관점에서 국가권력이 의료를 통치 기술로 활용하는 방식은 크게 인구집단(population)에 대한 통치 합리성을 목표로 하는 정치적 실천과 정당성을 확보하려는 차원의 (상징적) 개입으로 나눌 수 있다. 이와 같은 두 가지 동기는 서로 중첩되거나 보

---

70 최근 수십 년에 걸쳐 빠르게 성장한 사립대학병원 중 한 곳인 인제대학교병원 발전사에는 의료보험제도를 시작한 1977년 무렵의 변화에 관해 다음과 같은 기록이 있다. "때마침 1977년 정부에서 민간병원의 건립을 지원하는 계획을 발표하였다. 정부는 지방의 의료 취약지구와 공단지역의 의료시설에 대한 지원을 하면서 의료기관에 행정·재정지원의 기회를 제공했다. 그래서 전국적으로 당시의 다섯 개 대형 병원이 나누어 지방 의료시설 확충에 참여하기로 하여 백병원은 부산 사상지구를 맡게 되었다. 그동안 의과대학 설립과 제2, 제3백병원 건설의 기회를 기다리던 우리에게 정부의 이런 제안은 희소식이었다." (https://www.paik.ac.kr/paik/user/contents/view.do?menuNo=200090).

완적으로 기능한다.

보건의료가 건강에 이바지하는 정도가 크지 않다는 것은 보건학적 지식일 뿐, 안전의 의미에서 보건의료는 가장 효과적이고 가시적인 통치 기술이다. '가능하고 개연적인 사건'을 다루는 점에서 대중은 보건의료와 건강을 동일시하고, 비용과 가치 측면에서도 통치자와 피치자 모두 쉽게 이해할 수 있다. 특히 가시성과 즉시성의 측면에서 보건의료만큼 건강을 보호하는 효과적인 통치술은 찾기 어렵다.[71] 국가권력은 인구 전체를 대상으로 보건의료라는 기술을 통해 통치의 정당성, 그리고 궁극적으로 그 안전을 도모하려 한다.

통치 측면에서 현재 한국의 국가권력은 건강과 보건, 의료에서 명백하게 '신자유주의적' 통치성에 의존한다. 신자유주의적 통치를 활용하는 국가권력은 책임과 책무성을 지속해서 분산하고 미시화하려 한다. 지방정부는 책임을 국가 수준의 국민건강보험과 중앙정부에 미룬다. 궁극적으로는 개인이 책임지는 건강과 의료라는 것이 신자유주의적 통치성의 목표이다. 건강검진의 급격한 증가와 건강증진 사업의 강조가 이런 경향을 대표한다고 할 수 있다.

지역보건의료에서 고려해야 할 또 한 가지 요소는 중앙정부와 국가 그리고 지방정부 사이에 국가 통치에 대한 필요성과 긴장이 다르다는 점이다. 국가와 중앙정부는 정책의 통치 효과에 더 큰 관심을 두는 것과 비교해 지방정부는 정책과 사업의 실제 효과에 더 주목한다. 통치와 피치 사이에 공간과 네트워크의

71 한국 의료보험제도 도입에 통치 차원의 동기가 작동했다는 것은 분명하다. 사실 여부와 무관하게 다음과 같은 공무원의 증언을 주목할 만하다. "1976년 당시에는 병이 나도 진찰 한번 못 받는 영세민들이 많았습니다. 사회적인 문제였지요. 박정희 대통령은 처음에는 하위 20% 정도 국민에 대하여 조세로 의료보호를 하는 방안을 구상했다고 합니다. 그런데 신현확 장관께서 의료보험 제도를 건의했다고 들었어요. 연금은 상당 기간 보험료를 부담하고 나서 퇴직 후 연금을 받지만, 의료보험은 보험료를 내면 당장 그 달부터 보험급여를 받습니다. 따라서 연금처럼 기다릴 필요가 없어 국민의 환영을 받을 것이고, 보험료를 일부 부담하는 기업도 건강한 근로자를 확보할 수 있어서 생산성이 높아지므로 의료보험제도를 반대하지 않을 것이라고 말씀드렸다고 합니다. 덧붙여 우리나라의 경제수준 정도라면 전국민을 대상으로 하는 사회보험제도 하나쯤은 가져야 나라의 체면이 선다고 말씀하셨답니다." (김일천·이수태. 2015: 12).

인접성이 강할수록 통치는 상징적 효과보다는 물질적 효과에 더 크게 의존한다. 즉, 같은 국가권력이어도 지방 정부로서는 주민들의 직접적인 고통과 취약성이 더 관심을 둘 수밖에 없다.

나. 경제체계로서의 자본주의와 시장

경제체계로서의 의료체계에서 경제 활동, 즉 생산과 소비의 주체는 일반적으로 규정하는 의료체계의 범위를 넘는다. 특히, 생산을 담당하는 생산자는 병원과 의료기관을 넘어 기업(제약, 의료 장비와 소모품, 정보통신, 금융 등)을 포함한다. 자본주의 시장경제체제에서 시장을 확대하고 경제 규모를 늘리는 핵심 주체는 민간 부문이다. 원리상 이익을 추구하는 민간 경제 주체는 전에 없던 새로운 상품을 만들고 시장에서 거래하며 수익을 올리려는 동기를 가진다. 인공지능 기술을 의료에 적용하고 새로운 검사법을 건강보험 급여에 포함하려 노력한다. 시장을 확대하고 소비를 늘리려는 것도 시장 경제의 기본 원리에 속한다.

자본주의 경제체제에서의 이윤 동기는 인간의 본성이거나 도덕적 문제로 치환할 수 없다. 이윤은 '자본 축적'을 위한 것이며, 이는 경쟁을 기본 원리로 하는 자본주의 시장에서 자본의 '이성'이자 '합리성'이라 할 수 있다. 물론, 자본은 진공 상태처럼 아무런 제약이 없는 곳이 아니라 다른 여러 권력과의 관계 속에서 운동한다. 자본 또는 경제권력 내부에서부터 성격이 다른 자본들이 나뉘어 서로 협력하거나 경쟁하는 것이 대표적이다. 최근 플랫폼 경제가 확대되면서 전통적인 유통 자본이 쇠퇴하는 추세가 두드러지고, 기후 위기에 대응하기 위해 전기 자동차 사업을 확대하면 자동차 산업은 새로운 자본 축적의 기회를 맞지만 석유나 정유와 연관된 산업은 축소될 수밖에 없다. 의료자본 또한 국민건강보험이라는 조건이자 제약 안에서 운동하며, 민간보험 자본과도 구조적으로 연동되어 있다.

사회적 체계로서의 지역보건의료체계 또한 더 큰 경제체계(경제체제)인 자본주의 사회경제체제와 공동-결정, 공동-진화한다. 지금 글로벌 자본주의는 더 큰 이윤을 찾아 이동(운동)하며, 그 결과가 이른바 지식 기반 경제, 디지털 자본주의, 금융자본주의 등의 자본 축적 체제이다. 이들 자본은 의료체계 관점에서는 지식, 기술, 장비와 물품, 약품 등을 통해 가치를 생산하려 한다. 한국에서는 구체적으로 국민건강보험이 이들 자본축적 체제가 운동하면서 자본을 축적하는 핵심 메커니즘이다.

이런 구조 안에서 경제 주체로서의 지역 의료기관(의료자본)은 이윤 최대화를 위해 자신을 다른 무엇도 아닌 경제적 합리성에 맞추어 생산하고 재생산한다. 첨단 기술을 도입해 수익을 더 올릴 수 있어도 시장의 구매력이 떨어지거나 인구가 줄어들면 다른 곳으로 이동할 수밖에 없다. 이런 맥락에서 공공성과 사회적 기여는 흔히 시장 확대를 위한 전략으로 활용된다.

3) 다시, 사람 중심 관점이란

이 글의 목적은 이상과 같은 문제의식에 기반하여 새로운 체계 개념을 제시하는 것이 아니라, 사람 중심 관점으로 기존 체계 이론을 비판하는 것이다. 대안적 관점을 찾는 이유를 통해 그 대안의 실마리를 발견할 수 있다. 예를 들어 이런 질문을 통한 비판이다. 국민의료비 급증, 지역사회 돌봄체계 부재, 혼란스러운 의료전달체계, 돌봄 재난, 실손보험 팽창 등은 사람들에게 무엇일까? 시민과 환자가 생각하는 자신의 문제(들)는 어느 부분에 어떻게 반영되어 있을까?

소박하게 생각해도, 지금까지 지역에서 정책과 개혁의 과제를 구성했던 문제들은 좀처럼 주민들과 잘 연결되지 않는다. 국가권력이나 경제권력, 또는 전문가와 연구자의 관점이 지배적이었기 때문이다. '지역의료 문제'는 때로 지역에 의료자원이 부족하다는 문제를, 어떤 때는 병원이 많은 급여를 주고도 의사를 구하지 못하는 상황을, 아니면 미흡한 응급의료 대응을 가리킨다. 대부분 정책담당자, 의료 제공자, 보험자의 시각, 그것도 주로 중앙정부나 국가 관점에 가깝다. 이런 문제는 주민들이 일상에서 쓰는 표현이나 어법도 아니다.

문제를 어떤 관점에서 보는지에 따라 해결 방안(정책과 개혁)이 달라진다는 점이 중요하다. 과거 원격의료 논란이 대표적인데, 이는 명백하게 사람 중심 관점에서 출발한 것이 아니었다. 해당 지역에 사는 주민의 의료접근성을 향상하는 것이 초점이면, 원격의료는 이를 위한 여러 정책 패키지 중의 하나로 효과적이고 효율적인 정책 수단이 될 수도 있다. 하지만, 국가와 정부 관점에서 '의료 기술 개발과 그 활용'을 문제화하고 '원격의료 활성화' 방침을 정한 후 이를 어디에 활용할 수 있을지 찾는 꼴이 되었다. 사람 중심 관점에서는 접근성 개선은커녕 지역을 '신기술 실험실'로 보게 된 결과를 초래했다.

사람 중심 관점에서 문제라고 할 때, 그 문제는 현실에서 사람들이 경험하고 느끼며 인식하는 문제일 수밖에 없다. 사람 중심 관점에는 국가나 경제권력 관점의 문제와 문제화를 비판하는 기능도 있지만, 나아가 내용으로 새로운 문제를 드러내는 '구성적' 효과도 있다.

이는 초월적으로 주어지기보다는 국가권력과 경제권력 관점과 변증법적 상호작용을 통해 생성되거나 형성된다. 예를 들어, 어떤 의료정책의 상호작용은 이런 식으로 진행된다. 전국적으로 촘촘한 의료전달체계가 구축되면 서울의 대형 병원으로 몰리는 환자가 줄어들 수 있을 것 같은데, 그러면 의료자원이 부족한 비수도권 비도시 지역의 주민에게는 무엇이 좋아질까 또는 무엇이 나쁠까?

§ 참고문헌

경상남도. 2023.『2024년도 예산서』.

김윤 외. 2018.『응급의료 중장기 발전방안 연구』. 보건복지부, 서울대학교 산학협력단

김일천·이수태. 2015. 대한민국 건강보험, 이렇게 만들어졌다. 서울: 건강보험심사평가원.

김창엽. 2019. 건강의 공공성과 공공보건의료. 파주: 한울. 제21장.

김창엽·정백근·임준·박유경·김새롬·정여진 등 2020.『경상남도 보건의료체계진단 및 권역별 통합의료벨트 구축·운영 연구』. 서울대학교 산학협력단.

보건복지부. 2019.『믿고 이용할 수 있는 지역의료 강화 대책』.

보건복지부. 2021.『응급의료체계 개선 실행계획』.

정백근·김영수·홍현미·김혜원·장현아·임대성 등. 2021.『경상남도 지역응급의료체계 개선방안』. 경상남도 공공보건의료지원단.

새로운 경남위원회. 2018.『함께 만드는 완전히 새로운 경남 도정 4개년 계획』.

클레츠코프스키,보그단 M., 밀튼 I. 뢰머, 알베르트 반 데르 베르프 지음 (서울대학교의과대학 의료관리학교실 옮김). 1993. 인류 모두의 건강을 위한 국가보건의료체계의 방향재설정. 서울: 한울.

하수정 외, 2021.『지역 불평등: 현황과 개선 방안(총괄편)』. 경제·인문사회연구회.

WHO. 2015. *WHO global strategy on integrated people-centred health services 2016-2026*. Executive Summary. Geneva: WHO.

WHO. 2016. *Framework on integrated, people-centred health services*. Geneva: WHO.

제7장
지역보건의료 거버넌스

정성식

1. 머리말

지역보건의료 거버넌스의 현황을 진단하고 이를 통해 개선 과제를 찾으려는 논의와 연구들은 이전에도 있었다. 어떤 현황 분석이든지 특정한 맥락 속에서 특정한 목표에 따라 이뤄지기 마련이다. 따라서 이 글은 현재 붕괴의 위기 앞에 놓인 지역보건의료체계를 '소생'하고 나아가 사람 중심성을 강화함에 있어서 거버넌스가 어떤 의미를 가지고 어떤 역할을 할 수 있는지에 대한 근본적 재검토를 토대로 이를 살펴보고자 한다.

일단 이 글에서 다루고자 하는 '지역보건의료 거버넌스'의 범위를 명료하게 밝힐 필요가 있겠다. 보건의료 영역에서 거버넌스는 진료환경이나 진료표준 등과 관련된 임상영역이나 정부 조직과 관련된 범위에서 사용되기도 하지만, 지역보건의료체계의 위기에 대응하는 것이 이 책의 목적인만큼 체계의 수준에 초점을 맞추고 논의하고자 한다. 또한, 여기서 '지역'은 멀지 않은 미래에 보건의료체계가 와해될 위험성이 높은 잠재적 의료취약지까지 포괄하는 공간 개념으로, 따라서 공공보건의료 강화의 필요성이 제기되는 장소와 상당 부분 일치할 수밖에 없다. 지역보건의료 거버넌스는 공공보건의료 거버넌스와 상당 부분 중첩된 목적과 역할을 가지게 된다. 이 글에서는 이처럼 지향과 내용이 상당히 일치한다는 점에서 지역보건의료 거버넌스와 공공보건의료 거버넌스를 거의 유사한 개념으로 다루고자 한다.

이 접근은 다음과 같은 이점을 지닌다. 첫째, 논의가 행정구역이라는 경계에 얽매이지 않을 수 있도록 돕는다. 지금의 중앙집권적 정책결정과 실행구조는 지역만의 자율적 해법을 찾기 어렵게 만드는 장벽으로 작동한다. 지방정부가 자체적으로 '개혁' 수준의 체계 개편을 추진할 만한 권한이 확보되지 않는 상태에서 행정구역 중심의 논의에 국한될 경우 단편적이고 고식적인 대안들만 제시할 수밖에 없는 한계가 있다. 또한, '공공성'이라고 하는 보편적 가치를 준거점으로 내포함으로써 지역보건의료 강화론에 '지역이기주의'라는 왜곡된 프레임을 덮어씌우려는 시도를 무력화시킬 수 있다. 그리고 이는 '지역 대(對) 비지역'의 이분법적 사고와 상황논리 속에서 '비지역'의 거버넌스를 벤치마킹해야 할 모범적·이상적인 모델로 가정하는 오류에서 벗어나게 해준다. 이러한 이유로 이 글에서는 지역보건의료 거버넌스를 단순히 국가 거버넌스의 행정적 하위범주로 인식하는 통상적 접근과는 차별화된, 보건의료체계의 공공성 강화를 지향하는 개념으로 이해하고자 한다.

지난 2018년 발표된 '공공보건의료발전 종합대책'의 4대 추진과제 중 하나가 "공공보건의료 거버넌스 구축"이었을 만큼(보건복지부, 2018) 거버넌스에 대한 관심과 기대가 큰 상황이다. 거버넌스는 보건의료사업이나 정책, 제도를 비롯하여 기관과 조직 운영의 일반 사무에 있어서 연관 주체들 간의 협력과 연계, 조정이 필요한 상황에서 관용어처럼 쓰이고 있다. 학술영역에서도 공공-민간 협력, 민주적 참여와 의사결정, 지방분권 등과 관련된 논의에서 빈번히 사용되고 있다.

거버넌스는 일반적으로 의사결정 구조나 관리·운영방식, 통치 등을 가리키는 의미로 다양한 분야에서 폭넓게 사용되고 있다(김석준 외, 2002). 키를 '조종

(steering, piloting)'한다는 의미의 그리스어 동사에서 유래한 거버넌스는 원래는 주로 정부의 '다스리는 행위'를 의미하는 단어로 활용되어 왔다(김효리, 2009) 그랬던 거버넌스가 지금과 같은 인기를 얻게 된 배경에는 정부 주도의 하향식 정책결정구조로부터 벗어나 좀 더 다양한 사회적 주체들의 참여를 전제하거나 이를 지향하는 패러다임 '전회(Governance Turn)'가 자리하고 있다.

그런데 문제는 거버넌스가 정확히 무엇을 의미하는지 알기 어렵다는 점이다. 사실 거버넌스는 상당히 모호한 개념이다. 이는 맥락과 목적에 따라 다양한 의미로 폭넓게 활용될 수 있는 장점으로서 작용하기도 하지만 용어가 쓰인 전후 맥락을 소거하면 그 의미를 특정하기 어렵다는 제한점 또한 명확하다. 거버넌스 의미를 명료하게 정의하지 않은 상태에서 그 현황을 포착하는 것은 뜬구름을 잡으려는 헛된 시도가 될 수 있다는 뜻이다.

반면 거버넌스는 모호함을 대가로 다양한 사회적 상상력을 촉발할 수 있다. 이러한 개념적 무정형성은 발화자의 의도와 목표에 맞춰 거버넌스를 재정의할 수 있는 여지를 제공한다. 이러한 점에서 볼 때 기존에 통용되던 관성적 의미를 그대로 전제한 채 거버넌스 현황을 살피기보다 기존의 주류 인식과 접근 방법이 체계 '개혁'에 있어서 타당하고 유효한지 검토할 필요가 있다. 이는 거버넌스가 지닌 도구적 가치, 즉 거버넌스가 무엇을 할 수 있는지, 어느 수준과 범위에까지 변화를 만들어낼 수 있는지에 초점을 맞춰야 한다는 의미다. 거버넌스에 대한 기존 이해가 구조적 차원에서의 유의미한 변화를 만들어내기 위한 수단으로서의 가치가 미흡하다면 이를 대신하는 새로운 개념적 이해를 모색하는 것이 바람직할 것이다.

따라서 이 글에서는 먼저 보건의료 분야의 정책과 학술영역에서 드러나는 거버넌스에 대한 인식과 접근 방법이 지역보건의료 개혁에 적절한지 살펴보고자 한다.

2. 지역보건의료 거버넌스 담론과 실천에 대한 비판적 고찰

1) 정부 조직 내 연계·조정에 치우친 거버넌스 접근

그동안 정부와 학계에서는 공공보건의료 거버넌스의 문제점으로 공공의료기관 간, 그리고 정부조직 간의 연계·협력체계가 미흡하다는 점이 주로 거론되어왔다(김창엽 외, 2018). 또한, 지역보건의료와 관련해서는 시·도 정부의 법적 권한과 책임의 한계, 정책기획과 집행·관리역량의 취약함, 예산과 조직, 전문성의 부족, 분절적 조직운영에 의한 연계 부족 등의 문제가 제기되어 왔다(조희숙, 2019).

특히 지난 문재인 정부에서는 공공보건의료 강화와 관련된 계획들에 이러한 거버넌스의 제한점을 개선하기 위한 과제들이 비중 있게 다뤄졌다.[72] "공공보건의료 거버넌스 구축"을 제시한 4대 추진과제 중 하나로 제시한 '종합대책'(2018)에서는 "지방정부 역할 및 책임 확대", "중앙정부 내 수평적 거버넌스 구축", "중앙정부의 조정 및 지원기능 강화"와 함께 "권역-지역-기초 간 공공보건의료 협력체계 구축"과 같이 거버넌스에 관련된 여러 과제가 포함되었다(보건복지부, 2018).

이후 발표된 '지역의료 강화대책'(2019)에서도 "지역의료 협력 활성화"라는 정책목표에 따라 "지역 내 공공·민간 협력 활성화"와 "시도 정책역량 및 거버넌스 강화"가 추진과제로 담겼다. 이어서 '공공의료체계 강화방안'(2020)에서도 "지역완결적 의료여건 조성"이라는 목표 아래 "중앙·지방의 협력 거버넌스 구

72 윤석열 정부에서는 전임 정부와의 정책 기조의 차별화를 시도하기 때문인지 몰라도, 공식 정책 문서에서 '공공보건의료'와 함께 '거버넌스' 역시 별로 사용되지 않고 있다. 일례로 2023년 1월 31일 발표된 '필수의료 지원대책'에서 거버넌스라는 표현은 단 한 차례도 언급되지 않았다. 하지만 정부가 직접 의료 제공 주체로 나서기보다 민간 협력 방식으로 필수의료 공백 문제에 대응하고자 한다는 점에서 사실상 전임 정부의 '거버넌스 의존론'과 맥을 같이 한다고 볼 수 있다.

축"이 정책과제로 포함되었다. '2차 공공보건의료 기본계획'(2021~2025)에는 선행 계획들에서 밝혔던 방안들 대부분이 제시되었다.

이 가운데 연계·협력 강화와 관련하여 손에 잡히는 구체적 대안은 많지 않다. 굳이 찾자면 '공공보건의료정책심의위원회(이하 공정심)'와 '시도 공공보건의료위원회'의 설치·운영 정도가 있다.[73] 이는 각각 중앙정부와 광역지방정부 수준에서 공공의료 자원의 효과적 연계와 협력, 조정을 위한 수평적 거버넌스의 제도적 장치로 볼 수 있다. 이밖에 정부는 '2차 기본계획'에서 책임의료기관 내에 설치된 협력·조정 전담 조직인 '공공의료본부'와 원내·외 필수의료 협의체 등을 구성하고 운영하여 협력 사업을 추진할 계획임을 밝혔다(보건복지부, 2021).

이상의 내용을 살펴볼 때 정부는 보건의료 거버넌스를 주로 '국정 관리'라는 행정학적 관점에서 접근하고 있음을 알 수 있다. 위원회에 일부 민간 대표가 참여하는 것을 제외하면 연계와 협력의 주된 대상이 중앙-권역-지역을 잇는 정부조직들과 정부 소관 공공의료기관들이라는 점에서 그렇다고 볼 수 있다. 김석준 등(2002)의 유형론에 따르면 이는 일종의 '국가주도 거버넌스'로서 사실상 협력적 '행정'의 의미에 가까워 보인다. 즉, 정부는 주로 행정 차원에서의 원활한 연계, 조정을 가리키는 의미로 거버넌스를 사용하고 있는 것이다.

그런데 앞서 언급했듯이 새로운 패러다임으로서 거버넌스 개념의 핵심은

73 두 위원회는 「공공보건의료에 관한 법률」 개정(2021년 3월 23일)을 통해 신설이 확정되었다. 공공보건의료정책심의위원회는 보건복지부 장관을 위원장으로 기획재정부, 교육부, 국방부, 보훈처 등 관계부처 차관급 공무원들로 구성되며, "국가 공공보건의료 정책을 심의하고 부처별 의료자원을 연계·조정하는 것"을 목표로 한다(보건복지부, 2021). 이는 소관 부처가 다른 국립대병원이나 특수병원(산재, 보훈, 경찰) 등의 공공병원 간 협조체계를 구축하는 데 주안점을 둔 것으로 볼 수 있다. 시도 공공보건의료위원회는 권역 차원에서 공공의료 정책과 사업의 원활한 협력과 조정을 목표로 하며, 담당 공무원을 비롯하여 지역주민과 공공보건의료 수행기관, 수요자, 공급자를 대표하는 이들과 전문가 등이 위원으로 참여하도록 하였다(보건복지부, 2021).

정부의 경계를 뛰어넘는 다중심성, 그리고 다원적 주체 간의 수평적 협력에 있다. 특히 이 책의 토대가 되는 사람 중심 관점은 정부와 시민사회 간의 동등한 협력관계를 강조하는 민주적 거버넌스를 지향한다는 점에서 정부의 거버넌스 접근이 가진 한계가 명확해 보인다.

보건의료 분야는 특히 보건의료가 가진 정보의 비대칭성과 공공재적 성격 등으로 인하여 정부 관료와 의료전문가와 같은 '공급자(provider)'의 관점이 절대적 영향력을 미치고 있는 분야다. 이들이 보건의료체계가 제 역할을 할 수 있도록 권한과 전문성을 활용하더라도 수요자인 사람들과의 입장 차이의 한계를 벗어나기 어렵다. 당사자가 아니면 이해하기 힘든 측면도 있거니와, 무엇보다 공급자만의 이해관계와 신념 등이 존재하기 때문이다. 따라서 보건의료와 관련된 현실 문제를 인식하고 진단하며 대안을 모색함에 있어서도 입장의 불일치가 발생할 수밖에 없고, 공급자의 시각이 지배적 위치를 차지하고 있는 현 상황에서 이는 결국 사람들에게 불리한 방향으로 작용할 확률이 높다.

사람 중심 관점이란 문제적 현상을 이해하며 정책과 제도를 결정하고 실행하는 모든 과정에서 사람들의 가치와 이해관계를 가장 중요한 요소로 고려하는 것을 의미한다(김창엽, 2018). 또한, 이를 위해 사람들이 직접 정치적 주체로 참여하며 그 과정과 결과를 통제할 수 있어야 한다는 당위적 요구를 내포한 개념이기도 하다. 이러한 관점의 전환은 관료와 전문가적 시각의 전면적 부정이나 폐기를 뜻한다기보다 기존 시각의 일방적 편향성을 비판하고 교정하는, 즉 기울어진 운동장을 바로잡으려는 실천이라는 데 그 본질적 의미가 있다. 따라서 거버넌스가 사람 중심의 지역보건의료개혁의 도구로 역할 하기 위해서는 무엇보다 먼저 국가 행정 차원의 연계, 조정이라는 협소한 틀에서 벗어날 필요가 있을 것이다.

2) 탈정치적 접근의 한계에 갇힌 보건의료 거버넌스론

한편 정부와 달리 학계에서의 보건의료 거버넌스 논의는 비교적 주민과 시민사회의 참여에 중점을 두고 이뤄지는 경향이 있다. 또한, 지역 정부의 실질적 권한을 강화하는 지방분권의 필요성을 강조한다는 점에서 중앙정부의 입장과 일정 부분 차별화된다고 볼 수 있다(황순기, 2013; 최병호, 2018; 조희숙, 2019). 다음 인용문에서 이러한 측면을 확인할 수 있다.

> "한국적 거버넌스는 보건의료서비스가 지닌 중앙정부 중심으로 공익적 차원에서 관리된다는 한계로 인해 적극적인 지역 차원의 보건의료 거버넌스에 대한 논의와 구축에 대한 관심을 도출하지 못하고 있다. … 지방정부의 성공적인 분권화를 통해 지역 특색에 맞는 보건의료서비스를 지역주민에게 공급하는 목적을 가지며, 지방정부의 보건의료정책 결정 과정에서 지역주민의 요구사항이 적극적으로 반영되도록 하여야 한다." (황순기, 2013)

위와 같이 학계에서 이론적 차원으로 논의되는 보건의료 거버넌스의 개념은 좁은 행정의 범위를 넘어서고 있는 것으로 보인다. 하지만 구체적 대안을 제시하는 각론으로 들어가면, 협력적 거버넌스를 구축하기 위해 주체들 간의 신뢰관계를 형성해야 한다는 식의 당위적 원칙론에 그치는 경우가 많다. 또는 제도화 측면에서 협의체나 위원회 설치, 조직과 인력 확대 등과 같이 기존 정부의 대안과 대동소이한 내용으로 수렴되는 경향이 있다(황순기, 2013; 최병호, 2018; 조희숙, 2019). 반면 지역보건의료 문제의 당사자인 주민들의 적극적 참여를 보장하기 위한 대안 논의는 상대적으로 드문 실정이다.

거버넌스 강화에 대한 구체적 접근방식을 볼 때 학계 역시 중앙정부의 프레임을 상당 부분 내재화(공유)하고 있다고 볼 수 있다. 물론 이러한 접근은 탈정부적이지 않다는 이유 때문이 아니라 지역보건의료개혁이라는 목표 달성을 어렵게 만들 것으로 예상되기 때문에 비판의 대상이 된다. 이것의 문제는 거버넌스의 주요 행위자를 정부로 국한시킴으로써 주민이나 시민이 수동적 객체에 머물 수밖에 없도록 만드는 데 있다. 이 경우 민간 대표 몇 사람이 위원회나 공공병원 이사회 등에 형식적으로 참여하는 수준을 넘어서기 어렵게 된다(김창엽, 2019). 정부가 지역완결적 보건의료체계 구축을 기치로 내걸더라도, 지금과 같이 관료와 전문가가 주도하는 거버넌스 하에서는 취약한 지역보건의료 상황과 그로 인해 주민들이 겪고 있는 고통과 불편이 정책에 충분히 반영되는 데 한계가 있을 수밖에 없다.

다른 한편, 현재 추진되고 있는 거버넌스 강화 대안들이 효과적일지에 대해서도 회의적인 시각이 많다. 사실 협의체와 위원회 운영을 통한 연계·협력체계 구축방안은 오래전부터 논의되어 온 것들이다. '공공보건의료 강화'가 처음 국정과제로 채택되었던 2005년 '공공보건의료확충 종합대책' 당시에도 이미 다음과 같이 유사한 형태의 계획들이 제시된 바 있었다. 즉, '국가중앙의료원협의회'를 설치하여 국립병원 간의 협력을 유도하고, '보건의료정책심의위원회'에서 관계부처 산하 공공병원 간 역할분담과 협력을 종합조정하며, 정부 부처 간 역할분담과 효율적인 협력체계를 추진한다는 계획이 포함되어 있었으나(관계부처합동, 2005), 이후 별다른 진전 없이 무위에 그치고 말았다.

또한, 지금도 시도 단위에서 필수의료 분야의 협력과 관련하여 여러 위원회가 운영되고 있다. 한 예로, 지역병원 응급실 간 환자 전원조정과 관련하여 협력을 활성화하도록 연 2회 이상 시·도 응급의료위원회를 개최하는 것을 법적으로 의무화하고 있지만, 대부분 형식적 회의에 그치고 있다. 이러한 경험에 비추어 볼 때 다른 많은 관련 위원회와 협의체 역시 운영상의 한계가 예상되지만, 정작 이를 해결하기 위한 논의는 찾아보기 어려운 실정이다. 이처럼 협력이 어떻게 확보될 수 있는지에 대해 무관심한 것은 거버넌스에 대한 규범적, 정책적 사고가 주를 이루는 가운데 정치적 관점이 부족하기 때문으로 판단할 수 있다. 현재까지 거버넌스에 관한 논의는 주로 바람직한 보건의료 거버넌스 상(像)을 제시하고 이를 뒷받침하기 위해 어떤 제도가 필요하다는 식으로 전개되어왔다. 즉, 제도화와 같은 '구조'로서의 거버넌스에 집중하는 가운데 상대적으로 '과정'으로서의 거버넌스 측면은 간과되는 경향이 있는 것이다.

이러한 문제는 거버넌스 개념에 내포된 공통된 한계점으로 보인다. 대표적 거버넌스 이론가인 미국의 정치학자 게리 스토커는 거버넌스의 주요 특성을 다음과 같이 다섯 가지 명제로 제시하였다(Stoker, 1998).

① 거버넌스는 정부에 국한되지 않은 조직과 행위자들의 집합을 가리킨다.

② 거버넌스는 사회·경제적 문제를 해결하는 데 있어서 그 경계와 책임이 모호하다는 사실을 인정한다.

③ 거버넌스는 집합적 행동을 하는 조직 간의 관계에 내포된 권력 의존을 인정한다.

④ 거버넌스는 행위자들의 자율적인 자가-조직적 네트워크에 관한 것이다.

⑤ 거버넌스는 정부의 권위와 권한에 의존하지 않고도 사회문제를 해결할 수 있는 능력(역량)이 존재함을 인정한다.

이 명제들은 상호보완적 관계 속에서 거버넌스를 설명하면서 동시에 이에 내포된 중요한 딜레마를 보여준다. 첫째, 탈정부화에 따른 거버넌스의 다중심성은 자기조직적 네트워크의 역할에 대한 강조로 이어지는데, 이는 정부의 책무성 문제를 악화시킬 수 있다. 또한, 정부에 대한 일방적 의존에서 벗어나더라도 참여 주체들 간의 불평등한 권력관계 등으로 인해 '거버넌스 실패'가 발생할 위험이 있다. 이는 거버넌스의 내재적 한계이자 해결해야 할 과제로 공통되게 거론되는 문제들이다.

따라서 위계적 통제와 같은 공식적 강제력에 의존하지 않고도 구성원들 간의 자발적 참여와 협력에 기초한 사회적·규범적 강제력으로 문제를 해결할 수 있는지가 네트워크 거버넌스의 관건이 된다(이명석, 2017). 이러한 까닭에 자발적 참여와 협력적 상호관계의 의미를 강조하기 위한 목적으로 '협력적 거버넌스(collaborative governance)'라는 용어가 사용되기도 한다(최병두, 2015). 이는 그만큼 현실에서 협력이 쉽지 않은 문제임을 시사하는 것이다. 이 때문에 협력적 거버넌스가 성공적으로 작동하는 데 있어서 리더십과 제도적 설계, 신뢰관계와 공통된 이해의 형성 등이 중요한 변수들로 거론되고 있다(Ansell and Gash, 2008).

하지만 참여 주체 간 이해관계가 첨예하게 엇갈리는 사회적 문제를 둘러싸고 치열한 갈등과 경쟁이 벌어지는 상황 속에서 이러한 요인들을 충족시키고 협력을 도모하기란 매우 어려울 수밖에 없다. 그런데도 협력적 거버넌스에 관한 기존 논의는 대개 규범적 차원에 머무르는 경향이 있다(최병두, 2015). 즉, 당위적 차원에서 무엇이 바람직한 거버넌스인지 설명하는 이념형(ideal-type) 거버넌스에 가까워 보인다. 따라서 실제 협력을 '어떻게(how)' 실현할 것인지와 같은 과정에 관한 관심과 고려는 상대적으로 부족할 수밖에 없다.[74]

74 거버넌스에 관한 기존 논의들을 살펴보면, 거버넌스를 일련의 가치, 원칙의 집합으로 설명하려는 규범적 접근이 많음을 알 수 있다. 그 대표적 예가 세계은행의 '굿 거버넌스(good governance)'다. 세계은행은 1990년대 들어 개발원조를 받는 국가들의 부패와 비효율성 문제를 지적하며, 원조의 효과성을 높인다는 명분 아래 원조나 차관을 제공하는 조건으로 공공부문 관리의 역량과 효율성, 책임성, 투명성 등으로 구성된 '굿 거버넌스' 개념을 도입했다. 보건의료체계에 있어서도 여러 규범적 기준들이 제시되고 있다(Barbazza and Tello, 2014; Greer et al, 2015). 그런데 이러한 규범적 접근의 문제는 바람직한 속성의 목록이 대부분 자의적이고 탈맥락적이라는 점이다(Bevir et al, 2003). 즉, 좋은 거버넌스의 어떤 정의에 포함된 속성이 왜 다른 정의에서는 포함되지 않는지 설명하기 어려울 수 있다는 것이다. 또한, 현실에서 그러한 거버넌스의 좋은 속성들을 동시에 달성하기란 거의 불가능할 뿐 아니라 정작 무엇이 필요한지

협력의 방법론 부재는 앞서 말한 책무성 결핍 문제와 맞닿아 있다. 거버넌스에 관한 많은 논의들이 "협력을 잘해야 한다", "책무성을 가져야 한다" 혹은 이를 위한 제도화가 필요하다는 식으로 결론을 맺는다. 하지만 이는 여러 복잡한 이해상충과 그에 따른 갈등이 존재하는 현실을 간과한 채 단순한 기능주의적 관점에서 거버넌스를 이해한 결과다. 오늘날 거버넌스에 대한 피로감과 회의, 거버넌스 실패가 널리 회자되는 까닭도 이렇게 거버넌스에 대한 탈정치화된 인식에서 비롯된 문제로 볼 수 있다.

독일의 정치사회학자 클라우스 오페는 거버넌스 개념의 문법이 한편으로는 '제도들(규칙들의 구조)', 다른 한편으로 이러한 제도들의 틀 내에서 이뤄지는 '과정(조종하는 것)'이라는 두 축 사이를 진동한다고 말한다(Offe, 2009). 즉, 거버넌스는 하나의 구조이면서 동시에 과정이기도 하다. 현실에서 대부분의 거버넌스 과정은 다양한 사회적 세력들 간의 영향력의 불공정한 분포를 포함한다는 점에서 갈등적일 수밖에 없다. 이는 그 과정이 모두에게 투명하게 개방되어 있을 때라도 여전히 불균등한 권력관계가 작동할 것이라는 점을 의미한다(Pierre and Peter, 2000). 즉, 어떠한 거버넌스 접근에서도 서로 다른 조직과 이해관계자 간의 권력관계를 중요한 문제로 고려할 필요가 있다(Berger, 2003). 이런 측면에서 볼 때 거버넌스는 경쟁하는 요구들과 상이한 영향력들 사이에서 균형점을 찾고자 하는 하나의 '정치적 과정'으로 이해될 수 있다. 그리고 이는 협력이 실현되기 위해서는 반드시 정치적 전략과 실천이 동반되어야 함을 의미한다(이은주, 2018).

따라서 거버넌스 제도화를 통해 연계·협력의 토대를 마련하는 것도 의미가

생각하고 행동하는 데 방해가 될 수 있다(Grindle, 2007). 무엇보다 거버넌스 논의를 좋고 나쁨의 도덕적 차원에 집중시키는 것은 거버넌스의 탈정치화를 초래한다(Doornbos, 2001).

있겠지만, 그것만으로 충분치 않다는 사실에 유념할 필요가 있다. 위원회와 협의체가 신설된 이후 실제 연계·협력의 목표를 달성하기까지 과정도 매우 중요하다. 다시 응급의료위원회를 예로 들면, 위원회에 소집된 각 의료기관 대표들이 자신들의 수익과 기관평가에 불리한 중환자 전원을 기피하려는 상황 속에서 실질적 협력을 끌어내기 위해서는 이들의 이해관계를 조정하기 위한 정치적 고려와 실천이 동반되어야 한다. 공공병원과 민간병원 간, 그리고 정부조직들 간의 서로 다른 경제적, 정치적 이해관계와 신념 등을 면밀하게 파악하여 협력 방안을 찾는 것도 거버넌스에 대한 정치적 접근의 일환이다. 이러한 점에서 협력적 거버넌스의 협력은 "신뢰와 호혜성을 전제로 한 규범성이 아니라 경쟁과 대립에 바탕을 둔 전략"으로 이해될 수 있다(최병두, 2015).

무엇보다 지역보건의료개혁은 하나의 '정치적 과정'이라는 점에서 보건의료 거버넌스 역시 안정적이고 효율적인 관리만을 추구하는 국가 중심의 탈정치화된 접근방식에서 벗어날 필요가 있다. 또한, 몰정치적인 규범적 접근에서도 탈피해야 한다. 흔히 바람직한 거버넌스는 가치중립 원칙에 따라 비정치적인 의사결정을 추구해야 한다고 생각되지만, 실제로는 특정한 세력에게 유리한 방향으로 거버넌스가 구성되고 작동될 수밖에 없다. 현재 거버넌스 구조가 국가 관료와 의료전문가, 산업계의 이익을 더 잘 반영하고 있을 것으로 판단할 수 있는 정황들은 쉽게 찾아볼 수 있다.

그러한 예로 건강보험정책심의위원회(이하 건정심)의 거버넌스 구조를 생각할 수 있다. 건정심은 정부와 보험자, 공익대표 집단이 각 8명씩 동수로 구성된 까닭에 정부가 동의하지 않으면 애초에 회의소집 자체가 불가능한 상황으로, 정부의 재정안정성 기조를 뛰어넘는 수준의 건강보험 보장성의 획기적 확대를 위한 결정을 기대하기 어렵다(정예슬, 2022). 또한, 앞서 언급한 공정심의 경우에도 총 위원 20명 가운데 정부 측 9명, 공급자 단체 6명인데 비해 수요자

단체 대표는 3명에 불과하여 그만큼 시민사회의 영향력이 제한적일 수밖에 없는 구조로 설계되어 있다(김준호, 2017).

이러한 현실적 맥락 속에서 거버넌스의 비정치성을 고집하는 것은 기존의 불평등한 권력관계에 따라 조성된 '기울어진 운동장'의 조건을 그대로 수용하겠다는 것과 다를 바 없다. 정치적 관점에서 거버넌스에 접근한다는 것은 '권력'의 측면에 초점을 맞추는 것을 의미한다(이은주, 2018). '상호의존에 따른 협력'이라는 이상적 거버넌스의 프레임에서 벗어나, 갈등하고 경쟁하는 주체 간의 권력관계에 주목하는 것이다. 이상적 접근은 현실을 설명하고 변화시키고자 하는 '실천적 합리성'의 측면에서 볼 때 오히려 비합리적이기 때문이다. 현실에서 협력적 거버넌스는 시민사회 권력이 강하고 정부와 시민사회의 이해관계가 일치하는 경우에만 비로소 나타난다(유해숙, 2005).

또한, 개별 행위자 단위 이상의 차원을 고려할 필요성을 의미한다. 예를 들어 위원회의 시민대표 비중을 대폭 늘리거나 의료취약지에 위치한 의료기관에 말 그대로 '충분한' 경제적 보상을 제공하는 대안은 기술관료적 합리성과 경제적 합리성의 장벽에 부딪힐 수밖에 없다. 즉, 전략적 차원에서 각자 이해관계 실현을 위해 협력하지 않을 수 없게끔 만들 수 있는 강력한 경제적 유인책이나 법률 제정 등의 제도화 수단이 강구되더라도 기존의 권력 구조가 허용하는 제한적 수준에 그칠 가능성이 크다. 그렇기 때문에 권력 간 경합을 고려하지 않으면 "연계와 협력이 문제이니 연계와 협력을 잘 해보자"는 식의 공허한 동어반복적 논의를 벗어나기 어려운 것이다.

3) 권력관계를 중심으로 한 거버넌스 개념의 비판적 재구성

그동안 학계와 시민사회에서는 위계적 의사결정구조에서 벗어나 다양한 이들을 공적 논의에 참여할 수 있게 만드는 거버넌스의 긍정적 측면에 주목하는 경향이 두드러졌다. 이제 거버넌스가 중요하다는 사실은 '상식'이 되었고, 연계와 협력이 거버넌스의 성패를 좌우하는 핵심이라는 점에 대해서도 이견이 없다. 또 공공보건의료 강화론에서도 보건의료 거버넌스의 강화는 목표달성을 위해 반드시 선행되어야 할 당면 과제로 간주되고 있다. 하지만 앞선 논의에서 살펴봤듯이 거버넌스와 관련돼 현재 통용되고 있는 주류 담론이 우리의 목표를 달성할 수 있을지에 대해서는 회의적이다.

일단 정부의 지역보건의료 거버넌스 접근은 여전히 시민의 참여를 배제하는 관료제적, 중앙집중적 거버넌스다. 학계 역시 정부중심적 사고에 머물러 있으면서도, 다른 한편 '상향적 주민참여'나 지방분권 등을 강조한다는 점에서 정부와 구별된다. 하지만 학계에서 요구하는 제도적 거버넌스를 구축하는 데 이르는 과정에 대한 정치적 사고는 부족한 편이다. 공공선택이론이 말하는 것처럼 정부도 또 하나의 이익집단이라는 점, 그리고 애초에 이익집단 간 갈등과 경쟁이 없었다면 거버넌스 개념이 등장할 필요조차 없었다는 점이 흔히 간과된다.

거버넌스 개념에 내포된 책무성의 문제와 협력의 방법론 부재는 현실에서 거버넌스가 왜 무력한지 이해하는 데 중요한 단서가 된다. 그동안 '거버넌스 실패'에 대한 주류 논의는 협력적 거버넌스 강화 등의 규범적 주장과 제도화에 대한 강조를 반복하는 것이었다. 하지만 한국 사회에 거버넌스가 도입돼 사용되기 시작한 시점을 2000년대 중반부터라 보더라도 20년이라는 결코 짧지 않은 기간 동안 열풍이 분 것과 달리 뚜렷한 성과를 만들어내지 못했다는 사실은 거버넌스에 대한 규범적이고 이상적인 접근의 한계를 드러내는 현실적 근거로 볼 수 있을 것이다.

따라서 우리는 거버넌스에 대한 규범적이고 제도중심적 접근이 가진 한계에 좀 더 주목할 필요가 있다. 나아가 지금의 거버넌스 접근이 무엇을 하게끔 만들기보다는 못하도록 가로막는 것이 아닌가에 대해서도 물음을 던질 필요가 있다. 이는 거버넌스를 강화해야 한다는 기존의 지배적 통념과 숱한 논의들이 오히려 지역-중앙의 불평등한 권력관계라는 문제의 본질을 희석, 은폐하고 있지 않는지 주의해야 할 필요가 있음을 의미한다. 또한, 우리는 단지 '지역 특색'을 반영하는 수준이 아니라, 지역을 붕괴(소멸)시키는 체제적 흐름 속에서 보건의료 거버넌스에 어떤 의미와 역할을 부여해야 하는지에 관하여 현재까지 논의 자체가 전혀 이뤄지지 않았다는 사실에도 주목할 필요가 있다.

이런 점에서 볼 때 거버넌스의 탈정치화를 비판하며 이를 정치적 과정이자 정치적 투쟁의 장으로 재정립하려는 논의들(최병두, 2015; 정태석, 2016)에도 일정한 한계가 엿보인다. 이와 관련된 입장들의 주요 내용은 주체들의 정치적 이해관계와 그에 따른 전략을 분석해 협력을 끌어낼 수 있는 정치적 해법을 모색해야 한다는 것이다. 그런데 이 접근도 협력적, 민주적 거버넌스를 최종 도달해야 할 목표로 상정함으로써, 동시에 비협력적, 비민주적 거버넌스의 존재 가능성을 상정하고 있는 것으로 해석할 수 있다. 달리 말해 거버넌스를 '공(空)기표'에 가까운 개념으로 간주한 채 얼마나 협력적이고 민주적인지 하는, 정도와 수준의 차이로 문제를 이해하는 태도로 볼 수 있다. 그렇다면 우리는 왜 이처럼 텅 빈 개념에 불과한 거버넌스를 계속 중심에 놓고 논의해야 하는지, 나아가 무엇이 우리로 하여금 이 불완전한 기표에 매달리게 만드는지에 대해 근본적으로 성찰할 필요가 있다.

실제로 거버넌스의 탈정치화 문제를 뛰어넘어 거버넌스 자체에 대한 비판적인 견해도 존재한다. 거버넌스 대두가 1980년대 이후 '신공공관리론(New Public Management; NPM)'으로 알려진 '신자유주의적 개혁'[75]과 밀접히 관련

75 신자유주의적 개혁은 관료제의 비효율성을 비난하며 정부에 의한 직접 서비스 제공을 최소화하고 경쟁과 시장에 기반한, "더 작은 정부, 더 큰 거버넌스"라는 기업가적 시스템을 구축하고자 하였다. 신공공관리론은 이러한 신자유주의적 이념에 기반한 행정학 이론으로서 공공영역의 특수성을 고려하지 않은 채 시장원

되어 있다는 판단에서다(Bevir, 2002; Offe, 2009; Davies, 2011; 브라운, 2015). 이러한 관점에서는 신자유주의 국가가 공공영역의 효율성 향상이라는 목표 아래 시장화, 외주화, 인력감축, 예산긴축 등을 추진하는 가운데 이를 이론적으로 뒷받침하는 역할로 거버넌스 개념이 활용된 것으로 이해한다. 사회문제에 대한 국가의 책무성을 약화시키는 신자유주의 헤게모니 전략의 중요한 이론적 프레임으로 거버넌스가 동원되었다는 것이다(Davies, 2011).

정치학자 채효정도 거버넌스를 신자유주의적 통치 언어로 보면서, 거버넌스는 "질서 자체를 바꾸는 것이 아니라 질서를 주어져 있는 것으로 전제하고 그 위에서 조정과 관리를 해 나가는 것"이라는 점에서 정치를 사전 봉쇄하는 '반정치'적 경영 패러다임을 국가와 사회에 전면화하는 전략이라고 분석한다(채효정, 2021). 아울러 거번먼트(government)를 통치로, 거버넌스를 협치로 번역한 것이 결과적으로 한국 사회에서 거버넌스를 우호적으로 수용하도록 만드는 효과를 낳았다고 평가하며, "지배자는 없지만 모두가 지배 체제의 일부가 되어 체제를 지탱하도록 만드는 자기-지배적 통치 양식"이 거버넌스의 핵심이라고 말한다.

거버넌스에 대한 여러 엇갈린 해석과 입장이 있을 수 있겠지만, 지금의 거버넌스 패러다임은 어떤 사회적 문제에 대해 '정부 실패'가 아니라 '거버넌스 실패', 즉 거버넌스와 관련된 절차적, 기술적, 제도적 차원에서 기인한 것으로 인식하게 만드는 위험이 있다. 이런 점에서 오페는 거버넌스가 "시의적절"하

리를 무분별하게 이식했다는 비판을 받아왔다(임도빈, 2010). 한편 신공공관리론은 시장경쟁 원리를 도입해 관료제의 효율성을 향상하고자 한다는 점에서 "시장이 정부를 대신해서 사회문제를 해결하게 하자"는 신자유주의 이념과 다르다는 반론도 있다(이명석, 2001;이명석, 2002) 하지만 이는 신자유주의를 경제라는 좁은 범위로 한정하여 이해한 결과다. 신자유주의는 자본과 국가의 관계를 재배치하는 경제정책 아젠다일 뿐만 아니라, 모든 사회적 삶의 영역으로 확장하는 문화적, 제도적 변화의 아젠다이기도 하다(Connell, 2011).

고 "현대적"이라는 아우라(aura)를 동반한 하나의 언어적 기표로 '의례화', '물신화' 되었다고 지적한다(Offe, 2009). 결과적으로 거버넌스 담론은 국가의 '공동화'를 초래하면서 그 책무성을 개별 주체들에게 분산시킨다는 점에서 신자유주의적 합리성을 전파하는 데 일조하는 측면이 있다(브라운, 2015).

우리가 이처럼 거버넌스 패러다임이 신자유주의 통치의 일환으로 등장한 것인 만큼 거버넌스로는 근본적 사회 변화가 불가능하다고 보는 입장을 채택한다면, "거버넌스의 투명한 민주적 절차 안에서 변화가 가능하다는 거버넌스에 대한 환상"에서 벗어나는 것이 우선 과제로 제시될 것이다.

하지만 거버넌스라는 기표의 사용 여부와 무관하게 이를 통해 해결하고자 하는 현실의 문제가 실재한다는 점에서 이에 대한 적절한 대안이 제시되지 않는다면 공허한 관념적 비판에 머물고 말 것이다. 그리고 우리가 거버넌스를 신자유주의적 통치 도구로 보더라도, 꼭 이 개념을 폐기해야 하는 것도 아닐 것이다.

이미 그동안 사회 각 분야에서 유·무형의 인지적 토대를 쌓았다는 점에서 이를 사람 중심의 지역보건의료개혁을 비롯해 사회 변혁을 추진하는 차원에서 적극적으로 재전유하여 활용한 방안도 고려해 볼 필요가 있다. 즉, 지역보건의료 거버넌스에 대한 기존 논의와 실천들의 한계에 대한 고찰의 토대 위에서 이 글의 목표에 부합하는 방향으로 거버넌스를 새롭게 개념화하고 이를 통해 지역보건의료 거버넌스의 현황을 분석하고 함의를 도출할 수 있다는 의미다.

지역보건의료 개혁의 목표는 '민주적 공공성'(김창엽, 2019)에 기초한 보건의료 거버넌스를 구축하는 것이다. 여기에는 중앙-지방정부의 위계적 관계를 협력적 관계로 재설정하고, 지역건강당국(local health authority)의 역량과 책무성을 강화하며, 지역보건의료와 관련된 의사결정에 지역주민의 실질적 참여를 확보하는 것 등의 과제가 포함된다. 권력적 관점에서 볼 때 이는 사실상 "국가권력과 경제권력을 견제하고 통제하는" 민주적 거버넌스의 과제를 의미한다(김창엽, 2019). 서문에서 지적한 것처럼, 국가권력과 경제권력이 일체성 속에서 지배적 우위를 차지하는 현 구조 속에서 이러한 거버넌스가 구현되기 위해서는 권력관계의 변화가 필수적으로 이뤄져야 한다.

즉, 사람 중심 관점에 따른 '민주적 거버넌스(democratic governance)'의 구축은 지역과 시민사회의 권력 강화라는 과제가 선행되어야 가능한 목표다. 따라서 거버넌스에 대한 정치적 접근은 미시적 차원뿐 아니라 불평등한 권력 구조의 측면까지 포괄해야 한다. 투명한 '민주적' 절차만으로 합의와 협력이 가능하다는 거버넌스에 대한 환상은 급진적 변화를 가로막는 주범이다. 기존의 소극적인 거버넌스 개념이 아니라 새롭고 확장적인 인식을 통해 대안과제를 모색하는 전략적 선택이 필요하다. 그렇게 할 때 더 근본적인 수준에서 지역과 지역보건의료를 위축·소멸시키는 신자유주의적 자본주의 체제의 경향성에 맞서는 새로운 거버넌스를 구상할 수 있을 것이다.

3. 지역보건의료 거버넌스 분석

1) 분석 틀: 전략관계적 접근

이 글에서는 정치적 관점에서 보건의료 거버넌스를 형성하고 작동시키는 '권력관계'에 초점을 맞추고 이를 살펴보고자 한다. 이때 권력관계는 '국가-경제(자본)-시민사회' 간의 상호관계를 가리키는 것으로 이해하고자 한다(김창엽, 2019). 보건의료 거버넌스를 "보건의료 분야의 사회문제를 해결하는 조정양식"(문상호, 2007)이라는 비규범적이고 포괄적인 의미로 규정할 때, 이러한 조정양식(또는 기제)으로서의 보건의료 거버넌스는 권력 주체들 간의 역동적 상호관계 속에서 끊임없이 변화하는 동태적인 것으로 이해할 수 있다.

여기서 권력 주체는 추상적인 집합적 실체를 가리키면서 동시에 각 권력의 속성에 부합하는 하위 범주의 개별 행위자들까지 포괄하는 개념이다. 보건의료 거버넌스는 정치·경제·사회 구조로부터 영향을 받는데, 이 구조는 보건의료체계보다 상위수준에 존재하는 권력관계에 의해 계속 형성·변화한다. 보건의료 거버넌스에 참여하는 행위자들은 이러한 구조적 영향 속에서 각 권력의 속성을 대변하면서도 부분적으로 이와 차별화되는 고유한 이해관계와 동기를 가지고 행동하며 거버넌스를 구성하고 작동시킨다. 따라서 이 글에서 권력관계는 보건의료체계를 둘러싼 구조를 조형하는 거시적 차원의 권력관계와 미시적 차원에서 이뤄지는 실천 주체들의 권력관계를 모두 의미하는 개념으로 사용한다.

즉, 보건의료 거버넌스는 구조적 힘에 구속되면서도 그것에 의해 일방적으로 결정되는 것이 아니라 다양한 행위자들의 실천과 상호작용을 통해 계속 변화되는 것으로 볼 수 있다. 이러한 의미에서 지역보건의료 거버넌스의 현황을 분석하기 위한 개념적 틀로 영국의 정치경제학자, 제솝의 '전략관계적 접근(strategic-relational approach; SRA)'을 고려할 수 있다. 흔히 국가 이론으로 알려져 있지만 전략관계론은 다양한 사회형태들(social forms)에도 적용할 수 있는 사회이론이라는 점에서(박지훈, 2020) 보건의료 거버넌스에 이를 응용해 보고자 한다.

전략관계적 접근에서는 구조(structure)와 행위(성)(agency)가 서로 분리될 수 없는 상호적 관계(reciprocal relation)로 긴밀히 얽혀있다고 본다. 이 둘은 서로를 구성한다는 의미에서 '관계적(relational)'이며, 둘 간의 상호작용이 개별적인 구조와 행위적 요소들의 총합으로 환원되지 않는다는 점에서 '변증법적(dialectical)'이다(Hay, 2002). 즉, 구조결정론이나 행위중심론, 구조-행위의 이원성을 모두 거부하는 이론인 것이다. 따라서 구조적 영향력을 고려하면서도 권력 주체들의 자율적 실천과 상호작용에 따른 변화 가능성에 초점을 맞추고 보건의료 거버넌스를 분석하려는 이 글의 목적에 부합하는 이론적 틀로 볼 수 있다.

전략관계적 접근의 핵심 개념은 '전략적 선택성(strategic selectivity)'이다. 전략적 선택성이란 구조들이 특정한 세력과 그 전략에 더 우호적이라는 뜻이다. 이를 구조에는 "특정한 세력의 전략에 대한 선택성이 각인되어 있다"고 말한다(제솝, 2000; 박지훈, 2020). 이는 구조마다 서로 다른 행위자들에게 불균등한 기회와 제약을 부과한다는 것을 의미한다. 즉, 특정한 국면에서 그 자체로 전략적으로 선택적인 구조들은 특정한 의도나 선호를 달성하기 위해 특정한 전략적 실천의 경로를 다른 것보다 더 장려하거나 방해하는 경향성을 가진다.

한편 행위자들은 '성찰적(reflexive)' 능력을 지닌 존재로, 이러한 구조의 선택성들에 대한 '전략적 계산(strategic calculation)'을 통해 자신의 전략을 선택하고 행동한다. 이 과정은 숙의적일 뿐 아니라 일상적, 직관적으로도 이뤄질 수 있다. 특정한 시점에서 행위자들은 비록 불완전한 지식과 이해를 가졌다 할지라도 그 구조적 기회와 제약을 어떻게 이용 또는 극복할 것인지를 계산한다. 이러한 행위자들의 전략적 계산에 따른 결과는 비결정적·비예측적일 수밖에 없다. 전략적으로 선택적인 구조적 맥락은 행위자들의 전략과 전술에 영향을 미치지만 결코 완전히 결정짓지 못하는데, 이는 이들이 그 맥락에 대한 인식을 내면화하고 스스로 구조를 변형 또는 유지하려는 '지향성'을 갖게 되기 때문이다. 즉, 구조적 조건에 대한 행위자의 대응으로 인해 구조의 선택성은 현실화되지 않을 수 있다.

위와 같이 전략관계적 접근에서 구조는 전략적 선택성의 의미를, 행위는 전략적 계산의 의미를 내포한다(Jessop, 2000). 이러한 전략관계적 접근을 응용하면, 보건의료 거버넌스는 권력관계에서 비롯된 구조의 전략적 선택성 속에서 각 권력 주체들의 전략적 계산에 따른 실천들의 상호작용을 통해 구성되고

〈그림 7-1〉 전략관계적 접근

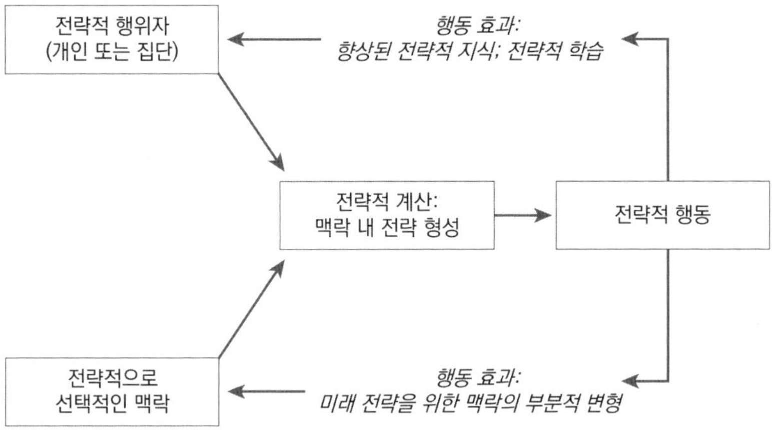

* 자료: Hay, 2002, pp.131. 수정.

작동하는 것으로 볼 수 있다. 통상적인 분류에 따라 정부를 국가권력, 민간보험·제약·바이오헬스 기업 등과 같은 산업계를 경제권력, 진보 시민사회단체들을 사회권력에 해당한다고 볼 경우, 이들은 각각 정치적 정당성 확보와 이윤 극대화, 건강권 보장 등의 가치를 추구하는 가운데 구조적 맥락과 경쟁 세력의 전략을 계산하고, 이를 통해 도출된 실천 전략에 따라 서로 경합하고 투쟁하는 것으로 이해할 수 있다.

2) '진주의료원 폐업' 사례연구

가. 왜 진주의료원인가?

광의적 차원에서 접근하자면 보건의료 거버넌스는 건강보험 보장성 확대나 영리병원 허용과 같은 국가적, 거시적 차원에서의 정책 결정도 포함할 수 있을 것이다. 전략관계론에 따르면 이러한 이슈들마다 서로 다른 권력관계와 우연적 국면, 행위자들의 전략적 상호작용이 이뤄진다는 점에서 동일하지 않은 형태의 거버넌스가 작동한다고 볼 수 있다. 따라서 하나의 사례 분석만으로 지역보건의료 거버넌스에 대한 일반화된 결론을 도출할 수는 없다.

다만 소수의 부분적 사례라 하더라도 전략관계적 접근을 활용한 심층분석을 통해 사건화된 현상의 원인이 되는 특수한 맥락적 요소와 전체를 관통하는 보편적인 구조적 조건을 분리하여 파악할 수 있다. 이 글에서는 사람 중심의 지역보건의료 개혁이라는 목표 아래 지역보건의료의 공공성 강화에 역행하는 대표적 사례로 평가받는 진주의료원 폐업(2013년) 사태의 과정에서 작동한 보건의료 거버넌스의 '실체'를 전략관계적 접근을 활용해 살펴보고자 한다.

진주의료원 폐업은 당시 사회적으로 큰 논란을 촉발한 '초점사건(focusing event)'이었다. 많은 지방의료원들이 줄곧 만성적인 재정적자 문제를 겪어왔지만, 실제 강제폐업까지 이어진 것은 진주의료원이 유일하다. 기존 학술연구에서는 주로 폐업이라는 정책결정(변동)사건에 초점을 맞추고 있지만(심준섭·김진탁, 2014; 이현정, 2015; 노성민, 2018; 양승일, 2018; 김혜원·이정욱, 2019), 이는 단지 일회적 사건으로 그치지 않았다. 폐업 이후 정부로 하여금 지방의료원 육성 정책을 발표하게끔 만드는 계기가 되었고, 이후 "제2의 진주의료원"이라 불리는 서부경남 공공병원 설립이 본격화되는 등 "공공의료 강화의 전환점"이 되었다는 평가(나영명, 2016)가 많다는 점에서 지역보건의료 거버넌스의 측면에서 적지 않은 함의를 가진다고 볼 수 있다.

물론 일회성의 정치적 사건을 거버넌스 틀로 접근하는 것이 부적절하게 여겨질 수 있다. 하지만 이처럼 극단적이고 예외적인 사례에 관한 연구는 흔히 다른 기제들(mechanisms)의 영향에 의해 잘 포착되기 어려운 구조와 기제를 규명할 수 있다는 점에서(다네마르크, 2009) 분석 대상으로 충분한 가치가 있다.

또한, 당시 폐업 과정을 둘러싸고 다양한 행위자들이 개입하고 이들 간의 복잡한 상호작용이 전개되었다는 점에서(양승일, 2018; 김혜원·이정욱, 2019), 전략관계적 접근을 적용하기에 적합한 사례로 볼 수 있다. 따라서 심층적이고 맥락적인 분석이 가능한 사례연구(강은숙·이달곤, 2005) 방식을 통해 진주의료원 폐업 과정에서 작동한 '실체적' 보건의료 거버넌스, 즉 구조적 힘과 권력 주체들의 전략적 실천과 상호작용을 파악할 필요가 있다. 또한, 우리가 목표하는 사람 중심 관점의 거버넌스 모델이 현실에서 유효할 것인지 판단하는 측면에서도 다소 극단적인 진주의료원 폐업 사례를 가상으로 설정하고 예상해 보는 것도 유의미한 분석이 될 수 있다. 이를 통해 민주적 보건의료 거버넌스를 형성하고 작동시키기 위한 권력관계의 새로운 균형점을 찾아가는 데에 일정한 함의를 도출하고자 한다.

나. 사례 개관[76]

진주의료원 폐업 경과를 간략히 살펴보면 다음과 같다. 2013년 2월 26일, 경남도(홍준표 도지사)는 부채 급증 문제를 근거로 진주의료원의 폐업 방침을 발표하였다. 보건복지부는 여론 수렴 절차를 거치지 않은 점을 지적하며 폐업 재고를 요청하였고 장관이 직접 경남도를 방문하기도 하였다. 진주의료원 노동조합(이하 '노조')은 단식 농성과 함께 국가인권위원회에 환자 강제 퇴원과 전원 강요에 대한 긴급구제를 신청하고, 진주의료원 휴·폐업처분 무효확인 소송을 제기하였다. 하지만 당시 진주의료원 정관에는 도 조례 개정만으로 해산할 수 있게 되어 있었고, 경남도는 신속하게 조례 개정작업을 추진하였다. 경남도의

76 사례연구 수행을 위하여 관련 학술 논문과 언론 보도, 보건의료노동조합 자료집, 시민사회단체 성명서, 경상남도 보도자료, 도의회 회의록, 국회 국정감사 보고서, 토론회 자료집 등을 수집하여 활용하였다.

회 상임위원회에서 진주의료원 법인의 해산 조례안이 강행 통과되자(4월 12일) 이에 반발한 진주의료원 노조는 고공농성을 시작하였다. 경남도는 농성 해제를 조건으로 폐업을 1개월 유보하기로 하고, 노사 간 특별교섭을 진행하였지만 별다른 타협점을 찾지 못한 채 결렬되었다. 결국, 해산 조례안이 경남도의회 본회의에서 통과되었고(6월 11일), 경남도는 해산 조례를 공포하였다(7월 1일).

이 과정에서 보건의료노조와 시민사회단체들은 수차례 성명서를 내고 기자회견과 결의대회를 개최하는 방식으로 폐업에 저항했다. 또한, 진주의료원 폐업 반대 주민투표를 추진하기도 했으나, 청구요건 미달의 이유로 주민투표 신청이 각하되고 말았다(2015년 10월 12일). 한편 대통령은 '착한 적자'는 필요하다는 발언을 통해 경남도의 폐업 강행 처리에 대해 부정적 의견을 표명하였다. 국회는 여야 합의로 '진주의료원 정상화 촉구 결의안'을 통과시켰고(4월 29일), '공공의료 정상화를 위한 국정조사'를 추진하였다. 국정조사가 종료된 이후에는 폐업을 재검토하고 재개원 방안을 마련할 것을 주문하는 결과보고서를 채택하였다(9월 30일). 그러나 경남도는 기존 방침을 고수하는 가운데 폐업 2년 뒤 진주의료원 건물에 도청 서부청사를 개청하였다(2015년 12월 17일).

이후 대법원에서 폐업 무효소송이 각하됨에 따라(2016년 8월 30일) 폐업을 둘러싼 법적 갈등은 종결되었지만, 폐업 저항운동은 여기서 끝나지 않았다. 보건의료노조와 시민사회단체는 '서부경남 공공병원설립 도민운동본부'를 중심으로 진주의료원 재개원 운동을 전개했다. 국회는 지자체장이 임의로 지방의료원을 폐업할 수 없게끔 〈지방의료원의 설립 및 운영에 관한 법률〉(일명 '진주의료원법')을 개정하였다(2013년 7월 2일). 정부도 '지방의료원 육성을 통한 공공의료 강화방안'(2013년 10월 31일)을 발표하였다. 나아가 '공익적 적자'와 같이 공공보건의료사업 수행에 필요한 운영경비를 국가와 지자체가 보조할 수 있도록 하는 법적 근거(《지방의료원법》 제17조 3~4항)도 마련되었다(2015년 1월 28일). 홍준표 도지사가 2017년 대통령 선거에 출마하면서 진주의료원 폐업이 다시 이슈화되었고, 진주의료원 재개원(신설형태)을 공약으로 제시한 문재인 대통령 후보(2017년)와 김경수 경남도지사 후보(2018년)가 각각 당선됨에 따라 서부경남 공공병원 설립은 실제 정책과제로 추진되게 되었다.[77]

다. 진주의료원 폐업 사례에 대한 전략관계적 분석

진주의료원 폐업 과정에서 폐업 추진 세력과 저항 세력은 각자 전략을 토대로 경합했다. 이는 언뜻 고식적 대응처럼 보이는 행위라 할지라도 자신과 상대 세력의 권력 자원과 역량, 여론 동향 등에 대한 계산과 그에 따른 실천으로 간주한다는 의미다. 이미 여러 학술연구를 통해 두 진영 간 전략적 실천에 관한 상세한 분석과 고찰이 이뤄진 바 있다(이현정, 2015; 양승일, 2018; 김혜원·이정욱, 2019). 다만 이들 연구에서는 실제 가시화된 사건을 토대로 한 경험적 차원의 분석에 머무른 경향이 있다. 여기서는 역행추론적(retroductive) 사유 방식을 통해 추상의 수준을 높여가며 지역 공공병원 폐쇄라는 결정에 관한 거버넌스를 작동시키는 권력 주체들의 관계에 초점을 맞춰 논의할 것이다.[78]

전략 관계적 접근에 따르면 당시 세력들이 선택할 수 있었던 전략과 전술은 이미 구조에 각인된 전략적 선택성에 의해 그 범위와 폭이 제한될 수밖에 없었

77 '서부경남 공공의료확충 공론화협의회'의 토론과정을 거쳐 공공병원 후보지 3곳이 선정되었고(2020년 7월 4일), 이후 '설립 후보지 입지평가위원회'에서 진주시 정촌면 일대가 설립부지로 결정되었다(2021년 2월 26일). 이어 경남도는 '서부경남 공공병원 설립 운영계획 수립 및 타당성 조사 용역' 결과를 토대로 보건복지부에 공공병원 설립사업계획서를 제출하였고, 정부는 서부경남 공공병원 설립 사업에 대한 예비타당성조사를 면제하기로 의결했다(2021년 12월 28일). 2025년 착공과 2027년 개원을 목표로 했지만, 2022년 대통령 선거와 지방선거에서 집권세력이 교체되면서 사업 추진에 적신호가 켜졌다. 일례로 2024년 경남도 예산안에서 병원 부지 매입과 신축 예산을 제외되기도 하였다.

78 국가권력과 경제권력 간, 그리고 경제권력과 사회권력 간 경계가 모호할 수밖에 없다는 점에서(김창엽, 2019) 권력 주체와 미시적 행위자는 부분적으로만 일치할 가능성이 있다.

다. 이 구조적 지향성을 불평등한 권력관계에서 기인한 것으로 전제한다면, 상대적으로 열세에 있는 사회권력에 해당하는 폐업 저항 세력에게는 불리한 조건일 수밖에 없다. 여기서는 민주적 거버넌스라는 목표를 위해 이 구조적 제약이 저항 세력의 전략적 실천에 미친 영향을 조명할 것이다. 특히 이들조차 별다른 비판의식 없이 동의·수용하고 있는 헤게모니적 지배 담론의 존재와 그것이 폐쇄 결정의 거버넌스에 미친 영향력에 주목하고자 한다. 다음과 같이 편의상 크게 세 시기로 구분하여 논의를 진행한다. 경남도가 폐업 조치를 발표하기 이전 시기(~2013.2.26.)와, 발표 이후 해산 조례가 공포되기까지 치열한 공방전이 벌어졌던 시기(~2013.7.1.), 그리고 이후 계속된 저항운동과 서부경남 공공병원 설립이 추진되고 있는 현재까지의 시기(~2023.12.31.) 순으로 논의를 진행하고자 한다.

■ 폐업 조치 발표 이전 시기(~2013.2.26.)

경남도의 전격적인 진주의료원 폐업 조치 발표는 상당히 이례적이었다. 공청회와 같은 통상적인 주민 의견수렴과 공론화 절차가 생략되었고, 중앙정부와 여당과도 사전 협의가 없었기 때문이다. 이러한 독단적 결정은 유력 정치인 홍준표 도지사였기 때문에 가능한 일이었다는 게 중론이다. 경남도의 최종 정책결정권자로서 그의 신념과 성향, 기질, 정치적 이해관계가 폐업 결정의 중요한 요인으로 꼽힌다(이현정, 2015). 만성적인 재정적자에 시달리는 지방의료원들이 적지 않음에도 실제 폐업에 이른 곳은 진주의료원이 유일하다는 점에서도 그렇다고 볼 수 있다. 그는 당시 진주의료원 폐업뿐만 아니라 무상급식 보조금 지원의 중지를 선언하는 등(신유정, 2017) 사회적 논란을 의도적으로 일으키면서 자신의 정치적 존재감을 드러내려 한 측면이 있었다. 시민사회도 폐업을 "정치적 욕망과 아집으로 가득 찬 한 도지사의 위선과 독선"에서 비롯된 것으로 규정하며 홍 도지사 개인을 향한 비판과 투쟁에 집중했다(진주의료원지키기공공의료강화범국민대책위원회, 2013).

그러나 진주의료원 폐업 발표 시점은 홍 도지사가 보궐선거로 취임한 지 불과 69일 만이었고, 최근 진상조사 결과에 따르면 취임 35일째인 1월 24일 이전에 이미 폐업 준비 지시가 내려진 상태였다(진주의료원강제폐업진상조사위원회, 2019). 더욱이 오랜 기간 존속되던 공공병원을 없애는 것은 경로의존성 측면에서 절대 쉽지 않은 일이라는 점에서 볼 때, 단지 "제왕적 도지사"의 독단적 결정으로만 치부할 수 없다. 매우 복잡한 정치적 계산이 따르는 사안을 그가 취임 후 이른 시일 안에 결정할 수 있었던 배경과 이를 가능케 했던 구조의 전략적 선택성에 주목할 필요가 있다.

우선, 홍 도지사는 이듬해 선거를 앞두고 단기간에 가시적 성과를 낼 필요가 있었다. 그 일환에서 진주의료원을 폐업하고 그 건물에 자신의 선거공약이었던 '도청 제2청사'를 입주시키는 방안을 택했을 가능성이 크다(김동근, 2013). 이 전략적 선택의 이면에는 보건의료서비스 제공보다 경제개발을 우선시하는 게 지역 민심을 얻는 데 유리하다는 판단이 전제되어 있었을 것이다. 도 산하 공공기관의 부채를 줄인다는 명목으로[79] 수십억 적자에 불과한 진주의료원을 폐쇄하면서 정작 6,500억 원 부채를 진 경남개발공사는 확대 개편했다는 것이 그 반증이다(강연배, 2013).

이는 신자유주의 체제 속에서 가속화되고 있는 지방정부의 '기업주의화' 경향(최병두, 2007)과 무관치 않다. 즉, 지방정부의 사무 전반에서 경제성장을 위한 개발 정책이 최우선 과제가 되면서 효율성과 경쟁력 강화와 같은 기업주의

79 홍 도지사는 당시 1조 원이 넘는 경남도의 부채 문제의 해결을 위해 도 산하 출자·출연기관에 대한 구조조정을 추진하였는데, 진주의료원 폐업은 이러한 대책의 대표적 사례였다(김혜원·이정욱, 2019).

논리와 전략이 강조되는 것이다. 또한, 거버넌스 측면에서 보면 신자유주의적 개혁의 일환인 '신공공관리론(new public management)'의 영향으로 해석할 수 있다. 이는 공공영역의 효율성 향상이라는 목표 아래 시장화, 외주화, 인력감축, 재정 긴축 등의 조치가 추진되는 것을 말한다.[80] 기업주의적 거버넌스를 가진 지방정부에서 재정 건전성이 보건의료의 공공성 확충보다 강조되는 것은 당연한 결과일 것이다.

즉, 도민의 건강 및 보건의료 이슈와 지역 경제발전 의제가 충돌할 때 후자에 더 큰 가치를 부여하는 것은 개별 정책결정자(집단)의 범위를 넘어서는, 구조적으로 주어진 전략적 선택성으로 볼 수 있다. 또한, 이는 국가권력 내부에 경제권력의 논리가 깊숙이 침투해 있음을 의미하는 것으로 이해할 수 있다. 진주의료원 폐업 과정에서 경제권력에 해당하는 뚜렷한 이해관계자는 찾기 힘들지만, 투쟁의 장 저변에 경제적 효율성과 성장 지향의 이념과 논리가 확고한 지배 담론으로 흐르고 있었음을 부인하기 어렵다. 따라서 이를 내면화한 폐업 추진 세력은 국가권력의 주체이면서도 사실상 경제권력의 대행자 역할을 병행한 셈인 것이다.

한 번도 진주의료원을 방문하지 않았던 홍 도지사로서는 도 행정관료들의 현황 보고를 중요한 근거 삼아 폐업 여부를 검토했을 것이다. 이 논의 과정에서 관료들의 경제 친화적 관점이 폐업을 결정하는 방향으로 영향을 미쳤을 개연성은 충분하다. 홍 도지사는 보건의료 분야에 별다른 전문성과 경험은 없었지만, 정치적 감각을 통해 공공의료의 주변화된 위상과 함께 진주의료원이

80 신공공관리론에 대해서는 공공영역의 특수성을 고려하지 않은 채 시장지향적 경쟁원리를 무분별하게 이식했다는 비판이 제기되고 있다(임도빈, 2010). 또한, 1980년대 거버넌스 전회 자체를 신공공관리론으로 보는 이들은 사회문제에 대한 국가의 책무성을 약화시키는 신자유주의 헤게모니 전략에 중요한 이론적 프레임으로 거버넌스가 동원된 것으로 해석한다(Davies, 2011).

'계륵'과 같은 처지에 놓여 있음을 간파했을 것이다.

한편 홍 도지사와 경남도를 국가권력의 한 주체로 분류하더라도, 이들이 선택하고 실천한 '진주의료원 강제폐업'이라는 구체적 전략이 반드시 일반적인 국가권력의 전략과 일치한다고 보기 어렵다. 물론 신자유주의 체제하에서 국가권력은 의료영리화·산업화·상품화를 추구하는 경제권력과의 전략적 동맹(strategic alliance) 관계 속에서 공공보건의료를 소외·방치 또는 무력화하는 데 방점을 두고 있는 것으로 보인다. 하지만 동시에 통치의 정당성과 안정성을 확보하기 위해 사회권력이 요구하는 공공성 강화 전략도 병행할 수밖에 없다. 이는 달리 말하면, 공공성 강화를 위해 국가가 노력하고 있음을 피통치자들로부터 '인정'받는 것을 목표로 하는 전략인 것이다.

국가권력의 입장에서 볼 때 지방의료원의 존속은 국가가 지역주민의 보건의료에 대한 책무성을 포기하지 않았다는 상징적 표상으로서 전략적 가치를 지닌다. 1990년대 후반 경제위기 여파로 신자유주의 개혁이 진행되던 시기에도 부실 지방의료원들을 차마 매각하지 못한 채 인력감축이나 민간 위탁 방식을 택했던 것도(허순임, 2015) 이러한 측면에서 이해할 수 있다. 진주의료원 사태 이전 상황까지 역사적 경과를 토대로 추론하자면, 국가권력의 기본 전략은 대외적으로는 공공병원의 필요성을 인정하면서도 실상 본연의 기능을 할 수 있을 만큼 충분한 제도적·재정적 지원을 하지 않음으로써 이들을 '유명무실화', 나아가 '형해화(形骸化)'하는 것을 목표로 한다고 볼 수 있다.[81] 이는 지역균형발전을 내세우면서도 지역의 위축·소멸을 방조하는 신자유주의적 국가의 이중적 전략행태와 크게 다르지 않다.

81 지방의료원은 코로나19 팬데믹 기간 동안 감염병 전담병원으로 운영된 여파로 환자 감소와 그로 인한 운영적자 폭이 매우 큰 상황이지만, 정부는 병원 정상화에 필요한 재정 지원에 소극적 태도를 보이고 있다.

국가권력의 지방의료원에 대한 형해화 전략은, 지원은 소극적으로 하면서 국가의 책무를 개별 병원에 떠넘기는 방식으로 일관되게 진행되었다. 철저히 시장화된 의료체계 내에서 공공성과 수익성이라는 상충적 목표를 동시에 추구하다 보면 도태 직전의 상황으로 내몰릴 수밖에 없는 점을 이용하는 것이다. 민간병원과의 경쟁 속에서 지방의료원의 생존 전략은 일부 공공보건의료사업과 같은 최소한의 공익적 역할만을 수행하는 가운데 장례식장이나 주차장, 매점, 건강검진센터 등을 통해 수익을 창출하는 데 주력하는 것이 될 수밖에 없다(송인걸, 2013). 불필요한 비급여 진료나 특화 진료 등을 자제하는 가운데 적자 폭이 커지면 도 정부와 의회로부터 경영수지 개선 압박과 함께 보조금 삭감, 심하면 매각의 '위협'을 받게 된다(최창민, 2017). 반대로 부대사업을 통해 적극적으로 영리 추구에 나설 경우 "공공의료기관답지 않다"는 이유로 뭇매를 맞는, 딜레마 상황인 것이다(김용언, 2016).

지방의료원의 '탈공공화'(박금령 외, 2016) 현상은 의료영리화를 지향하는 지배권력의 헤게모니적 기획에 따라 장기간에 걸쳐 진행 중인 프로젝트의 결과로 볼 수 있다. 1980년 지방공기업법 개정으로 정부가 직접 운영하던 시·도립병원이 간접운영 방식의 지방공사의료원으로 전환된 것(허순임, 2015)을 발단으로, 이후 2005년 〈지방의료원의 설립 및 운영에 관한 법률〉 제정으로 특수법인화된 것을 본격적인 계기로 볼 수 있다. 독립법인에 따른 독립채산제는 '자율적 경영'이라는 허울 아래 만성적 부채에 대한 책임을 지방의료원의 '무능'과 '방만'으로 덮어씌우는 데 효과적인 제도적 장치로 기능하고 있다.

역사의 굴곡이 있듯이, 한때 사회권력이 국가권력에 침투하여 정책 기조에 일정한 영향력을 행사할 수 있었던 시기에는 이러한 전략에 역행하는 시도가 이뤄지기도 했는데, 바로 노무현 정부의 '공공보건의료확충 종합대책'(2005년)이 그 첫 사례였다. 종합대책에서 제시한, 공공보건의료 공급 수준을 30%

까지 확대하겠다는 계획은 단지 하나의 정책목표 수준을 넘어, 의료를 시장화하는 체제적 경향에 맞서는 사회권력의 반격이자 대항 헤게모니적 기획의 일환으로 볼 수 있었다. 그러나 이 '야심 찬' 전복 시도는 결국 기존의 강고한 권력 구조에 막혀 별다른 성과를 남기지 못한 채 무위로 그치고 말았다.

이때 좌절은 실효성 있는 공공보건의료 정책을 수행하기 위해서라도 민간의료기관의 협력이 불가피하다는 '현실론'에 힘이 실리는 계기가 되었고, 이후 2012년 〈공공보건의료에 관한 법률〉 개정을 통해 "소유 주체 중심에서 '공공이익 실현'이라는 기능 중심으로"의 공공보건의료 개념의 전환과 함께 공공보건의료 수행 주체에 민간의료기관이 포함되는 결과(보건복지부, 2016)로 이어졌다. 이 법률 개정 자체를 반동적이라고 단정하는 건 무리일 수 있지만, 이것이 진주의료원 폐업의 정당화 명분으로 활용되었던 역사적 사실이 보여주듯이(김동근, 2013; 정백근, 2016), 현실에서 공공의료기관에 대한 국가의 역할과 책무를 줄여주는 법적 근거로 활용되고 있다는 점은 부인하기 어렵다.

이러한 지방의료원 형해화 전략에 비춰 볼 때 진주의료원 폐쇄는 언젠가 필연적으로 도래할 '예정된' 사건이었다. 다만 국가권력의 이해관계에 일정 부분 반하는, 시기상조인 측면이 있었다. 지방의료원이 '자연사'하는 최종단계에 이르기까지 국가권력의 입장에서는 최대한 이들 공공병원이 민간병원과 하등 다를 바 없다고 하는 대중적 인식이 보편적으로 굳게 자리 잡도록 하는 것이 유리하였기 때문이다. 즉, 지금처럼 낙후된 시설과 낮은 질적 수준의 의료서비스에서 벗어나지 못한 채 민간병원을 따라잡으려고 아등바등하는 '이류' 병원으로 각인시킴으로써 더 이상 공공병원에 대한 이상적 담론과 기대가 통용되지 못하게끔 만드는 것이 지배권력이 노리는 최대한의 전략적 효과인 것이다.

진주의료원 강제 폐업은 지방의료원에 대한 지배권력의 전략적 선택성과 홍 도지사라는 상대적으로 높은 자율성을 가진 전략적 행위자가 만난 우연적 계기 속에서 발현된 '돌출' 사건이었다. 다음 시기 분석에서 논의하겠지만, 이는 예측되지 않았던 우연성의 결과였다는 점에서 공공의료의 위기적 징후임과 동시에 전복과 재도약의 기회가 될 수 있는 양면적 의미를 지닐 수 있었다.

■ 폐업 이행 시기(~2013.7.1.)

진주의료원 폐업 조치는 권력관계적 측면에서 볼 때 사회권력과의 균형점을 깨뜨리는 '도발'이었다. 진주의료원 직원과 보건의료노조의 반발뿐만 아니라 각계각층의 시민사회와 야당을 중심으로 한 정치권 일각에서 비판의 목소리가 쏟아져 나왔다. 이익단체의 성격이 강한 의료계에서도 폐업을 유보할 것을 촉구하는 공동성명서가 나왔다(오경아, 2013). 취임 초기 시점의 박근혜 대통령으로서도 불필요한 사회적 논란을 줄이고자 주무 부처인 보건복지부를 통해 폐업 조치에 부정적인 뜻을 전달하기도 하였다.

경남도는 사실상 고립된 상태에서 강한 반대 여론에 부딪혔지만, 아랑곳하지 않고 의료원 이사회의 의결과 조례 개정 등의 폐업 절차를 신속히 진행했다. 이처럼 일방적으로 밀어붙이는 전략이 가능했던 것은 도 정부가 지방의료원을 임의대로 처분할 수 있는 제도적 토대가 마련된 상태였기 때문이다. 여기에 형식적 기구에 불과한 의료원 이사회[82]와 여당(당시 새누리당) 의원이 과반을 차지하는 도의회가 폐업 조치에 동조할 것이라는 전략적 판단이 더해졌을 것이다.

82 지방정부는 지방의료원 이사회의 구성원을 결정하는 권한을 독점하고 있으며(김창엽, 2019), 진주의료원 폐업 당시에도 공석이던 의료원장의 직무대행으로 경남도청 소속 공무원이 파견된 상태였다.

지방의료원의 존폐를 결정하는 공식적 거버넌스 구조에 환자와 직원을 비롯한 지역사회의 다양한 주체들이 참여하여 실질적인 거부권(veto power)을 행사할 수 있는 경로가 전혀 존재하지 않았다는 사실은 취약한 사회권력의 실상을 보여주는 단면이다. 이러한 '폐쇄적 의사결정 경로'(김혜원·이정욱, 2019)와 같은 반민주적 구조는 모든 지방의료원에 예외 없이 해당하는 문제다. 특히 수차례에 걸친 특별교섭에서 노조 측이 적자감축을 위한 구조조정 방안까지 제시했음에도 이를 전혀 수용하지 않았던 경남도의 비협력적 태도는 '협력적 거버넌스'의 허구성을 여실히 보여주는 실례이기도 하다. 폐업 추진 세력이 교섭에 응한 것은 단지 고공농성으로 인한 사회적 여론이 악화되는 것을 방지하기 위해 선택한 보여주기식 전략의 한 방편이었을 뿐이다.

이같이 사회권력 주체를 제도적 절차 내부로 진입하지 못하게 만드는 구조적 조건은 국가권력의 이해를 관철시키는 데 유리한 방향으로 틀지어진 전략적 선택성이었다. 그 결과 저항 세력은 불가피하게 공식적인 거버넌스 바깥에서 이사회 소집과 관련한 절차적 불법성 여부를 쟁점화하는 방식으로 법적 대응을 할 수밖에 없었다(진주의료원강제폐업진상조사위원회, 2019). 폐업 방침이 발표된 직후 보건의료노조는 삭발투쟁과 단식·고공농성, 시민대책위원회 구성, 시민걷기대회, 촛불집회, 민주노총 전국노동자대회 개최 등의 장외투쟁과 더불어 광화문 앞 촛불집회, 청와대 앞 1인 시위, 보건복지부 앞 철야농성과 같은 대(對)정부, 대(對)국회 투쟁을 전개했다(강연배, 2013).

제도적 절차만으로 폐업을 저지하기 어려운 국면이었음에도 시민사회의 폭넓은 지지와 연대를 기반으로 한 다양한 저항 활동들이 이뤄진 까닭은 진주의료원 폐업이 "공공의료 전반의 운명을 좌우하는 문제"로 인식되었기 때문이다.[83] 또한, 전략 관계적 접근에서 볼 때, 당시 폐업 추진 세력에게 매우 우호적인 조건이었음은 틀림없지만, 양측 세력 간의 서로 대립하고 경합하는 전략적 상호작용을 거치면서 폐업이 유보·철회될 가능성 또한 남아 있었다. 즉, 끊임없이 동요하는 실체적 거버넌스 과정에서 결과는 항상 비결정적이고 불확실할 수밖에 없으며 어느 방향으로든 열려 있는 것이다.

양측 진영 간 고소·고발이 22건에 이를 정도로(강연배, 2013) 치열한 공방전이 펼쳐졌다. 특히 폐업 추진 세력 입장에서 최악의 시나리오는 폐업에 부정적인 여론이 높아지면서 사실상 방관하고 있던 중앙정부와 여당이 적극적으로 개입하게 되는 상황이 발생하는 것이었다. 반대로 저항 세력 입장에서는 일반 시민으로까지 지지 폭을 넓혀가며 '대항력(countervailing power)'을 키우는 것이 폐업을 막을 수 있는 유일한 최선의 전략이었다. 특히 사회권력의 힘은 "공론과 공론장을 형성할 능력"에서 나온다는 점에서 그렇다(김창엽, 2019). 따라서 두 세력 모두 기자회견과 성명서, 보도자료, 언론 기고, 방송토론 등의 선전 활동을 통해 상대측 주장을 논박하고 자신들의 입장을 정당화하면서 여론전에서 우위를 점하고자 하였다(양승일, 2018).

담론의 경합 과정에서 두 세력은 대중에게 호소력 있을 것으로 기대되는, 서로 다른 이슈화 프레이밍 전략을 구사하였다. 주로 저항세력은 "공공의료 파괴(위기)", "착한 적자" 프레임을, 추진 세력은 "혈세 낭비", "강성노조의 해방구" 프레임을 동원했다(김혜원·이정욱, 2019). 저항 세력은 공공의료의 중요성을 강조하며 폐업의 부당함을 역설하였는데, 흥미로운 대목은 폐업 추진 세력 또한 '공공성'을 내세웠다는 점이다. 이는 홍 지사의 다음과 같은 발언에 잘 나타나 있다.

83 다음 인용문에서 이러한 인식적 판단이 드러난다. "공공병원 하나를 폐업하는 것에서 그치는 것이 아니라 공공부문에서 민영화를 활성화함과 동시에 의료의 완전시장화를 조장하는 것이다." (김이현, 2013)

> "공공성을 빌미로 노조원들의 주머니만 채워왔던 진주의료원에 혈세를 밀어 넣기보다는 실질적 공공의료를 실현하는 데 예산을 투입하겠다." (경상남도, 2013a)

여기서 "실질적 공공의료"가 무엇을 의미하는지는 다음 인용문을 통해 파악할 수 있다.

> "공공의료법의 개정으로 민간병원도 공공의료서비스를 할 수 있기 때문에 의료 공급 과잉 지역인 진주에서 의료원 폐업을 공공의료 포기라고 주장하는 것은 공공성을 빌미로 실상은 노조원들의 주머니를 계속 채우기 위한 억지 주장에 불과합니다." (경상남도, 2013a)

즉, 공공의료는 더 이상 공공병원만의 전유물이 아니며 민간병원이 대신할 수 있다는 점에서 진주의료원을 해산하여 도민의 세금을 아끼는 게 공적 이익에 부합하는 것이고, 이것이 바로 공공성을 높이는 것이라고 말하는 것이다. 이 논리에 따르면 지방의료원의 경영합리화와 재정자립이 곧 "진정한 공공의료"의 실현인 셈이다. 또한, 마산의료원과 비교하며 민간병원 못지않은 높은 수준의 의료서비스를 제공하는 게 바로 '공공성'이라는 주장을 펼치기도 한다(경상남도, 2013b). 경남도는 이러한 주장을 정당화하는 측면에서 진주의료원 폐업에 따른 공백을 메우기 위한 후속 조치로, '서민 무상의료 추진계획'(4월 23일)을 발표하였고(실제 실행하지는 않았다), 위·수탁 협약을 체결한 민간병원에 장애인 전문 치과와 산부인과 진료사업을 맡겼다(6월 18일).

폐업 추진 세력은 이처럼 의료의 공공성을 '재정 건전성'과 '의료서비스'의 수준 문제로 축소·환원하는 담론 전략을 통해 저항세력의 '공공의료 포기' 프레임에 대응했다. 의료 공급 과잉 지역이라 경영 개선이 불가능하다는 점을 폐업 결정 사유로 제시한 것도 이러한 맥락에서다. 이러한 전략적 시도가 큰 반향을 얻었다고 보기 어렵지만, 저항 세력 역시 공공병원의 역할을 의료서비스라는 제한된 영역 내에서 주로 다루는 경향을 보이면서 추진 세력의 전략을 효과적으로 타파하지 못했다.

즉, 공공병원의 필요성으로 저소득층·장애인 진료, 저렴한 의료비, 민간병원의 과잉진료 견제 역할 등을 강조하는 가운데 감염병 대유행과 같은 공중보건위기 상황에서의 대응역할과 정책의료 역할 등을 상대적으로 덜 부각시킨 측면이 있었다(참여연대사회복지위원회, 2013). 물론 사회 전반적으로 보건의료에 대한 치료 중심적 시각이 강한 탓에 공공병원이 공공보건의료정책을 구현하는 기관으로 역할을 해야 한다는 인식이 부족한 게 사실이다(김창엽, 2019). 이처럼 병원에 대한 일반 대중의 협소한 인식을 고려한 접근이었겠지만, 민간병원과 근본적으로 차별화되는 공공병원의 가치를 드러내는 데는 미흡했던 것으로 볼 수 있다. 홍 도지사의 주장대로 '공공병원=서민병원'이라는 고착된 인식을 극복할 수 있는 효과적 담론 전략이 부재했다.

이러한 접근에 잠재된 더 큰 문제는, 저항 세력의 주장대로 취약계층 진료와 적정 진료에 충실하다고 하면 원칙적으로 민간병원도 상관없다는 결론으로 이어질 수 있다는 점이다. 이는 투쟁 국면에 맞춘 전략적 담론이면서도 동시에 저항 세력 내부의 상당수가 공유하고 있는 일반적 인식의 한 단면을 보여준 것이기도 하다. 이를 권력 차원에서 고찰하면, 사회권력에 해당하는 주체들도 공공병원을 민간병원으로 대체할 수 있다는 지배 담론을 부지불식간에 수용하고 있는 것으로 해석할 수 있으며, 이는 곧 지배권력의 헤게모니적 기획에 포획되었음을 의미한다. 이러한 지배 담론 역시 하나의 구조적 지향성으로 작동하며 저항 세력의 전략적 선택에 영향을 미치기 때문이다. 또한, 이는 공공-민간 협력 패러다임이 광범위한 사회적 동의를 얻으며 문화적 헤게모니를 장악하고 있는 현상과 긴밀히 연관된 것으로 볼 수 있다.

한편 저항 세력은 누적 부채가 급증하고 있다는 단편적 사실을 빌미로 '방만 경영'과 '귀족노조'라는 오명을 덮어씌우려는 추진세력의 공세에 맞서 '착한 적자' 담론 전략으로 대응했다. 이 프레임은 상당한 언론의 호응을 일으켰고, 박근혜 대통령도 '착한 적자'를 언급하며 이에 대한 정부의 필요성을 인정하는 발언을 했다(최승원, 2013). 사실 이전부터 공익적 적자에 대한 논의는 있었지만, 진주의료원 폐업을 계기로 본격적으로 이 주장에 정치적 힘이 실리게 된 것으로 볼 수 있다. 이후 공공병원의 공익적 기능에 따른 적자로 볼 수 있는 구체적 평가 항목이 개발되고 이에 해당하는 적자분을 정부가 지원할 수 있도록 하는 법적 근거도 마련되었다(나영명, 2016). 저항 세력은 비록 폐업을 무효화시키진 못했지만, 이처럼 대안 담론의 유통과 확산을 통해 일정한 성과를 남길 수 있었다.

지방의료원에 대한 지원의 법제화가 이뤄진 것은 경영난을 줄이고 공공병원으로서 기능을 활성화하는 데 긍정적인 요소임이 분명하다. 하지만 권력관계의 변화를 최종 목표로 삼는다면, '착한 적자' 담론에 내포된 부정적 이면과 한계를 고려할 필요가 있다. 공익적 기능으로 규정된 영역이 상당히 제한적이고 부분적이라는 사실과 '건전한 적자'를 강조하다 보면 여기에 포함되지 않은 나머지 부분들은 '불건강한 적자'로 매도될 위험이 있다는 점이 그것이다(김동근, 2013; 정백근, 2016). 이 담론의 기본 전제는 적자는 바람직하지 않은 것이고 마땅히 없어져야 한다는 것이다. 따라서 '착하지 않은' 적자를 해결하려면 신공공관리와 같은 시장 경영기법의 도입도 감수해야 한다는 논리로 연결될 수 있다. 폐업 저항운동이 한창이던 시점에서 "공공병원의 '착한 적자' 담론이 역설적으로 공공병원의 수익성 강화 압박을 더욱 공식화, 노골화시킬 것"(김동근, 2013)이라는 우려가 제기된 것도 이 때문이다.

'착한 적자' 담론은 공공병원의 공적 가치를 제대로 인정하지 않으면서 민간병원과 경쟁하면서 생존할 것을 요구하는 불평등한 구조적 압력 속에서 고안된 일종의 '궁여지책'으로 이해할 수 있다. 수익과 재정자립이라는 경제권력의 가치와 논리를 일정 부분 끌어안는 이러한 수세적 전략으로는 현상 너머에 있는 불평등한 권력관계를 변화시키기에 역부족일 수밖에 없다. 다음 시기 분석에서 상술하겠지만, 이때 이후 지방의료원에 대한 경영평가가 오히려 더 강화된 것도 공공병원을 형해화하는 지배권력의 전략적 기획이 진주의료원 강제 폐업이 가한 사회적 충격 속에서도 크게 흔들리지 않고 여전히 진행 중이기 때문으로 볼 수 있다.

한편, 당시 치열한 언론 공방 속에서 경남도민을 대상으로 수행된 여론조사 결과를 보면 조사주체가 노조 측일 때는 폐업 반대 여론이, 반대로 경남도인 경우는 폐업 찬성 여론이 높은 경향으로 나타났다. 경남도가 수행한 여론조사 설문에 대해 편향성 문제가 제기되기도 했지만(이승환, 2013), 여론 지형이 어느 한쪽으로 크게 쏠리지 않았다는 사실은 폐업 추진 세력이 어느 정도 '방어전'에 성공한 것으로 볼 수 있다. 전반적인 사회 분위기와 언론 보도 경향으로는 폐업 반대 여론이 우세할 것으로 보였지만, 실제 도내 여론은 이와 달랐던 것이다.

이러한 중앙과 지역 간의 여론 지형의 차이에 주목할 필요가 있다. 이는 당시 폐업 저항 운동이 전국보건의료노조와 참여연대 등 수도권에 기반한 시민사회세력을 주축으로 전개되었다는 사실과 무관치 않다(정백근, 2016). 당시 진주의료원을 직접 이용하는 인근 지역주민을 제외하면 경남도민 대다수에게 폐업은 '비상사태'로 인식되지 않았다. 그로 인해 지역사회와 주민들의 투쟁에 대한 자체 동력은 크지 않았던 것으로 보인다.

저항 세력의 핵심 전략은 법적 소송을 통해 폐업의 위법성을 밝히는 것과 함께 정부와 국회를 움직여 경남도를 압박하는 것이었다. 따라서 OECD 평균 공공병원 비중과 같이 국가적 차원에서 공공병원의 필요성을 설득시키는 데 주력하는 반면, 당사자인 지역주민들의 시각에서 접근하여 이들의 공감과 연대를 끌어내는 데에는 상대적으로 덜 집중한 측면이 있었다. 만약 도내 폐업 반대 여론이 높았다면 재선을 노리는 홍 도지사가 쉽게 폐업을 강행하지는 못했을 것이라고 볼 수 있듯이, 경남도민과 해당 지역주민들이 투쟁의 주체로 적극적으로 동참했더라면 각축전의 양상은 달라졌을 것이다.

물론 이것이 수도권에 기반한 저항 세력이 주도권을 가진 탓에 지역의 시민사회가 소외되었다는 의미는 아니다. 진주의료원이 소재한 진주와 인근 지역에서 폐업 반대 여론이 더 높게 조사된 것은 개인의 의료이용 편의성과 지역의 경제적 이해관계가 반영된 결과다. 이 글에서는 사회권력의 주체를 공공보건의료 강화라는 공적 가치를 추구하는 공적 주체로 상정하고 논의를 진행해 왔다. 이는 시민사회로 분류된 세력이라 하더라도 이러한 가치를 지향하는 이들만을 사회권력의 주체로 간주한 것이다. 투쟁 과정에서 해당 지역주민의 관심과 참여도가 낮았던 것은 그만큼 지역의 사회권력이 미약했다는 사실로 이해해야 한다. 따라서 이는 상향적 주민참여와 같이 지역의 사회권력을 조직화하고 강화하는 것이 지역 보건의료체계를 지키는 관건임을 시사하는 사례인 것이다.

한편, 당시 박근혜 정부가 공식적으로 폐업에 부정적 입장을 밝혔다는 점에서 국가권력의 내부 균열로 보는 시각도 있을 수 있다. 이에 따르면 중앙정부는 폐업 저항 측의 외부 지지세력이거나 또는 두 세력 사이에서 타협을 유도하는 '정책중개자'로 이해된다(이현정, 2015). 하지만 이는 현실에서 지방정부에 대해 중앙정부가 가진 압도적인 힘의 우위를 고려하지 못한 해석이다. 재정자립도가 낮은 지방정부로서는 지역개발사업 등에 필요한 예산을 배분받기 위해서라도 가능한 한 중앙의 전반적인 방침에 순응하며 '밉보이지 않으려는' 전략적 태도를 취할 수밖에 없다. 홍 도지사라는 예외적 변수를 고려하더라도, 중앙정부가 비공식 경로를 통해 폐업 강행 시 예산 배분을 비롯해 각종 사무에서 불이익을 줄 수 있다는 강력한 경고 신호를 전달했다면 경남도가 그렇게 일방적으로 추진하지 못했을 것이다. 이로 보건대 경남도는 정부의 부정적 입장 표명에 담긴 진정성이 크지 않다고 판단했을 것으로 추측할 수 있다.

당시 중앙정부로서는 굳이 폐업을 막아야 할 절실한 동기가 없었다. 진주의료원의 부채도 경남도의 부담이었을 뿐이다. 즉, 폐업 여부 그 자체는 정부의 이해관계와 상관이 없었다. 다만 사회적 이슈화가 크게 되자 정부를 향한 여론이 악화되는 것을 방지하는 데 필요한 만큼의 정치적 수사(rhetoric)를 동원하고 '관료적 대응'[84]을 한 것일 뿐이다. 제도적 절차상 경남도의 폐업 결정을 취소할 수 있는 권한이 없었다는 사실은 정부도 '어쩔 수 없다'고 하는 합리적 명분을 제공했다. 즉, 당시 상황은 정부가 '속수무책'이었다기보다 사실상 '수수방관'한 것이라고 보는 것이 합리적 추론일 것이다. 사회적 관심이 수그러진 시점에서 경남도가 진주의료원 건물을 서부청사로 사용하기 위해 보건복지부에 용도변경을 신청했을 때 시민사회의 반발에도 아랑곳하지 않고 이를 승인해 주었다는 점에서도 그렇다고 볼 수 있다(신유정, 2017).

집권 여당은 기본적으로 정부와 궤를 같이하면서도 조금 더 적극적으로 경남도와 대척점에 서는 전략을 택한 것으로 보인다. 일명 '홍준표 방지법'을 신속히 통과시키고 야당과 국정조사에 합의하고 결과보고서를 채택한 것 모두 이듬해 지방선거에서 진주의료원 폐업이 역풍의 발원지가 되는 일을 막기 위한 전략적 실천이었다. 경남도와 중앙정부·여당의 전략적 입장과 실천은 저

84 폐업 재고 요청 공문 발송, 지방의료원 육성 대책 발표 등이 이에 해당하는 예다.

마다 달랐던 측면은 있지만, 결국 통치의 안정성이라고 하는 국가권력의 최우선 가치를 저해하지 않는 범위 내에서 이뤄졌다는 점에서 국가권력의 내부 균열로 보는 것은 단편적이고 피상적인 해석에 불과한 것이다.

한편 폐업 과정에서 경제권력으로 분류할 만한 행위자의 참여는 없었다. 의료를 통해 수익을 창출한다는 점에서 의료 전문직과 민간 병의원을 경제권력의 주체로 분류할 수 있을 텐데(김창엽, 2019), 당시 경남도의사회는 폐업 지지를 선언했다(정승원, 2013). 이는 경제적 이해관계 측면에서 자신들의 경쟁병원 하나가 사라지는 것이기 때문에 충분히 이해할 만한 입장이었다. 대한의사협회는 폐업 조치를 비판하는 성격의 입장문을 발표했지만, 구체적 내용을 살펴보면 폐업 자체를 반대한다기보다 이러한 사태를 유발한 원인인 정부의 낮은 의료 수가 정책을 규탄하는 데 방점이 찍혀 있었다(이석영, 2013). 이밖에 별다른 활동을 전개하지 않은 채 의료계 일각은 전반적으로 관망하는 자세를 취했다.

이처럼 진주의료원 폐업을 둘러싼 각축전에서 경제권력의 주체는 주요 행위자로 참전하지 않았다. 그렇지만, 이 사태를 이해하는 데 있어서 경제권력의 영향을 무시할 수 없다. 폐업 추진 세력은 경제적 효율성과 재정 건전성 등 경제권력의 가치를 자신들의 신념으로 내면화하고 있었고, 저항 세력 역시 앞서 공익적 적자 담론에서 논의했듯이 헤게모니를 장악한 경제권력의 담론의 영향력에서 벗어날 수 없었다. 즉, 당시 폐업을 둘러싼 담론 투쟁의 장(場) 자체가 경제권력에게 더 우호적으로 틀지어진 구조적 맥락이었다고 볼 수 있다. 이런 측면에서 볼 때 경제권력은 진주의료원 폐업 과정에 직접 개입하지 않는 방식으로 개입했다고 말할 수 있다.

다만 의료영역의 상품화를 통해 자본축적의 가능성을 극대화하려는 경제권력 주체들의 입장에서 볼 때 진주의료원의 강제 폐업은 마냥 반길만한 사태는 아니었을 것이다. 이것이 사회권력의 주체들을 각성·결집시키는 계기가 되었고 나아가 의료영리화와 상업화에 대한 투쟁력을 강화하는 빌미가 되었다는 점에서 그렇다. 즉, 진주의료원 폐업이라는 우발적 사건은 경제권력에게 오히려 득보다 실을 더 많이 안겨준 측면도 내포하고 있는 것이다.

■ 폐업 이후 시기

경남도가 진주의료원 해산 조례를 공포하게 되면서 진주의료원의 정상화는 사실상 어려워졌고, 그에 따라 사회적 관심도 점차 줄어들었다. 홍 도지사가 재선에 성공하고 의료원 건물에 서부청사를 개청하면서 재개원은 물리적으로도 비가역적인 것이 되었다. 저항 세력은 폐업 찬반을 묻는 주민투표를 시도했지만 주민투표 청구 심의회는 청구 요건 미달을 이유로 각하시켰다(2015년 10월 12일). 애초 폐업 결정 과정에서 지역주민을 배제한 제도적 거버넌스와 마찬가지로 까다로운 주민투표 청구 절차와 오랜 시간이 소요되는 소송절차 등의 법적 구조도 모두 폐업 추진 세력의 전략에 우호적이게끔 구조적으로 각인된 전략적 선택성으로 볼 수 있다.

저항 세력의 모든 전략적 시도가 무위로 돌아가자 저항 세력 내부적으로 투쟁 동력이 꺾일 수밖에 없었지만, 이들은 '서부경남 공공병원설립 도민운동본부'로의 조직 개편과 함께 투쟁 목표를 전환하고 저항운동을 계속 전개해 나갔다. 투쟁의 일차 목표인 폐업 저지에는 실패했지만, 이 실패는 공공보건의료의 위기적 징후로 인식되면서 사회권력의 주체들로 하여금 '공공보건의료 강화'에 더 주력하게 만드는 디딤돌이 된 것으로 보인다. 학계에서도 공공병원의 역할과 기능 재정립에 관해 이전보다 더 활발한 논의와 연구 활동이 이뤄진 게 사실이며, 이는 지식권력을 강화되는 계기가 되었다.

진주의료원은 박근혜 정부의 '의료민영화' 정책 시도에 맞서는 과정에서 하나의 대항적이고 전략적인 표상으로 계속 소환되었다. 물론 진주의료원 폐업

만이 저항의 동력이었던 것은 아니다. 폐업의 충격적 여파가 사라져갈 즈음 예기치 못하게 발생한 메르스 사태(2015년)는 다시금 진주의료원을 상기시키면서 공공병원의 필요성에 대한 사회적 공감대를 확산하는 중요한 전기를 마련하였다. 2017년 정권교체로 공공보건의료 강화가 국정과제에 포함되면서 '공공보건의료발전 종합대책'(2018년)이 발표된 것, 그리고 폐업 방침이 발표된 지 만 8년 만에 당사자인 경남도가 서부경남 공공병원 설립계획을 발표한 것(2021년) 모두 장기간 투쟁을 통해 사회권력이 국가권력에 영향을 미친 결과물로 볼 수 있을 것이다. 또한, '진주의료원 강제폐업 진상조사위원회'(2019년)가 출범해 폐업 절차의 위법성을 밝힌 것도 그동안의 '기억 투쟁'이 있었기에 가능한 일이었다.

다만 구조를 변화시키는 행위성을 간과하는 것은 아니지만, 이러한 성과들은 역사적 과정에서 여러 우연적 계기가 결합하며 성취된 것들로, 이 자체로 권력관계에 유의미한 변화가 발생했다고 판단하기 어렵다. 과거 진주의료원 폐업 사건 역시 지배권력의 헤게모니적 기획에 조응하지 않는 '돌출적' 사건이었듯이, 당시의 정책 기조도 집권 세력의 교체 등과 같은 외재적 요인에 의한 반동(backlash)적 변화의 측면이 강한 게 사실이다. 이 사이에 근본적(underlying) 구조에 큰 변화가 있었다고 보기 어려운 이유는 사회권력이 여전히 취약한 상태이며 국가-경제 권력의 공생관계가 공고하게 유지되고 있다는 판단에서다. 지배권력의 입장에서는 형해화 전략을 지속하기 위해서라도, 또는 헤게모니적 안정성을 흐트러뜨릴 수 있는 갈등적 국면을 서둘러 봉합하고 '정상화'할 필요가 있었을 것이다.

이렇게 추론할 수밖에 없는 현실적 근거 중 하나는, 여전히 국가권력이 '원하면' 지방의료원을 강제 폐업시킬 수 있다는 점이다. 법 개정으로 지자체장이 지방의료원을 폐업하고자 할 때 보건복지부 장관과 협의하도록 변경되었을 뿐이다. 병원의 존속을 결정하는 제도적 절차에서 사회권력이 실질적 거부권을 행사할 수 없는 실체적 거버넌스는 바뀌지 않았다.[85] 따라서 만약 홍 도지사와 유사한 정치적 성향의 인물이 집권 세력을 이끌거나, 또는 병원 내부에서 사회적 공분을 불러일으키는 심각한 도덕적 문제가 발생하는 등의 우연적 계기가 결합하여 폐업을 위한 충분한 정치적 '명분'이 마련된다면 진주의료원 사태가 재현될 가능성이 적지 않다.

또 다른 근거로, 지방의료원의 경영수지 개선에 대한 압력이 줄어들지 않았고 오히려 더 강해진 측면이 있다는 점이다. 기관운영의 책임성과 투명성을 높인다는 이유로 신공공관리론이 강조하는 경영평가가 더욱 강화된 게 사실이다. 현재 지방의료원은 지역거점공공병원 운영평가와 공공기관 경영평가, 감사원이나 지방의회의 감사 등 삼중, 사중의 평가를 받고 있다. 문제는 이 평가들 대부분이 공공성보다 효율성과 수익성 측면에 더 주안점을 두고 있다는 점이다(나영명, 2016). 지방의료원은 진주의료원 사태 이후인 2014년(2월)부터 경영진단 대상으로 포함되었다. 경영진단은 공공보건의료기관의 특수성을 별로 반영하지 않은 채 기획재정부가 제시하는 틀에 따라 수익성 위주로 진행되고 있다. 감사원 감사나 지방의회의 행정사무 감사 역시 적자 규모와 인건비 비중 등에 초점을 맞추고 있는 게 현실이다.

진주의료원을 둘러싼 논란이 한창일 때 발표된 '지방의료원 육성대책'(2013)에서도 운영 효율성 제고를 목표로 '의료원장 책임경영체계'를 강화

85 〈지방자치단체 출자출연법〉 제30조(경영진단의 실시 등)에는 지방자치단체장이 출자·출연 기관에 대해 경영실적을 평가한 결과 ①전년도를 기준으로 그 이전 5년 이상 계속하여 당기 순손실이 발생한 경우 ②특별한 사유 없이 2년 이상 연속하여 전년도 대비 수익이 2분의 1 이상 감소한 경우 경영진단을 실시할 수 있도록 하고, 경영진단 결과에 따라 임원에 대한 보수·성과급의 삭감과 해임 등의 인사상 조치와 함께 사업 규모의 축소, 조직 개편과 인력 조정, 그리고 기관의 해산 청구나 민영화의 추진 조치를 취할 수 있도록 하고 있다(나영명, 2016).

하면서 매년 경영개선계획을 수립하도록 하고 개선 실적에 따라 지원을 연계하도록 했다. 이는 지방의료원을 형해화하는 구조는 외면한 채 여전히 적자 발생을 문제 삼고 그 원인으로 경영부실, 즉 병원 자체의 책임에 초점을 맞추는 지배 권력의 전략적 기획의 연장선으로 볼 수 있다. '신포괄수가제도', '대학병원 파견의사 인건비 지원사업' 등 그동안 지방의료원 육성을 위한 여러 정책이 도입됐지만 늘 충분치 않은 지원이 문제로 지적되었다는 사실은 결국 지방의료원들로 하여금 더욱 철저히 수익성 논리를 좇아 운영하게끔 유도하는 지배권력의 구조가 변함없이 작동하고 있다는 방증이다.

지방의료원의 '적자' 문제를 처리하려는 지방정부의 경제적 동기 또한 여전한데, 특히 재정력이 약한 지방정부일수록 더욱 그럴 수밖에 없는 현실이다. 진주의료원 폐업사태가 얼마 지나지 않은 시점에서 이루어진 강원도 지방의료원의 발전방안에 대한 연구용역(2014) 결과 의료 공급 과잉 지역에 있는 의료원에는 이전·재배치, 또 다른 의료원에는 요양병원 전환과 대학병원 매각 방안이 제시되기도 했다(김상기, 2014). 한편 지방의료원 내부의 비리·횡령 문제가 터질 때마다 도의회에서 매각 문제가 거론되는 것도 반복되는 현상이다(최창민, 2017). 이사회에 주민대표의 수가 조금 더 추가된다고 해서 지방의료원의 취약한 입지가 개선될 것으로 기대하는 것은 무리다. 지방의료원은 도의회 내 지역구 도의원들 간의 '소지역 이기주의'가 발동하는 대상이 되기도 한다.[86]

사회권력의 '취약함'은 곳곳에서 확인된다. 서부경남 공공병원 설립을 논의하는 과정에서 도민참여단의 의견이 비중 있게 반영된 것은 일견 사회권력

86 지난 2021년 전남도의회 보건복지환경위원회에서는 순천의료원의 코로나 음압병상 추가 설치 예산은 통과시킨 반면 매년 적자가 누적되고 있다는 이유로 강진의료원의 예산은 전액 삭감되는 일이 발생했다. 이때 순천에 인접한 지역구의 도의원은 예산 삭감에 찬성입장을, 강진 지역구의 도의원은 반대입장을 표명했다(김영훈, 2021). 최근 발생한 경남도의회에서의 서부경남 공공병원 설계비 삭감 이면에도 동부권 의원들의 지역주의 셈법이 작용했다는 지적이 있다(김정훈, 2023).

의 도약으로 보인다. 하지만 이후 최종 설립지로 선정되지 않은 후보 지역에서 강하게 반발하는 일이 나타난 것을 보더라도(강정훈, 2021), 지역주민의 의료이용에 관한 고통과 불편 해소보다는 지역 내 병원 유치에 따른 경제적 효과가 여전히 참여의 더 큰 실질적 동기로 작용하고 있음을 짐작할 수 있다.

국가권력에 맞서는 사회권력의 주된 힘은 규범적 강제력에 있다고 볼 수 있다. 이러한 사회권력의 근본적인 전략적 딜레마는 '경제 중심' 패러다임을 수용하는 데서 발생한다. 서부경남 공공병원 설립의 타당성을 분석하는 것도 사회적으로 광범위한 동의를 얻고 있는 '경제적 효율성'이라는 헤게모니적 담론의 지배를 받을 수밖에 없다. 경남도의 연구용역으로 한국보건산업진흥원(이하 '진흥원')이 진행한 한 연구에서는 거점공공병원 건립 후보 지역으로 다음과 같은 기준이 제시되었다.

〈병원 후보지 선정 기준〉

- 의료 욕구가 높으나 의료기관 접근성이 낮은 지역
- 인구가 많고 교통 여건이 좋은 지역(경영 효율성)
- 진주시와 가까워 의료인력 충원이 용이한 지역
- 입지 선정에 대한 지역주민 및 전문가 요구도가 높은 지역

이러한 접근의 가장 큰 문제는 "미래 인구가 크게 감소될 확률이 높은 지역은 공공병원신축 우선순위가 낮아지도록" 기준을 설정했다는 점이다. 사람 중심의 관점에서 볼 때 인구가 빠르게 감소하는 '소멸위험지역'일수록 민간 의료시장 붕괴가 가속화될 것이므로 공공병원의 필요성이 더 클 수밖에 없다. 이는 헤게모니적 지배 담론의 영향력을 고려할 때 사회권력의 주체들이 어쩔 수 없이 수용해야 할 '전략적 절충점'으로 해석될지 모른다.

하지만 지금 당장은 아닐지라도, 지역을 소멸시키는 체제적 경향성이 바뀌지 않는다면 새로 설립될 공공병원 역시 언젠가 지역과 함께 사라질 위기에 처할 수밖에 없다. 따라서 제한적 수준 내에서 공공병원의 확충을 허용하는 것이 지배 권력의 전략적 통일성이 결여되었음을 의미하는 것도 아닌 것이다. 이런 점에서 볼 때 사회권력의 취약함은 공공보건의료 강화를 신자유주의적 자본주의 체제에 맞서는 대항-헤게모니적 전략의 실천으로 인식을 확장·심화하여 활용하지 못하는 데 있다고 추론할 수 있을 것이다.

■ 종합 논의

이상의 논의를 종합하자면 이렇다. 전략관계적 접근에서 볼 때 진주의료원 폐업은 사회권력에게 불리한 방향으로 구조적으로 각인된 전략적 선택성 속에서 폐업 추진-대항 세력 간의 서로 다른 전략적 실천들의 역동적 상호작용 결과로 나타난, '우연적으로 필연적인' 사건이었다.

국가권력은 '지방의료원 형해화'라는 장기적인 전략을 추진하는 가운데 발생한 이 돌출적 사건으로 인하여 통치의 정당성이 흔들리는 것을 막기 위해 '공공보건의료 강화'라는 사회권력의 요구를 일부 수용하는 방식의 전략적 조정을 택했다. 사회권력은 폐업을 철회하는 데 실패했지만 이를 계기로 공론장에서 공공보건의료 강화 담론의 경쟁력을 높이고 나아가 서부경남 공공병원 신설을 현실화했다는 점에서 대항권력으로서의 일정한 성과를 거뒀다.

한편 경제권력은 폐업 사태 전반의 과정에서 일종의 '그림자 권력'처럼 지배 담론의 형태로 영향력을 행사했다. 폐업 저항 세력은 추진 세력과 치열한 표상적 담론 경쟁을 펼쳤지만, 공공병원 역할에 대한 협소한 이해, 공공-민간 협력 패러다임 등 지배 담론에 대한 암묵적 동의를 통하여 기존 헤게모니를 오히려 공고하게 만든 측면이 있었다. 즉, 저항과 동의가 공존하는 투쟁이었던 셈이다.

진주의료원 폐업은 단지 공공보건의료의 위기적 징후인 것이 아니다. 조용히 숨이 끊어져 가고 있는 상황에서 터져 나온 외침으로 소생과 전복의 기회로서의 의미도 지닌다. 다만 현재까지 대응을 볼 때 조금 더 심층적 측면, 즉 불평등한 권력관계와 그로 인해 구조적으로 각인된 전략적 선택성을 성찰하고 그에 따라 전략적 실천을 하는 데에는 미비한 한계가 있었다. 이는 코로나19 이후 턱없이 부족한 회복기 지원만 보더라도 알 수 있듯이, 진주의료원 폐업 이후에도 지방의료원에 대한 지배적 거버넌스 구조가 바뀌지 않은 채 강도 높은 경영평가를 통한 수익성에 대한 압박이 계속되고 있는 현실로 드러나고 있다.

4. 소결

이 장에서는 기존 보건의료 거버넌스 접근에 대한 비판적 고찰을 통해 사람 중심의 지역보건의료개혁을 위해서는 정치적 과정으로서의 거버넌스에 대한 충분한 이해와 고민이 필요함을 주장하였다. 거버넌스를 정치적 관점에서 접근한다는 것은 실체적 과정과 권력관계에 주목한다는 의미다. 이러한 판단의 토대에서 보건의료 거버넌스 개념을 보건의료체계와 관련된 중요한 의사결정이 이뤄지는 실체적 조정 기제로 재규정한 다음, 전략관계적 접근을 활용한 진주의료원 폐업 사례 연구를 통해 실체적 보건의료 거버넌스를 분석하였다. 이는 '사회권력 강화→민주적 거버넌스 강화→지역보건의료체계 강화'라는 선형적인 논리적 도식을 기본전제로 삼고 있는 기존 논의들에서 한 걸음 더 전진하여 민주적 거버넌스를 가능하게 하는 시민사회 권력의 강화로 다시 돌아가 이를 거버넌스라는 개념 틀로 설명하고자 한 시도이기도 하다.

이 분석을 통해 보건의료의 실체적 거버넌스에는 국가-경제 권력연합의 전략에 대한 구조적 지향성이 내장되어 있음을 확인할 수 있었다. 특정 권력의 전략에 호의적인 거버넌스가 계속 작동하는 한 사회권력 주체들의 다양한 전략적 실천들이 무위에 그치거나, 또는 애초부터 제한된 범위 내에서 부분적 목표와 성취만을 추구할 수밖에 없음을 확인하였다. 이는 사회권력이 침투하여 통제할 수 있는 거버넌스 제도화에 대한 노력을 지속함과 동시에 이를 무력화하고 또는 굴절시키는 심층의 구조적 힘을 명확히 인식할 필요가 있음을 보여준다.

결국, 거버넌스는 다양한 전략적 관계 속에서 이루어진다는 점, 그리고 권력관계는 항상 전략과 투쟁을 통해 변화될 뿐이라는 점에서 이 책에서 지향하는 민주적 보건의료 거버넌스를 구축하는 과제는 권력관계의 새로운 균형점을 찾아가는 것, 즉 국가-경제-사회권력의 앙상블 속에서 공적 주체로서의 사회권력 강화를 추구하는 것과 다르지 않다. 이러한 보건의료 거버넌스에 대한 일종의 최대주의적 접근은 현실의 무력한 거버넌스 문제의 원인을 심층적으로 이해함으로써 사회권력이 주도하는 거시적이고 장기적인 공공성 강화 프로젝트를 위한 효과적 전략을 도출하는 데 도움을 줄 수 있을 것이다.

이 글에서 시도한 거버넌스에 대한 새로운 이해와 접근에 대해 다소 사변적이라는 비판이 제기될 수 있다. 하지만 이는 기존의 거버넌스 논의들이 양산하는 '헛된' 낙관론에 안주하는 것을 방지하면서, 실제 고통을 겪고 있는 권력 열세의 '지역' 당사자들에게 더 큰 결정 권한을 할당해야 한다는 의제에 집중하도록 만든다는 점에서 오히려 더 효과적인 측면이 있다. 거버넌스의 정치성에 대한 강한 강조가 이러한 전략적 실천의 출발점이다. 지역소멸이라는 시대적 위기 속에서 우리에게 필요한 것은 익숙하고 탈정치적인, 그래서 신자유주의 프로젝트의 좋은 명분이 되는 거버넌스가 아니라, 추세를 역전시키는 수단으로서의 거버넌스, 즉 실질적인 구조와 권력관계를 바꾸려는 전략적 가능성을 내포한 거버넌스에 대한 구상이다.

§ 참고문헌

강연배. 2013.「쟁점과 대안: 진주의료원, 끝나지 않은 투쟁」.《노동사회》, 제172권, 59~70쪽.

강은숙·이달곤. 2005.「정책사례연구에 대한 방법론적 논의」.《행정논총》, 제43권, 제4호, 95~121쪽.

강정훈. 2021. "'서부경남공공병원' 설립지 후보 발표 후폭풍."《동아닷컴》, 2021년 3월 4일.

관계부처합동. 2005.「공공보건의료 확충 종합대책」.

경상남도. 2013a. "경남도, 진주의료원 전원환자 진료비 차액 보전하고 마지막 환자까지 보살핀다." 2013년 3월 19일 보도자료.

경상남도. 2013b. "진주의료원은 폐업, 마산의료원은 신축, 경남도의 숨은 뜻은?." 2013년 3월 25일 보도자료.

김동근. 2013.「진주의료원 폐업 사태가 남긴 교훈」.《사회운동》, 제112권, 97~113쪽.

김명희·김선·김성이·박유경·서상희. 2020.『재난 거버넌스와 민주적 공공성』. 서울: 시민건강연구소.

김상기. 2014. "지방의료원 민간에 매각하거나 더 오지로 옮겨라?."《라포르시안》, 2014년 2월 21일.

김석준·강인호·김정렬·강제상·문병기·이종열·이재호·윤태범·최병대·박홍식·채원호. 2002.『거버넌스의 이해』. 서울: 대영문화사.

김영훈. 2021. "음압병상 추가 설치 '빨간불' 도의회가 제동(R)."《목포mbc》, 2021년 6월 8일.

김용언. 2016. "[국감브리핑]지방의료원 장례식장 '폭리'…청주의료원 전국 최고 수익."《뉴스원》, 2016년 9월 29일.

김의영. 2012.「포스트 신자유주의 시대의 한국 정치:거버넌스의 정치에 대한 소고」.《한국과 국제정치》, 제28권, 제1호, 185~212쪽.

김이현. 2013.「진주의료원과 공공의료: 진주의료원 현장조사와 공공병원 폐업의 함의를 중심으로」.《레프트대구》, 제7호, 72~80쪽.

김정훈. 2023. "진주병원 예산 삭감…'지역주의' 작용했나",《경향신문》, 2023년 12월 13일.

김준호. 2017. "건강보험 결정권 가입자에 더 배분해야."《메디칼트리뷴》, 2017년 9월 20일.

김창엽·정백근·김선·민혜숙·정성식. 2018.『국립중앙의료원의 공공보건의료 총괄 역할 수행 및 공공보건의료 인력양성을 위한 기능·역할 정립 연구』. 서울: 서울대학교보건대학원·국립중앙의료원.

김창엽. 2018.『건강보장의 이론(개정판)』. 서울: 한울아카데미.

김창엽. 2019.『건강의 공공성과 공공보건의료』. 서울: 한울.

김혜원·이정욱. 2019.「진주의료원 폐업 결정의 정치적 동학 분석: M. Moore의 정치적 관리의 관점을 중심으로」. 한국정책학회 하계학술대회 자료집, 21~50쪽.

김효리. 2009. "[개념어 연재] 세상을 조정하는 '거버넌스'."《대학신문》, 2009년 9월 6일.

나영명. 2016.「진주의료원 폐업 3년, 공공의료 강화의 길을 찾는다!」. 전국보건의료산업노동조합 주관 국회토론회 자료집.

노성민. 2018.「지방의료원의 공공성과 수익성: 정치적 관점에서 바로 본 진주의료원 사례분석」.《한국비교정부학보》, 제22권, 제4호, 205~224쪽.

다네마르크, 베르트(Danermark, Berth). 2005.『새로운 사회과학방법론(비판적 실재론의 접근)』. 이기홍 옮김. 서울: 한울아카데미.

문상호. 2007.「보건의료정책과 거버넌스」.《국정관리연구》, 제2권, 제1호, 163~196쪽.

박금령·김명희·전진아·김남순. 2016.「한국 공공의료체계에 대한 비판적 고찰: 지방의료원의 탈공공화(脫公共化)에 대한 실재주의 분석」.《비판사회정책》, 제52호, 289~329쪽.

박지훈. 2020.「얼룩덜룩한 자본주의에 대한 문화정치경제학: 밥 제솝과 나일링 섬의 초학과적 이론 기획」.《경제와사회》, 제126호, 476~525쪽.

보건복지부. 2016.「제1차 공공보건의료 기본계획(안)(2016~2020)」.

보건복지부. 2018.「공공보건의료 발전 종합대책」.

보건복지부. 2019.「믿고 이용할 수 있는 지역의료 강화대책」.

보건복지부. 2020.「공공의료체계 강화방안」.

보건복지부. 2021.「제2차 공공보건의료 기본계획(2021~2025)」.

브라운, 웬디(Brown, Wendy). 2017.『민주주의 살해하기』, 배충효·방진이 옮김, 서울: 내인생의책.

송인걸. 2013. "시설 현대화·건강검진센터 설립·장례식장 확충…지방의료원 '적자 줄이기' 온힘."《한겨레신문》. 2013년 3월 31일.

신유정. 2017.「공공성 담론과 재현되는 타자들(Others): 진주의료원 폐업 이후 경상남도 사례연구」.《보건과사회과학》, 제45집, 37~64쪽.

심준섭·김진탁. 2014.「이미지이론에 따른 의사결정 프레임 분석: 진주의료원 폐업 사례를 중심으로」.《행정논총》, 제52권, 제4호, 199~228쪽.

양승일. 2018.「MTC 모형을 활용한 정책결정과정 분석: 진주의료원폐업정책을 중심으로」.《한국정책학회보》, 제27권, 제1호, 1~32쪽.

오경아. 2013. "'진주의료원 폐업 유보하라' 의약계 단체장들 공식 입장 밝혀."《중앙일보》, 2013년 4월 11일.

유해숙. 2005.「로컬 거버넌스 형성을 위한 전략: 인천의 지역사회복지협의체를 중심으로」.《한국지역개발학회지》, 제17권, 제4호, 321~340쪽.

이명석. 2001.「신자유주의, 신공공관리론, 그리고 행정개혁」.《사회과학》, 제40권, 제1호, 1~45쪽.

이명석. 2002.「거버넌스의 개념화: 사회적 조정으로서의 거버넌스」.《한국행정학보》. 제36권, 제4호, 185~205쪽.

이명석. 2016.「거버넌스: 신드롬 또는 새로운 행정학 이론?」.《국정관리연구》. 제11권, 제3호, 1~25쪽.

이명석. 2017.『거버넌스 신드롬』. 서울: 성균관대학교출판부.

이석영. 2013. “진주의료원 폐업, 유감·비통함 금할 수 없어.” 《의협신문》, 2013년 5월 29일.
이승환. 2013. “경남도, 진주의료원 폐업 여론조작 중단하라.” 《경남도민일보》, 2013년 5월 23일.
이은주. 2018.「민주적 거버넌스의 실질화를 위한 핵심 요인으로 시민사회의 ‘협력적 대항력’에 대한 고찰」. 《시민과세계》, 통권 제33호, 173~199쪽.
이현정. 2015.「ACPS모형을 통한 정책변동 분석: 진주의료원 폐업사례를 중심으로」. 《정부학연구》, 제21권, 제3호, 261~298쪽.
임도빈. 2010.「관료제 개혁에 적용한 신공공관리론, 무엇이 문제인가」. 《한국사회와 행정연구》, 제21권, 제1호, 1~27쪽.
정백근. 2016.「토론문: 지역주민위원회를 통한 진정한 참여 이루어져야… 진주의료원 폐업 3년, 공공의료 강화의 길을 찾는다」. 전국보건의료산업노동조합 주관 국회토론회 자료집.
정승원. 2013. “경남도의사회, 진주의료원 폐업지지…‘회생 불가능’”, 《청년의사》, 2013년 4월 2일.
정예솔. 2022. “공공보건의료정책심의위원회’ 시민 참여 확대해 재편하라!.” 《노동과희망》, 2022년 1월 12일.
정태석. 2016.「과학기술사회에서 시민자격과 ‘공공선 거버넌스’의 전망」. 《경제와사회》, 통권 제112호, 232~259쪽.
제솝, 밥(Jessop, Bob). 2000(1990).『전략관계적 국가이론』. 유범상 옮김, 서울: 한울.
조희숙. 2019.「공공보건의료 강화를 위한 거버넌스 구축」. 정기현 외.『내 삶의 든든한 동반자 공공보건의료의 미래』. 서울: 국립중앙의료원.
진주의료원강제폐업진상조사위원회. 2019. “진주의료원 불법 폐업의 진상이 드러났다!.” 2019년 11월 26일 보도자료.
진주의료원지키기공공의료강화범국민대책위원회. 2013. “[기자회견] 진주의료원 정상화를 촉구하는 각계각층 선언대회.” 2013년 7월 11일.
참여연대사회복지위원회. 2013.「진주의료원에 대한 오해와 진실 Q&A」. 《월간 복지동향》, 제176호. 90~95쪽.
채효정. 2021.『개념의 탈환: 1990년대 이후 한국 사회 공론장에 나타난 지배적 개념들의 지도』. 서울: 교육공동체 벗.
최병두. 2007.「기업주의 도시 전략의 논리와 한계」. 《경제와사회》, 제75호, 106~138쪽.
최병두. 2015.「협력적 거버넌스와 영남권 지역 발전」. 《한국지역지리학회지》, 제21권, 제3호, 427~449쪽.
최승원. 2013. “박 대통령, ‘지방의료원, 착한 적자도 있다’”, 《의협신문》, 2013년 7월 19일.
최병호. 2018.「보건의료체계의 거버넌스 개혁」. 《보건행정학회지》. 제28권, 제3호, 226~232쪽.
최창민. 2017. “잇단 비리·적자 순천의료원 매각? 공공의료 후퇴 반론도.” 《노컷뉴스》, 2017년 2월 3일.
한국보건산업진흥원. 2019.『거점공공병원확충을 위한 경남진료권 분석 및 건립후보지역 검토 연구』. 경상남도.

황순기. 2013. 「지역보건의료 거버넌스 구축방안」. 《지방정부연구》, 제16권, 제4호, 137~161쪽.

허순임. 2015. 「지방의료원의 구조적 제약과 정부의 책임성」. 《한국사회정책》, 제22권, 제2호, 313~341쪽.

Ansell, Chris, and Alison Gash. 2008. "Collaborative Governance in Theory and Practice." *Journal of Public Administration Research and Theory*, Vol.18, Issue 4, pp.543~571.

Barbazza, Erica, and Juan E. Tello. 2014. "A review of health governance: definitions, dimensions and tools to govern." *Health policy*, Vol.116, Issue 1, pp.1~11.

Berger, Gerald. 2003. "Reflections on Governance: Power Relations and Policy Making in Regional Sustainable Development." *Journal of Environmental Policy & Planning*, Vol.5, Issue 3:219~234.

Bevir, Mark. 2002. "A Decentered Theory of Governance." *Journal des Economistes et des Etudes Humaines*, Vol.12, Issue 4.

Bevir, Mark, Rhodes, Rod R. A. and Weller, Patrick. 2003. "Traditions of governance: interpreting the changing role of the public sector." *Public Administration*, Vol.81, Issue 1~17.

Connell, Raewyn. 2011. "The Neoliberal Parent: Mothers and Fathers in the New Market Society." pp.41~57 in *Confronting Equality: Gender, Knowledge and Global Change by Connell, Raewyn*. London: Routledge.

Davies, Jonathan S. 2011. *Challenging governance theory, from networks to hegemony*. Bristol, UK: The Policy Press.

Doornbos, Martin. 2001. "Good Governance: The Rise and decline of a policy metaphor?" *Journal of Development Studies*, Vol.37, Issue 6.

Greer, Scott, Matthias Wismar, and Josep Figueras. 2015. *Strengthening health system governance: better policies, stronger performance*. UK: McGraw-Hill Education.

Grindle, Merilee, S. 2007. "Good enough governance revisited." *Development Policy Review*, Vol.25, Issue 5, pp. 533~574.

Hay, Colin. 2002. *Political Analysis: A Critical Introduction*. Basingstoke: Palgrave.

Jessop, Bob. 2000. "The State and the Contradictions of the Knowledge-Driven Economy." pp.63~78 in *Knowledge, Space, Economy, edited by Daniels, Peter, Nick Henry, and Jane Pollard*. London: Routledge.

Jessop, Bob. 2002. "Governance and Meta-governance in the Face of Complexity: On the Roles of Requisite Variety, Reflexive Observation, and Romantic Irony in Participatory Governance." *Participatory governance in multi-level context: Concepts and experience*. Wiesbaden: VS Verlag für Sozialwissenschaften, 33~58.

Offe, Claus. 2009. "Governance: An "Empty Signifier"?." *Constellations*, Vol.16, No.4, pp. 550~562.

Pierre, Jon, (ed.). 2000. *Debating Governance: Authority, Steering, and Democracy*. Oxford: Oxford University Press.

Pierre, Jon, and Peters, B. Guy. 2000. *Governance, Politics and the State*. London: Macmillan.

Rhodes, R. 2000. "Governance and Public Administration." pp.54~90 in *Debating* Governance: *Authority, Steering and Democracy, edited by Pierre, Jon*. Oxford: Oxford University Press.

Stoker, Gerry. 1998. "Governance as Theory: Five Propositions." *International Social Science Journal*, Vol.50, Issue 1, pp. 17~28.

제8장
주민참여

김새롬

1. 지역보건의료와 주민참여: 주민참여에 대한 기대

1978년 알마아타 세계보건기구의 국제보건회의에서 "2000년까지 모든 사람에게 건강을(Health for All)"을 선언하였을 때 핵심 전략으로 제시된 일차 보건의료(primary health care)는 지역사회 구성원들의 완전한 참여(full participation)를 강조한다(WHO, 1978:3). 주민들은 지역사회의 건강 문제를 파악하고 해결하는 과정에서 핵심 주체이자 의사결정자로 호명된다. 주민들은 자신들이 소속된 지역사회에서 일상적인 경험과 지혜를 토대로 건강에 영향을 미치는 요인이 무엇인지 파악하여 공동의 실천과 해법, 합의를 도출하고, 더 나아가 지역사회의 자원을 파악하고 활용하는 데에 내부자로서의 강점을 발휘할 수 있으리라고 기대를 받곤 한다.

참여를 옹호하는 논거는 다층적이다. 먼저 지역사회 개발(community development)에서는 다소 이상적이고 규범적인 참여에 대한 기대를 원칙이자 핵심 가치로 제시한다. 자신들의 삶에 영향을 미치는 의사결정에 당사자들이 참여하는 것은 그 자체로 본질적 가치를 가지는 민주주의의 실천이기에 광범위한 지지를 받는다. 둘째, 참여의 도구로서 가치도 중요하다. 주민들의 참여는 안건이 되는 사안에 대한 판단과 결정에 국소적 지식(local knowledge)과 필요, 요구를 반영함으로써 더 좋은 의사결정을 가능하게 한다. 셋째, 시민적 덕성(civic virtue)을 기르기 위한 "과정"을 강조하는 방식도 있다. 사람들은 지역사회의 집합적인 활동 과정에 관여하면서 공동체적 활동에 의미를 부여하게 되고, 공적 정치의 절차를 익힌다. 특정 문제를 해결하기 위해 함께 활동하며 서로 돕는 공동체가 만들어진다면 주민들은 함께 일구어낸 활동의 결과에 대해 더 깊은 책임감과 집단적 소유권(collective ownership)을 공유하게 될 가능성이 크다. 이는 애초에 의도했던 지역사회의 변화와 성취를 지속 가능하게 만든다는 점에서 바람직하며, 또한 외부에서 개입하여 지역사회를 바꾸고자 하는 사람들에게는 출구 전략(exit plan)이기도 하다. 이렇게 참여를 강조하는 입장은 지역사회 개발과 건강증진 개입에서 적어도 규범적으로는 광범위하게 공유되는 입장이다.

상술한 바와 같이 사람들의 본성과 관계, 사회나 정치의 구성원리에 대한 전제가 서로 달라도 자발적 참여와 주민 조직화는 사람들의 건강을 개선하기 위한 전략으로 여겨진다. 공동의 목표, 특히 공공의 이익(public good)을 위한 협력 속에서 사람들이 서로 신뢰를 쌓고 상호성의 규범을 획득하기를 기대하는 일을 꼭 공동체주의적 낙관으로 치부할 일은 아니라는 의미다. 상호 견제와 이해관계 조정을 통해 서로 다른 입장을 조정하고 의사결정의 정당성을 확보하며 갈등을 사전에 줄이기 위해 참여가 중요하다는 다원주의적 입장이나, 사람들이 지역사회의 문제에 대한 책임감을 느끼고 변화를 위한 역량을 길러 스스로를 대표하기 위한 시민적 덕성을 확보해야 한다는 공화주의적 입장, 의사결정을 독점하고 있는 관료·전문가·엘리트의 지배를 거슬러 민중들의 목소리가 더 커져야 한다는 급진주의적인 입장 등 참여를 옹호하는 입장은 다양하다(Schlozman et al., 1999:428~429).

1) 주민참여의 두 가지 모델과 참여의 역동성

보건의료 영역에서 참여는 흔히 두 가지 관점으로 분류된다(Morgan, 2001). 첫 번째 관점은 지역사회 주민들의 활동을 지지·동원함으로써 사업의 효율성을 개선하려는 공리주의 모델(utilitarian model)에서 참여다. 주로 외부에서 전문가 등이 결정한 목표와 정책 수단을 구현하는 과정에서 지역사회 내부 구성원들이 관여하고 움직일 것을 추구한다는 점에서 참여는 개입의 도구가 된다. 두 번째 관점은 이전까지 의사결정에 참여하지 못하던 사람들의 더 많은 참여와 임파워먼트를 추구하는 권리 모델(right model)의 참여다. 당사자들의 권력을 강화가 목표인 만큼, 외부에서 부과된 목표보다는 참여 그 자체가 강조된다. 주민들은 건강사업을 위해 동원되는 수준에서 멈추는 게 아니라 지역사회의 건강을 향상하기 위한 실천의 주체로 거듭나 스스로 활동하고 힘과 역량을 갖출 것을 기대받는다. 따라서 외부의 개입은 주민들의 힘이 키워질 때까지 주민들이 활동할 공간과 자원을 마련하고 건강을 공적 의제로 다루는 지역사회 공동체를 만드는 일을 목표로 삼게 된다. 도구적 참여에 비해 장기적인 기획과 맥락적 관점을 지향하게 되고, 주민들이 진정으로 원하는 변화가 무엇인지를 파악하는 과정 그 자체를 진행하는 일이 목표다. 따라서 참여의 "결과"를 사전에 결정하기는 매우 어렵다. 주민들이 조직을 이루고 움직이는 과정에서 가시적인 목표를 세우고 또 바꾸는 과정 그 자체를 지향하기 때문이다. 따라서 참여를 권리로 보는 관점의 접근에서 이루어지는 활동들은 측정가능하고 계량화가 가능한 결과 중심 평가의 틀에 잘 부합하지 않는다.

경향적으로 공리주의 모델의 참여가 주로 생의학적 패러다임이 우세한 수직적 사업(vertical program)에서 활용되는 수단 혹은 방법으로 논의된다면, 권리 모델의 참여는 건강의 사회적 결정요인에 관심을 더 많이 기울이고, 파울루 프레이리의 페다고지(pedagogy)나 급진 민주주의의 지향이자 실천으로 여겨진다. 권력이나 정치에 대한 관점 역시 서로 차이가 있다. 공리주의 모델의 참여를 추구하는 사업들이 대체로 기능주의적 입장에서 효율과 협력을 추구한다면, 권리 모델의 참여는 보다 명시적으로 정치적 갈등과 모순을 다루려고 하고, 갈등주의적 권력관에 근거하여 구조적 불평등과 당사자들의 세력화를 통한 사회적 변화에 관심을 기울이는 경우가 많다(Minkler et al., 1997; Cornwall and Brock, 2005; Nikkhah and Redzuan, 2009).

서로 다른 지향과 모델의 참여는 서로 다른 이론적 기반과 정치적 전제에서 도출된다는 점에서 종종 대비되며, 같은 보건 사업이더라도 이들이 달성하고자 하는 목표는 일정하게 차이가 있다. 그러나 실제 주민참여 사업을 진행하거나 평가하는 과정을 떠올려보면, 지역사회에서 건강과 관련한 주민참여가 두 가지 모델 중 어느 방향을 지향하고 있는지를 판단하기는 대체로 모호하다. 맥락과 상황에 따라 참여의 모델이 달라지는 경우도 있다.

예컨대 '지역사회 통합돌봄 사업'이나 '건강마을 만들기 사업' 등에서 지역사회 구성원을 고용하여 마을활동가로 활동하게 하는 경우를 떠올려보자. 지역사회의 돌봄 위기를 해소하고 건강한 생활 습관과 행동을 촉진하기 위한 주민 주도적 활동이 이루어지기를 기대하는 사업은 최근에도 여러 지역에서 이루어지고 있다. 이때 참여를 위한 자원과 시간을 누가 어떻게 마련하도록 하는지, 무엇이 건강한 지역사회를 위한 바람직한 참여와 활동의 형태인지를 결정하고 합의해 나가는 일은 백신 접종같이 외부에서 개발된 기술을 투입하는 데에서 끝나지 않는다. 참여적 사업들은 지정한 특정한 시공간 속에서 펼쳐지는, 건강을 위한 주민조직이 만들어지는 과정(process in making)이다. 외부의 개입자-기획자의 계획에 따라 그대로 전개된다면 실질적인 참여가 이루어지고 있는지를 오히려 우려해야 하며, 주민조직화의 단계 역시 단선적 발전을 기대하기는 어렵다. 정책을 집행하는 일선 공무원과 연구자들이 촉진자로서 역할을 하지만 주도적 역할은 주민들이 하기를 기대한다는 점에서 참여를 기획한 이들의 지향이나 이론적 배경에 따라 참여의 모델이 결정되지는 않는다. 지역사회 당사자들의 관여를 어떻게 시작, 촉진해 확대해 나갈 것인지, 이를 위한 제도적 기반을 어떻게 만들어 낼 것인지는 두 가지 참여의 모델 중 어떤 것을 채택하는지에 따라 다른 경로를 계획할 수 있다. 다만 초기의 모델이 참여 과정 전체를 규정한다고 보기는 어렵다. 미시적 차원을 넘어 제도적인 차원에서도 주민참여를 핵심에 두는 정책은 현실적 제약과 이해관계 속에서 다수의 행위자가 헤매며 문제를 해결해 나가는 과정(muddling through process)(Lindblom, 1959)으로 파악하는 편이 현실적이다.

지역사회 기반 참여 접근(community based participatory approach) 역시 비슷한 맥락에서 이해되어야 한다. 종종 정형화된 방법론으로 여겨지지만, 지역사회 기반 참여 접근은 전문가와 지역주민의 관계가 평등하고 상호 신뢰 속에서 공동의 목표를 지향하는 파트너십(partnership) 형성을 대원칙으로 삼는다(Leung et al., 2004). 건강의 사회적 차원을 고민하는 공무원과 전문가가 주민들과 파트너십을 이루어 공동의 활동에 헌신하는 일은 상호적 관계와 변화를 의미한다. 건강이나 보건의료와 관련해서 전문성을 가지고 있지 않은 지역사회 구성원이 건강과 관련한 문제의식을 획득하고 지역사회 건강 진단에 나서기까지는 일정하게 교육과 훈련이 필요하다. 동시에 공무원과 전문가 역시 피상적인 지표로 파악하던 지역사회의 건강 문제를 직간접적으로 경험하며 주민들의 상황을 이해하게 된다. 서로의 지식과 관점에 영향을 주고받는 쌍방향적 과정을 체계화하여 연구방법론으로 표준화함으로써 실천적 지식의 전파를 기대했다고 보아야 한다.

주민들이 무엇을 지역사회의 건강 문제로 포착하게 되는지 역시 지금까지 축적된 지식 체계의 가능성과 한계에 붙들리게 된다. 개선과 개입이 필요한 건강 문제가 무엇인지, 주민들의 의견을 반영하는 과정은 간단하지 않다. 지역사회의 건강 문제를 주민 대표의 직감에 따라 결정하기는 어렵다. 현실적으로 주민들이 전문가와 공무원들로부터 교육을 받는 형태로 논의를 시작하게 될 가능성이 가장 높다. 그러나 주민들이 사업기획 초반부터 논의에 적극 참여하는 경우에도 지역의 건강 수준에 대한 공식적인 정보를 생산하는 지역사회건강조사의 지표들이 보여주는 양적 정보를 중심으로 논의를 진행하는 데에 그친다면, 사업이 규정하는 건강 문제의 범위와 대안이 달라질 여지는 크지 않다. 인구집단 건강에 대한 근거 기반 개입을 추구하는 동시에 주민들의 문제의식을 어떻게 반영할 수 있을지에 대한 별도의 전문성이 개발되어야 한다는 의미이다.

더욱이 한국에서 논의되고 있는 주민참여는 대개 국가나 지방자치단체의 예산과 기획 속에서 이루어지는 하향식 '사업'의 일환으로 이루어지는 활동이라는 점에서 민-관 관계의 역학에서 벗어날 수 없다. 외부 전문가나 관료가 아닌 주민 활동가가 참여적 건강사업에서 주도적인 역할을 맡는다고 하더라도 마찬가지이다. 주민 활동가들이 적극적으로 활동을 하기 위해서는 이들이 투여하는 시간과 노력에 대한 보상이 제공되어야 하는데, 이는 흔히 공공기관의 인력 선발과 고용 등 관례적 틀 속에서 움직이게 될 가능성이 크다.

형식적으로 참여를 도구화하는 하향식 관점의 참여가 지배적이라고 하더라도 내재적이고 급진적인 접근의 참여가 불가능하거나 주민들의 참여와 권력강화가 불가능하다고 판단해서는 안 된다. 예를 들어 어떤 사업에서 주로 공리주의적 모델의 참여를 활용해 주민들을 동원하고자 한다고 가정해 보자. 사업의 평가 지표나 구성 요소들은 대개 외부 전문가들이 세운 건강 목표와 활동 내용을 중심으로 구성되고, 지역주민들은 기꺼이 마을을 위해 봉사, 헌신하는 주체로서 참여를 독려받는다. 그러나 이런 종류의 사업에서도 주민들이 반드시 수동적 입장에 머무르기만 하는 것은 아니다. 사업을 운영하는 보건소와 주민조직 사이의 상호관계 속에서 지역의 필요와 조건에 따라 다른 가능성이 발현될 수 있기 때문이다.

주민들이 다소 제한적인 방식으로 사업에 관여하고 지역사회의 건강 문제를 다루는 사업에서도 기존의 보건사업이 놓치고 있던 주민들의 실질적 문제의식이 반영될 수 있다. 만성질환 관리나 건강행태 개선을 목표로 한 건강마을 사업에 참여하는 주민들은 혈압과 혈당 측정 교육을 받으러 와서 교육 자료와는 상관이 없는 이야기를 할 수 있다. 이런 소위 "다른 이야기"는 일상의 경험을 토대로 지역의 건강 문제를 재정의하거나, 외부 전문가들이 기획한 사업에서 누락되어 있던 반드시 필요한 활동을 발견하는 계기가 된다. 치매 예방을 위한 교육을 준비하면서 보건소가 국가가 개발한 교재를 내밀었을 때 신뢰와 협력의 관계가 형성된 지역에서 주민들은 대상자 다수가 글을 읽지 못해서 치매 예방 교육 프로그램에 참여하기 어렵다거나, 치매 예방 프로그램을 운영할 거라면 그 전에 먼저 한글 교실이 운영되었으면 한다는 이야기를 꺼낼 수 있다.

이렇게 주민 관점의 지식이 사업에 반영되려면 몇 가지 조건이 충족되어야 한다. 혼자 사는 노인들이 영양가 있는 식사는커녕 제대로 끼니를 챙겨 먹지 못한다든가, 겨울에 난방을 제대로 안 하고 전기장판만 틀며 버티는 할머니들이 많다는 공유되는 우려를 개입 가능한 지역사회의 집합적 건강 문제로 포착하고 대응할 수 있으려면 시간과 자원, 그리고 무엇보다도 기존 계획을 변경하기 위한 권한이 필요하다는 의미다. 따라서 유의미한 참여와 주민조직화가 이루어졌을 때 사전에 정해진 사업의 틀에서 벗어나는 일 벌이기를 꺼리는 보건소와 지금 당면해야 할 문제를 중심으로 활동하려는 주민조직 사이에 갈등은 예정되어 있는 일에 가깝다.

이런 갈등을 다루는 입장 역시 참여를 어떻게 의미화하는지에 따라 달라질 수 있다. 주민들의 의견이 사업과는 관련이 없다고 판단하여 기존의 사업 방식을 고수한다면 보건사업에서 드러나고 기록되는 주민 활동은 사업이 규정하는 범위에 부합하는 내용으로만 국한되는 한편, 여기에 동의하지 않는 주민들은 사업 참여를 중단하거나 소극적인 태도를 취하게 된다. 반면 권리 모델의 참여를 지향하여 다른 목소리를 반영하는 경우도 가능하다. 이런 관점에서 바라본다면 정해진 사업의 틀에서 벗어나거나 관련해서 발생하는 부대낌은 갈등이나 오류가 아니라 상호합의와 숙의의 과정이 된다. 지역의 건강 문제를 규정하고 해결하고자 하는 과정에서 나타나는 서로의 입장 차이를 조율하는 노력은 잘 알려져 있듯 유의미한 주민참여를 위한 파트너십 형성에 핵심이다. 다양한 시행착오와 시도를 통해 다소 도구적인 관점에서 시작되었던 주민참여 사업에서도 주민들의 권력 강화를 지향, 추구할 수 있다는 점에서도 참여는 역동적, 상황적 특성을 가진다.

2) 참여의 수준과 공간

참여의 단계 혹은 수준에 대해 설명하기 위해 가장 광범위하게 인용되는 개념틀은 아른스타인의 참여 사다리(ladder of citizen participation)이다.[87] 아른스타인(Sherry Arnstein)은 '주택과 도시개발부(Department of Housing and Urban Development)'에서 근무하며 정부주도 도시 개발 사업의 갈등과 역동을 오랜 기간 겪었고, 이 경험을 반영하여 시민참여의 사다리를 아래와 같이 개념화했다(〈그림 8-1〉).

87 2023년 연말 기준 시민참여의 사다리를 제시한 아른스타인의 논문은 구글스콜라 기준 약 3만 2천 건 인용되었다.

〈그림 8-1〉 아른스타인의 참여 사다리

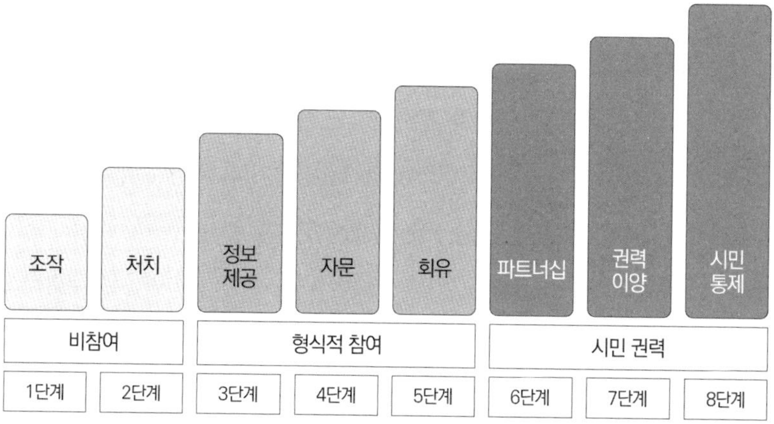

* 자료: Arnstein(1969)의 도식을 참조하여 저자가 재구성.

아른스타인의 사다리는 공공정책과 관련한 의사결정과정에서 시민들이 행사할 수 있는 권력을 중심으로 참여를 총 여덟 개 단계로 분류한다. 이 중 가장 낮은 수준의 참여는 비참여(non-participation)로 공적 의사결정의 권력은 모두 정부에 있다. 시민들은 정부가 제공하는 부분적인 정보에 따라 조작(manipulation)되거나 설득하는 말에 의해 처치(therapy)를 당하는 대상이다. 실질적인 참여가 이루어진다고 보기 어렵고, 비참여의 단계를 의미한다. 다음 단계는 형식적 참여(tokenism)이다. 정부는 의사결정과 관련한 정보를 제공(informing)하거나 시민들에게 자문(consultation)을 구하지만 제대로 된 협상이나 피드백이 없기에 시민참여는 생색내기나 의례에 가깝다. 시민들이 일정한 권력을 행사할 수 있거나(예. 공개적으로 정부 사업에 반대하는 목소리를 내는 등) 선거철이 다가와 여론이 중요한 경우 정부는 회유(placation)에 나서기도 하지만 여전히 의사결정의 권력은 대체로 관료와 정치인 등 의사결정자에게 있다. 다음은 가장 높은 수준의 참여를 의미하는 시민 권력(citizen power) 단계다. 시민들은 행정의 파트너로서 의사결정과 기획에 관여하고, 의사결정에 따르는 책임 역시 나누어진다(partnership). 공동의 파트너십을 넘어서 시민들이 특정한 계획이나 프로그램에 대한 주된 의사결정 권한을 직접 가지는 권력이양(delegated power)으로 나아가거나, 시민들이 직접 의사결정을 내리고 이에 따라 행정부가 움직이기를 기대하는 시민통제(citizen control) 단계도 가능하다(Arnstein, 1969).

아른스타인의 참여사다리는 20세기 중반 도시 슬럼가의 빈곤을 해결하고자 했던 미국 정부의 지역사회 개발 사업과 관련한 시민들의 참여와 이를 둘러싼 갈등을 관료로서 경험하는 과정에서 개발됐다. 1960년대 미국 정부는 도시 슬럼 지역의 빈곤 해결을 목표로 주로 유색인종이 다수 거주하는 지역에서 교육, 직업훈련, 지역사회 활동과 도시 개발 등의 활동을 지원하는 "빈곤과의 전쟁(war with poverty)" 정책을 펼쳤다. 주로 도시 개발 정책으로 분류되는 이 정책은 근린지역(neighborhood)을 중심으로 조직, 활동하는 기존의 지역사회 행동주의(activism)와의 전면적인 상호작용 속에서 진전되었다. 사울 알린스키(Saul Alinsky, 1909~1972)로 대표되는 지역사회 활동가들은 도시 개발과 빈곤의 주체로서 주민들을 세력화하고, 집합적 참여를 통해 삶의 조건과 불평등을 야기하는 경제·정치 구조를 바꾸는 일을 목표로 삼았다. 이들은 가난한 지역이나 유색인종들의 공동체가 문화적으로 박탈되거나, 역량이 부족하거나, 탈선과 범죄로 인해 빈곤에서 벗어나지 못한다는 기존의 지식에 정면으로 도전하며 지역사회를 조직화하고 대중 시위를 비롯한 직접 행동에 나섰다. 이들이 보기에 실질적으로 빈곤을 퇴치하기 위한 지역개발 프로젝트는 외부의 전문가들이 결정하고 주민들이 따르는 하향식 예산 집행이 아니라, 예산부터 기획까지 지역사회 개발 프로젝트 전반에 대한 전면적인 시민 통제를 확보하는 사회 변혁 프로젝트가 되어야 했다(O'connor, 2001).

아른스타인은 오랜 기간 빈곤 퇴치를 위한 지역사회 개발 정책 외에도 청소년 범죄율을 줄이기 위한 정책이나 병원 내 인종 차별 정책 폐지 등에 관여하며 정부와 주민들의 갈등을 경험했다. 이 경험을 통해 아른스타인은 근원적인 사회 변화를 위해서는 주민들의 행동이 바뀌어야 하고, 이를 위해서는 당사자 참여를 통해 근원적 삶의 조건을 바꿔야 한다는 입장이 유효하다고 판단하게 되었던 것 같다. 그는 1960년대 중반 도시 내 근린지역 개선을 위한 지역사회 활동 프로그램[88] 기획에 관여하면서 빈곤 지역 청년과 주민들의 조직화 과정을 지원하는 사업에서 강력한 지역주민 통제를 경험하기도 했다. 이렇게 관료, 연구자, 지원조직, 주민조직 등 서로 다른 행위자들의 서로 다른 입장과 갈등을 토대로 공적 의사결정에 대한 시민들의 권력을 중심으로 참여를 개념화한 것이 참여 사다리 이론틀이다(Gaber, 2020).

참여의 수준을 사다리의 계단으로 구분해 보여주는 이 개념틀은 참여의 단계를 세분화하여 보여준다는 점에서 실용적 측면에서 적용 가능성이 크다. 하지만 동시에 이 틀은 참여를 위계적 단계로 설정한다는 면에서 다소 규범적이고 이분법적 관점을 제시한다. 시민들을 정부와 엘리트의 반대편에 두고 이들의 참여를 위계적으로 배치하는데, 이는 사다리 그 자체에 의사결정과정에서 배제되어 왔던 이들이 공적 의사결정에 참여할 수 있도록 하는 권력의 재분배를 지향하는 관점이 내재되어 있기 때문이다. 참여를 중요하게 다룬다면 사다리를 가급적 올라가야 할 것처럼 보이는 이 틀은 그래서 주민참여가 권력 이양

88 이는 존.F.케네디 대통령 정부가 진행한 President's Committee on Juvenile Delinquency(PCJD)에서 추진한 실험적 사업이었다. 이 정책에서는 지역사회 구성원들이 자신의 지역사회에 긍정적인 변화를 이끌어내기 위해 자발적으로 참여하고 협력하면서 근린을 바꾸는 것을 전략으로 삼았다. 사업에서는 빈곤 지역 거주 청년들의 취업을 위한 교육, 훈련, 조직화, 지역사회 봉사 등을 지원했고, 사업의 운영과 예산 운용, 활동 내용 등에 대한 지역주민들의 통제가 이루어지기도 했다. PCJD 등 지역사회 개발 과정에서 주민들의 역할과 권한에 대한 서로 다른 생각과 입장은 종종 정부와 사업수행을 위한 지원 조직, 그리고 지역사회 주민조직 사이의 갈등과 분쟁으로 이어지기도 했다.

과 온전한 시민 통제를 목표하거나, 적어도 더 많은 주민들의 통제를 지향해야 마땅하다고 보는 입장을 내포한다.

하지만 모든 사안과 범위에서 주민들의 더 많은 통제와 관여가 언제나 바람직하다고 볼 수 있을까? 이런 점에서 참여적 개입을 평가하는 데에 있어서 참여 사다리의 가치가 제한적이라고 판단하는 연구자들도 있다. 대표적으로 트리터(Jonathan Quetzal Tritter)와 맥칼럼(Alison McCallum)은 아른스타인의 시민참여 사다리가 미국의 지역사회 운동을 맥락으로 개발된 개념이기에 보건의료와 관련한 의사결정 참여를 논의하는 데에 여러 한계가 있다고 설명한다. 이들이 보기에 보건의료에서의 참여 주체는 속성과 입장이 다양한 환자와 보호자, 간호사, 간병인 등 보건의료인력, 그리고 지역주민과 시민사회 등을 포괄한다. 이에 비해 아른스타인의 참여 사다리는 권력을 가진 관료와 그렇지 않은 시민을 대비시키는 틀이다. 따라서 이 틀을 적용하면 보건의료와 관련한 의사결정 권한을 본디 가지고 있다고 여겨지는 정부나 공공기관, 의료제공자와 의료이용자, 보험자 등 사이의 복잡한 권력관계를 다루기 어려워진다. 예산과 공간을 어떻게 활용할지에 대한 결정과는 달리, 계속해서 전문가가 개입하는 의료의 질과 양식을 꾸준히 의논해야 한다면 참여 사다리를 그저 오르는 것이 가능하지 않다. 예를 들어 의료서비스나 병원 운영과 관련한 의사결정에 대한 주민참여, 주민 통제를 목표로 할 수는 있다. 그러나 이것이 주민들이 의학적 근거와 제반 사항에 대한 지식까지도 모두 이해하고 활용해야 하거나, 직접 의료서비스를 제공해야 한다는 의미는 아닐 것이다. 따라서 보건의료에서는 시민참여가 반드시 권력이양이나 시민통제를 목표로 삼아야 한다고 보기 어려울 수 있다. 오히려 환자와 보호자, 지역사회 주민들이 의사결정에 온전히 참여하기 위해서라도 의료제공자와 정부 등 공공조직과의 지속적인 협력과 교류 속에서 더 좋은 대안을 발견해 변화를 추구하는 것이 바람직할 수도 있다

(Tritter and McCallum, 2006).

참여의 수준 및 범위와 사다리의 관계에 대해서도 생각해 볼 수 있다. 만약 아른스타인의 사다리를 준거로 삼아 참여의 단계를 심화하는 것이 목표라면, 정책 의제의 규모가 작을 때에는 주민들의 참여 수준을 심화하기가 상대적으로 용이하다. 예를 들어 건강마을 사업에서 건강위원회의 주민들은 마을의 건강증진 활동과 관련해서 거의 완전한 권한 이양이나 시민 통제 상태를 달성할 수 있다. 어떤 건강 프로그램을 운영하는 게 좋을지, 공간과 시간은 어떻게 할지 등에 대한 결정을 주민들이 직접 내리는 일은 비교적 쉽다. 반면 더 많은 공적 자원의 운용과 관련한 의사결정이나, 기술적이고 복잡한 고려 사항이 있는 내용에 대한 주민 통제는 훨씬 어렵다. 지역보건의료계획을 세우거나 공공병원의 설립 및 운영과 같이 지속적으로 공적 자원을 투여해야 하고, 법제도를 고려하는 기획이 필요한 의제에 대해서는 의사결정과 집행 과정에서 관료 조직이나 전문가, 그리고 의료 기관의 관여가 불가피해진다. 주민들이 직접 정책의사결정과 의료제공자의 역할을 맡기 어려울 뿐만 아니라 현실적으로 보건사업을 진행해야 할 책임과 권한을 주민들에게 위임할 수도 없기 때문이다.

이런 경우 관료와 전문가들이 주민들의 요구와 통제에 맞추어 움직이는 대리인(agency) 노릇을 충실히 하도록 보다 상위 수준에서의 참여를 보장하고, 주민들의 의견이 정책집행 과정에 온전히 반영되도록 논의하고 피드백을 하는 일이 주민참여의 주요 내용을 구성하게 된다. 더 거시적 의사결정에 대한 주민들의 자문과 정보제공은 기존의 행정조직을 공유해 더 넓은 범위의 영향을 미칠 수 있다는 점에서 바람직하고 효과적일 수 있다. 이를 정책에 대한 간접적 시민 통제라고 볼 수도 있겠지만, 정부와 공공기관의 일을 관리하고 통제하는 업무를 온전히 시민들에게 맡기기는 어렵다. 기존의 대의 민주주의 기구와 역할이 중복되는 것도 문제다. 따라서 주민참여를 통해 개입하고자 하는 사안의 성격에 따라서 아른스타인의 참여 사다리 단계는 낮아질 수 있는데, 이것이 참여의 부족, 결핍을 의미하는지는 따져보아야 한다.

이렇게 아른스타인의 참여 사다리는 사다리가 어디에 놓여 있는지(무엇에 대한 참여), 그 사다리를 오르는 이들은 누구인지(참여 주체)에 따라서 참여의 의미와 영향력이 달라질 수 있음을 개념틀에 반영하지 못한다는 한계를 가진다. 전문지식이나 의료제공자의 위치, 관계 따위가 중요한 위치를 차지하는 건강과 보건의료 관련한 공적 의사결정에서 참여의 깊이와 넓이를 논의하기 위해서는 사다리 외의 다른 개념을 모색하게 되는 이유다.

관련해서 참조할 수 있는 여러 이론적 자원이 개발되어 있지만, 여기에서는 권력의 다층적 속성과 참여의 유동성을 고려하는 참여적 공간(participatory space) 개념을 소개한다. 콘월(Andrea Cornwall)과 가벤타(John Gaventa)는 영국의 국제개발협력 사업을 현장으로 다루면서 주민참여가 역동적이고 지속적인 과정으로 논의되어야 한다고 주장한다. 이들이 보기에 지역사회의 구성원은 국제기구나 정부 등 자원과 권력을 동원할 수 있는 공적 권위를 가진 주체와의 접점에서 변화를 추구하는 가능성의 공간(space for change)을 만들어 낼 수 있다. 이런 관점에서 보면 참여적 지역사회 보건 개입은 주민들의 참여와 권력 강화를 적극 지원함으로써 지역사회 내의 권력관계를 보다 평평하게 만듦으로서 사람들의 건강을 추구하는 활동이다(Cornwall, 2004, 2008; Gaventa, 2006).

콘월과 가벤타는 참여의 공간을 크게 세 가지로 구분한다. 첫 번째는 닫힌 공간(closed space)이다. 이 공간은 기존의 정책결정자들이 필요에 따라 주민들에게 내어준 제한적인 공간이다. 여기에서 논의되는 내용은 외부로 공유되지 않고, 어떤 논의에 누가 참여할 것인지에 대한 결정 역시 정부가 결정한다. 두 번째 공간은 초대된 공간(invited space)이다. 지역주민들은 정부나 NGO, 연구자 등 외부자의 초청을 받아 논의에 참여한다. 이 공간에서 주민들은 지역

사회를 대표해 자신의 의견을 제시하고 공적 의사결정을 내리는 데에 관여해 줄 것을 요구받는다. 그러나 초대된 공간에서는 주민들의 의견을 실제 의사결정에 얼마나 반영할 것인지, 논의의 결과를 누구에게 어디까지 공개할 것인지 등 참여의 절차에 대한 결정이 대체로 주민들에 의해 이루어지지 않는다. 초대받아 공간에는 들어갔지만 주인이 되지는 못한 상태다. 마지막 참여의 공간은 주장하여 생성한 공간(claimed/created space)이다. 이 공간은 말 그대로 정부가 열어준 장이 아니라 주민들이 주체적으로 만들어낸 공론장이다. 여기서 주민들은 닫힌 공간이나 초대된 공간에서의 의사결정에 만족하지 않고 자신들의 의견이 반영될 수 있도록 기존의 제도와 논의 구조를 바꾸기 위해 노력한다. 따라서 이때의 참여는 역동적, 유동적 성격을 가지며, 참여 방식 역시 다양할 수 있다. 예컨대 정부의 하향식 의사결정에 만족하지 않는 사람들은 공식적으로 열리는 공청회나 사업발표회에 참석해 불만을 제기하거나 추가 회의와 면담을 요청하고, 언론 등을 통해 의견을 피력해 여론을 조성하거나 시위나 집회를 조직하는 등 다양한 방법을 활용한다.

콘월과 가벤타는 참여의 공간을 고정적인 것이 아니라 계속해서 변화해 나가는 미시 정치의 장으로 파악하며, 이런 관점이 주민들에게 명확히 공유되어야 한다고 설명한다. 주민참여를 독려하고 지원하는 하향식 정부 사업을 계기로 주민들의 상향적 참여를 기획하는 과정에서 나타나는 참여의 공간을 예시로 들어보자. 정부가 마을 만들기 사업의 형태로 주민참여를 독려하고 초대하여 만들어 낸 건강위원회에서 주민들은 우선 "초대받은 공간"에서 논의에 관여하게 된다. 여기에 참여하는 사람은 기존에 마을을 대표하여 행정조직과 연결을 담당하던 이장·반장일 수도 있고, 평소 지역사회 건강사업에 관심을 가지고 건강증진 활동에 참여하던 주민일 수도 있다. 건강위원회에서 무엇에 대한 어떤 논의를 하는 지를 처음부터 주민들이 주도하기는 어렵다. 따라서 주민참여 사업을 기획했던 연구자가 논의 주제를 먼저 제시하거나, 보건소 실무자가 지역의 건강 지표들을 설명하는 등으로 논의를 시작하게 된다. 건강위원회가 중점적으로 다룰 사안 역시 보건복지부의 사업 지침이나 지방자치단체의 최근 관심사 등 주어진 맥락에 따라 활동을 개시하게 된다. 그렇다고 하더라도 참여가 지속된다면 주민들은 초대된 공간의 쓸모에 익숙해질 것이고, 취지에 동의하여 활동에 오너십을 가지게 되면 정보 교환의 방향은 다각화된다. 보건소에서 정보를 제공하고 지침을 제시하기도 하지만, 주민들이 의견을 제시하고 보건소에 도움을 요청하게 된다. 차츰 주민들이 자신들의 시간과 노력을 들여 진행하는 활동에 대해 논의하고, 지역사회의 삶을 발전시켜 나가기 시작하면 이들의 활동에 대한 의사결정에 보건소가 개입할 수 있는 여지는 차츰 줄어들 수도 있다. 건강위원회에 참여하는 주민들의 특성과 관심사, 지식과 역량에 따라 건강위원회가 관심을 두고 논의하는 내용은 달라지며, 보건소 실무자와의 관계도 변화하게 된다. 차츰 초청되어 참여하던 공간이 주민들이 스스로 생성한 공간으로 변화해 나가는 과정이라고 볼 수 있다.

참여의 공간은 또 다른 기회를 만나 이전과 다른 양상으로 나아가기도 한다. 건강증진사업의 일환으로 읍면동 단위에서 운영되며 주로 지역의 건강행태 개선에 관여하던 건강위원회가 보건소로부터 지역보건의료계획 수립[89] 과정 참여를 제안 받는 상황을 상정해 보자. 보건소는 지난 몇 년간 협력적 관계를 맺고 있는 건강위원회에게 계획 수립에 대해 참여해 줄 것을 요청한다. 대개 주민 중 한두 사람이 대표로 자문회의에 참여해달라는 정도의 요청을 하게 되는 경우가 많다. 건강위원회에서는 누가 대표로 자문회의에 참여할 것인

89 지역보건법 시행령 제7조의 3에 따르면 지역보건의료계획 시행 결과의 평가 기준은 ① 내용의 충실성, ② 시행 결과의 목표달성도, ③ 보건의료자원의 협력 정도, ④ 지역주민의 참여도와 만족도, 그리고 그 외 보건복지부 장관이 필요하다고 정하는 내용이다.

지를 결정하고 대표에게 의사결정 권한을 위임하는 게 일반적이다. 하지만 더 많은 사람들이 지역보건의료계획에 관심이 있다면 한두 사람의 대표에게 참여를 위임하는 대신 더 많은 주민이 관여하며 이야기를 나눌 수 있도록 공간을 열어 달라고 요구하거나, 이 계획이 어떤 의미와 쓸모를 가지는지에 대한 설명을 요청할 수도 있다. 보건소가 여기에 부응하여 필요성을 인정한다면 지역보건의료계획 수립 과정을 대중에 공개하고 공청회 형태로 논의 공간을 넓힐 수도 있고, 또는 지역보건의료계획 내에 포함되기를 바라는 내용이 있다면 건강위원회의 임원들과 보건소 사이의 비공식적 논의가 진행될 수도 있다. 주민들이 지역보건의료계획에 관여하는 수준은 주민참여를 위해 들이는 품에 따라 달라지게 된다. 두꺼운 서류와 수십 가지 지표를 근거로 만들어진 계획에 대해 주민들이 그저 동의를 표하는 수준에 그칠 수도 있지만 더 적극적으로 의견을 제시할 수도 있다. 건강위원회 활동을 하면서 쌓아왔던 여러 가지 경험들에 비추어 제안을 하거나, 주민들이 활동에서 중요하다고 생각하는 사안이 지역보건의료계획에 어떻게 반영이 되었는지 질문을 할 수 있는 분위기를 누가 어떻게 만들어 낼 것인지가 관건이 된다. 지역보건의료계획 수립에 참여했던 주민이 이후에 자신들이 제안한 내용이 계획에 어떻게 반영, 집행되었는지에 대한 확인을 요청한다면 참여의 의미는 더욱 깊어진다. 민-관 상호작용의 깊이와 폭은 참여자들의 역량과 관심, 이해관계, 이들이 참고할 수 있는 지식, 주민들의 실질적 참여를 지지하기 위해 투자한 시간과 자원, 정치적 리더십과 사회적 관심 등 다양한 조건에 달려있다. 건강 거버넌스에 대한 지방자치단체의 입장이나 관점도 영향을 미치고, 관련한 정치적·정책적 상황이나 사업을 맡은 실무자나 관리자의 가치관, 특성과도 무관하지 않다.

주민참여를 유동적인 참여의 공간에서 이루어지는 복합적인 상호작용으로 바라보는 것은 참여를 있음-없음이나 성공-실패 같은 단절적 시도가 아니라 민주주의의 과정으로 바라볼 수 있게 해 준다. 주민들을 역량과 경험을 얻고 성장하는 주체로 대상화하지 않고, 민주적 상호작용을 온전히 이해해야 한다. 보건 행정과 연구를 담당하는 관료와 전문가는 주민들과 상호작용하는 과정에서 지역의 문제를 파악하고 대응하는 역량을 키우고 무엇보다도 지역사회에 대한 책무를 실감할 수 있다. 참여형 사업이 단순에 어떤 결과를 달성하는 게 아니라 주민과 보건소, 주민과 연구자 사이의 상호학습의 파트너십을 핵심으로 여겨야 한다는 의미다. 따라서 특정 사업을 평가할 때 주민참여가 시민 통제나 권력 이양 같은 사다리의 높은 계단에 도달하지 못했으므로 참여의 깊이가 부족하다는 결론을 내리는 일은 다소 부적절해 보인다. 참여적 접근은 궁극적으로 지역사회의 집합적 활동을 지지함으로써 주민들의 권력 강화를 추구하고, 참여의 공간을 점진적으로 넓혀내는 장기적인 과정의 일부로 평가되어야 한다. 형성적 사업 평가의 본령대로, 유의미한 참여의 목표를 향해 나아가는 데에 현재의 어려움이 무엇이고 실천적 개선점이 무엇인지를 중심으로 하는 평가가 이루어져야 마땅하다.

해결하고자 하는 건강 문제의 원인이 닿아 있는 권력관계를 분석하고 이에 따라 참여의 전략을 고민하는 접근[90]은 지역의 입장, 더 나아가 소외된 사람들의 입장을 대변하는 데에 기여할 수 있다는 점에서 이 책의 주제와 연결된다. 지금까지 정책을 위한 근거 생산과 의사결정이 명시적으로나 암묵적으로 중

90 가벤타는 변화를 지향하는 참여의 공간에서 이루어지는 집합적 행동을 돕기 위한 실천적인 틀로 권력 상자(power cube)를 제시한다. 이 상자는 참여의 공간(space) 개념에 룩스(Steven Lukes)의 권력의 종류(forms of power) 개념, 그리고 공간의 층위(level)를 각각의 축으로 구성된다. 가벤타는 지역사회 조직화와 집합활동 과정에서 바꾸고자 하는 문제에 대해 여기에 영향을 미치는 권력관계와 이를 바꾸기 위해 열려 있는 공간 및 층위를 파악하고 활동의 전략을 기획하는 과정에서 교육적·실천적 목적으로 활용하기 위해 이 큐브를 만들었다고 설명한다(Gavent and Pettit, 2011). 이 모델은 2000년대 후반 소개된 이후 국제개발 영역에서 활용되고 있다. 사회변화를 위해 권력을 이해하는 도구로 권력 상자 개념과 분석에 대한 상세한 설명은 이를 위해 제작된 홈페이지(https://www.powercube.net/)를 참고하기 바란다.

앙-수도권의 입장에서 이루어져 왔음을 고려하면 더욱 그렇다. 국가의 관점과 지역을 살아가는 사람들의 필요가 서로 다를 때, 주민들의 국소적 지식을 토대로 만들어진 공론과 주체적 참여는 지역의 입장을 가시화하고 문제를 지역의 관점에서 설정하는 데에 유의미한 역할을 할 수 있다. 중앙집권적이고 식민화하는 통치에 저항하고 대안을 발굴해 내는 거점으로 지역의 목소리를 더 크게 들리게 만드는 일이 지방정부의 입장과 일치하거나, 반대로 불평등을 해소하기 위한 중앙의 정책이 주민들의 활동을 만나 그 정치적 의미를 확장하거나 발휘할 수도 있다.

3) 참여의 주체로서 지역사회와 지역주민

지역보건의료와 관련해서 입장과 의견을 제시하는 주체로서 참여하는 이들은 어떤 사람들일까? 주민참여는 아무것도 없는 공백 상태에서 저절로 이루어지는 일이 아니다. 참여의 공간이 구성되는 방식이 따라 참여자들의 역할(role), 관점(perspective), 입장(standpoint), 특성이 달라진다. 모인 사람들이 서로 어떤 관계를 맺고 논의를 진전시키는지에 따라 참여의 공간도 변화한다. 지역보건의료를 위한 지역주민참여를 촉진·설계한다면, 이를 위해 누구의 어떤 참여를 촉진하고 독려할 것인지에 대한 고민이 동반되어야 하는 이유다.

건강 영역에 국한하더라도 참여자의 역할과 정체성은 유동적·중층적이지만 논의를 위해 이를 크게 두 가지 입장으로 구분해 볼 수 있다(Charles and DeMaio, 1993). 첫 번째는 보건의료를 이용하는 환자와 돌봄제공자의 입장이다. 공공 또는 민간이 제공하는 보건의료서비스의 이용자(user)로서 참여하는 상황으로 이 입장에서 참여자들은 주로 서비스의 질이나 경제적·지리적 접근성 등에 자신의 서비스 이용 경험을 중심으로 관심을 가지게 된다. 예컨대 공공 어린이재활병원에서 병원이용자 중 자원 모집해 운영한 시민건강위원회가 여기에 해당하는 사례다. 여기서 보호자들은 중증 질환이나 장애를 가진 아이의 치료를 위해 병원을 이용하며 겪었던 어려움을 공유하며 문제를 해결하기를 바랐다. 이때 이용자로서의 특성은 어떤 의료기관을 이용하는 사람들의 특성일 수도 있지만 특정한 질병이나 장애가 있거나, 좀 더 광범위하게 환자 일반 또는 소수자로서의 정체성을 대변하는 입장이 되기도 한다. 이미 한국 사회에서도 환우회와 자조집단, 장애인 단체, 성 소수자 단체 등 정체성을 중심으로 모인 다양한 조직이 자신들이 경험하는 의료에 대한 일상적 지식(lay knowledge)을 말하고 요구함으로써 지식과 정치의 지평을 넓혀내고 있다.

두 번째 입장은 보건의료와 관련한 정책 참여자(policy actor)로서의 참여하는 방식이다. 지역보건의료에 참여하는 시민은 국가의 공적 자원배분과 의사결정에 대해 정치체를 구성하는 일원으로서 자격을 가진다. 동시에 이 사람은 특정한 지역사회에 거주하면서 시공간적 관계를 맺고 있는 주민으로서 입장과 의견을 피력하게 된다. 정책 참여자들이 어떤 입장을 가지게 되는지는 논의되는 사안의 특성이나, 의견이 수렴되는 양식 등에 따라서 달라질 수 있음은 물론이다.

예를 들어 영국 NICE(National institute for Health and Care Excellence)의 시민위원회[91]는 전국에 지원자를 받아 연령·성별·지역·계급 안배를 고려해 참가자를 무작위 선별하고, 문서와 시청각 자료 등을 활용해 사전 학습을 제공한 후 추상성이 높고 사회적 가치와 관련된 사안[92]을 주제로 토의하도록 했다. 상당한

91 National Institute for Health and Care Excellence가 운영한 시민위원회의 보고서는 다음 페이지를 참조(https://www.ncbi.nlm.nih.gov/books/NBK402014/).

92 시민위원회에서 논의한 주제로는 환자 진료과정에서 얻어진 익명화된 개인정보 활용과 관련한 윤리적 이슈, 효율과 형평이 서로 상충되는 경우 의사결정에서 고려되어야 할 사회적 가치, 희귀난치성질환 치료제에 대한 보장, 건강불평등, 구조의 원칙(rule of rescue), 임상적 필요란 무엇인가 등이 있다. NICE 시민위원회는 2002년부터 2015년까지 운영되었다(National Institute for Health and Care Excellence, n.d.).

시간을 소요하는 시민위원회에 생계로 인한 어려움 때문에 계층적으로 편향된 참여자가 쏠리지 않도록 모든 참여자들에게는 충분한 보상을 보장했다. 전체 회의는 녹화, 기록되고 있었으므로 참여자들은 자신들의 논의 내용이 대중에게 공개될 것임을 고려해 입장을 조정하고 공적 가치를 중심으로 논의할 것을 약속했다. 참여 과정에 대한 촘촘한 인류학적 연구에 따르면, 이렇게 구성된 시민 위원회에서 참여자들은 대개 "영국 시민"으로서의 정체성을 가지고 참여하게 되었고, 이는 참여의 공간이 구성된 방식과 관련이 있었다. 국가 제도인 NHS의 운영에 사회적 가치 반영을 목표로 운영되는 시민숙의회의에서 참여자들은 자신의 개인적인 경험이나 자신이 소속된 공동체로부터의 간접 경험을 활용해 논지를 전개했다. 그러나 의견 대립이 있거나 조정이 필요할 때 이들은 자신들이 영국 시민 일반을 위한 최선의 의사결정을 내리기 위해 이 자리에 있음을 고려해 보편의 위치와 입장을 찾기 위해 노력했다(Davies et al., 2006). 영국의 사례는 공식적으로 정치적 대표성을 위임받은 정치인이 아닌 일반 시민들의 경우에도, 충분한 시간과 자원이 주어지면 보다 심도 깊은 방식의 공적 숙의를 통해 보건의료와 관련한 중요한 의사결정을 내릴 수 있음을 보여주는 사례다.

한국에서도 단발적이기는 하지만 유사한 형태의 숙의 회의 실험이 시도되었다. 여기 모인 시민들도 일정한 보상을 보장받고 실험에 참여했다. 전문가로부터 국가의 건강보장 정책과 관련한 정보를 제공받고 이에 대한 논의를 진행했다. 특별히 누군가를 대표하기보다는 보험료를 납부하고 건강보험 급여를 이용하는 한 사람의 시민으로서 공론장에 참여한 사례로, 여기에서는 숙의회의에 참여했던 시민들이 참여 이전에 비해 숙의 후 보장성 확대를 위해 건강보험료 인상에 동의한다는 의견이 늘어남을 확인할 수 있었다(권순만 외, 2012).

앞서 제시한 두 사례가 시민 일반(citizen in general)을 지향하도록 조건 지어진 참여 공간에 대한 것이라면, 지역적 책무가 더 강하게 작동하고, 이것이 바람직한 공간들도 있다. 7장에서 논의한 진주의료원 폐업 이후 경상남도에서 지방의료원 폐업에 반대하던 시민사회와 노동계를 중심으로 결성된 '서부경남 공공병원설립 도민운동본부(이후 운동본부)'의 활동이 대표적이다. 운동본부는 경상남도가 마련한 공공의료 확충에 대한 도민 토론회에 참여했다. 경상남도와 함께 서부경남 공공의료 확충 공론화협의회에 시민사회 파트너로 참여하면서 지역사회의 여론을 조성하고 의견을 수렴하는 역할을 맡았다(오마이뉴스, 2020.6.11.). 이들은 경상남도의 공공의료 강화를 사회적 의제로 만들어 나가기 위해 노력하면서 서부경남의 건강·의료 불평등 완화, 감염병 재난과 응급상황에 대응할 수 있는 공공 인프라 마련 등 지역의 필요에 맞춤한 지역보건의료체계를 요구했다(건치신문, 2020.6.6.). 2023년에는 경남도의회에서 서부경남 공공병원 설립 예산계획이 부결되자 이를 공개적으로 비판하며 공공병원 설립을 위한 여론 조성에 나서기도 했다(경남도민일보, 2023.12.6.). 공공의료 확충을 지지하는 시민이라는 점에서 정파적 정체성을 가지고 있는 시민(partisan citizen)인 동시에 경상남도의 역사적·지역적·정치적 경험을 토대로 주체화, 조직화된 정책 참여자인 셈이다.

이렇게 이용자로서의 입장이나 정책 참여자로서의 입장은 고정된 것이기보다는 참여의 공간이 어떻게 만들어지는지, 또 참여자들의 목소리가 의사결정에 어떻게 반영되는지에 따라 달라지는 구성적인 특성이다. 맥락에 따라 참여자들의 입장과 요구는 변화할 수 있고, 이들의 역량이나 관계 역시 달라진다. 지역보건의료와 관련해서 어떤 참여의 주체를 상정하고 이들의 권력 강화를 어떻게 지원하는지에 따라 참여의 양상이 달라지게 된다. 국면적 조건에 따라 공론장이 열리고 주민들의 목소리가 의미를 가지는 순간은 분절적이거나 혼란스러울 수 있다. 그러나 장기적으로 보면 이런 불완전하지만 지속되는 참여는 건강과 보건의료에 대한 시민적 숙의를 심화하고, 민주적 논의와 협상을 가능하게 해 준다.

지역의 내부 불평등을 고려한다면 지역사회에서 누구의 관점과 경험을 지식으로 인정하는지, 어떤 정치적 입장이나 정체성을 주민들의 의견으로 포함할지에 대한 고민도 중요하다. 지역주민으로서 목소리를 낼 수 있는 이들은 언제나 상대적으로 자원이 많고 역량이 높은 사람들이다. 정치 참여의 상층 편향과 엘리트 독점은 중앙과 지역 모두에서 마찬가지로 일어나며, 이런 조건은 공적 지식과 의사결정에 지속적으로 영향을 미친다. 지역보건의료의 불평등을 개선하기 위한 정책 과정에서도 사정은 비슷하다. 수도권-비수도권 간의 불평등에 대항하기 위한 정치적 기반으로서 주민참여는 기저의 불평등을 중요한 문제로 다뤄야 한다. 불평등을 심화하는 수도권 중심주의에 반대하고 저항하는 지역사회 권력강화가 내부 불평등을 당연하게 여기거나 지역 내의 격차에 관심을 두지 않는다면 규범적 정당성을 확보하는 데에도 어려움이 발생하게 된다. 참여자 할당과 소수자 집단에 대한 추가적인 자원배분 및 별도의 지원과 제도를 마련하는 등 구체적인 노력을 기울이지 않는다면 참여의 공간에서도 기저의 불평등이 재생산되는 일은 예정된 일에 가깝다. 참여적 정책과 활동에서 포용(inclusiveness)과 형평(equity)의 가치를 반영하기 위한 노력이 지속되어야 하는 이유다(De Freitas and Martin, 2015; 하지우 외., 2023).

2. 한국 지역보건에서 주민참여 사례

한국에서도 "지역사회 주민참여"는 건강과 보건의료의 문제를 보다 사회적이고 정치적으로 다루고, 건강권을 보장하기 위한 사회적 자원을 이끌어내기 위한 전략으로서 여겨져 왔다. 1960년대 후반부터 1980년대까지 의료 자원이 절대적으로 부족한 시기에는 세계보건기구의 일차보건의료전략의 영향을 받아 지역주민들의 참여를 강조하는 지역사회 보건사업들이 여러 지역에서 시도되었다. 이는 당시의 도농간 불평등 문제에 대응하고자 하는 일이기도 했다. 대부분 의료자원이 도시에 몰려 있는 상황에서 의료접근성이 떨어지는 농촌 지역에서 지역사회가 마련할 수 있는 자원과 적정 기술을 통해 소외된 지역의 건강 문제를 해결해 보자는 접근이 설득력을 얻었다.

이후에는 건강에 영향을 미치는 좀 더 넓은 영향요인들에 대해 관심을 넓히는 과정에서 주민참여가 관심을 받았다. 1995년 국민건강증진법이 제정되면서 사람들이 스스로의 역량을 강화함으로써 자신들의 건강을 변화시킨다는 집합 행동 강화가 강조되었다. 참여와 권력 강화를 중요하게 여기는 오타와 선언(Ottawa Charter)을 인용하는 사업과 연구가 확대되었다. 건강증진사업에서 개인을 넘어 지역사회와 공동체를 강조하고, 생활터와 일터 기반 접근을 모색하게 됐다. 건강의 사회적 결정요인 논의나, 신공중보건(new public health) 관점이 도입되었고, 이는 건강증진의 실천전략으로 주민참여와 협력을 강조하는 사업들의 논거를 구성하게 되었다.

여기에서는 사람 중심적 지역보건의료의 전략으로서 참여의 가능성을 가늠하기 위해 지금까지 한국에서 시도되어 온 지역보건 영역의 주민참여 사례를 검토한다. 주민참여를 주요 전략으로 삼는 보건사업이 도입된 역사적 맥락과 정치경제를 살펴보고, 이들 사업에서 주민참여가 어떤 참여의 공간을 형성하였고 어떻게 정치화에 성공하거나 하지 못했는지를 가늠한다. 주민참여가 지역 간 불평등 심화와 그로 인해 발생하는 지역의 위축과 고통을 문제화하고, 정부의 책무를 요구하는 데까지 나아가기 위해 어떤 조건들이 필요한지를 고민하는 데에 기존의 경험을 살피는 일이 보탬이 되리라 믿는다.

1) 마을개발과 지역보건의료체계 구축 과정에서 주민참여

김용익(1992)에 따르면 한국의 지역사회보건과 일차보건의료 시범사업 등은 예외 없이 주민참여를 위한 요소를 포함했다. 이는 이 시기 세계보건기구 등 국제사회가 지역보건의료 영역에서 포괄적 일차의료(comprehensive primary healthcare)를 강조하는 분위기와 관련이 있다. 1970년대 국제적으로 의료공급 확대가 반드시 국민건강 향상으로 이어지는 것은 아니며 의학적 기술 발전과 생의학적 접근을 중심에 두는 보건의료 정책이 고비용-저효율 체계로 이어진다는 비판이 제기되었다. 이런 흐름 속에서 1978년 소련의 알마아타 시에서 세계보건기구(WHO)와 유엔아동기금(UNICEF)의 주도로 각국의 보건부 장관들이 모여 '일차보건의료' 회의를 개최했다. 이 회의에서는 각국이 지역사회가 부담할 수 있는 필수의료를 제공하기 위한 정책을 수행해야 한다는 합의가 이뤄졌다. 이 자리에서 형평성, 지역사회 참여, 적정 기술, 예방, 부문 간 협력의 다섯 가지를 원칙으로 삼는 일차보건의료를 통해 모두의 건강(Health for All)을 달성할 것을 명시한 알마아타 선언(Alma-ata declaration)이 채택됐다(WHO, 1978; Lawn et al., 2008).

알마아타 선언을 통해 일차보건의료의 원칙으로 주민참여가 공식화되기 이전에도 세계 각 지역에서는 지역중심 보건사업이 다양하게 수행되고 있었고, 이는 한국에서도 마찬가지였다. 대표적인 사업이 1960년대 말부터 경상남도 거제도에서 의료선교사인 존 시블리(John Sibley, 한국명 손요한)를 중심으로 운영된 지역보건사업이다. 거제도에서는 마을 주민들을 보조 의료인력으로 채용하여 가가호호를 방문하며 보건과 위생 교육 및 의료를 제공하는 지역보건사업을 펼쳤고 이는 1970년대 중반 이후 정부의 보건개발 정책 수립에도 영향을 미쳤다(정다혜, 2021).

정부가 보건사업을 수행하는 데에 주민참여를 실용적인 전략으로 여기고 활용한 데에는 일차보건의료 사업 이전의 경험도 관련이 있다. 보건소와 지방 행정조직은 1960년대 초반부터 가족계획사업이나 전염병관리 사업 등을 통해 지역사회 기반 정책을 수행해 왔다. 1962년 국가재건최고회의의 결정으로 국가사업으로 전면 실행된 가족계획사업은 해외 원조기구의 재정적·기술적 지원을 받아 출산율을 억제하기 위한 정책이었다. 이를 위해 정부는 농어촌 소지역까지 촘촘하게 개입하고 정보를 수집하고 관리했다. 리와 마을 같은 소지역 단위로 피임과 출산 실태를 조사하여 정보를 집계하고, 지역별로 담당자를 배정해 성과에 대한 책임을 지게 하는 담당 공무원제도를 운영했다. 성생활과 피임 실천을 바꾸기 위해 어머니회 등을 통해 지역주민들을 조직화하고 이들이 자조 활동을 통해 지역사회의 규범을 바꾸도록 적극 지원하기도 했다. 피임약을 복용하거나 자궁 내 장치를 설치하는 등 이전까지 익숙하지 않았던, 그것도 생식 건강과 관련한 부작용이 있는 의료를 받아들이도록 하는 데에는 상당한 노력이 필요했다. 적정한 수의 아이를 낳아 건강하게 잘 키우자는 캠페인을 통해 가족 문화를 바꾸는 데에는 출산을 조절하고자 하는 여성들의 의지와 동의가 필수적이었고, 정부는 이를 위한 당사자 역량강화를 사업에 포함시켰다. 이런 점에서 가족계획사업은 한국 정부가 미시적인 몸-인구에 대해 개입할 역량을 갖추어 미시 통치의 수단을 확보해 나가는 과정으로 평가된다(조은주, 2018).

유사한 시기 활발하게 이루어진 새마을 운동 역시 지역사회 보건사업에서 주민들의 역할을 규정하는 데에 주된 참고 사업이었다. 1973년 대한예방의학회 주최로 열린 지역사회의학 및 의학교육 세미나에 참여한 보건사회부 의정국장 민창동은 "주민참여가 지역사회의학의 선행조건"이며, 지역사회 보건사업이 "거국적으로 전개되고 있는 새마을운동으로서의 의료의 새마을화를 성취하는 것"이라고 말했다. "자조와 자립으로 질병 없는 마을을 만드는" 이

사업의 기조가 새마을운동의 정신과 직결된다는 입장이나, "자조와 협력으로 가능한 효율적인 개발을 추구하자"는 입장은 한국보건개발연구원(현 한국보건사회연구원의 전신)의 문서에서도 확인되는 공통적인 입장이었다(정다혜, 2022).

이런 점에서 1960년대 후반부터 시작된 지역보건사업에서 지역사회의 인력이나 자원을 활용하겠다는 발상은 새로운 것은 아니었다. 새마을운동의 모태로 여겨지는 농촌진흥운동의 역사에서 확인되듯, 주민들의 전통적인 생활자치 공간인 마을을 중심으로 국가적 목적에 적합한 공동체의 역량을 길러 통치를 효율화하려는 노력은 일제 식민지 시대 때부터 유구한 전통을 가지고 있었다(김영미, 2012). 따라서 이때의 주민참여는 자활(self-help)의 의지가 있는 지역사회를 더 많이 지원하고, 기본적인 의료서비스를 이용하지 못하는 열악함을 변화시킬 마을 지도자 양성을 목적으로 삼는 주민 동원 체계에 가까웠다. 이런 맥락에서 지역보건사업에 포함된 주민참여적 요소는 소외되고 억압받는 자들의 대항적 참여나, 상향식 참여를 통한 민주주의 심화를 위한 실천으로 판단되었을 가능성이 낮다. 급진적 마을조직운동이나 빈민 운동 등과 접점이 생겨 연결된 예외적 사례가 없지는 않겠지만 기본적으로 지역보건사업은 국가의 기획이었다. 더 강하고 더 잘사는 국가와 공동체를 만들기 위해 주민들이 기꺼이 동의하고 협조하였던 이전 사업들처럼, 지역보건사업에서 주민참여 역시 무의촌의 의료문제를 해결하기 위한 공동체의 자조적 노력이자 애국으로 인식되는 것이 일반적이었을 것이다.

2000년대 이후 주로 건강증진과 예방을 다루는 보건사업에서 주민참여를 강조하는 최근의 분위기와 달리, 1970~80년대의 지역사회 보건사업은 의료접근성이 낮은 농촌에서 기초적인 의료 서비스를 제공하기 위한 대체적 성격을 가지고 있었다. 1977년 1인당 GDP가 1,000$ 정도였고, 1983년 2,000$를 넘어서며(통계청, 2023) 빈곤으로 인한 어려움이 일정하게 개선되었다지만 당시 한국에서 의료는 모두에게 보장된 기본권이라고 보기 어려운 상황이었다. 1977년 의료보험이 도입되면서 대기업 고용인과 공무원들은 의료보험의 혜택을 받았지만 도리어 임금과 고용이 더 불안한 사람들은 국가의 의료보험 제도에서 배제되었다. 보험에 가입되지 못한 사람들은 똑같은 진료를 받았을 때도 보험 환자보다 비싼 진료비를 부담해야 했고 이에 대한 불만이 축적되고 있었다. 1970년대 초반 의과대학 신설로 75년부터 연간 배출되는 의사 수가 연 1,100명으로 늘어났지만, 정부와 의료계 모두 도시와 농촌 간 의료 격차는 빠른 시일 내에 해소되기 어려울 것이라고 예상했다. 의사들이 주로 도시에서 살며 농촌 등 낙후 지역으로는 가지 않으려고 하는 경향이 명확했기 때문이다. 정부는 '무의촌' 문제 개선에 대한 정치적 압박을 받았고, 국제개발원조에서도 도농간 의료 격차가 중요한 의제로 다뤄졌다. 1975년 서울대학교 보건대학원에서는 세계보건기구와 하와이 대학 등의 지원을 받아 농촌의 의료 공백을 해결하기 위한 방안으로 의사가 아닌 인력(간호사, 의무병 등)에게 일차의료서비스를 맡기는 메덱스(Medex) 제도 도입을 검토하는 토론회가 열리기도 했다(경향신문, 1975.11.17).

지역사회 일차보건의료를 확충하기 위한 다양한 시범사업을 진행하는 과정에서의 주민참여는 크게 세 가지 접근으로 이루어졌다. 첫 번째는 마을건강요원 또는 마을건강원 등으로 부르는 지역사회보건요원을 양성해 간단한 진료와 예방서비스나 보건교육 등을 제공하고 정보수집 및 전달의 역할을 맡기는 등 비전문가 보건 요원 등을 양성·활용하는 접근이다. 대표적으로 거제 지역사회건강사업에서는 마을(리) 단위로 1~2명의 마을 건강 지원자를 모집해 지역사회 건강의 개념, 위생과 건강 상식, 가족계획과 모성건강, 응급처치, 분만 관련 지식 등을 교육하고 이를 마을 주민들에게 전달하도록 했다. 마을 건강 지원자들은 마을에서 생활하며 주민들의 삶과 형편을 이해하고 있었기에 실질적인 도움을 줄 수 있었다. 건강 관련 정보를 전달하고, 상황의 경중에 따라 진료를 받게끔 돕는 등 활동을 하며 일종의 리더십을 발휘하기도 했다(정다혜, 2021: 126~128).

두 번째는 지역의 여론주도층(이장, 교장, 우체국장, 부녀회장, 농촌지도소장, 경찰서장 등)을 중심으로 지역보건사업을 원활하게 진행·관리하기 위한 주민 운영위원회(예. 보건진료소 운영협의체, 특정 시범사업과 관련한 보건사업추진위원회 등)를 조직하는 방식이다. 운영위원회는 정기적으로 모여 마을 건강과 관련한 문제나 지역보건사업의 운영을 논의하고 의결했다. 대표적으로 보건진료소 운영협의회는 보건진료소의 운영이나 재정 관리 등 주요 사안에 대한 의결을 담당하면서 마을 주민들의 의견을 반영하는 역할을 했다.

마지막으로는 건강보험이 없는 상황에서 군 또는 면 수준에서 의료비를 마련하거나 지역에 필요한 보건시설을 짓는 등의 목표로 기금을 모으는 자조적 재정사업이 있었다. 이는 대안적 경제나 협동조합의 형태를 가지기보다는 일차적으로 사업에 필요한 자원을 지역사회가 마련하는 민간 자원 동원 성격이 컸다. 정부는 마을건강사업에서 보건진료원을 벽오지로 파견하면서 이들이 거주하면서 진료를 수행하게 될 시설을 지어주는 게 아니라 마을 주민들이 직접 이런 시설을 건설하고 운영하기 위한 자원을 마련하도록 했다. 새마을 사업처럼 보건진료원을 건설할 부지와 건물 신축을 위한 경비를 마련할 수 있는 "자활의 의지가 있는 지역사회"를 선별하여 조건부로 인력을 지원한다는 논리다. 1994년 경기도의 한 군 지역에서 운영 중인 보건진료소 조사 내용에 따르면 건물 신축과 장비비 지원은 국비 2/3와 지방비 1/3으로 이루어졌는데 이중 지방비는 군청과 주민의 협조로 마련하고 보건진료소 시설을 보수하기 위한 비용은 주민들의 조직인 운영협의회가 납부(전체 중 61.8%)하는 경우가 많았다(홍여신·이인숙, 1994). 공동체의 자원을 활용한 만큼 책임감 있는 운영이 이루어지리라고 기대했다. 그러나 이렇게 효율성을 강조하는 접근은, 1984년 한 신문 기사[93]가 지적하는 것처럼 마을 내에 대지나 건물을 마련할 수 없는 열악한 형편의 지역사회에서는 애초에 보건진료소를 유치하기가 어렵다는 의미이기도 했다(동아일보, 1984.5.11.).

정부의 직접적인 동원이 아닌 보다 자발적인 재정적 참여와 조직화의 경험도 찾아볼 수 있다. 주로 국제원조기관의 개발원조를 통해 시범사업이 진행되었던 지역사회 보건사업들은 원조기금을 통한 시범사업이 종료된 이후에도 사업을 운영하기 위한 재정사업을 벌였다. 의료보험조합, 의료비공제조합, 신용협동조합 등의 이름으로 재원을 만들고 작은 규모의 위험 분산(risk-pooling)을 시도했다. 몇몇 지역에서는 이런 기금이 성공적으로 운영되며 긴급한 시기에 의료비를 마련할 수 있는 자원으로 활용되었다는 기록이 남아 있으며[94], 일부의 경우 지역의료보험이 실시되면서 기금이 정부사업으로 편입되기도 했다(김용익, 1992; 정다혜, 2022).

지역사회 보건사업에서의 주민참여는 지역개발 전략으로서 참여의 규범적 가치와 도구적 가치 모두를 지향하며 도입됐다. 시범사업을 넘어 정부의 공식 사업의 구성요소로서 포함되어 제도화되고, 규범적 가치를 인정받는 경우도

93 "정부는 보건진료원 벽지배치계획을 통해 경력 5년을 기준으로 1호봉에서 20호봉가지의 서열이 있으나 초임 호봉을 11호봉으로 해 준다는 규정을 정해놓고도 경력 20년이 넘는 박씨의 경우 6호봉밖에 안 돼 본봉 21만원 5천원에 수당 6만원을 받고 있으나 같은 경력의 보건소 직원은 39만원을 받고 있다. 또 이들 진료원들에게 주거 마련을 해 주어야 하는데도 이를 마을 민간운영위에 떠맡겼다. 이 때문에 대덕군 동면이나 산내면에 있는 보건진료원들은 일반 공무원들처럼 대전 시내에서 출퇴근해야 하는 형편이어서 급한 환자가 밤에 생길 경우 손을 쓰지 못하고 있다. 마을 사람들끼리 만든 운영위에서 대지를 마련해야 군에서는 진료소 등 주거용 건물을 지어준다는 것. 이같은 어려운 조건 때문에 83년의 경우 진료원 이직율이 7.4%나 되었다." 동아일보(1984.5.11.) 농어촌 공공의료사업 앓고 있다.

94 "저는 얼마 전에 우리 마을에서 아침밥을 먹은 후에 샘에 물 길으러 가다가 갑자기 쓰러진 금자네를 안내해서 신협[보건사업팀 진료소가 있는 곳]으로 데리고 왔어요. …(중략)… 연락을 받고 급히 쫓아가 봤더니 아주 심한 상태여서 보건개발회 최 간호원과 함께 예수병원으로 안내하여 응급조치 한 후에 무사히 출산시켰어요. 그 때 신협에서 긴급대부를 해 줘서 빨리 됐지요!" (신용협동조합 전라남도 지부, 1984:67; 정다혜, 2022: 816에서 재인용).

있었다. 다만 이 사업은 국가가 의사들이 개업을 하지 않는 농촌 지역에서 전염병 예방과 치료, 모성 건강, 피임 등 매우 기본적인 보건의료의 필요를 충족하기 위한 자구적 노력을 동원하는 성격이 강했다. 따라서 이후 경제가 발전하고 건강보험이 도입되어 보건의료서비스 접근성이 높아지자 주민참여적 보건사업에 대한 수요와 기대는 자연스럽게 줄어들었다. 1977년 의료보험 도입 후 12년 만에 전 국민으로 가입 범위가 늘어나고, 1980년 농어촌 등 보건의료를 위한 특별조치법에 따라 무의촌 지역에 공중보건의사와 보건진료원이 배치됐다. 의료보험을 통해 본인부담금이 낮아지는 동시에 주민들의 구매력이 개선되면서 한국은 전 세계에서 가장 많은 횟수의 의료를 이용하는 국가가 되었고, 사람들의 일상에서 보다 현대적이고 기술적인 의료가 표준으로 자리를 잡았다. 건강과 관련한 문제들이 더 이상 민간요법이나 자구책을 찾아야 하는 일이 아니라 병원의 전문가들을 통해 치료받아야 하는 질병으로 빠르게 의료화, 전문화되었다. 이런 맥락에서 기본적인 보건의료를 공동의 노력을 통해 보급해 보고자 했던 지역사회 보건사업에 대한 관심이 줄어드는 것은 당연한 일이었다(조병희, 2010). 대체로 주민들이 만든 조직은 사적으로 공급되는 보건의료에 영향을 미칠 수 없었고, 전문가와 중앙 관료 중심의 정책의사결정에 대해서도 영향을 행사하지 못하게 되었다(김용익, 1992: 97). 요약하면, 사회·경제적 발전과 건강 필요의 의료화·전문화를 겪으며 지역보건사업이 담당하던 역할이 시장과 국가의 영역으로 흡수되고 이를 둘러싼 고통을 문제시하는 정치(혹은 참여의 장)가 영향력을 잃게 되었다고 볼 수 있다. 생의학적 의료 모델이 주류화되고, 더 새롭고 복잡한 기술의 의료가 좋은 의료로 여겨지면서 주민들이 스스로 참여를 통해 달성할 수 있는 건강은 매우 사소하거나 부차적인 것 혹은 예방 또는 건강증진에 국한되는 활동으로 여겨지게 되었다.

심화하는 지역 불평등과 그로 인한 건강과 의료의 문제를 사람 중심적으로 정치화하고자 하는 입장에서, 과거 보건의료 영역에서 주민참여를 단지 성공 또는 실패의 이분법으로 평가하는 데에 그쳐서는 안 된다(정다혜, 2022:795). 기존의 주민참여의 경험을 기억하는 주민들이 여전히 살아가고 있는 지역에서 건강과 좋은 삶을 고민한다면 더욱 그렇다. 과거의 주민참여 경험을 보다 다각적인 관점에서 기록, 분석하기 위한 노력이 유용할 수 있다고 판단한다. 예컨대 건강과 보건의료가 중앙과 지역 모두에서 해결이 필요한 정치적 의제로서 문제시되는 양식이 어떻게 변화해 왔는지에 대한 검토나, 지역에서 건강을 논의하는 참여의 공간이 어떻게 변화, 확장, 연결되었는지를 파악하는 일은 미래 참여의 장을 구축하는 데에 기여할 수 있다. 다만 여기에서는 인적 자원과 재정적 보호 기전이 부족하던 1970~80년대 주민참여를 전략으로 삼았던 정책이 각각 지역사회에서 유의미한 역할을 하며 주민 역량화의 가능성과 지식, 경험을 남겼지만 이때의 시도가 현재 지역보건의료에서의 참여의 전략을 수립하는 거점을 남겼다고 평가하기는 어려워 보인다는 기존의 입장(김용익, 1992)에 동의하며 사례에 대한 간략한 소개를 마친다.

2) 소지역 건강불평등 해소 전략으로서 건강마을사업

2000년대 중반, 지역 간 건강 격차를 줄이기 위한 전략으로 지역사회 기반 접근(community based approach)이 주목을 받으면서 지역사회 주민참여를 중심에 두는 보건의료사업이 시작되었다. 한국의 연구자들은 오타와 선언에 명시된 지역사회의 집합적 역량강화를 강조하는 신공중보건, 미국과 영국 등을 중심으로 주류화된 '건강의 사회적 결정요인(social determinants of health)' 개념을 받아들이며 의료기관 중심 보건사업을 생활터로 넓혀내고자 했다.

건강불평등 개선을 위한 지역사회 개입은 인구집단 수준의 건강이 개인의 행태변화나 의료이용을 통해 결정되는 것이 아니라 생태적·문화적·사회적 맥락처럼 보다 구조적인 조건에 따라 달라진다는 점을 강조한다. 대표적으로 2008년 세계보건기구 사회적 결정요인 위원회의 보고서는 회피 가능하고 부정의한 건강 격차를 줄이기 위해 1) 일상생활의 조건을 향상시키고, 2) 권력, 돈, 자원의 불균등한 배분을 바로잡고, 3) 문제를 측정하고 이해하여 행동의 효과를 평가해야 한다고 제안한다(Commission on Social Determinants of Health, 2008).

한국의 건강마을 사업 역시 위와 유사한 입장에서 개인화·의료화된 기존의 패러다임을 넘어 인구집단 간 건강 격차를 줄이기 위한 접근으로 "지역사회"를 중심에 두는 사업이었다(신영전 등, 2009, 2011). 2000년대 후반에서 2010년대 초반 시작된 이들 사업은 1990년대 영국에서 진행된 Health Action Zone 사업과 Spearhead area program처럼, 지역 내에서 건강 수준이 낮고 사회경제적 조건이 열악한 소지역을 사업 단위로 삼았다. 지역사회와 삶·노동의 조건, 사회·경제·문화·생태적 환경에 주목하면서 건강의 사회적 결정요인을 바꾸려면, 보건의료기관이 아니라 생활터 중심의 접근을 해야 한다고 보았다. 주민들은 같은 지역에서 살면서 유사한 물리적 환경과 문화, 관습, 분배구조 등의 건강결정요인을 공유하고 있으므로 이런 집합적인 요인들에 개입함으로써 전반적인 지역사회의 건강 수준을 향상하고 불평등을 줄일 수 있을 것이라는 논리다. 건강의 정치적 결정요인에도 관심을 기울여야 하는데, 박탈당한 지역사회의 참여할 권리를 옹호하고 이들의 입장을 대변함으로써 지역사회의 힘을 기르고 대표성을 강화하는 일은 지역의 건강을 향상하기 위한 핵심 수단이 된다(Commission on Social Determinants of Health, 2008; Solar and Irwin, 2010).

이들 사업은 주민조직화를 사업의 핵심 구성요소로 포함하면서 참여와 임파워먼트를 결과 지표로 설정한다. 건강불평등을 해결해야 할 문제로 설정한 후 이를 위한 활동(혹은 사업)을 개발하는 데에 주민들을 적극적으로 관여시킨다. 주도적인 역할을 맡을 주민을 찾아내어 주민조직을 만들고 건강을 중심으로 형성된 주민공동체와 사업을 기획·지원하는 보건소 및 연구자 사이의 파트너십을 구축하는 일이 사업의 초기 활동이다. 따라서 이렇게 조직화가 이루어지는 과정 자체가 건강 결과를 개선한다고 보기는 어려우며, 건강위원회를 만들고 조직하는 일은 사업의 수단이 아니라 그 자체로 목표로 여겨진다(정백근 외., 2012). 지역사회에서 건강에 영향을 미치는 사회적 조건이란 의료와 보건에 국한될 수 없으므로 개별 부처 중심의 단절적 사업을 지양하고, 부처 간 협력을 모색한다. 소수의 취약집단에 대한 선별적 접근보다 건강취약지역 내의 주민 전반에 개입하는 걸 목표로 주민참여와 지역사회의 권력강화를 의식적으로 추구한다(윤태호, 2010a, 2010b; 김건엽 등, 2011).

이런 관점에서 본격적으로 시작된 첫 번째 사업은 2007~2009년 사이 부산 해운대구 반송지역에서 진행된 '건강한 반송 만들기 시범사업'이다. 부산 내 다른 지역에 비해 표준사망비와 박탈지수가 높은 것으로 나타난 반송지역을 대상지로 선정하고 해운대 보건소의 자원과 역량을 이 지역에 집중적으로 배치했다. 연구자들은 주민자치조직인 "희망세상"과 파트너십을 구축하고 지속적으로 교류하며 주민들에게 건강반송사업의 중요성을 설득해 나갔고, 건강 마을 사업의 주체로서 주민 조직의 역할은 매우 중요했다. 이후 4개 사회복지관과 의료기관 사이에 파트너십이 형성되었으며, 이들은 보건소와 협력기관들 사이의 차이를 조율하며 활동을 이어 나갔다(윤태호, 2012). 3년 동안 보건복지부의 지원을 받아 진행된 시범사업이 종료된 이후에는 사회복지공동모금회 같은 민간 비영리 자원을 활용하기도 하고, 다각적인 노력을 통해 주민조직을 유지했다. 반송의 건강마을 사업은 이후 부산시가 건강마을사업을 도입하게 되면서 유사한 형태의 주민참여 건강증진 사업이 확대되는 데에도 모델로 활용되었다. 이후 부산시는 주민조직화 및 건강증진 활동의 요소와 더불어 동 단위 건강관리거점으로 건강마을센터를 설치하여 보건-복지-의료지역의 자원을 연결하는 연계 사업으로 확대 운영하는 건강마을사업을 운영하고 있다.

2010년에는 광역지자체 단위에서 첫 번째 건강마을 사업인 경상남도의 '건강플러스 행복플러스' 사업이 시작됐다. 경상남도에서 17개 읍면동 지역을 선별, 주민참여 사업이 운영되었다(김장락 외, 2014). 비슷하게 강원도에서는 2013년부터 '건강플러스 마을만들기' 사업, 경상북도에서는 2014년부터 '건강(새)마을 조성사업'이 시작됐다. 이 사업들은 모두 읍면동단위의 건강 수준이 열악한 지역(읍면동 단위)을 개입 단위로 설정한다. 서울시는 2015년 '소생활권 건강생태계 조성사업'의 형태로 지역사회기반 접근을 시작했는데, 이 사업의 경우 민간 지원조직과 기초자치단체가 사업에 공모하도록 하여 사업 지역을 결정하고, 인구 10만 명 정도의 소생활권을 사업 대상 지역으로 삼았다.

이들 사업은 지역주민들이 건강불평등 해소의 주체가 되어 활동할 수 있도록 주민들을 교육하고 주민들의 자발적 활동을 지원하는 방식으로 운영된다. 광역지자체와 기초지자체에서 예산을 마련하고 건강 지표나 그 외 사회경제적 지표가 열악하면서 사업에 대한 참여 의지가 있는 지역을 선정한다. 이후 핵심 인력으로 활동하게 될 지역의 주민들을 모집하여 조직화하고 지원한다. 구체적인 방식은 지역마다 조금씩 다른데, 주민건강위원회 등 주민조직을 운영하기 위해 촉진자(facilitator) 역할을 담당할 인력을 보건소가 고용해서 일정한 훈련을 제공하고 지역사회에 기존에 형성되어 있는 관계나 조직을 활용하기 위해 노력하는 경우가 가장 많다. 부산시 연제구 사례 보고에 따르면 부산시 건강마을 만들기 사업에서는 보건소 직원과 복지관 담당자, 그리고 주민 코디네이터가 3인 1조를 이뤄 함께 주민역량 강화 교육을 받으며 사업의 취지와 운영 방식을 훈련받았음을 확인할 수 있다(김해청, 2018). 다른 지역들에서도 유사하게 주민과 보건소 직원이 건강마을 만들기 역량을 개발하면서 사업을 진행하는 경우가 대부분이다. 인력 활용 방식은 지역에 따라 조금씩 차이가 있다. 경상남도와 강원도 사업에서는 주민조직화를 촉진하기 위해서 보건소가 마을건강 코디네이터를 사업 인력(비정규직)으로 고용하는 방식을 택했다면 경상북도 건강(새)마을 사업에서는 실무를 담당하는 보건소 직원과 약간의 활동비를 지원받는 주민(마을건강지기)이 공동으로 업무를 담당하면서 사업을 위해 별도의 인력을 고용하지는 않는다. 이런 운영 방식은 사업이 장기화되면서 조정되기도 한다. 경상북도에서는 건강위원회 활동이 매우 활발했던 한 지역에서는 마을건강지기를 담당하던 주민이 면사무소 직원으로 고용이 되어 보건소가 아닌 면 소속으로 건강위원회 관련 업무를 담당하게 된 사례가 있었고(포항 기북면), 경상남도에서도 예산과 인력 활용 등을 효율화하기 위해 마을에 거주하지 않는 건강 코디네이터를 별도로 선발하기보다 건강마을활동을 직접 담당하는 주민 중 행정적 역량이 있는 이에게 코디네이터 역할을 맡기는 형태로 사업을 조정한 사례가 확인됐다(경상남도 공공보건의료지원단, 2022). 서울시의 경우 보건소의 역할은 행정지원과 예산관리 정도로 상대적으로 소극적이었던 반면 의료사회적협동조합이나 시민사회단체 등 지역사회에 기반을 두고 있는 조직이 사업 공모 단계부터 주도적으로 참여하는 형식을 취했다(김동하·유승현, 2022).

사업이 지역사회에서 자리를 잡고 건강지도자가 양성되어 리더십을 확보하면 주민들은 보건소와 읍·면사무소, 마을건강센터 등의 지원 속에서 건강마을을 위한 활동에 보다 적극적으로 관여하게 된다. 주민들이 어떤 목표를 세우고 어떤 활동을 할 것인지, 직접 결정하는 게 바람직하다고 되어 있지만 실질적으로 어떤 활동을 할지에 대한 틀과 아이디어는 대개 보건소와 지원연구조직이 제공하는 경우가 많다. 지역사회건강조사 결과에 대한 소지역별 분석 결과를 활용하거나, 통합건강증진사업이 다루던 문제 목록과 보건소가 기존에 익숙한 접근을 활용하는 등 기존 보건사업의 지식들이 토대가 된다. 차츰 주민들의 참여 기간과 역량이 쌓이고, 사업의 운영 방식이 익숙해지면 주민들의 활동이 다각화하는 방향으로 나아갈 수 있다. 서로 다른 활동을 하는 건강소모임들이 여러 개 구성되어 활발히 운영되거나, 지역자원을 연계하며 더 넓은 범위의 활동을 하게 되기도 한다. 기존에 활동하던 주민자치회, 새마을 부녀회, 라이온스클럽, 노인회 등 주민조직의 지원을 받아 행사를 치르거나 지역 내 민간 사업장에서 후원을 받아 활용하는 형태가 흔하다. '건강한 환경'을 키워드로 하는 활동은 확장 가능성이 더 넓다. 쓰레기 치우기와 화단 가꾸기 같은 마을 정화 사업부터 마을의 걷기 길과 공원 만들기, 체육관 설립 같은 인프라 조성 사업, 공업 단지의 오염 배출 규제 등은 대개 보건소의 사업 지원 범위를 벗어나기에 읍면동사무소처럼 생활터와 가까이 있는 행정조직과의 협력 여지가 커진다. 더 많은 자원이 필요한 경우에는 지방자치단체나 중앙정부의 사업에 공모하여 자원을 끌어올 수도 있고, 기왕에 주민조직이 만들어진 상황에서 건강이 아닌 다른 주제로 지원을 받는 정부 공모 사업으로 넘어갈 수도 있다. 일각에서는 보건소 사업과 거리를 두며 건강위원으로 만난 이들이 사회적 협동조합을 개설하거나, 건강위원으로 활동하다가 군의원 선거에 출마하여 당선된 사례들도 확인된다(허현희, 2018; 김새롬, 2019; 경상남도 공공보건의료지원단, 2022).

주민조직이 만들어진 이후에는 보다 상위 수준의 건강 거버넌스에도 관여하는 기회도 생긴다. 광역자치단체 예산으로 건강마을사업을 운영하는 지역에서는 사업에 참여하는 여러 지역의 건강위원회가 모여 교육을 받거나 성과를 공유하는 행사를 운영하며 지역 간 연계를 지지한다. 건강마을 활동을 서로 소개하고 타 지역에서의 좋은 사례를 서로 배울 수 있는 기회를 제공하기 위해서다. 이런 행사는 도청이나 시청 등 주민들이 평소에 접촉하기 어려웠던 광역 지방정부와 접촉하는 기회이기도 한데, 이런 공간에서 주민들은 일정한 대표성을 가진 연합체로서 움직일 여지가 생긴다. 경상남도와 경상북도에서는 각 지역별 건강위원회의 대표들이 참여하는 광역지자체 단위의 협의체를 구성해 사업 관련 의견을 수렴하고 건강마을의 대표들이 광역지자체의 건강관련 부서의 공무원들과 정기적으로 논의할 수 있도록 했다. 이는 대개 주민 대표들의 자발적인 요구나 연대에 의한 것이기보다 상향식 건강 거버넌스를 지향하는 연구자와 관료 조직의 지원을 통해 구성된 초대된 공간으로 시작한다. 그럼에도 공식적인 의견수렴의 장을 만들어 내고 이를 상시적으로 운영하게 되면 주민들은 지역의 건강 문제를 다루어 온 경험과 대표성을 토대로 보다 상위 수준의 건강 거버넌스에 참여하게 된다. 예컨대 지방자치단체 예산으로 사업을 진행하는 경상북도에서는 도 단위 건강마을 협의체 회의를 꾸준히 진행하며, 사업에 대한 지원 지속을 요구해 왔다. 지역 언론에 보도된 내용에 따르면 코로나19 유행으로 협의체 회의 운영이 어려웠던 시기를 넘겨 2022년 진행한 협의체 워크숍에서는 코로나19 유행 시기 건강마을 운영 방안이나 이후의 사업 진행 방향에 대한 논의가 이루어졌고, 코로나 기간 동안 사업이 온전히 진행되지 못한 만큼 도청의 지원 기간을 연장하기로 건의했다(대구경북뉴스, 2022.7.7).

중앙정부에서도 유사한 사업이 진행된 바 있다. 보건복지부는 2012년부터 2014년 사이 '참여형 건강증진모형 개발 시범사업'을 전국 16개 보건소에서 진행했다. 이는 지자체 등에서 사례를 만들어낸 지역사회 기반의 건강불평등 개입을 참조하는 것인 동시에 해외에서 주류화된 지역사회 참여 기반 연구(Community-Based Participatory Research, CBPR)에 대한 방법론적 확산의 형식을 띄었다. 2000년대 후반 건강증진의 새로운 패러다임으로서 지역사회 기반 참여 연구 방법론을 소개하는 연구가 출판되고(정민수 등, 2009; 유승현, 2009, 2012) 이를 적용하기 위한 노력이 군데군데에서 이루어지면서 정부가 학계의 제안을 수용하는 방식으로 지식확산이 이루어졌다 볼 수 있다. 이 과정은 주로 참여형 건강증진사업과 관련한 기술적 지원을 담당한 한국건강증진재단(현재 개발원으로 변경됨)의 문서들에서 확인된다. 한국건강증진재단에서는 지역사회 기반 참여형 연구에 대한 매뉴얼을 번역하고(한국건강증진재단, 2014b), 지역사회 참여형 건강증진 사업에 대한 매뉴얼(한국건강증진재단, 2014a)을 개발해 공개했다.

지역사회 기반 참여형 연구는 본질적으로 지역사회 주민들의 역량을 기르고 권력을 확보함으로써 지역사회에서 건강의 조건을 변화시키고자 하는 변혁적 지향(transformative potential)을 가지는 방법론이자 실천론이다(Wallerstein et al., 2021). 그러나 현실적으로 중앙정부가 통합건강증진사업의 일환으로 수용한 참여형 건강증진 사업이 마찬가지의 지향을 가지고 있는지는 비판적 평가가 필요하다. 주민참여를 통해 지역사회의 우선순위에 따라 사업의 내용과 방향을 이끌어 가게끔 사업의 틀을 갖추었으나, 이것이 어떻게 구현되고 있는지에 대해서는 잘 알려져 있지 않다. 다만 현재로서는 지역사회와 연구인력, 정부의 실행조직이 동등한 수준의 다 부문 파트너십을 형성하고 공동 학습을 진전시키는 등의 전면적인 권리 기반 접근을 채택하고 있다고 보기는 어려울 것으로 보인다. 구조적 불평등과 건강의 사회적 결정에 대한 관점 역시 유사하다. 지역사회 건강증진과 건강불평등이 어떻게 맥락적으로 연결되는지를 설명하는 별도의 문서가 출판(한국건강증진재단, 2014c)되기도 했지만, 중앙 보건사업 체계 내에서 참여형 건강증진 사업은 보건소가 통합건강증진사업에서 선택적으로 수행할 수 있는 여러 사업 중 하나로 포함되는 수준에 그친다. 지자체의 고유 사업으로 주민참여 정책이 있었던 지역에서는 중앙사업에서 주민참여사업이 포함되는 일이 도움이 되었을 수 있겠지만 대체로 관료적 보건행정에 지역사회 기반 참여형 연구가 포획되는 양상으로 진행되었다고 볼 수 있다. 상향적 참여와 지역사회 파트너십을 강조하는 고유한 특성은 약화되고, 대부분 보건소의 건강소모임 지원사업에 가까운 내용으로 진행되고 있을 가능성이 크다. 향후 통합건강증진사업 내에서 참여형 건강증진사업이 얼마나 어떻게 운영되고 있는지, 일선 보건소에서 해당 사업을 진행하는 과정에서 주민참여에 어떤 의미를 부여하는지, 주민들은 이런 참여의 공간을 통해 어떤 활동과 역량강화를 경험하는지에 대한 체계적 평가가 필요할 것으로 보인다.

소지역 건강불평등 해소 전략으로서 주민참여 사업은 지역에 따라 다른 삶의 양식과 필요에 부응하는 방식이어야 한다는 점에서 지역에 따라 특색이 달라질 수 있다. 사업의 특성을 도시와 농촌 지역으로 구분하여 분석한 사례연구가 보여주었듯(허현희, 2018) 지역사회 기반 주민참여의 의미와 형태, 가능성은 지역 특성에 따라 다르게 나타난다. 예컨대 서울시에서 진행된 건강생태계 사업은 의료사회적협동조합이나 지역주민단체 등 진보적 지역사회 활동을 추구하는 중간조직을 활용했다. 풀뿌리 조직, 제3섹터로 분류되는 중간 조직의 지향과 활동은 농촌 지역에서 건강위원회를 꾸릴 때에 핵심적으로 관여하는 지역사회 조직과는 그 운영 양식에서 차이가 있다. 농촌에서 주민참여 건강사업들이 보다 장기적이고 촘촘한 연고와 지역 책무성을 중심으로 형성되고 말단 행정조직과 유사한 역할을 담당하는 주민단체가 중심이 되어 사업이 진행된다면, 도시에서는 운동적 지향을 가지고 대안적 실천을 추구하는 중간 조직이 촉진자 또는 활동가 역할을 맡는 경향이 있다. 김동하와 유승현(2022)에 따르면 서울시 보건소 담당자들은 시민들의 참여와 주도를 목표로 하는 사업에서 행정조직인 보건소가 개입하는 것이 적절하지 않다고 생각하는 경향이 있었다. 보건소의 담당 부서는 중간 조직과 함께 파트너십을 구성하여 주민 조직화에 적극적으로 뛰어들기보다는 서울시의 사업을 구 내 단체가 할 수 있도록 지원하는 행정적 매개자 역할을 주로 수행했다. 이는 보건소 담당자들이 직접 주민들과 함께 역량강화 교육을 받으며 건강위원회를 꾸리고 운영하면서 참여적 보건사업에 대한 이해를 확장해 나갔던 비 서울 지역에서의 경험과는 상당한 차이가 있다.

보건의료자원의 부족과 결핍을 직접 경험하는 농어촌 지역의 건강위원회는 도시에서 건강증진활동을 기획하는 건강위원회에 비해 관심을 가지거나 주민을 조직하는 방식도 다르다. 연구자의 관심사 역시 다를 수 있다. 서울 등 도시에서의 주민참여 사업은 자원이 가장 많은 지역에서 진행되는 사업인 만큼 의료 접근성에 대한 관심보다는 건강도시, 도시건강 같은 키워드와 함께 건조환경 개선과 웰빙을 추구하는 정책과 연결되는 경우가 많다. 리빙랩(living lab) 등 사회적 기술혁신의 실험장(test bed) 역할을 자처하거나, 유무형의 자산으로서 도시 건강(health as collective asset)을 추구하며 형평성보다는 국제도시 서울의 경쟁력이라는 측면에서 주민 활동을 바라보는 입장과 결합하기도 한다.

이에 비해 고령화 수준이 높고 의료 시장이 유지되지 못해 의료접근성에 대한 고민이 지속되는 농어촌 지역에서 건강위원회 활동은 전혀 다른 양상을 보인다. 비수도권 비광역시 지역에서 건강위원회 등 주민조직은 지역의 몇 안 되는 의료기관과 관계를 형성하기에 상대적으로 더 쉽고, 지역 불평등을 건강 거버넌스와의 연결해 낼 가능성이 더 크다. 도시에 비해 사회적 관계가 조밀하고 행정기관과 주민들 사이의 거리가 더 가깝다는 점도 관계 형성에 도움이 된다. 그러나 지역주민조직과 '관' 사이의 가까운 거리는 장점만큼이나 단점도 있다. 민관 협력과 조율을 강조하고 공동운명체인 지역사회의 유대감을 강조하다 보면 같은 마을 주민으로서 동질성을 강조하며 내부적 권력 위계나 불평등에 대응하기 어렵다. 취약이 집중된 문제를 다룰 때에도 시혜적 접근을 취하게 되기 쉽다. 이렇게 조밀한 관계는 때에 따라서 지역 내 취약집단을 파악하고 개입하는 데에 유리한 조건이 될 수도 있다. 하지만 지역사회 공동체를 국가 발전을 위한 동원의 단위로 여겨온 오랜 역사를 고려하면, 관에 협조하는 주민조직은 사실상 지역을 계속해서 박탈당한 상태로 만드는 거시적 조건을 방치하는 국가에 문제를 제기하는 주체가 되기 어렵다. 도리어 함께 잘 살기 위해 노력하는 국가의 구성원으로 지역사회의 자활과 자조를 강조할 가능성도 크다. 계급 격차와 젠더 구조 같은 지역 내 불평등에 대해서도 이를 문제화하기보다 지역사회의 일반의 이익과 협력을 강조하며 기저의 위계를 자연화하기 쉽다. 다만 이러한 조건을 감안하더라도 서울과는 전혀 다른 지역사회에서 주민들의 집합적 필요가 수도권 집중을 강화하는 한국 자본주의의 축적 경향에 대응하는 지식과 정치를 형성하고, 건강을 위한 조건을 변화시키기 위해 조직화될 수 있도록 주민들의 권력강화를 위한 모색이 지속되어야 한다.

3. 주민참여의 가능성과 한계

1) 사람 중심관점의 지식·담론 형성과 이를 옹호하는 정치를 위한 참여

지금까지 보건의료에서 주민참여와 이를 토대로 하는 사회적 통제가 유의미한 힘을 발휘해 정책에 영향을 미쳐왔다고 보기는 어렵다. 앞으로도 건강에 대한 생의학적 관점이 지배적인 한국의 의료체계에서 지역사회 기반의 건강증진 활동은 보완적, 보조적인 것으로 여겨질 가능성이 크다. 한국인의 기대여명 증가에서 의료의 확대가 차지하는 몫이 얼마나 되는지에 대한 근거가 명확하지 않음에도 불구하고 건강은 의료를 통해 유지·증진된다는 믿음이 앞으로도 굳건할 것으로 예상되기 때문이다.

지역 간 의료자원의 격차가 벌어지고 의료의 분업화·상업화로 인한 공백이 드러남에 따라 지역에서 보건의료와 관련한 주민들의 관심과 우려가 정치화될 기회는 점점 더 커질 가능성이 크다. 최근 정부는 보건소 등 보건 기관을 활용해 원격의료와 비대면 서비스를 확대함으로써 의료와 돌봄의 공백을 채우겠다는 정책을 추진 중이다. 이는 지역의 의료 공백에 대한 대응으로 배치되곤 하지만 실질적으로는 지역 보건의료에 대한 투자를 억제하는 명분으로 작동할 가능성이 있다. 시장적·상업적 기제에 따라 움직이는 의료 자본은 규모의 경제를 달성하기 어려운 지역에서의 의료를 감당하거나 책임질 책무가 없다. 반면 지방자치단체와 그 지역에서 살아가는 사람들의 상황은 다르다. 그렇기에 지역에서 심각한 의료 공백과 그로 인한 위기가 발생한다면, 이는 역설적으로 사람 중심적 지역보건의료를 요구하고 주장하는 정치적 조직화의 기회로 이어질 수 있다.

반면 비수도권 농어촌 거주 주민들의 고통을 사회적 부정의의 차원이 아닌, 어떤 사람들의 불운과 사고로 여기게 만드는 통치에 대항하는 중앙 정치 차원에서의 사회 권력의 힘은 충분치 않아 보인다. 정치적·경제적 자원이 수도권에 집중되고 이를 정당화하는 경제적 합리성과 개발 경제의 헤게모니가 여전하기 때문이다. 그런 가운데 건강권과 형평을 중요시하는 대안 담론(예. 인권 접근, 국가균형발전, 탈식민화 등)이 현실 권력의 지지는 물론, 시민 대중 일반의 옹호를 끌어낼 수 있을지는 미지수다. 결국 중앙의 정치권력이 지역의 현실, 그중에서도 건강불평등과 의료 격차의 문제를 포착해 현실에 개입할 여지가 크지 않다 예상된다.

그렇기에 중앙집중적이고 식민화하는 통치에 저항하는 공간으로서, 대안과 저항의 거점으로서 지역과 지역의 목소리에 주목하는 수밖에 없다. 동력과 역량은 둘째 치더라도 수도권 집중을 강화하는 한국 자본주의의 축적 경향에 대응하는 정치적 동력의 근원이 되는 필요와 고통이 위치하는 시공간으로서 지역사회에 주목한다. 고령화와 인구 감소가 동시에 진행되는 지역에서도 주민들은 건강하게 나이 들고 살아갈 권리가 있다. 이 권리를 보장하고자 한다면 건강과 보건의료의 권리를 보장하기 위한 보건의료와 이와 관련한 제반 사항을 정부가 정치적으로 책임져야 할 문제로 만들어 내야 한다. 지방정부가 지역에서 살만한 삶을 보장하는 지역의 건강 문제를 다루도록 정치적이고 행정적인 역량과 동력을 키우도록 노력해야 한다.

앞선 논의가 주로 정치적 동력과 이해관계에 대한 것이었다면, 사회 변화와 정치에서 '지식'의 긴요성도 주민참여를 전략으로 삼을 이유가 된다. 일반적으로 불평등을 문제시하는 사유 그 자체도 통치의 관점에 포획되어 있기 때문이다. 지역에 따른 건강수명과 기대여명의 격차를 어떻게 해석하고, 지역 간 의료 자원의 격차로 인해 사람들이 겪는 고통을 줄이려면 어떻게 개입할지에 대한 지금까지의 논의는 명백히 국가 중심적, 수도권 중심적 관점에서 이루어져 왔다. 국가와 전문가의 입장에서 보건의료를 둘러싼 지식이 생산, 해석되고 담론을 구성하는 과정에서 발생하는 인식론적 부정의(epistemic injustice)와 그 순환(Fricker, 2007)을 바로잡기 위해서 주민들의 참여와 통제가 필요하다.

미란다 프리커는 인식론적 부정의(epistemic injustice)가 두 가지 방식으로 작동한다고 설명했다. 첫 번째는 어떤 개인 혹은 집단이 지닌 성별, 인종, 계급 등 특성에 대한 사회적 편견으로 인해 이들의 경험이나 지식이 과소평가 되거나 무시되는 경우를 의미한다. 이를 증언적 부정의(testimonial injustice)라고 부른다. 의료취약지에 의료기관을 유치하기 위한 노력이 지역 이기주의와 토호

세력의 이권 다툼으로 치부되거나, 지역주민들의 의료이용에 대한 고충을 불필요하게 서울에 있는 큰 병원을 이용하려고 하는 무지나 이기주의로 폄하하는 사례가 여기에 해당한다. 두 번째는 해석적 부정의(hermeneutical injustice)이다. 이는 어떤 이들이 자신들의 경험을 적절하게 설명하거나 이해할 수 있는 자원이 주어지지 않는 경우에 발생한다. 농어촌 지역보다 중소도시에 살거나 상급종합병원이 없는 자치구에 사는 서울 시민이 "미충족 의료"가 더 높다는 실증 분석 결과나, 혼자 사는 노인이 낙상 후 너무 늦게 발견되어 사망한 사례를 외상안전체계의 부재나 돌봄 공백의 결과가 아니라 어쩔 수 없는 불운이라고 여기는 일도 여기에 해당하지 않을까 생각한다.

보건의료와 관련한 지식과 담론이 누구의 입장에서 형성되는지에 대한 근원적 문제 제기와 비판은 대안적 해석과 실천가능한 변화의 모델 없이 힘을 발휘하기 어렵다. 국가화된 정책과 이에 복무하는 연구는 국가와 중앙정부의 관점-따라서 이해관계-에 맞춰 제도화, 가시화된 의제만을 중요하게 다루며 여기에 부합하지 않는 고통은 주변화하여 사라지게 만든다. 비판의 준거와 대안을 생성하는 과정으로서 주민참여를 옹호하고, 이를 토대로 새로운 지식과 실천, 제도를 만들어 나가야 하는 이유다.

2) 통치의 전략으로서 사람들을 포획하는 참여

공중보건 영역에는 사람들의 참여와 자발성을 강조하는 논의가 많다. 끽연과 음주, 운동 같은 일상의 건강 행동부터 섭식과 수면, 가족 관계나 성생활에 이르기까지, 당신이 한 어떤 선택과 활동이 축적되어 건강에 영향을 미친다는 설명은 넘치도록 많다. 이는 건강이 인간의 인생 전반의 경로에서 거쳐 온 다양한 경험의 영향을 받는 총체적 심급으로서의 성격을 가지기 때문이다. 그러나 입체적이고 복합적일 수밖에 없는 사람들의 경험은 실증주의적 과학 속에서 일개 위험 요인(risk factor)으로 압축되곤 한다. 무엇이 질병과 불건강의 위험을 높이는지에 대한 탐색이 주를 이루는 연구들은 다수의 위험 요인을 증명해 내고, 보건학적 개입은 여기에 집중한다. 건강증진 활동은 위험 요인에 대한 개입과 경각심을 강조하며 삶의 변화를 촉구한다. 이는 질병이 발생하기 전보다 예방적인 개입을 수행한다는 측면에서 대개 효율적이고 바람직한 일로 여겨진다. 그러나 이런 건강증진의 담론은 많은 경우 위험을 개인 특성으로 지적하며 회피의 역량을 요구한다는 점에서 피해지 비난(victim blaming)의 형식을 취한다. 많은 연구가 불건강의 위험요인인 비만, 야간노동, 성 정체성과 성적 지향, 피임약 복용 등을 지목한다. 하지만 이런 요인을 "위험"으로 주목하는 것이 어떤 의미가 있을까? 피할 도리가 없거나 나의 몸 그 자체인 특성을 "위험 요인"으로 호명하는 지식과 정책은 불건강의 원인을 사람들의 삶과 몸 그 자체에서 찾는 셈이다(Orsini, 2011).

통치성 개념은 국가가 가시적으로 개인의 자유를 침해하기보다는 자발적으로 자신의 이해와 관심을 전체 사회에서 요구하는 것과 일치시킴으로써 자발적으로 체계의 규범을 수용하는 주체의 발명을 설명해 준다(크룩생크, 2014). 이런 통치의 작동양식은 건강증진 영역에 잘 들어맞는다. 많은 보건 정책, 특히 예방적 정책은 더 많은 사람이 자신의 몸을 돌보고 관리하는 일을 자기 윤리로 삼아 스스로 건강한 시민 발명을 목표로 삼는다. 자기관리와 자기돌봄은 개인 수준에서 건강이 도움이 되는 덕목이자 자산으로서 유용하다. 그러나 건강하게 먹고, 정기적으로 운동하며, 음주나 흡연 같은 건강에 해로운 습관을 피하라는 메시지는 암묵적으로 우리 모두가 자신의 건강을 돌보는 적극적 주체가 될 수 있음을 전제한다. 장시간 노동으로 제대로 수면을 취하지 못하고 운동할 짬이 없는 사람, 한국어에 익숙하지 않아 아이의 예방접종과 건강검진 일정을 맞추기 어려운 이주민 여성은 어떤 이유에서든 건강을 위한 자기윤리의 수행에 미달하는 사람이 된다. 개인의 역량과 자율성을 강조하는 정책들은 끊임없이 불건강의 책임을 개인화하는 효과를 발생시킨다. 당사자의 변화와 자발성을 강조하면 할 수록, 건강증진사업이 다루는 정책은 미시적이고 개인의 행태로 귀속할 수 있는 내용으로 축소된다.[95]

주민들이 서로 협력하여 건강을 돌보고, 이를 위한 집합적 역량을 획득하기를 기대하는 사업에서 주민참여는 조금 다른 층위에서 유사한 형태의 딜레마에 처한다. 국가의 하향적 사업이 중심이 되는 지역사회 역능화(empower)의 기획은 "잘 사는 마을 만들기"의 기억과 포개지는 데에서도 확인되듯 특정한 종류의 집합적 주체 만들기 프로젝트로서의 성격을 가진다. 소지역 건강격차 해소를 위한 주민참여 사업에서 주민들은 인구집단의 성격을 드러내는 숫자(예. 기대여명, 건강수명, 흡연율 등)를 통해 지역사회의 건강문제를 파악하고 이를 극복하는 주체로 호명된다. 주민들은 지역의 문제를 직시하기 위해 기꺼이 건강문해력을 기르고 추상적인 지표들을 이해하는 역량을 키워야 한다. 하향식 중앙집권적 계획 대신 보다 민주적이고 자기통제적인 방식으로 지역공동체를 변화시키고 이에 대한 오너십을 키워야 한다. 스스로 만드는 건강한 마을을 운영하기 위해서 주민들은 정부에게 공적 자원을 요구하거나, 자율적 통제의 권한을 요구할 수 있다. 동시에 문제 해결의 주체로서 호명을 받아 권한을 이양받은 지방자치단체와 지역사회는 문제 해결의 책임 역시 스스로에게 부과하게 된다. 지역 간 건강 격차라는 구조적 불평등이 스스로 극복해야 할 지역

95 당사자의 행태 변화를 강조하는 건강증진 개입은 아무리 건강의 사회적 결정요인을 고려하려 노력한다고 하더라도 개인에게 귀속되는 요인들을 강조할 가능성이 높다. 건강하기 위한 팁으로 "가난하지 마시오, 가능하면 가난에서 벗어나고, 가급적 오랫동안 가난하지 마시오", "가난한 부모를 가지지 마시오", "힘들고 임금이 적은 일자리에서 일하지 마시오", "저질의 후진 집에서 살지 마시오" 이런 내용들을 제시할 수는 없지 않은가? 관련한 비판과 대안을 제시하는 자료는 다음에서 확인. Brousalis, K., and Vazquez, D. (2015). Don't smoke, don't be poor, read before signing.

의 취약함이 되었을 때, 구조적 부정의에 대한 책임을 져야 할 국가의 정치적 책무는 분산된다. 푸코의 통치성 개념을 참조하면 주민참여를 통한 건강격차 줄이기 사업은 "지역사회를 경유하는 통치(government through community)" (Rose and Miller, 2010)가 될 수 있다. 개인의 자기윤리를 통치의 수단으로 삼는 건강증진과 다른 점은, 좀 더 높은 층위, 지역사회와 지방정부에 책임과 권한을 부여하여 사회 문제로서 건강을 다루는 책임을 국가로부터 이전한다는 점이다.

일례로 코로나-19 바이러스 대유행 시기 일본의 "자숙(自粛, jishuku)" 규범을 생각해 볼 수 있다. 2020년 초 일본의 정치인들은 밀폐된 공간과 혼잡한 장소를 피하고 외출을 자제하는 자숙 지침을 따르기를 요청했다. 강제적인 조치가 아니었음에도 일본의 시민들은 비상사태 선언 후 일주일 동안 이동이 50%, 사회적 접촉이 70% 감소할 정도로 정부의 조언을 광범위하게 준수했다. 이는 팬데믹 초기 바이러스 전파를 억제하는 데에 크게 기여했고, 일본의 방역 성공의 핵심 요인이었던 것으로 평가되곤 한다. 그러나 이런 자숙 규범은 단지 개인의 규범을 넘어 지역사회에서 상호 감시와 사회적 강압으로 이어졌다. 시민들이 서로에게 자숙을 요구하는 경찰 노릇을 했다. 자숙 규범에서 어긋난 활동을 하는 사람들의 신상을 털거나 공개적으로 망신을 주는 등 서로 감시하는 사건들이 일어났다. 대유행 시기 영업을 하는 사업장 외부에 업장 폐쇄를 요구하는 팻말을 붙이거나, 다른 현의 번호판을 달고 있는 차량에 달걀을 던지는 등 자구적 치안을 명분으로 괴롭힘이 정당화됐다(Wright, 2021). 3T 1P(Test, Trace, Treat, and Participate)라는 이름이 붙었던 한국의 방역에서도 동원되었던 시민들의 "참여"가 무엇을 의미했는지 비판적으로 되돌아보게 되는 대목이다. 일본의 사례는 국가가 자숙이라는 이름으로 신종감염병으로부터 스스로의 안전을 지키기 위한 활동을 규범화하였을 때, 지역사회에서 안전의 책임과 이를 위한 활동이 어떻게 배치되는지를 보여주는 사례다.

지역사회 주민참여가 지역사회를 경유하는 통치로 작동하는 더욱 명시적인 사례는 일본의 지역사회통합돌봄정책에서 찾아볼 수 있다. 일본의 지역사회 통합 돌봄 체계는 보건의료, 간호, 예방, 주거, 생계 지원의 다섯 가지 영역의 서비스를 제공하며 복지와 의료의 통합을 조정하는 지역사회의 역량을 강조한다. 이 정책은 지역사회 역량이 통합 돌봄의 핵심임을 강조하면서 지역사회에서 살아가는 노년의 건강과 존엄을 위해서 네 가지 돌봄이 제공된다고 분류한다. 이는 가족과 자신의 돌봄을 의미하는 자조(self-help), 지역의 건강 자원봉사자들을 포함하는 비공식 네트워크로의 돌봄을 의미하는 호조(mutual aid), 장기요양보험과 같이 사회보장제도를 통해 제공되는 돌봄을 공조(social solidarity care), 그리고 정부의 공공의료와 복지 등 조세를 기반으로 제공되는 돌봄을 공조(governmental care)로 배치한다. 일본 지역사회통합돌봄정책을 소개하는 한 연구는 네 가지 돌봄 중 가능한 자조와 호조를 적극 활용하기를 권장한다. 노년기 시민과 지역사회의 자체적인 자원을 최대한 키워서 사회보장과 국가의 자원을 사용하게 되는 두 가지 공조 돌봄을 가급적 줄이는 것이 바람직하다고 설명이다(Sudo et al., 2018).

니키 류 교수에 따르면 돌봄의 층위를 네 개로 구분한 것은 본디 공백 없는 돌봄을 다층적으로 채워내고자 중층적 복지 구조를 쌓아 올린다는 취지를 가지고 있는 것이었다. 그러나 위기와 자원 부족 속에서 이 4가지 층위의 돌봄에 대한 이야기는 종종 정치인들에 의해 "스스로 할 수 있는 일은 우선 스스로 해본다, 그리고 가족과 지역에서 서로 돕는다, 그다음에 정부가 안전망으로 보호한다"는 위계를 가진 구조로 논의되며 자발과 자조를 강조하는 담론으로 작동했던 것으로 보인다. 2010년 이후 일본 자민당은 자조, 자립을 강조했다. 공조의 시스템을 강화하자고 말하면서도 공조에 해당하는 의료·사회보장비를 억제하는 정책이 펼쳐졌고, 이에 대한 시민들의 저항은 약했다(니키 류, 2021). 사회보장예산이 고갈되어서는 안 된다는 자원 제약 담론이 지배적인 가운데 일본의 지역사회통합돌봄 정책은 '지역공생'의 틀에서 지역사회의 호조를 강조한다. 주민 간 상부상조나 자원봉사 활동, 주민조직의 지역 활동을 활용함으로써 공조의 비용을 줄이는 방향으로의 압력이 걸리는 셈이다.

일본의 지역 공생사회 지원시책은 개호보험제도를 중심으로 지역사회의 다양한 복지 수요를 포괄하는 지원 시스템을 구축한 사례로, 이제야 돌봄 위기를 전면적 사회 의제로 논의하기 시작한 한국에 큰 시사점이 있다. 그러나 지역사회의 복지 과제를 내 일처럼 여기고 주민이 주체가 되어 협동·협력하여 해결할 수 있기를 기대하는 호조에 대한 강조가 무엇을 의미하는지는 비판적으로 검토해야 할 문제다. 일본의 신자유주의 정책을 검토하며 개인과 지역사회의 역할을 강조하며 국가 개입의 필요가 없는 자기 돌봄(자조)과 상호 돌봄(호조)에 대한 도덕적 가치를 고양하는 형태의 정책 개혁이 이루어지고 있음을 지적(Sala et al., 2023)하는 비판을 눈여겨보아야 한다.

한국에서도 고령화와 돌봄 공백의 대안으로 도입된 지역사회통합돌봄 역시 참여를 강조하며 지역사회의 역량에 관심을 둔다. 오타와 선언은 지역주민들의 네트워크와 관계를 통해 상호 돌봄을 실천하고 이를 통해 지역사회 그 자체가 처한 조건까지도 바꾸어 내는 상향식 변화를 지향한다. 그러나 반복되는 정책적 경험에서 파악되듯, 많은 경우 주민들의 참여는 지역사회에서 건강 문화를 확산하고 호조를 위한 최소한의 자원을 마련하는 데에서 그치고 있다. 정부의 정책 지침 속에서 참여는 절차와 도구로 물화되고, 대항적 권력이나 사회적 통제로 나아가지 못하는 사례가 대다수다. 새마을운동에서처럼 마을의 문제를 스스로 해결하는 집합적 주체를 동원하고자 하는 역사적 경험도 통치 수단으로 참여를 우려해야 하는 조건이다. 하향식 자기 계발과 발전의 통치성이 지속적으로 침투함에 따라 상호 돌봄의 실천이 공공의 자원을 절약하여 지역으로서 자립하기 위한 수단이 되어버릴 위험을 경계해야 한다. 일방적인 하향적 동원이 아니고, 일정하게 지역주민에 대한 고용과 유급노동, 주민 권력강화를 지향하는 경우에도 위험은 마찬가지다. 참여적 정책이 지역에 따라 존엄의 조건을 차별적으로 설정하는 정당화 수단으로 활용되거나, 정부의 책임을 지역에 미루는 신자유주의적 자기책임의 담론이 될 수 있음을 경계해야 한다.

기존의 담론과 인식세계가 대항적이고 변혁적인 주민참여의 가능성을 모색하는 데에 유리하지 않다는 점도 어려움을 키운다. 보건 영역에서는 생의학적 기준과 기술중심성을 탈피하기 위한 관점으로 주민참여와 건강의 사회적 결정을 강조해 왔다. 하지만 사람들이 건강을 기술중심적 개입의 대상으로 생각하고, 의료중심 접근을 옹호한다면 주민들이 주체가 된다고 하더라도 주류의 담론을 거슬러 다른 대안을 주장하고 만들어 내기가 매우 어려워진다. 오래된 민-관 협치의 전통을 따라 주민들이 지방자치단체와 대립하거나 불편한 이야기를 회피하거나, 주민참여가 드러나야 마땅한 사회 갈등을 억누르기 위한 타협의 형태로만 선별적으로 동원될 위험도 예외이기보다 예상되는 조건이라고 보아야 한다. 그럼에도 불구하고 앞서 논의한 조건들을 고려하면 지루하고 비효율적인 민주적 논의와 공론 형성을 추구하며 사람들의 입장에서 지역 보건의료를 변화시키기 위한 노력이 불가피하다. 건강과 보건의료를 논의하는 참여의 공간을 만들고 이를 어떻게 확장·연결하여 모두의 건강을 위한 정치를 만들어낼 수 있을지, 주민참여의 조건과 맥락에 대한 더 좋은 지식을 축적해 나가야 한다.

§ 참고문헌

건치신문. 2020. “도민의 뜻으로 서부경남 공공병원 설립.” 《건치신문》, 2020년 7월 6일.

경남도민일보. 2023. “서부경남 공공병원 설립 제동' 경남도의회 비판 이어져.” 《경상도민일보》, 2023년 12월 6일.

경상남도 공공보건의료지원단. 2022. 『제2기 경상남도 건강플러스 행복플러스 사업 평가 및 사후 유지지역 사례연구』. 창원: 경상남도 공공보건의료지원단.

경향신문. 1975. “의학계의 큰 쟁점 메덱스제 도입 국내외 전문가들 의견을 듣는다.” 《경향신문》, 1975년 11월 17일.

권순만·오주환·정연·허재헌. 2012. 「시민위원회와 건강보험 보장성 의사결정 사례」. 《보건경제와 정책연구》, 제18권, 제3호, 103~119쪽.

김건엽·김현지·윤창호. 2011. 「국내 생활터 중심의 건강증진사업: 건강도시를 중심으로」. 《한국산학기술학회 논문지》, 제12권, 제2호, 813~820쪽.

김동하·유승현. 2022. 「협력 관점에서 '서울시 건강생태계 조성사업'돌아보기」. 《보건교육건강증진학회지》, 제39권, 제3호, 1~18쪽.

김새롬. 2019. 「건강증진사업에서 권력강화적 참여의 과정 : 건강새마을 조성사업에 대한 심층사례연구」. 서울: 서울대학교 박사학위논문.

김영미. 2012. 「시민지 주민 동원의 유산과 변용」. 《한국학논총》, 제38권, 335~364쪽.

김용익. 1992. 「보건의료 주민참여의 정의와 전략에 대한 연구」. 《보건행정학회지》, 제2권, 제2호, 90~111쪽.

김장락·정백근·박기수·강윤식. 2014. 「지역사회조직화 전략의 중간 결과평가: 경남 건강플러스 행복플러스 사업 3년 경험」. 《농촌의학· 지역보건》, 제39권, 제3호, 146~160쪽.

김해청. 2018. 「부산시 연제구보건소 마을건강센터 활동사례:-연산 6 동 건강마을만들기」. 《대한공공의학회지》, 제2권, 제1호, 147~152쪽.

니키 류(二木立). 2021. “인터뷰: '자조(自助)·공조(共助)·공조(公助)'라는 분리는 적절한가? - 삼조의 변천을 회고하다.”, 《실버아이뉴스》, 2021년 5월 1일.

대구경북뉴스. 2022. “모두가 살고 싶은 건강한 마을 만든다! 경북도, 2022년 건강마을 조성사업 도 협의체 워크숍 개최.” 《대구경북뉴스》, 2022년 7월 7일.

동아일보. 1984. “농어촌 「공공의료사업」 앓고 있다.” 《동아일보》, 1984년 5월 11일.

신영전·윤태호·김명희. 2009. 『건강불평등 완화를 위한 건강증진 전략 및 사업개발』. 서울: 보건복지부.

신영전·윤태호·김명희·정백근·서제희. 2011. 「건강형평정책과 사업: 건강 불평등 완화를 위한 접근」. 《한국사회정책》, 제18권, 제4호. 41~77쪽.

신용협동조합연합회 전라남도 지부. 1984. 『협동운동의 현장』 신용협동조합 전라남도 지부.

오마이뉴스 2020. “서부경남 공공의료 확충 첫 도민토론회 연다.” 《오마이뉴스》, 2020년 6월 11일.

유승현. 2009.「건강증진을 위한 지역사회 기반 참여연구의 적용 방안」.《보건교육건강증진학회지》, 제26권, 제1호, 141~158쪽.

유승현. 2012.「지역사회건강증진을 위한 참여: 이해와 적용」.《보건교육건강증진학회지》, 제29권, 제4호, 57~66쪽.

윤태호. 2010a.「지역 간 건강 불평등의 현황과 정책과제」.《상황과 복지》, 제30호, 49~77쪽.

_____. 2010b.「지역 건강격차와 지방자치」.《월간 복지동향》, 제139권, 51~54쪽.

_____. 2012.「건강형평성을 고려한 지역보건사업 수행의 실제」.《건강도시 포럼 자료집》

정다혜. 2021.「병원에서 마을로—거제 지역사회건강사업으로 본 1970년대 의료 소외지역의 지역보건 실험」.《사회와 역사》, 제129호, 107~146쪽.

_____. 2022.「주민참여로 마을의 건강을: 1970-80 년대 마을건강원 활동과 보건의료에서의 주민참여 논쟁」.《Korean Journal of Medical History Ŭi Sahak》, 제31권 제3호, 793~837쪽.

정민수·길진표·조병희. 2009.「지역사회 기반 조직을 이용한 지역사회역량의 측정과 건강증진 기획: 서울시 S 구를 중심으로」.《보건교육건강증진학회지》, 제26권 제3호, 35~48쪽.

정백근·김장락·강윤식·박기수·이진향·서기덕·주상준·오은숙·김승진·조성진. 2012.「〈사례보고〉 경상남도 지역 간 건강불평등 완화사업-건강플러스 행복플러스 사업」.《농촌의학. 지역보건》, 제37권 제1호, 36~51쪽.

조병희. 2010.「지역사회 중심 건강증진의 과거와 현재」.《보건교육건강증진학회지》, 제27권 제4호, 1~6쪽.

조은주. 2018.『가족과 통치』. 서울: 창비.

크룩생크, 버버라(Barbara Cruikshank). 2014.『시민을 발명해야 한다』. 심성보 옮김. 서울: 갈무리

통계청. 국가통계토털(https://kosis.kr)

하지우·김찬기·김진환·김새롬·김창엽. 2023.「보건의료 영역에서 참여적 우선순위 결정 절차의 운영 방법: 주제범위 문헌고찰」.《보건사회연구》, 제43권, 제2호, 223~249쪽.

한국건강증진재단. 2014a.『2014년 지역사회 통합건강증진사업 안내—지역사회 참여형 건강증진 모형개발 시범사업』. 서울: 한국건강증진재단.

______________. 2014b.『CBPR 협력체 개발 및 유지: 기술 구축 커리큘럼』. 서울: 한국건강증진재단.

______________. 2014c.『건강불평등과 지역사회 건강증진』. 서울: 한국건강증진재단.

허현희. 2018.「건강불평등 완화를 위한 지역사회 주민 참여 접근」. 보건복지포럼, 제260권, 62~77쪽.

홍여신•이인숙. 1994.「보건 진료원 제도 운영 평가에 관한 연구--우리나라 1차 보건의료 제도 방향 재설정을 위하여」.《대한간호학회지》, 제24권, 제4호, 568~583쪽.

Arnstein, Sherry R. 1969. “A ladder of citizen participation.” *Journal of the American Institute of Planners*, Vol.35, Issue 4, pp. 216~224.

Brousalis, K., and Vazquez, D. 2015. Don't smoke, don't be poor, read before signing : Linking health literacy and legal capability. Cleo Center for Research & Innovation.

Charles, Cathy, and Suzanne DeMaio. 1993. "Lay participation in health care decision making: A conceptual framework." *Journal of Health Politics, Policy and Law,* Vol.18, Issue 4, pp. 881~904.

Commission on Social Determinants of Health. 2008. "Closing the gap in a generation: Health equity through action on the social determinants of health: Final report of the commission on social determinants of health." Geneva: World Health Organization.

Cornwall, Andrea. 2017. "Introduction: New Democratic Spaces? The Politics and Dynamics of Institutionalised Participation." *IDS Bulletin,* Vol.35, Issue 2, 1~10.

_______. 2008. "Unpacking "Participation": Models, meanings and practices." *Community Development Journal,* Vol.43, Issue 3, pp. 269~283.

Cornwall, Andrea, and Brock, Karen. 2005. "Beyond buzzwords "poverty reduction","participation" and "empowerment" in development policy." *Overarching Concerns Programme* paper number 10, United Nations Research Institute for Social Development.

Davies, Celia, Wetherell, Magaret, and Barnett, Elizabeth. 2006. *Citizens at the centre: Deliberative participation in healthcare decisions,* Bristol: Policy Press.

De Freitas, Cláudia, and Graham Martin. "Inclusive public participation in health: policy, practice and theoretical contributions to promote the involvement of marginalised groups in healthcare." *Social science and medicine,* Vol.135, June 2015, pp. 31~39.

Fricker, Miranda. 2007. *Epistemic injustice: Power and the ethics of knowing.* OUP Oxford.

Gaber, John. 2020. "Building "a ladder of citizen participation": Sherry Arnstein, citizen participation, and model cities.", *Learning from Arnstein's Ladder.* Routledge, 13~34.

Gavent, John, and Jethro Pettit. 2011. "A response to 'Powercube: understanding power for social change'.", *Journal of political power,* Vol.4, Issue 2, pp. 309~316.

Gaventa, John. 2006. "Finding the spaces for change: a power analysis.", *IDS bulletin,* Vol.37, Issue 6, pp. 23~33.

Lawn, Joy E., Rohde, Jon., Rifkin, Susan., Were, Miriam., Paul, Vinod., 2008. "Alma-Ata 30 years on: revolutionary, relevant, and time to revitalise.", *The Lancet*, Vol.372, Issue 9642, pp. 917~927.

Leung, Margaret W., Irene H. Yen, and Meredith Minkler. 2004. "Community based participatory research: a promising approach for increasing epidemiology's relevance in the 21st century.", *International journal of epidemiology*, Vol.33, Issue 3, pp. 499~506.

Lindblom, Charles. 2018(1959). "The science of "muddling through"." in Jay M. Stain, *Classic readings in urban planning*(New York, NY 10017, USA),, 31~40.

Minkler, Meredith, Nina Wallerstein, and Nance Wilson. 1997. "Improving health through community organization and community building." *Health behavior and health education: Theory, research, and practice*, Vol.3: 279~311.

Minkler, Meredith and Wallerstein, Nina. 2012. "3. Improving Health through Community Organization and Community Building: Perspectives from Health Education and Social Work." *Community Organizing and Community Building for Health and Welfare*, edited by Meredith Minkler, 37~38. NY: Rutgers University Press.

Morgan, Lynn M. 2001. "Community participation in health: perpetual allure, persistent challenge." *Health policy and planning*, Vol.16, Issue 3, pp. 221~230.

Nikkhah, Hedayat Allah, and Maarof Redzuan. 2009. "Participation as a medium of empowerment in community development." *European Journal of Social Sciences*, Vol.11, Issue 1, pp. 170~176.

O'connor, Alice. 2001. *Poverty knowledge: Social science, social policy, and the poor in twentieth-century US history*. Princeton University Press.

Orsini, Michael. 2011. ""Health Promotion" to "Population Health" to "You Are Responsible for Your Own Health."" *Critical Policy Studies*, 347.

Orsini, Michael. 2006. "16 Discourses in Distress: From 'Health Promotion' to 'Population Health' to 'You Are Responsible for Your Own Health'." *Critical Policy Studies*, edited by Michael Orsini and Miriam Smith, 347~363. University of British Columbia Press.

Rose, Nikolas, and Miller, Peter. 2010. "Political power beyond the State: Problematics of government." *The British Journal of Sociology*, Vol.61, Issue s1, pp. 271~303.

Sala, Adrienne, Nobuo Haruna, and Gilles Campagnolo. 2024. "External ideas or traditional values? A reappraisal of Japanese 'neoliberal'reforms." In *Japan Forum*, Vol.36, Issue 2, pp. 200~225. Routledge.

Schlozman, Kay Lehman, Sidney Verba, and Henry E. Brady. 1999. *Civic participation and the equality problem*. Vol. 528. Washington, DC: Brookings Institution Press.

Solar, Orielle, and Alec Irwin. 2010. *A conceptual framework for action on the social determinants of health*. WHO Document Production Services.

Sudo, Kyoko, Jun Kobayashi, Shinichiro Noda, Yoshiharu Fukuda, and Kenzo Takahashi. 2018. "Japan's healthcare policy for the elderly through the concepts of self-help (Ji-jo), mutual aid (Go-jo), social solidarity care (Kyo-jo), and governmental care (Ko-jo)." *Bioscience trends*, Vol.12, Issue 1, pp. 7~11.

Tritter, Jonathan Quetzal, and Alison McCallum. 2006. "The snakes and ladders of user involvement: moving beyond Arnstein." *Health policy*, Vol.76, Issue 2, pp. 156~168.

Wallerstein, Nina, Lorenda Belone, Ellen Burgess, Elizabeth Dickson, Lisa Gibbs, L. Chanchien Parajon, M. Ramgard, Payam Sheikhattari, and G. Silver. 2021. "Community based participatory research: Embracing praxis for transformation." *The SAGE handbook of participatory research*. London: Sage: 663~679.

World Health Organization. 1978. *Declaration of Alma Ata*. Geneva: World Health Organization.

Wright, James. 2021. "Overcoming political distrust: The role of 'self-restraint'in Japan's public health response to COVID-19." *Japan Forum*, Vol.33, Issue 4, pp. 453~475.

제9장

지역보건의료 '개혁'의 방향과 전망

김창엽

개혁을 말하려면 먼저 개혁이 무엇인지 명확히 밝히는 것이 제대로 된 순서이다. 논란이 있는 개념에서는 '존재론'이 중요하다는 차원에서도 그렇지만, 처음부터 이런 말을 하는 데는 필자 개인의 경험도 꽤 중요하게 작용했다. 몇 년 전 한 일본인 교수에게 그곳에서는 '개혁'이라는 말을 어떻게 받아들이는지 물어본 적이 있는데, 그 대답을 아직도 생생하게 기억한다. 그 교수 의견으로는 일본 사람들이 개혁이라는 말을 주로 "뭔가 나빠지는 것"으로 이해한다는 것이었다. 오랫동안 나름으로 개혁에 관심을 두고 생각과 공부를 해 왔으나 이렇게 부정적인 의미로 말하는 사람은 전혀 없었던 터라, 개혁에 관한 인식 또는 '개혁론'을 두고 두 나라 사이에 상당한 차이가 있다는 사실에 적지 않게 놀랐다.

같은 개념을 두고 국가와 사회 사이에 차이가 나는 이유를 상세하게 설명할 여유는 없으나, 어떤 개념이든 '실재(reality)'가 중요하고, 그것은 절대적으로 변치 않는 것이라기보다는 시공간의 구체적 맥락에 따라 달라진다는 사실은 강조하고 싶다. 뭔가 변화하거나 고치는 것은 사회 변동과 정책의 본래 모습이니, 그런 의미에서 '개혁'이라는 개념은 그 자체로는 구체적 내용 없이 비어있다. 어떤 개혁인지, 방향과 내용이 무엇인지, 어떤 상황에서 어떻게 달라지는지, 그 실재가 명확해져야 논의와 평가를 할 수 있고 현실의 의사결정에도 도움이 될 것이다.

앞에서 본 이 책의 저자들은 모두 '비판'의 관점에서 그동안의 지식과 실천을 검토하려고 시도했다. 구체적 내용과 실질이 옳거나 그렇지 않다는 차원보다는 지역보건의료가 전제하거나 토대로 삼아 왔던 여러 지식과 이론 그 자체를 재검토해야 한다는 주장을 곳곳에서 펼쳤다. 실제로 비판이라고 할 만한 성과가 있었는지와 무관하게, 이런 '방법론으로서의 비판'은 현재의 지역보건의료 상황에 '새로운 접근'이 필요하다는 문제의식에서 비롯된 것이다. 이런 바탕 위에 앞서 시도한 접근법들이 새로운 개혁 논의의 토대가 되어야 한다는 의미이기도 하다.

그동안 개혁 논의와 주장이 일정한 전제와 틀, 지식과 그 체계 안에서 제기된 것이라면, 개혁의 '새로운 접근' 또한 개혁을 둘러싼 익숙한 전제와 방식, 틀, 가정 등 그 기반을 다시 검토하는 데서 출발해야 할 것이다. 이런 취지에서 어떤 개혁적 정책이 옳고 그른가, 무엇이 성공이고 실패인가, 자원이 얼마나 많이 필요하고 확보할 가능성이 있는가 등, 정책이나 프로그램의 내용은 직접 다루지 않는다. 말하자면, 의료전달체계, 지역 건강증진, 공공병원 등 구체적인 정책이나 사업을 둘러싼 개혁 논의는 이 글의 범위 바깥에 두기로 한다.

또 한 가지, 여기서 다루는 '개혁론'에서는 이 글의 (예상) 독자, 즉 지역보건의료의 개혁(일상 용어로는 진보, 발전, 혁신 등도 포함한다)에 관심을 가진 일부 정책담당자, 실무자, 연구자를 중심에 두려고 한다. 그런 '우리'가 무엇을 할 수 있는지, 어떻게 할지, 왜 그것이 필요한지, 말하자면 개혁 실천의 주체를 '우리'로 상정한다. 지금까지 많은 개혁 논의가 주로 조건과 환경 변화에서 출발해 왔다면, 여기서 제안하는 개혁론은 '우리'가 실천 주체가 되는 경로이다.

1. 개혁이란 무엇인가

한국 사회에서 개혁 논의는 흔히 '선진' 사회의 어떤 모델(모범)을 따름으로써 바람직한 결과를 얻을 수 있다는 주장이나 제안으로 나타난다.[96] 무엇을 해결해야 하는지 상황을 진단하고 과제를 명확하게 하기도 전에 어디로 갈 것인지 무엇을 성취할 것인지부터 논의하는 것은 분명 문제가 있다. 정치 개혁, 경제 개혁, 노동 개혁 등, 언론에 자주 등장하는 과제들이 대부분 비슷하다. 그러다 보니 여러 문제가 의원내각제를 통한 권력구조 개편, 선거제도 개혁, '경제력 집중과 기업 지배구조 개혁', 조세 구조 개편, 노동 유연화 등의 개혁으로 모두 해결될 수 있을 것처럼 되어 있다.

지역보건의료에서도 이런 모델 기반(model-based)의 접근은 비슷하다. 공공병원 확대, 노인 주치의 제도, 지역의사제, 공공의과대학 설립, 보건소 기능 강화, 의료전달체계 확립, 필수의료 강화, 지역거점병원, 지역 건강증진, 치매 국가책임제, 지역사회 통합돌봄 등의 논의는 대체로 바람직한 모델을 상정하고 그 방향으로 정책과 제도의 틀을 만들어야 한다고 주장한다. 여기서 모델은 개혁의 목표이자 개혁의 결과 또는 산출물이며, 그런 변화의 가치와 의미는 상식적이거나 자명한 것으로 간주한다. 이와 비교해 모델과 성과를 기대하는 근본 이유로서의 '문제'는 한꺼번에 여러 가지가 중첩되거나 아예 모호한 상태로 남아 있다.

이러한 개혁 논의는 내용과 과정, 결과에 몇 가지 공통점이 있다. 물론, 이들 특성은 서로 맞물려 있고 인과관계도 복합적이다. 첫째, 개혁은 주로 정책과

96 의지나 의도가 강하다는 것을 과시하거나 '조금 큰 변화'를 과장할 목적으로 개혁 개념을 소비하는 경우는 논의에서 제외한다.

제도의 변화이며, 따라서 국가와 중앙정부가 주도하는 하향식 접근을 뜻한다. 그러다 보니, 어떤 지역이 고유한 문제를 해결하기 위해 스스로 주도하여 새로운 (지역) 체계를 구축하고 사업을 실천하는 예는 매우 드물다. 이런 시도가 있더라도 그것이 지역보건의료의 '개혁'이라 불릴 가능성이 거의 없다는 점이 더 중요하다. 지역보건의료가 지역이 아닌 국가적 의제로 머물러 있는 한, 지역보건의료의 개혁 주체는 국가와 중앙정부를 벗어나지 않을 것이다.

둘째, 개혁의 대상과 목표가 주로 국가와 중앙 차원에서 정해지면서 지역과 주민의 구체적 상황과 과제는 사상(捨象)된다. 응급의료체계를 구축(또는 개혁)할 때 지역마다 각기 사정이 다를 수밖에 없으나, 결국은 인구 OO만 명당 하나씩의 정책으로 '추상화'되는 것이 대표적 예다. 보건소 사정도 마찬가지여서, 국가 관점에서 대도시형-중소도시형-농촌형 등으로 구분하는 것은 현실에 맞는 접근이 되기 어렵다. 최근에는 '맞춤형'을 자주 강조하지만, 이는 일률적인 하향식 접근이 그만큼 많은 현실을 역설적으로 나타낸다고 할 것이다.

셋째, 지역보건의료에서는 '공공부문 개혁'처럼 정부 중앙 부처의 경계를 넘는 개혁 시도가 드물다. 중앙정부 수준에서 부처 사이에 밀접한 관련성이 있어도, '보건소 기능 개편'처럼 개혁은 한 부처의 사무를 벗어나지 못하는 때가 태반이다. 지방 정부를 관장하는 중앙 부처가 따로 있는 구조에서 한 부처를 벗어나지 못하는 '수직적' 개혁 시도는 당연히 성과를 거두기 어렵다.

이런 맥락에서 보면, 사실 지역보건의료의 개혁 논의는 과거에도 없었고 지금도 그렇다고 해도 지나친 말이 아니다. 국가 관점에서 지역보건의료를 어떻게 배치하고 정렬할 것인가 하는, 다시 말하면 지역보건의료에 관한 국가 수준의 정책 논의가 대부분이었다. 따라서, 지금은 누가, 어떤 지역보건의료 개혁을, 어떻게 논의할 것인가를 처음부터 물어야 하는 것은 아닐까 싶다.

덧붙여 말할 것은, 다른 정책과 마찬가지로 개혁에 관한 논의, 제안, 논란,

지식과 연구 등이 국가 권력의 통치와 연관된다는 사실이다. 한국 사회에서 들 수 있는 비근한 예는 이른바 '연금 개혁'을 둘러싼 논란이다. 여기서 개혁은 미래의 연금 재정 상황을 고려하여 실질적인 정책 변화를 목표로 하는 것 외에, 개혁을 말하는 순간 '피치자'가 연금 재정 고갈에 대비하여 스스로 행동('품행')을 바꾸는 효과까지 기대한다. 개혁의 정치이자 통치라 할 수 있는데, 이는 지역보건의료에서도 마찬가지다. 지역사회 통합돌봄이나 '탈시설'은 정책과 제도 개혁의 실질적인 내용을 포함하지만, 아울러 미래가 아닌 바로 지금 환자와 주민의 행동 변화를 불러일으킬 수도 있다.

통치만 남고 정책은 무의미한 상황도 있을 수 있는데, 국가와 정부가 적극적으로 개입할 수 없을 때 이런 위험이 커진다. 예를 들어 시장 메커니즘이 압도하는 상황이며 대체로 정책은 상징적인 차원에 머무르기 쉽다. 이때 정책은 형식이나 전시용에 머물고, 국가는 통치를 통해 간접적으로 피치자의 행동(품행)을 조절, 조정, 강제하려고 시도할 수 있다. 필자는 '분만 취약지 지원 사업'이 이런 정책에 해당한다고 판단한다.

통치가 정책을 압도하는 '개혁' 시도를 "정치에 오염되었다"라고 하거나 '비합리적, 비과학적 정책'이라고 치부할 수 없다는 점을 강조한다. 마땅한 정책 수단이 없는 상태에서 정책의 실질적 효과가 아닌 통치 효과를 통해 사람과 사회의 변화를 시도하는 것은, 적어도 국가 관점에서는 매우 합리적인 행동이라 할 수 있다. 다시 '분만 취약지 지원 사업'을 예로 들면, 중앙정부 관료가 이 정책이 제대로 작동하지 못한다는 것을 예상하지 못했을까? '실패'가 예정되어 있지만, 분만 취약지가 '문제화'된 상태에서, 대응하지 않을 수 없는 상황에서 택할 수 있는 다른 방법이 없었을 것으로 추측한다. 그 결과, 통치 차원에서의 대안으로 국가가 '최선을 다했음'을 보여주는 방법을 선택했으리라.

결국, 지역보건의료 개혁은 그 구체적 내용이 무엇인지보다는, 무엇을 지향하고 무엇을 목표로 삼는지와 관련된다고 할 것이다. 외형상 보이는 변화는 클 수도, 작을 수도 있으며, 심지어 겉으로는 별 변화가 없을 수도 있다. 그런 점에서 큰 변화나 이른바 '구조적' 변화에 이르러야 개혁이라 할 수 있다는 식으로 기준을 만드는 것은 타당하지 않다. 누구의 관점에서 어떤 변화인가 하는 점이 관건이라 할 것이다.

2. 관점 바꾸기 또는 새로운 관점 찾기

'우리'가 주체가 되는 개혁은 관점을 혁신하는 데서 출발한다. 그동안 어떤 관점에서 지역보건의료를 이해, 연구, 실천해 왔는지, 그리고 어떤 시각으로 지역보건의료를 이해해 왔는지는 필자가 작성한 1~3장을 참고해 주기 바란다.

노파심에서 말하면, 이하의 개혁 과정은 차례차례 순서를 밟는 순차적 과정이 아니다. 이 논의의 흐름에서 관점 바꾸기, 문제화, 주체 형성 등의 과정은 단계별로 진행되기보다는 동시에 이루어지며, 이때 '전체성'으로서의 개혁을 구성하는 각 요소(부분)가 서로 결정 요인이 되는 상호 결정(co-determining) 과정이라 할 수 있다. 예를 들어 관점을 바꾸는 것과 주체 형성이 일목요연하게 순서대로 나타날 수는 없다. 또한, 서로 다른 시기에 변화가 나타나더라도(비동시성), 각 요소 사이의 상호 영향과 결정에 따라 시차를 두고 역사적 사건으로 현상하게 된다. 변화의 우연성과 결과의 개방성을 배제할 수 없다는 뜻이기도 하다.

(1) 전체성으로서의 지역보건의료 개혁

지역보건의료를 전체성의 시각에서 보면, '지역'이나 '보건의료'를 따로 떼 놓고 개혁을 말하는 것은 불가능하다. 지역과 보건의료를 전체로부터 분리해서 이해하고 관련 요인을 찾는 것은 어디까지나 '분석'을 하기 위한 것이다. 인식의 한 방법으로 존재론적 분리를 시도하는 것이라 해도 좋다. 따라서 분석할 수 있는 상태로 분리한 실재를 그 상태 그대로 파악하는 것만으로는 과학적 인식에 이르지 못한다. 부분으로서의 실재를 의식하면서 끊임없이 전체와의 관련성을 탐색해야 한다.

보건소의 구조와 기능을 개편해야 한다고 가정하자. 현재의 보건소 조직과 행정체계, 법적 근거, 기능과 역할, 인력, 예산, 사업 등을 평가하고, 성취하려는 목표를 달성하기 위해 무엇인가를 바꾸거나 보완하는 식으로 접근하는 것을 흔히 볼 수 있다. 예를 들어, 전국의 보건소가 지역사회 정신보건 기능을 강화하려면 "법률을 개정하고, 현행 정신보건 전달체계를 바꾸어야 하고, 이에 따라 보건소 인력과 예산을 확대, 강화해야 한다"라고 제안하는 식이다. 이 예는 가장 간단한 경우를 상상한 것이지만, 범위나 규모에 따라 개편, 개선, 개혁, 확대, 강화 등 그 어느 것으로도 불릴 수 있다.

어쩌면 전형적인 이 사례는 보건소를 다른 사회적 제도로부터 분리되어 독립적으로 존재하는, 일종의 실험실과도 같은 개별 단위로 전제한다. 문제는, 진단이 정확하다 하더라도 실천 단계에서 단위 외부 또는 환경에 의존해야 하면 어떤 제안도 무력해진다는 점이다. 보건소의 현재 기능과 사업을 이해하기 위해 보건소 내부 인력 상황을 질적, 양적 측면에서 진단할 수 있지만, 현재 보건소 인력은 중앙정부와 지방정부의 직접 규제를 받는다. 보건소를 전체성 속에서 파악하지 않는 한, 앞서 언급한 '개혁안'에서 인력은 스스로 변화할 수 없는, 그래서 '갖추어야 하는 조건이나 환경'의 수준을 벗어나지 못한다.

좀 더 거시적으로 보자. 현재 지역보건의료가 당면한 문제와 과제는 지금까지의 논리로는 대체로 '환경'과 '조건'에 속해 있다. 대부분 비수도권 지역에서 인구가 줄고 경제와 산업이 위축되며 문화, 교육, 이동 등 정주 조건이 나빠진다. '전체'를 구성하는 보건의료체계도 당연히 직접 영향을 받는다. 중앙정부 예산과 행정체계라는 공적 개입이 있고, 무엇보다 국민건강보험의 재정 통합이 '구매력'의 불평등을 완화하는 구실을 하므로 보건의료, 특히 의료는 다른 영역보다 조금 유리한 측면이 있다. 하지만, 그 차이는 약간의 시간차에 지나지 않을 것이며, 지역보건의료 또한 감소와 위축의 구조적 압력을 벗어나기 어렵다.

현재 구조가 지속하는 한, 사실상 지역보건의료를 지탱했던 민간 부문의 역할은 계속 줄어들 것이다. 구조의 관점에서는 보건의료 '시장'이 크게 줄거나 아예 '소멸'하는 지역이 속출할 소지가 다분하다. 전체성 관점에서 보면, 보건의료 시장의 기능은 대부분 경제에 의존하며, 이는 다시 인구 규모와 밀접한 관련이 있다. 경제활동과 산업, 소득까지 더하면, 지역보건의료는 정확하게 지역 '전체'의 위축을 따르면서 갖가지 문제를 노출할 것이다.

흔히 지역 '소멸'을 이야기하지만, 현실이 된다 해도 그것은 단발적 사건이 아니라 길고 고통스러운 하나의 역사적 과정이다. 그런 관점에서, 어디든 시장은 결국 제대로 기능하지 않을 수도 있지만, 그 지역은 그 상태로 또는 '소멸하면서' 길게 지속한다는 것이 딜레마이다. 사람들의 필요와 이에 대한 충족이 지금처럼 시장을 통한 교환관계에 의존하는 한, '축소 지향적'인 비수도권 지역에서 살아가는 사람들(주민)은 '존재론적 불안(ontological insecurity)'의 고통을 견뎌야 한다(Giddens, 1991:38~39). 또한, 이러한 고통은 보건학이나 다른 사회과학이 말하는 의미의 필요를 넘어 아그네스 헬러가 말하는 '급진적 필요(radical needs)'를 충족하기 어려운 전체성으로서의 사회경제체제와 무관하지 않다(Heller, 1974:74~95).

전체성 관점에서 '부분'의 개혁은 흔히 개혁의 불가능성이나 개선의 무의미함으로 이어지기 쉽다. 전체 사회경제체제를 바꿀 수 없는 상태에서 지역보건의료를 일부 개선하는 것으로는, '근본적'인 문제해결이 불가능할 뿐 아니라 실천 대상인 사업이나 정책에서 작은 변화(개선)도 일어나기 어렵다는 것이다. 구조적으로 체제를 바꾸기 쉽지 않고 그럴 수 있더라도 시간이 오래 걸리는 만큼, '구조적 개혁론' 또한 현실에서 성취하기 '어렵다'라고 말하는 것은 마찬가지다.

이러한 맥락에서 필자는 '개혁'과 '사회 변화' 그리고 그 '과정'과 '메커니즘' 개념을 새롭게 정립해야 한다고 주장한다. 전체성이라는 관점에서 지역보건의료를 사고해야 하는 것은 분명하지만, 개혁과 그 과정을 어떻게 이해하는지에 따라 변화의 가능성과 메커니즘, 그 동력은 크게 달라질 수 있다.

어떻게 정의하든 개혁은 (아마도 긍정적인 방향으로의) 사회 변동을 가리키며, 이는 정책이나 현실 정치 차원을 훨씬 넘는다. '혁명'이라는 이름이 붙은 역사적 경험, 예를 들어 프랑스 혁명이나 러시아 혁명은 이런 의미의 사회 변동을 이루어 냈을까? 한국에서도 흔히 '87체제'를 성취했다는 민주화 운동이나 '촛불혁명'으로 부르는 사건들이 어떤 사회 변동에 이바지했을까? 우리가 논의하는 개혁이 조금이라도 이런 종류의 사회 변동과 연관된 것이라면, 규명해야 할 개혁과 그 과정의 존재론, 인식론, 실천론부터 근본적으로 달라지지 않으면 안 된다.

(2) 누구의 무엇을 위한 개혁인가

모두가 개혁을 말하는 상황에서 그런 개혁(들)의 의미와 가치를 찾는 일은 그 자체로 필요하지만, 이를 둘러싼 갖가지 변화의 의지와 지향을 수렴할 수 있다는 점에서 실용적이기도 하다. 비판 목적의 '사람 중심 관점'에 관해서는 제2장의 방법론 부분에서 설명했지만, 개혁을 위한 논의에서도 이 관점이 필요하다고 생각한다. 이 관점 자체가 어떤 특정 내용을 포함한다기보다는 이미 존재하는 여러 명시적 또는 암묵적 관점을 비판하려는 개념이라는 사실을 되풀이해 강조한다.

한국 역사에서 개혁은 적어도 2000년대 초반까지는 주로 일부 연구자, 그리고 사회운동이나 시민운동의 전유물이었다고 해도 좋을 것이다. 근대적 국가, 그리고 '나라'를 만드는 시기에 새로운 정책과 제도, 방법을 찾고 실행하는 것은 전체 사회의 '틀'을 만드는 것이었으니, 어떤 의미든 개혁은 '나라 만들기'와 직결되었다.[97] 사회와 국가가 채 분리되지 않았다는 점 때문에도, 적어도 '근대성'이라는 관점에서 개혁은 국가와 사회 모두에게 '발전'이었고 '진보'였다.

2020년대 중반에 접어든 시점에서 개혁의 담론 지형은 꽤 복잡해졌다. '나라 만들기'라는 통치(성)가 달라졌다기보다는 구체적인 통치 기술 그리고 이를 둘러싼 권력관계가 달라졌고, 그 반영으로서 이념과 담론도 변화했기 때문이다. 보건의료 개혁처럼 과거와 별 차이가 없는 흐름도 있는 반면에, 윤석열 정부가 '국가 경쟁력'을 강화한다는 명분으로 추진하는 3대(노동, 연금, 교육) 개혁은 국가 권력과 자본이 연합하여 헤게모니를 장악하려는 담론이자 실천이다. 그 '나라 만들기' 시기의 기준으로는 '반(反)개혁'이라고 불러야 할 시도가 개혁이라는 이름으로 추진된다. 이 글 처음에 썼던 일본 사람들의 개혁 이해가 한국에서도 새로운 현실로 등장했다고 할 것이다.

'나라 만들기' 시기의 개혁이라 했지만, 비단 이때뿐 아니라 모든 개혁이 정치적이고 당파적이다. 개혁을 주도하는 힘이 국가권력에 쏠려 있는 한, 어떤 이름과 목표로 진행되든 그 개혁은 국가권력에 내재한 주체 사이의 권력 불균형을 그대로 반영한다. 박정희 정부 이래 모든 정권이 '국가 발전'을 위해 여러

---

97 '나라 만들기'에 관해서는 제1장(지역보건의료를 어떻게 이해할 것인가)을 참조할 것.

경제 개혁을 추진한다고 했지만, 비수도권 지역과 농어촌 지역은 상대적으로 불리한 구조변화를 감내해야 했다. 저임금으로 수출 경쟁력을 키우기 위해 저곡가를 강요했던 한국의 농정 정책이 대표적 사례다.

지금까지 보건의료 분야 개혁 논의가 탈맥락의 규범적 성격이 강했다는 점도 지적하지 않을 수 없다. 주치의 제도, 의료전달체계, 공공의료, 공중보건체계 등에서 볼 수 있듯이, '전문가'의 지식과 의견이 논의를 주도한 사실을 부인하기 어렵다.

지식과 의견 그 자체가 중요하기보다는 이에 영향을 미치는 관점이 핵심이다. 예를 들어, 주치의 제도는 어떤 문제를 해결하고 무엇을 위한 것인가? 누구에게 어떤 편익이 있으며, 누가 어떤 비용을 부담해야 하는가? 전문가는 흔히 자신의 역할을 공정하게(불편부당하게) '공적' 가치를 대변하는 것으로 설정하는데, 현실에서 이런 관점은 대체로 국가와 중앙정부, 국가 체계의 관료가 생각하는 규범과 크게 다르지 않다. 지역보건의료에서는 이런 규범과 관점이 국가 관점에서 효용의 총합을 최대화하려는 공리주의적 접근이 되기 쉽다는 점이 문제다.

국가 차원에서 응급의료체계를 구축하는 것과 어떤 지역의 응급의료체계를 구축, 운영하는 것은 전혀 다른 관점이 필요하다. 흔히 지적되는 문제지만, 표준 기준으로 인구 얼마당 하나의 응급의료센터를 운영하는 국가 계획으로는 인구가 기준보다 적은 군 지역의 응급의료를 해결하지 못한다. 하지만, 그 군 지역의 응급의료 대응이 국가 계획에 의존한다는 점, 따라서 지역과 그 주민의 관점에서 기초하지 않는 것이 현실이다.

한 세대 이상 지지부진한 의료전달체계 논의도 비슷하다. 다들 수도권에 자원과 환자가 집중된다고 비판하지만, 주민과 환자 시각으로는 지금 상태에서 수도권 대형 병원 이용을 억제하는 조치는 반발을 불러일으킬 수밖에 없다. 의료전달체계를 추진하는 근거로 여러 문제를 지적하지만, 대부분 주민과 환자의 관심사가 아니라 국가와 중앙정부, 의료제공자, 전문가들이 문제로 삼는 것이다. 일차 의료와 중소 종합병원, 지역의 종합전문요양기관(3차 병원)과 관련된 접근성, 질, 신뢰, 의료 이용 관행 등의 문제가 남아 있는 상태에서 사람 중심 관점이 없는 의료전달체계 구축은 출발조차 쉽지 않다. 비수도권 비도시 지역 사람들은 효율성, 의료비 절감, 편의성, 지역 살리기 같은 가치에 설득되기보다는 억압, 차별, 불평등, '토호'의 권력 독점 등으로 받아들일 공산이 크다.

(3) 지역과 주민의 어떤 어려움에 반응할 것인가

사회 변동 또는 개혁의 에너지는 어떻게 만들어지는가? 필자는 거시적 구조변화의 가장 큰 계기는 사회적 삶의 토대가 동요하는 것이라 생각한다. 이 토대를 구성하는 것은 주로 경제적인 조건이 크지만, 자연재해, 분쟁, 고통과 불안 등도 중요한 역할을 한다. 사회 변화의 동인을 보는 이런 필자의 관점은, 굳이 나누자면 물질주의적(유물론적, materialistic) 입장이라 불러도 좋다. 오해를 피하고자 덧붙이면, 물질적 토대를 사회 변동의 필요조건으로 보지만, 이것으로 저절로 변화가 일어나지는 않는다고 생각한다. 또한, 구체적인 사건과 변화는 흔히 물질적 조건뿐 아니라 다른 많은 요인이 함께 작용한 결과이다.

지역보건의료의 개선이나 변화, 개혁 또한 이런 관점에서 볼 필요가 있다. 지역에서 살아가는 사람들이 느끼고 인식하는 건강과 보건의료 영역의 고통, 불안, 욕망은 무엇인가? 물론, 지역보건의료의 변화에 이해관계가 있는 또 다른 '당사자'인 제공자나 관료, 정치인들에게 어떤 절박한 문제와 과제가 있는지도 이해해야 할 것이다. 하지만, 삶의 토대가 동요하는 상황이 사회 변동의 에너지가 축적되는 일차적 계기라면, 이들보다는 지역주민, 그것도 구체적인 구조 안에서 고통을 경험하는 주민들에 초점을 맞추는 것이 우선이다.

한 가지 유의할 것은, 우리가 관심을 두는 고통은 주관적인 동시에 객관적인 것으로,[98] 지역주민과 '사람들'은 어떤 고통에 대해서는 주관적 고통으로 인식하거나 느끼지 못할 수도 있다. 객관적 고통이란 해를 입는 당사자가 고통으로 생각하지 않을 때도 고통은 실재할 수 있다는 주장이다. 고통의 주관성-객관성을 문제 삼는 다른 이유는 고통을 인식하고 표현하는 과정이 사회구조의 제약을 받기 때문이다. 엄연한 고통을 고통으로 인식하지 못하는 데는 지식과 경험을 재현하는(represent) 데에 구조적 불평등과 부정의가 작용할 가능성이 크다.

시간이 지나면서 고통에 적응(adaptation)할 수 있다는 것도 객관적 실재로서의 고통을 무시할 수 없는 또 한 가지 이유이다. 영역과 종류에 따라 다르지만, 일부 질병, 아픔, 고통에는 적응 과정이 존재한다(Pollock & Sands, 1997). 이 적응에는 개인적, 사회적 요인이 영향을 미치므로, 다른 사람과 달리 어떤 개인은 주관적으로 고통을 약하게 또는 아예 없다고 생각할 수도 있다. 따라서 이런 식으로 주관적 인식이 없다고 해서 고통이 존재하지 않는다고 단언하기 어렵다. 특히, 고통에 적응하는 것이 결과적으로 사람들에게 부정적 영향을 미친다면 객관적 고통이 더 중요해진다(Jølstad, 2023).

1. 지금 어떤 지역의 어떤 주민들은 보건의료 영역에서 고통이나 문제가 있다

98 고통을 주관-객관으로 나눌 수 있는지는 논쟁적이나, 적어도 고통 중 일부는 사회-문화적으로 구성되는 것으로 볼 수 있다(Hudson, 2012:14). 한편, 인류학자 아서 클라인만 등이 정의하는 '사회적 고통(social suffering)'은 "사회적인 힘이 인간에게 줄 수 있는 파괴적인 상처들의 원인과 결과 그리고 이로 인한 여러 가지 문제"를 가리키며, (명시적이지는 않으나) 고통의 주관성과 객관성을 분리하는 것은 반대하는 것처럼 보인다(클라인만 외, 2002:9). 객관성은 고통의 재현과 관련이 있는데, 이를 권력관계와 무관하지 않다고 본다. "서구적 전통에 있어서 가장 주요한 편견은 타인에게 고통을 전달할 수 없다는 생각이며, 이러한 편견은 고통받는 사람들을 고립시키고, 그들을 문화적 자원, 특히 언어적 자원으로부터 분리시킨다. 이러한 고통의 전달 불가능성은 우리에게 제공되는 경험적 지식에 대한 접근이 불균형한 데서 야기된다. 이러한 관점에 따르면 고통에 처해야만 고통에 대해 확실하게 알 수 있다. 따라서 고통을 경험하지 않은 상태에서 다른 사람의 고통에 대한 대응을 요구받게 되면, 고통 그 자체가 의문시되는 것이다"(클라인만 외, 2002:14~15).

고 생각하지 않을지도 모른다. 고통에 적응해서 그럴 수도 있으나, 더 가능성이 큰 쪽은 문제를 문제로 생각하지 않는 것이다. 앞서 제3장에서 '문제화'를 설명했지만, 문제는 순전히 객관적이라기보다는 권력관계 안에서 포착되고 인식되면서 사회적인 차원으로 진화한다. 읍 소재지에 있던 유일한 응급실이 문을 닫는 것은 어느 측면에서 보더라도 문제지만, '지방 소멸'과 '고령화'를 개인이 책임지고 대응해야 할 추세적 변화 또는 달리 대응 방법이 없는 '숙명'으로 받아들이면 지역의 응급 의료 부재를 하나의 객관적 문제로 보고 이를 사회화하기 어렵다.

(4) 변화의 주체

변화의 동력, 그 가능성이 '지역'과 지역주민에 있다면, 현재 상황과 무관하게 지역과 주민이 가장 중요한 주체일 수밖에 없다. 이런 시각에 대해서는 많은 사람이 한계와 불가능성을 지적할 것으로 예상한다. 인구가 줄고 대부분 고령자이며, 지역과 주민의 정치적, 사회적, 문화적 역량이 부족하다는 지적은 흔하고도 설득력이 있다. 그러나, 이런 익숙한 관점을 바꾸지 않고는 비관적 전망밖에 할 것이 없다는 점도 분명하며, 따라서 새로운 관점이 필요하다는 점도 무시할 수 없다.

지역과 주민이 주체가 되어야 한다는 점에서, 한국의 여러 사회운동이 그랬던 것처럼 지역보건의료 개혁 또한 프레이리의 '민중교육론'에서 얻을 교훈이 있다(홍은광, 2003:242~243). 프레이리가 제시한 교육 이론은 그 유명한 '의식화'를 비롯해 많은 내용을 포함하지만, 지역보건의료 개혁의 주체를 생각하는 데는 그의 방법보다는 인간 이해가 더 도움이 될 것으로 생각한다.

프레이리가 이해하는 인간은 의식하는 존재다. 인간은 동물과 달리 창의적으로 사고하고 현실에 단순히 적응하는 것만이 아니라 현실을 변형할 수 있는 능력이 있다. 현실에 대응하여 자신의 삶을 개선하고 더 완전한 인간이 되며 행복을 추구할 수 있는 존재이다(Blackburn, 2000). 이런 인간 존재라면 당연히 지역보건의료의 현실을 바꾸려고 노력할 것이다.

하지만, 현실이 공동체와 주민에 명백하게 고통스러워도 주민 스스로 변화의 주체가 되기는 쉽지 않다. 이는 한국만 그런 것이 아니며 보건의료에서 한정되는 것도 아니다. 현실이 억압적이라는 객관적 조건만으로 피억압 상태에 있는 사람이 이를 바꾸는 실천에 나서지 않는다.

우리가 보는 것은 '이중적' 억압 상태에 있는 이들이다. 인간 존재로서 피억압 상태에 있을 뿐 아니라 이에 대한 인간 의식 또한 피억압 상태에 있다. "해방을 달성하는 데 심각한 장애물은 억압적 현실이 그 현실 안에 있는 사람들을 흡수하며, 그럼으로써 인간 존재로서의 의식을 은폐하는 작용을 한다는 점이다. 억압의 기능은 길들이는 데 있다. 억압적 힘의 희생자가 되지 않기 위해서는 길들여짐을 거부하고 공격해야 한다. 이것은 프락시스를 통해서만 이루어질 수 있다"라는 것이 프레이리의 주장이다(프레이리, 2018:65).

억압된 인간 존재를 다시 '인간화'하는 것이 의식화 과정이다. '의식화'는 "사회적-정치적-경제적 모순들을 인식하는 법을 배우고, 현실의 억압적 요소들에 맞서 행동하는 것을" 가리키는데, "민중이 역사 과정에 책임 있는 주체로 들어갈 수 있게 함으로써 파괴를 피하고 자기 긍정을 모색할 수 있도록 해 준다"(프레이리, 2018:47~48).

새로운 관점에서 지역과 주민을 유력한 실천 주체로 강조했지만, 이들이 지역보건의료 개혁의 유일한 주체라고 말할 수는 없다. 그렇지만, 변형과 개혁의 물적 토대를 고려하면 지역 공동체와 주민을 빼고 개혁의 실천을 기대하기도 어렵다. 따라서 주체인지 아닌지 또는 가능한지 아닌지를 넘어서 '주체화'가 과제가 될 수밖에 없다.

(5) 정책과 사업을 넘어

앞서 언급한 것처럼, 지역보건의료 개혁은 정책과 사업을 넘어 더 넓은 범위의 '사회 변화'를 목표로 한다. 정책과 사업의 내부 관점에서 보더라도 경계를 넘어 사회 변화를 목표로 하지 않고는 결과나 효과를 성취하기 어렵다. 대표적 사례가 지역사회 건강증진 사업이다.

정부나 공공부문이 지역보건의료의 과제를 제안하고 실천을 주도하면 사회 변화로서의 개혁이 되기 어렵다는 점이 딜레마다. 지역 공동체와 주민이 주체가 되는 데는 시간이 걸리고 정부와 공공부문이 자원과 공권력을 독점한 상태에서는 정책과 사업이 변화 과정 전체를 압도할 수밖에 없다. 물론, 이런 방식으로는 개혁 또는 그 어떤 이름을 달더라도 지금까지와 비슷한 실패, 현상 유지, 시행착오를 되풀이하게 될 것이다.

필자는 지역보건의료 개혁을 '정치화'하는 것이 이러한 딜레마를 해결하는 유일한 대안이라고 생각한다. 고령화와 지역 소멸이라는, 누구나 인정하는 정치적 기회가 예상된다면, 지역보건의료의 정치화는 '현장'에서 새로운 사회 운동을 조직하는 것과 마찬가지다.

사회운동 이론가 맥아담(Doug McAdam)은 정치적 기회가 존재하는 상황에서 '운동'이 성공하기 위해서는 두 가지 조건이 충족되어야 한다고 주장한다. 하나는 초기 운동이 성장할 수 있는 조직적 매개, 그리고 다른 하나는 기회와 실천을 연결할 수 있는 이념, 문화, 비전, 담론 등이다(McAdam, 2017).

두 가지 가운데 후자에 관해서는 길게 설명할 것이 없을 듯하다. 이 책 전체를 관통하는 주제들, 예를 들어 관점의 변화, 새로운 주체의 형성, 비판적 지식 등이 모두 이에 해당하는 것이다. 다만, 한 가지 특히 풀뿌리 운동과 정치에는 이런 이념, 문화, 비전, 담론 등을 실천으로 연결할 수 있는 프레이밍(framing)이 중요하다는 사실을 강조한다(Béland & Cox, 2024; Drew & Fahey, 2018).

3. 문제화

문제화 개념과 바키의 WPR 접근은 제3장(지역 불평등과 정치경제)에서 비교적 자세하게 다루었다. 아울러, 지금 지역보건의료에서 '문제화'가 필요하고 또 효과를 거둘 수 있는 '문제'가 불평등임을 강조했다.

사실, 지역보건의료를 새로운 관점에서 접근하자는 (지금 독자들이 읽는) 이 이론적 작업과 출판 자체가 문제화를 위한 실천이 아닐까? 문제화 과정에서 담론과 공론이 중요한 것은 분명하다. 지역의 보건의료와 건강 불평등 구조를 정치경제적 관점으로 새롭게 분석하고, 지역 불평등 구조 전체를 함께 바꾸어야 하며(전체성), 이는 지역과 주민이 주체가 되어 실천해야 한다는 주장 등이 모두 담론과 공론의 토대가 될 수 있다.

문제화에는 새로운 관점의 지식 생산과 확산이 기초가 되어야 하겠지만, 특히 지식 '헤게모니'의 중요성을 강조하고자 한다. 앞으로 지역의 중소병원이 문을 닫으면 어떤 지식 헤게모니가 작동할까? 인구가 감소하고 환자가 줄면 병원 경영이 어렵고 결국 문을 닫는 것 외에 별다른 대처 방법이 없다는 것이 '주류' 지식일 것이다. 여기에는 공식 제도로서의 병원, 민간 병원이라는 전제, 재정과 경영의 절대성, 기존의 제도화한 의료의 실천 단위 등과 관련된 지식이 기초가 된다. 인구 감소 지역을 포함한 권역 응급의료체계를 구축하는 데는 인구당 어떤 규모의 시설이라는 지식이 정책 결정의 기준으로 활용된다. 병원이든 응급의료센터든 이런 '주류' 지식에 기초하는 한, 인구가 적은 지역이 충분한 자원을 확보할 다른 '대안'은 없다. '지역 병원 부재'나 '너무 먼 응급의료센터'를 문제화하기 위해서는 이런 '상식'을 뛰어넘는 새로운 지식이 권력을 키워야 한다.

앞서 지식 권력이 작용하는 현실의 예를 들었지만, 지식의 헤게모니는 단지 학술 장(academic field) 안에서만 작동하지 않는다. 넓은 범위의 지식은 학술 지식을 넘어 정책 결정과 집행에, 이를 넘어 통치와 사회적 동의와 수용에 결정적 영향을 미친다.

예를 들어, 지금 지역의 의료자원이 모자라는 문제에 대응하는 방법에 대해서 가장 '유력한' 지식은 '그런 방법은 없다' 또는 '문제가 아니다'라는 것이 아닐까? 정확하게는 지식의 부재 또는 '무지(ignorance)' 상태로 불러야 할 것 같다. 전문가와 연구자는 말할 것도 없고, 중앙 부처 관료, 정치인, 지역 당국, 주민 대부분이 명시적으로 또는 암묵적으로 그렇게 생각하는 것으로 보인다. 이것이 바로 지식 헤게모니가 아닌가 한다. 헤게모니를 쥔 지식이 반드시 옳고 정확한 지식이라는 법은 없다. 그람시적 개념으로는 '양식(good sense)'보다 '상식(common sense)'이 바로 헤게모니다(Jones, 2008:53~55).

지역보건의료의 현상과 구조에는 지식 생산과 확산을 둘러싼 다양한 축의 권력관계가 작동한다. 지식 생산의 주체만 하더라도, 도시-농어촌, 수도권-비수도권, 의료(의학)-보건, 서구-비서구 등의 권력관계가 존재하지만, 세부적으로는 경험론-합리주의, 양적-질적 방법론, 실증주의-탈실증주의 사이의 불평등한 관계도 있다. 지역보건의료 개혁이라는 관점에서는 현재의 치우친 권력관계를 바꾸어야 새로운 지식 헤게모니를 확보할 수 있다.

지역보건의료에 관한 한, 한국의 지식장에서 지식 헤게모니를 바꿀 가능성은 아직 남아 있다고 믿는다. 아주 객관적으로 판단하더라도, 기존 학회 발표, 학술 논문, 대중적 글쓰기를 통해서도 지역보건의료의 새로운 관점과 지식이 힘을 키울 수 있다고 본다. 이렇게 생각하는 가장 중요한 이유는 지역의 사회경제와 주민의 삶이라는 물적 토대가 실재하는 문제로 계속 드러나고, 역사적으로 축적된 지역 불평등이라는 담론과 더불어 이와 관련이 있는 문화, 정서, 감각이 문제화의 동력을 품고 있기 때문이다.

지금까지 지역 불평등을 둘러싼 문제화는 주로 경제에 초점을 맞추었으나, 지역보건의료는 지역과 지역주민의 복리, 안녕, 삶의 질, 건강, 돌봄과 존엄 등으로 문제를 전환해야 한다. 국가 수준에서 나타나는 모든 것의 '경제화'에서도 볼 수 있듯이 이 전환은 쉬운 과제가 아니다. 하지만, 기존의 '지역 균형 발전' 전략이 대부분 실패로 귀결될 수밖에 없다면 역설적으로 지역주민의 삶의 질이 문제의 초점이 될 가능성도 작지 않다. 권리나 정의에 대한 요구는 이런 문제화 과정에서 제기될 수 있는 가장 중요한 정치철학적 근거가 될 것이다.

현실적으로는 보건의료 외 분야와의 '동맹'이 중요하다. 국민건강보험을 중심으로 형성된 한국의 보건의료 체계와 체제는 지역이 문제화되기에는 불리한 구조이다. 지역과 주민들 또한 건강과 보건의료 문제를 지역 단위로 사고하지 않는다. 국민건강보험의 적용이 전국화되어 있고 의료 이용의 지역적 제약도 없으며, 따라서 지역 정치, 예를 들어 시장이나 군수, 시청이나 군청, 보건소 등의 책임도 없다. 이런 조건을 바꾸려면 소득, 산업, 교육, 인구, 교통 등 지역화된 문제와 함께 보건의료를 공론으로 만들어 나가야 할 것이다. 학술과 지식에서도 이런 관점의 접근이 지식 헤게모니를 키우는 데 도움이 될 것이며, 이어서 논의할 '주체' 형성도 같은 맥락에서 검토할 필요가 있다.

4. 실천의 주체 형성과 권력 만들기

지금까지 논의한 지역보건의료 개혁의 논리와 방법으로 보면, 개혁을 실천할 수 있는 주체는 일차적으로 지역과 지역주민이 될 수밖에 없다. 물론, 흩어져 있는 여러 힘을 조직하는 데는 정책학자 킹든이 말하는 '기획자(entrepreneur)'가 필요할 수도 있지만(Kingdon, 2014:179~183), 근본적 변화의 힘은 지역과 주민을 빼고는 생각하기 어렵다.

지역주민을 조직하고 힘을 강화하려는 운동은 크게 경제, 복지 등 자원을 확보하려는 것과 구조와 권력관계 등 '변혁' 또는 개혁을 목표로 하는 것으로 나누어진다(Hale, 2014; Kennedy, Tilly, and Gaston, 1990:302). 하지만, 지역보건의료 개혁에서 주민을 주체화하자는 변화의 논리는 전자와 후자가 뚜렷하게 구분되지 않는다. 자원이 부족한 지역에 공공병원 신설을 요구하는 주민 조직화가 전자에 해당한다면, (아직 뚜렷하지 않지만) 인구가 적은 지역까지 촘촘한 돌봄 체계나 정신보건 체계를 구축해야 한다는 요구는 후자가 될 가능성이 크다.

문제는 현실의 상황과 제약 조건이다. 자원 확보라는 좁은 범위로 조직화를 시작해 개혁과 변혁의 요구까지 진화할 가능성을 인정하더라도,[99] 구조와 권력관계를 바꾸자고 요구할 힘은 아직 형성되지 않았다. 보건의료 개혁이 중앙정부와 지방 정부, 지역 정치, 의료 시장 등과 직접 관련이 있고, 지역과 주민과 이들 주체와의 권력관계는 불평등하기 때문이다. 아직 주체 또는 주체화하는 주민이란 실질적인 권력을 조직, 창출, 행사하는 주체라기보다 사실상 킹든 식의 '기획자' 역할에 더 가까울 수도 있다.

따라서 지역에서는 주체 '형성'이나 '발명'보다 주체의 전환과 변용, 발견, 또는 새로운 주체 '되기(becoming)'에서 시작하는 것이 더 현실적이라 판단한다. 특히, 더 많은 자원 배분을 요구하면서 지역주민을 조직할 때는 지역의 정치적·사회적 주체의 이해관계가 일치하고 기존의 이념을 바꿀 필요가 없다는 장점이 작용할 수 있다(Kennedy, Tilly, and Gaston, 1990:302). 지역의 기존 조직을 지역보건의료 개혁이라는 의제를 중심으로 재조직하거나 '정렬(align)'함으로써 주체화 또는 새로운 주체화를 촉발할 수 있다는 점에서, 시민사회 조직이

99 모든 변화가 이런 경로를 거쳐야 한다는 뜻은 아니다.

나 '농민회' 등의 조직은 물론이고 이른바 '관변' 조직이나 단체도 개혁 '동맹'에 포함해야 한다.[100]

지역보건의료 개혁이 좀 더 구조적 차원을 포함한다면, 조직화의 목표는 '변혁'을 지향해야 하고 이는 새로운 주체의 형성과 더불어 진행될 수밖에 없다. 현재는 (아마도) 비현실적인 목표이자 방법일 수도 있으나, 한국 사회의 역사적 경험으로 볼 때 '그런 것'이 아예 불가능하다고 속단할 필요는 없다. 예를 들어, 1990년대 말 전국적으로 진행되었던 의료보험 통합이라는 구조변화에는 지역 정치와 지역 운동, 주민조직이 큰 역할을 했다.[101] 보험료라는 현실적인 이해관계가 중요한 요인이었지만, 지역에서는 농민 조직이 정치적 주체가 되어 개혁의 '정치적 기획자' 역할을 했다고 할 수 있다.

역사적 경험뿐 아니라 앞으로의 조건도 주체 형성의 가능성에 큰 영향을 미칠 것이다. 앞서 설명한 대로, 현재는 지역보건의료의 변화에 영향을 미칠 정치적·사회적 조건이 크게 달라지면서 여러 '토대'가 동요하는 시기, 적어도 지역보건의료로서는 새로운 정치적 기회일 수도 있는 '결정적 국면(critical conjuncture)'이 아닌가 한다. 그런 의미에서 지역과 주민의 주체화 가능성과 그 결과는 열려있는 미래라 할 것이다.

---

100 '동맹'이라는 개념은 정책 과정을 설명하는 유력한 모형 중 하나인 'Advocacy Coalition Framework(ACF)'에서 'Coalition'에서 따왔는데, 한국에서는 이를 흔히 '연합'으로 번역하는 경향이 있다(따라서 ACF는 '옹호연합모형'이다). 이 이론에서 동맹(옹호연합)이란 "어떤 일정한 정책영역 또는 하위체제 내에서 특정 신념체계를 공유하는 다양한 사람들 즉, 입법자, 선출직 및 기관 관계자, 이해집단 지도자, 연구자, 언론인 등으로 행위자들끼리 서로 연합하여 정책하위시스템에 영향을 미치려고 모인 이해당사자들의 집단"을 가리킨다(신성현·정준금, 2019).

101 특정 시기의 사회운동 실천 방법은 상당한 시간이 지난 후에 암묵적 집단 기억을 바탕으로 다시 나타날 수 있다(Barone, 2024).

5. 대안의 프레이밍과 사회화

대안은 앞서 말한 실천 주체의 형성과 뗄 수 없는 관계에 있다. 예를 들어, 어떤 지역보건의료가 주민들이 겪는 현실의 고통을 줄여줄 수 있는지, 상상하고 희망할 수 있어야 개인과 집단에서 변화의 힘을 생성하고 동원할 수 있다.

지역보건의료 개혁의 동력이 지금까지의 논의 흐름을 따른다고 가정할 때, '의료전달체계', '주치의 제도', '지역사회 통합돌봄', '지역거점병원', '응급의료체계 구축', '지역의료자원 확충', '지방 분권' 등이 이런 대안에 해당한다고 할 수 있을까? 유감이지만 적어도 현재로서는 그렇지 않을 가능성이 더 커 보인다. 개혁의 의미와 실천 주체 형성이라는 관점에서 관료와 일부 정치인은 이들 대안을 얼마간 이해할 수 있을지 모르나, 지역주민 대부분은 이런 용어와 개념조차 알지 못할 것이다. 지역에 '공공병원'이 필요하다는 주장과 그 근거 설명도 마찬가지다. 상황과 문제에 관한 지식과 정보조차 충분치 않거나 없는 상태에서 그 다음 단계의 성찰과 실천은 불가능하지 않은가.

정치적, 사회적 변화 과정에서 주체의 형성과 실천에 흔히 '계몽'을 강조하는 경향이 있지만(Bristow, 2023), 계몽의 중요성을 인정하더라도 이는 교육과 정보 전달을 통해 저절로 이루어지는 과정이 아니다. 앞서, 설명한 것처럼 정치적 기회가 생기고 조직과 매개가 형성된 가운데서도 이를 실천으로 이끌 수 있는 이념, 문화, 비전, 담론 등의 바탕이 있어야 변화의 동력이 생긴다(McAdam, 2017). 그것을 유토피아라고 부르든 복지국가라 하든, 또는 '살만한 농어촌'이나 '삶의 질이 보장되는 공동체'라고 표현하든, 현실의 문제와 고통을 넘어서 우리가 노력해 성취할 가치가 있는 '대안'이 실천의 목표가 되고 주체들이 지향하는 가치로 내면화되어야 한다.

사회적 실천의 바탕이 되는 대안은 정교한 이론과 체계적 논리에서 나올 수 있지만, 그 자체는 아니며 또한 그 이상이다. 대안은 앞서 말한 그람시적 개념의 '상식'이어야 하며, 그런 점에서 사회적 헤게모니를 차지할 수 있는 것이어야 한다. 더 중요한 것은 이런 상식이 실천 주체의 해석, 의미 부여, 가치 추구 등과 연결되어야 한다는 점이다. 이 과정에서 작동하는 틀이 프레임이고 그 과정이 프레이밍이라 할 수 있다.

사회학자 고프먼에 따르면, 프레임은 특정 상황을 이해하고 의미를 부여하는 인지적 틀이다. 그는 프레임을 "사회적 사건과 우리의 주관적 관여를 규율하는 조직 원리에 따른 상황 정의"로 개념화했다(Goffman, 1974:10~11). 따라서 사람들은 프레임을 통해 현실을 구조화하고 이를 바탕으로 행동을 결정한다.

사회운동 연구자인 스노우에 따르면, 프레임은 이 과정에서 세 가지 역할을 할 수 있다(Snow, 2013). 첫째는 감각적으로 필요한 것과 그렇지 않은 것을 구별하여 범위를 좁혀 주의를 집중하게 하는 역할('focus attention')이다. 예를 들어, '정책 대안'이라는 프레임을 채용하면 이와 무관한 개인적 요소나 글로벌 흐름에는 주의를 덜 기울이게 된다. 둘째 역할은 여러 관련 요소를 결합하여 의미가 체계적으로 구성되는 하나의 틀('articulation mechanisms')로 만드는 기능이다. 비교적 간단하지만, "시설 수용으로부터 지역사회 통합 돌봄"으로라는 프레임은 장기 요양과 관련이 있는 여러 요소를 묶어서 어떤 방향으로 개선해야 하는지를 나타내는 메시지 구실을 한다. 셋째는 변혁 기능(transformative function)으로, 변화 과정에 포함된 여러 요소의 상호 관련성 또는 실천 주체와의 관련성을 드러내고 이를 이해할 수 있게 한다. 앞서 강조한 '주민이 주체가 되는 개혁'이라는 프레임이 이에 해당한다.

지역보건의료나 개혁처럼 가치나 의미에 의존하면서 동시에 논쟁적인 사회적 과제는 지속적인 해석과 이해, 재구성의 과정을 거치면서 사회적 실재가 되기 마련이다. 물론, 일단 구성된 실재라 하더라도 계속 해석이 달라질 수 있고 새로운 상황에서 재해석을 요구받는다. 개혁과 같은 사회 변화 과정 전체에서 담론(담화)을 통한 의미의 재해석이 중요한 역할을 하는 것은 분명하다.

사회 변화와 연관된 모든 프레임은 한편으로 관련 주체들이 만들고 또 한편으로 여러 환경과 조건에 따라 만들어진다. 그 과정에는 집단적 실천에 대한 프레임, 기본 프레임, 핵심 요소들의 프레이밍, 담론(담화) 과정, 프레임의 정교화, 정렬, 확산과 공명 등의 요소가 작동한다(Snow, Vliegenthart, and Ketelaars, 2018). 구체적인 내용은 시간과 공간에 따라 달라지므로, 보편적 지침이나 매뉴얼은 당연히 존재하지 않는다.

한국의 지역보건의료 개혁에 필요한 프레임과 프레이밍 또한 이미 존재하는 지식이라기보다는 지금부터 실천을 통해서 구성하고 재구성해야 할 것이다. 우리가 논의하는 '지역보건의료 개혁'이라는 표현부터 하나의 프레임에 해당하며, 이 논의 과정이 이 프레임을 주류화하려는 시도에 해당할 것이다. 어떤 프레임도 기존 지식과 의미를 바탕으로 할 수밖에 없다는 점에서, 이러한 프레이밍은 피할 수 없는 과정일지도 모른다.

이 프레임이 효과적이고 효율적인지는 다른 문제다. 앞서 설명한 프레임으로서의 기능을 잘할 수 있는지 성찰해야 함은 물론이다. 더 구체적으로 논의하고 실천 과정도 거쳐야 하겠지만, 필자는 적어도 현재로서는 그리 좋은 프레임이 아니라고 생각한다. 한국 사회가 지역보건의료와 개혁 개념을 어떤 의미로 해석하고 받아들이는지, 핵심 문제와 과제를 드러내고 집중하게 하는 효과가 있는지, 다른 영역의 과제와의 관련성을 잘 나타내는지, 실천 주체와의 관계성을 깨닫게 하는지 등을 생각하면, '지역보건의료 개혁'이라는 프레임이 갖는 힘 또는 잠재력이 그리 강하지 않다고 판단한다.

프레임과 프레이밍은 역사적, 사회적, 문화적 토대에 크게 의존한다. 공통의 실천 경험과 해석, 그리고 이들의 역사적 축적이 필요하기 때문이다. 만약 지역보건의료 개혁이라는 틀로 미흡하면, 기존의 것과는 다른 새로운 개념, 이론, 담론을 생산하고 이를 바탕으로 사회적 실천 과정을 거칠 수밖에 없다. 새로운 관점과 이에 기초한 새로운 지식이 실마리가 될 것이다.

6. 결론: 정치적 기회에 대한 이해

우리에게 익숙한 그동안의 '정책 요구'와는 조금 다른, 지역과 주민이 주체가 되는 지역 중심의 개혁은 실현 가능성이 있는 대안인가? 전체 모습과 과정이 여전히 모호하고 대강의 얼개만 제시한 상태라 쉽게 판단하기 어렵겠지만, 아마도 많은 사람이 회의적일 것으로 짐작한다. 관점을 바꾸는 것은 그렇다 치더라도, 실천의 주체를 재구성하는 문제는 쉽게 답할 수 없는 큰 도전이기 때문이다. 다른 나라와 사회에서도 이런 종류의 실천은 찾아보기 어렵다. 매우 어렵다는 판단에 필자도 동의한다.

하지만, 우리가 흔히 말하는 현실성이나 실현 가능성은 상대적인 비교로 보아야 한다. 즉, 사회는 대부분 현상 유지 또는 형태 유지(morphostasis)의 관성이 있으므로, 가능성과 불가능성의 이분법보다는 가능성이 조금 더 있거나 덜한 것 중에 조금이라도 나은 것을 선택하는 문제가 아닌가 한다. 물론, 현상 유지라는 특성 때문에 가능성이 가장 큰 대안조차도 실현 가능성이 크지 않다는 점은 유의해야 한다.

지역과 주민 중심의 개혁인가 또는 정책을 통한 변화인가 사이에서, 둘 중 하나만 선택하는 문제가 아니라는 점도 중요하다. 주로 국가권력과 정부가 주체가 되는 정책적 개입은 두 가지 권력, 즉 공권력과 막대한 자원을 통해 짧은 시간 안에 그리고 많은 사람에 큰 변화를 일으킬 수 있다. 지역보건의료 개혁에서 다른 실천 주체를 상상하는 이유는 국가와 중앙정부가 더는 핵심 주체가 되기 어렵기 때문이지만, 금방 완전히 사라질 수는 없다. 자원과 공권력 측면에서는 계속 중요한 이해당사자이자 행위자, 주체로 남을 것이다.

저소득국가의 보건 향상을 위해 많은 나라가 큰 규모의 원조를 하지만, 해당 국가 내의 근본적 변화는 결국 국가와 중앙정부에 의존할 수밖에 없다. 한국 안에서는 학교 무상급식이 국가권력과 정부의 힘을 확인할 수 있는 좋은 사례이다. 민간과 자발적 공동체가 하나의 사회운동으로 '학교급식'을 추진한 것은 그대로 중요한 의미가 있으나, 보편적 학교급식은 '국가 제도'로 비로소 가능해진 것이다. 지역보건의료의 중요한 과제인 인력과 시설 등 자원 확충도 국가권력을 통하지 않고는 불가능하다.

실천 주체를 이분법적으로 볼 수 없다는 문제는 개혁의 실천 과정이 힘(권력)의 관계에 따라 달라진다는 점과도 관련이 있다. 정치사회학자인 제솝(Bob Jessop)은 국가 기구를 지배 계급으로부터 '상대적'으로 자율적인 것으로 파악하면서, 국가는 "제도와 조직으로 이루어진 구분 가능한 통합적 실체(앙상블)로, 사회적으로 받아들여지는 국가의 기능은 공통의 이해관계나 일반 의지라는 이름으로 사회구성원에 대한 구속력 있는 집합적 결정을 규정하고 강제하는 것"이라고 이해한다(Jessop, 1990:341). 그가 주장하는 전략관계적(strategic-relational approach) 국가론에 따르면, 정책과 국가 개입의 성격은 사회 여러 세력의 갈등과 타협의 산물이다. 공적 특성과 그 실현 정도는 제도화된 정치권력인 국가의 한 부분을 이루는 것으로, 상황과 맥락에 따라 여러 사회 계급이 보유하는 권력의 상호관계에 따라 결정된다(김창엽, 2019:172). 즉, 다양한 주체들이 힘의 관계에 따라 국가권력과 중앙정부의 결정과 행동에 개입하는 것이다.

현실성과 실현 가능성은 개혁의 맥락으로서 정치적 기회에 따라서도 달라진다. 정치적 기회는 선거나 자연재해부터 강대국이나 국제기구의 압력까지 종류, 크기, 지속 기간 등이 다양하다. 물론, 의도하는 사회 변화의 크기, 차원, 강도에 따라 정치적 기회가 되는지 그렇지 않은지가 달라진다. 새로 상병 수당을 도입할 수 있는 정치적 기회와 어떤 지역에 공공병원을 신설할 수 있는 정치적 기회는 당연히 다르다.

전체성 관점에서 지역보건의료 개혁은 한두 가지 정책을 도입하고 일부 제도를 수정하는 정도를 넘는다. 한마디로 요약하면, 지역 불평등의 근본 원인이 되는 사회경제체제 전반을 바꾸어 나가는 과정이라 할 것이다. 지역을 넘어 국가체제를, 보건의료나 복지를 넘어 정치·경제·사회체제를, 시장 경제와 민간을 넘어 신자유주의적 자본주의체제를 문제삼을 수밖에 없다.

이런 시각에서 정치적 기회란 '체제' 자체가 문제화되는 계기, 체제의 모순이 드러나 사회구성원의 삶에 직접 영향을 미치는 위기 상황이라고 할 수 있다. 현존하는 체제의 물적 토대가 동요하는 것이야말로 체제 수준의 개혁을 상상할 수 있는 결정적 기회이다. 마르크시스트 정치경제학자 마이클 로버츠는 글로벌 자본주의는 3중의 위기와 모순에 직면해 있다고 주장한다(Roberts, 2022a). 세 가지 위기는 자본주의 경제 침체, 기후 위기로 대표되는 생태 환경의 위기, 그리고 지정학적 위기를 말하는데, 이들은 공통적으로 자본주의체제와 발전 과정에 내재한 모순이 심화한 결과이다. 자본주의 체제 내 개혁이나 제국주의적 침략과 전쟁 등으로 위기를 해소하려고 하겠지만, 특히 생태 환경의 위기 때문에도 인류는 현재와 같은 삶을 영위하기 어렵다는 것이 그의 전망이다(Roberts, 2022b).

필자는 그의 전망에 동의하면서, 남한 자본주의체제는 인구 변동과 지역 위축이라는 제4의 위기를 추가해야 한다고 주장한다. 한국에서 지역보건의료

문제는 대부분 지역 경제의 위축, 수도권 인구집중, 고령화 등이 함께 작용한 결과로 나타나지만, 더 근본적으로는 한국 자본주의체제의 역사적 축적 전략에 직접 관련되어 있다. 보건의료는 삶의 토대를 구성하는 한 가지 요소일 뿐이다. 자본주의체제의 전개 과정에서 축적되고 심화한 모순은 모든 측면에서 위기를 생성하고 또한 격화시키는 중이다.

기존 정책으로는 어떤 방법으로도 지역의 보건의료자원을 확충하기 어려울 것이다. 그동안 유일하게 기능했던 시장은 소멸하는 중이며, 지금으로서는 공공부문이 이를 대체할 준비가 되어 있지 않다. 국민건강보험과 장기요양보험의 재정은 이대로 지속하기 어렵고, 이를 대신할 수 있는 유일한 재원인 국가 예산도 여력이 충분하지 않다. 이런 가운데, 건강, 의료, 돌봄에 대한 요구는 빠른 속도로 늘어난다. 기존 구조가 바뀌지 않는 한, 더 많은 '개인 책임'에 기초한 신자유주의적 건강 체제로 진행할 것이 유력하다.

사회 변화는 관계적이다. 사회체제의 성격과 현실의 고통은 모순 관계에 있고, 이 모순이 격화될수록 변화와 개혁의 동력은 축적된다. 모순과 이로 인한 위기가 현상으로 드러날수록 변화를 요구하는 정치적 압력이 가중될 것이라는 점에서, 이 위기가 곧 정치적 기회라고 말할 수 있다. 물론, 기회는 기회일 뿐이므로, 활용되지 못하는 기회는 파국, 혼란, '느린 고통'의 다른 이름일 뿐이다.

§ 참고문헌

김창엽. 2019. 건강의 공공성과 공공보건의료. 파주: 한울.

신성현, 정준금. 2019. 정책옹호연합모형을 통한 정책변동 사례분석. ≪지방정부연구≫, 제23권, 제2호, 71~96쪽.

클라인만, 아서 외. 2002. 사회적 고통. 서울: 그린비.

프레이리, 파울루. 2018. 페다고지. 3판. 서울: 그린비.

홍은광. 2003. 희망의 교육을 향한 해방의 삶, 파울로 프레이리. ≪교육비평≫, 제14호, 242~270쪽.

Barone, Anastasia. 2024. "*Repertoires of action and collective memory: the re-emergence of feminist self-managed health centers in Italy.*" Social Movement Studies, online first. https://doi.org/10.1080/14742837.2024.2369601

Bristow, William. 2023. "Enlightenment." In: Edward N. Zalta & Uri Nodelman, eds. *The Stanford Encyclopedia of Philosophy* (Fall 2023 edition). https://plato.stanford.edu/archives/fall2023/entries/enlightenment

Daniel Béland, and Robert Henry Cox, 2024. "How framing strategies foster robust policy ideas", *Policy and Society*, Vol.43, Issue 2, pp. 240~253, online first, https://doi.org/10.1093/polsoc/puae014

Blackburn, James. 2000. "Understanding Paulo Freire: Reflections on the Origins, Concepts, and Possible Pitfalls of His Educational Approach." *Community Development Journal*, Vol.35, Issue 1, pp. 3~15. https://doi.org/10.1093/cdj/35.1.3.

Drew, Joseph, and Glenn Fahey. 2018. "Framing unpopular policies and creating policy winners: the role of heresthetics." *Policy & Politics*, Vol.46, Issue 4, pp. 627~643. https://doi.org/10.1332/030557318X1524151

Giddens, Anthony. 1991. *Modernity and Self-Identity: Self and Society in the Late Modern Age*. Cambridge, U.K.: Polity Press.

Goffman, Erving. 1974. *Frame Analysis*. New York: Harper & Row.

Hale, Marcia R. 2014. Community Organizing: for Resource Provision or Transformation? A Review of the Literature. *Global Journal of Community Psychology Practice*, Vol.5, Issue 2. https://journals.ku.edu/gjcpp/article/view/20796

Heller, Ágnes. 1974. *The Theory of Need in Marx*. London: Allison and Busby.

Hudson, Wayne. 2012. "Historicizing suffering", In: Malpas, Jeff, and Norelle Lickiss, eds. 2012. *Perspectives on Human Suffering*. New York: Springer.

Jessop, Bob. 1990. *State Theory: Putting the Capitalist State in Its Place*. Cambridge: Polity Press.

Jølstad, Borgar. 2023. "Adaptation and illness severity: the significance of suffering." *Medicine, Health Care and Philosophy*, Vol.26, pp. 413~423. https://doi.org/10.1007/s11019-023-10155-x

Jones, Steve. 2006. *Antonio Gramsci*. London: Routledge.

Kennedy, M., Tilly, C., & Gaston, M. 1990. "Transformative populism and the development of a community of color.", In: J. Kling & P. Posner, eds. *Dilemmas of Activism*, Philadelphia: Temple University Press. pp. 302~324.

Kingdon, John W. 2014. *Agendas, Alternatives, and Public Policies*. 2nd ed. Harlow, England: Pearson Education.

McAdam, Doug. 2017. "Social movement theory and the prospects for climate change activism in the United States.", *Annual Review of Political Science*, Vol.20, Issue 1, pp. 189~208. https://www.annualreviews.org/doi/abs/10.1146/annurev-polisci-052615-025801

Pollock, Susan E. and Dolores Sands. 1997. "Adaptation to Suffering: Meaning and Implications for Nursing.", *Clinical Nursing Research*, Vol.6, Issue 2, pp. 171~183. https://doi.org/10.1177/105477389700600206

Roberts, Michael. 2022a. "The three contradictions of the Long Depression." Michael Roberts blog. https://thenextrecession.wordpress.com/2022/03/13/the-three-contradictions-of-the-long-depression/

________________. 2022b. "The Contradictions of 21st Century Capitalism." *Revista de Estudios Globales. Análisis Histórico y Cambio Social*, Vol.1, Issue 2, pp. 15~37. https://doi,org/10.6018/reg.529601.

Snow, David A. 2013. "Framing and social movements.", In: D.A. Snow, D. Della Porta, B. Klandermans and D. McAdam, eds. *The Wiley-Blackwell Encyclopedia of Social and Political Movements*. https://doi.org/10.1002/9780470674871.wbespm434.pub2

Snow, David A., Rens Vliegenthart, and Pauline Ketelaars. 2018. "The framing perspective on social movements: Its conceptual roots and architecture.", In: David A. Snow, Sarah A. Soule, Hanspeter Kriesi, and Holly J. McCammon, eds. *The Wiley Blackwell Companion to Social Movements*. pp.392~410. https://doi.org/10.1002/9781119168577.ch22.

제10장
지역으로부터의 개혁

정백근

건강은 본질적으로 정치를 내포하고 있는데 그 주요한 이유는 건강의 불평등 때문이다. 하지만 건강의 불평등은 그 자체로 건강의 정치적 성격과 직접적으로 연결되지 않는다.

건강이 정치적인 이유는 건강 불평등이 건강의 사회적 결정요인에 대한 정치적 개입으로 개선될 수 있다는 점에 있다. 또한 건강의 확보는 인권과 관련되어 있고 인권의 체계화가 민주주의의 핵심이라는 점에서 건강은 정치와 밀접하게 연관되어 있다(장은주, 2006; Bambra, Fox and Scott-Samuel, 2005). 건강 불평등은 인권을 보장받지 못하는 집단을 전제한다는 점에서 민주주의가 훼손된 중요한 증거이다.

중요한 건강의 사회적 결정요인인 보건의료 역시 정치적 성격을 가지고 있다. 첫째, 보건의료와 관련된 의사결정은 자원 배분과 연관되어 있다. 정치는 희소 자원을 둘러싼 개인과 집단 간의 대립과 갈등의 조정과 통제라는 점에서 보건의료는 항상 정치와 연관된다. 그뿐만 아니라 보건의료체계는 국가의 정치적 전통과 규범을 반영한다는 점에서도 보건의료는 정치적 영역이다. 게다가 국가권력과 지방권력이 어떤 정치적 입장을 가지고 있는가에 따라, 지역주민들의 건강과 보건의료이용에 대하여 어떤 관점과 태도를 취하는가에 따라 지역 보건의료의 상황이 영향을 받기 때문에 보건의료는 정치와 분리될 수 없다.

이런 맥락에서 수도권과 비수도권의 구조적인 건강 및 의료이용의 불평등, 지역의료의 취약성 심화는 중요한 정치적 문제로서 다루어져야 한다. 그리고 이런 문제를 해결하기 위한 방법으로서 지역보건의료 개혁이 논의된다면 이는 곧바로 정치와 연결된다.

앞에서 언급하였듯이 건강의 정치는 인권, 민주주의 심화와 관련된 정치이며 그 구체적인 내용은 인권과 민주주의 강화를 위하여 건강의 사회적 결정요인에 대한 정치적 개입을 수행하는 것이다. 비수도권 지역의 건강 및 보건의료 취약성의 근본 원인이 비수도권의 쇠퇴에 기반한 수도권 중심의 자본주의 축적체제라면 건강의 정치는 국가권력-경제권력 연합에 기반한 한국의 신자유주의적 자본주의 경제체제를 직접 겨냥한 것이어야 한다.

특히 헌법 제10조에서는 '국가는 개인이 가지는 불가침의 기본적 인권을 확인하고 이를 보장할 의무를 진다'라고 되어 있지만 비수도권 지역 사람들의 건강권은 통치 전략의 소재로 활용될 뿐이다. 이런 맥락에서 지역은 단순히 국가권력에 대하여 건강권을 보장하라는 요구에서 그치는 것이 아니라 이를 쟁취해야 하는 것이다.

그러나 지역은 건강과 의료만 취약한 것이 아니다. 지역의 건강 및 보건의료 취약성을 유발한 근본 원인은 지역의 모든 하부 체계를 취약하게 만들면서 거기에 살고 있는 사람들의 삶을 훼손한다.

그러므로 지역의 건강정치는 지역 사람들이 총체적으로 겪고 있는 지역 내 취약성을 극복하기 위한 부분 전략으로서, 현재의 지배적인 사회경제체제를 극복하기 위하여 지역 내 다양한 영역의 정치적 주체와 연대할 수 있는 잠재력을 가지고 있다. 또한 수도권과 비수도권 간의 위계적 질서로 인한 고통은 비수도권 지역 사람들의 공통된 경험일 가능성이 높다는 점에서 지역 내 연대는 지역 간 연대로 이어질 가능성을 배제할 수 없다.

하지만 이런 가능성이 정치적 주체를 저절로 생산하지는 않는다. 지역과 지역주민들을 정치적 주체로 만들기 위한 목적의식적인 주체화 과정이 없다면 이런 가능성은 구현되지 못한 채로 남아 있을 수밖에 없다.

1. 주체로서의 지역과 지역주민

지역의 사람들은 지역보건의료 개혁의 정치적 주체로 구성될 수 있는 유사한 사회경제적 조건에 놓여 있다. 건강과 의료이용으로 인한 자신과 가족, 공동체의 고통과 어려움을 일상적으로 접할 가능성이 높으며 이런 경험을 유발한 공통적인 사회구조의 영향 속에 놓여 있다.

그러나 지역의 사람들은 통일된 정체성으로 환원되지 않는 대중으로서의 특징 또한 가지고 있다. 대중은 단일한 정체성으로 환원될 수 없는 무차별적이고 다양한 정체성을 가지고 있는데 지역은 또 하나의 세계라는 점에서 지역의 사람들은 다양한 정치적·이념적 정체성을 가지고 있다. 그러므로 지역의 사람들이 공유하고 있는 사회경제적 환경이 존재한다고 할지라도 공통의 목표를 공유하지 않는 한 이들이 저절로 정치적 주체가 되지는 않는다.

하지만 정치적 행동에 나서는 사람들이 항상 이성적이고 통일된 집단적 정체성을 가지고 있는 것은 아니다. 정체성은 정치적 주체를 사고할 때 반드시 고려해야 할 주제이지만 개별 사회구성원들이 정치적 행동에 나서는 이유를 통일된 정체성으로 환원할 수는 없다.

4·19 혁명, 5·18 광주민주화운동, 87년 6월 항쟁, 그리고 2000년대 이후 하나의 운동으로 자리를 잡은 촛불집회 등 주요한 역사적 사건은 모두 '우발적인 사건을 통해 대중들이 거리로 쏟아져 나오는 상황에서 일정하게 예측과 통

제가 불가능한 운동 형태에 기초하여 사회질서의 근본적인 재조직화를 발생시키는 대중운동'으로서의 성격을 가지고 있었다(김정한, 2009).

스피노자는 정치의 주체를 대중이라고 이야기하였다. 그는 정치의 근원적 동력은 '대중이 권력에 대해 갖는 공포'와 '권력이 대중에 갖는 공포'라고 하면서 정치는 바로 대중과 통치자가 각각 공포를 완화하기 위한 행동의 산물로 보았다(남재일, 2013).

이런 맥락에서 지역 보건의료 개혁은 권력이 대중 또는 지역의 사람들에 대하여 공포를 느끼게 함으로써 건강 및 보건의료와 관련된 지역과 지역주민들의 인권, 민주주의 강화를 중요한 정치 의제로 다루게 하는 계기가 되어야 한다.

권력이 대중에 대하여 공포를 가지는 순간은 대중에 의하여 권력이 불안정해지는 상황이다. 이런 상황들을 모면하기 위해서 국가권력은 통치의 차원에서 지역 보건의료를 다루어 왔다.

분만 취약지, 소아청소년과 취약지, 응급의료 취약지, 혈액투석 취약지 등 특정 분야의 의료취약지를 정부가 지정하여 지원하는 정책은 그 효과를 통하여 문제를 실질적으로 해결하기 위해서라기보다는 통치에 가깝다.

정부가 지정한 의료취약지는 대부분 농촌 지역으로서 이들 지역은 노인인구의 비율이 높은 공통적인 특징을 가진다. 예를 들면, 60분 내 분만 가능한 의료기관에 접근이 불가능한 인구 비율이 30% 이상이고 60분 내 분만의료 이용률 30% 미만인 A등급 분만 취약지는 2023년 현재 31개 군지역이었는데 이들 지역의 2023년 주민등록 연앙인구를 근거로 한 총인구 대비 노인인구 비율은 51.6%이었다. 특히 대구광역시 군위군, 전라남도 보성군, 경상북도 의성군·영덕군·영양군·청도군·봉화군·청송군, 경상남도 합천군·남해군·의령군은 노인인구 비율이 60%가 넘는 지역이었다(보건복지부, 2024).

이런 지역에서 분만취약지 정책은 그 자체로 의미가 없는 것은 아니나 대부분의 인구를 차지하는 노인들의 건강문제에 대응하기 위한 정부 정책이 없다는 것은 지역 보건의료에 대한 국가권력의 태도를 노골적으로 보여주는 사례이다.

하지만 수도권에 대한 비수도권의 종속, 이로 인한 지역의 경향적 쇠퇴는 이미 권력관계를 반영한 것으로서 지역과 지역주민들의 조그마한 권력조차도 지속적으로 감소하고 있음을 보여주는 것이다. 그러므로 지역과 지역주민들의 정치적 주체화는 지역과 지역주민들의 권력 강화, 즉 사회권력의 강화와 그 궤를 같이 해야 한다.

또한 지역의 쇠퇴가 한국 자본주의 축적전략에 내재되어 있고 국가권력과 경제권력 연합의 목적의식적인 전략에 의한 구조적인 것이라면 이와 관련된 힘을 역전시킬 수 있을 정도의 정치적 주체가 정립되어야 한다. 그리고 지역과 지역주민들의 정치적 주체화와 관련해서 대중을 정치적 주체로 전환시키기 위한 정치적 개입의 주체가 존재해야 한다.

정치란 사회의 가능성 혹은 불가능성의 조건을 규정하는 행위이고 정치적 주체화란 사회를 존재의 질서로서 수용하고 인정하길 거부하고 그것의 객관적이고 경험적인 보편성을 폭로하고 중지시키는 행위이다(서동진, 2008).

건강과 의료를 포함한 모든 영역의 취약성에 얽매인 채 살아왔던 지역과 지역주민들이 문제를 해결하라고 요구하는 것을 넘어 현재의 상황을 만들어 낸 힘의 관계가 유지될 수 없게 하는 과제를 설정할 때 지역과 지역주민들은 정치적 주체가 될 수 있다.

지역과 지역주민들이 정치적 주체가 된다는 측면에서 대중에 대한 평가는 매우 다양하다. 대중들의 삶의 조건이 바뀌지 않고 지역주민들의 삶은 더욱 열악해져 가고 있다는 측면에서 대중운동의 가능성은 여전히 남아 있다. 하지만 대중운동에 대한 비판적 평가 역시 적지 않다.

여기에는 대중은 수동적인 국민에 머물 수밖에 없는 한계를 가지고 있기 때문에 권력관계를 근본적으로 변화시킬 수 없는 집단, 스스로의 힘으로 횡적인 연대와 보편성의 정치로의 주체적 전화를 달성할 수 없는 존재, 파편적이고 스스로 행동할 수 없는 존재라는 대중의 역량에 대한 평가가 깔려 있다(조정환, 2003).

그럼에도 불구하고 대중운동은 현실에서 지속되고 있고 이는 건강과 보건의료영역에서도 마찬가지다. 게다가 건강과 보건의료영역에서의 대중운동, 혹은 주민운동은 앞으로 더욱 빈번하게 발생할 확률이 높다. 특히 비수도권 지역과 농촌 지역은 더욱 그러한데 이는 건강과 의료이용에서 비롯되는 고통의 심화가 그곳에서 살고 있는 사람들의 삶을 근본적으로 뒤흔들고 있고 이런 상황을 반영하듯 관련 문제가 중요한 정치적 문제로 부상하고 있기 때문이다.

건강과 보건의료 영역의 지역운동은 주로 공공병원 설립 운동으로 수렴되고 있다. 지역의 취약성은 시장의 위축과 같이 진행되는 바, 지역의 사람들은 이미 시장에 의해서 의료의 취약성이 해결될 수 없다는 것을 잘 알고 있다.

하동군의 보건의료원 설립 운동, 양산시 웅상 지역의 공공병원 설립 운동이 대표적이다. 뿐만 아니라 이런 운동은 광주광역시와 울산광역시처럼 비수도권 대도시에서도 벌어지고 있는데 이들 지역은 지방의료원이 없는 유일한 2개의 광역지자체로서 상대적으로 의료가 취약한 지역에 공공병원을 설립함으로써 지역의 보건의료문제를 해결하기 위한 노력을 하고 있다.

이와 함께 2020년에는 대전의료원, 서부산의료원, 경상남도 서부의료원(진주)이 예비타당성조사 면제를 받음으로써 병원 설립이 진행되고 있는데 이 세 지역의 경우에는 오랫동안 시민사회운동으로서 공공병원 설립 운동이 진행된 공통점을 가지고 있다.

하지만 지역에서 진행되었거나 진행되고 있는 공공병원 설립운동은 그 자체로 완결성을 가지기 힘들다. 예를 들면 앞에서 언급한 대전의료원, 서부산의료원, 경상남도 서부의료원은 예비타당성 조사 면제를 받아서 병원 설립이 실현되었지만 광주의료원과 울산의료원은 타당성 재조사에서 탈락해 현재는 모든 것이 백지화된 상황이다. 다른 지역에서 진행되고 있는 공공병원설립 운동도 기획재정부의 예비타당성 조사를 통과하지 못하면 지역 시민사회의 참여와 지방정부의 의사결정이 있더라도 모든 것이 원점으로 돌아간다.

여기에는 지방정부의 취약한 재정자립도도 한몫하는데 지방자치제하에서도 재정의 분권이 제대로 구현되지 못했기 때문이다. 특히 의료가 취약한 지역들은 재정자립도도 낮아서 지역의 보건의료문제를 공공병원 설립을 통해서 해결하고 싶어도 이를 실행하기가 만만치 않다.

게다가 지방자치단체의 예산 배정 우선순위는 첫 번째가 국가에서 지방보조금을 책정한 국책사업이고 그다음으로는 자치 사무, 기타 지자체 정책 집행사업 순인데 제주특별자치도의 경우 필수중증의료와 관련된 자체 예산은 2023년 현재 불과 5억 원에 불과하였다. 이는 다른 지자체의 경우에도 거의 유사한 양상을 보이고 있다(박형근, 2023).

이런 상황들은 지역의 건강, 지역의 보건의료는 지역이 스스로 해결할 수 있는 문제가 아니라 국가와 중앙정부가 해결해야 할 문제라는 인식을 심화시킨다. 또한 지역과 지역주민들의 정치적 주체화의 제약요인으로 작용한다. 그러므로 이런 조건들이 변화하지 않는 이상 지역과 지역주민들이 자신들의 고통을 드러내고 주장하는 경험을 더욱 많이 가질수록 오히려 지역주민들이 가지는 패배의식이 더욱 커질 가능성을 배제할 수 없다.

이런 패배의식은 다른 한 편에서는 건강 및 보건의료와 관련된 지역과 지역주민들의 집합적 행동을 가로막고 다른 한 편에서는 비수도권 지역과 주민들이 스스로 자신의 공간들을 타자화하는 경향을 더욱 강화함으로써 수도권에 대한 비수도권의 종속을 더욱 공고히 한다.

비수도권 주민들의 타자화 및 열등화 등은 수도권과 비수도권의 관계를 내부식민지 관계로 설명하는 주요한 요소들이다(강준만, 2015). 경제적 토대, 정치적 상부구조, 이데올로기의 측면에서 비수도권은 수도권에 구조적으로 종속되어 있어서 비수도권은 정치적으로 지배당하고 물질적으로 착취당하는데 이 과정에서 지역은 열등한 존재로 생산된다.

수도권과 비수도권 간 지배와 피지배의 권력관계가 일반화된 상황에서는 타자화가 일상적인 메커니즘으로 작용하는데 이때 타자화는 자신을 의미 있게 정의하기 위하여 상대를 자신보다 결함 있는 혹은 자신이 정한 기준에 미달하는 존재로 의미화하는 것이다. 그리고 거기에는 우등한 것의 열등한 것의 지배라는 권력관계가 내포되어 있다. 그러나 타자화는 수도권과 비수도권 간 관계에서만 이루어지는 것은 아니다. 이는 비수도권에 의한 비수도권의 타자화로 이어지는데 지역과 지역주민 스스로 지역을 열등하게 인식하고 지역주민들 스스로 폄하하는 과정에서 지역의 쇠퇴는 더욱 심화된다. 이때 비수도권의 식민지적 상황은 이런 이중적 타자화의 정치경제적 조건이 된다(임의영, 2006).

이런 상황이 심화되는 경우 지역에 공공병원을 설립하거나 다른 정책적 노력을 통해 지역의 건강 및 보건의료문제를 해결하려는 의지는 기껏해야 국가와 중앙정부에 관련 문제 해결을 요구하는 것에 그치게 된다. 게다가 지역주민들이 지역의 모든 것을 열등하게 인식하는 경우 지역에 확충되는 보건의료자원이 있다 할지라도 이 자원이 지역의 건강과 보건의료문제를 효과적으로 해결해 줄 수 있는 자원이라고 인식하지 않을 가능성이 높다. 이런 가능성이 현실화된다면 확충된 자원의 활용성은 감소하고 국가와 중앙정부의 지역 보건의료자원 확충에 대한 정책 우선순위는 더욱 낮아질 수밖에 없다.

한편, 건강과 의료이용을 인한 고통은 개별 사회구성원들의 구체적인 삶에서 발생하는 것이라는 점에서 문제의 해결 역시 즉각적이고 구체적이어야 한다. 가령 특정 시군구의 병원이나 종합병원이 폐업 또는 이전하면 해당 병원을 이용해 왔던 사람들은 당장 의료이용이 어려워진다. 특히 응급의료서비스를 제공하던 병원급 이상 의료기관이 하나밖에 없는 지역에서 이런 일이 벌어지면 이 지역 사람들은 당장 응급의료서비스 또는 이차의료서비스를 이용하기 위해서 다른 시군구로 이동해야 한다. 만약 촌각을 다투는 응급 상황에 직면하게 되면 그야말로 생명을 다투는 상황이 된다. 이 경우 해당 지역의 병원급 이상 의료기관 폐업 또는 이전은 지역의 중요한 사회적 문제가 될 수밖에 없다.

그러나 국가와 중앙정부가 일상적으로 이런 상황들을 모니터링하면서 문제가 발생할 때마다 즉각적으로 개입하기를 기대하기는 어렵다. 중앙정부 또는 국가 차원에서 해결해야 할 보건의료문제가 엄연히 존재하고, 그간 비수도권에 대한 국가와 중앙정부의 관조적 태도와 접근방식에 기반할 때 이들이 지역문제를 제대로 해결해 줄 것이라는 믿음은 환상에 불과하다.

2022년 한 해 만도 비수도권 군 지역에서 9개의 병원급 이상 의료기관이 폐업을 했다. 이 중 하동군과 태안군에는 현재 병원급 이상 의료기관이 하나도 없다. 2년이 넘는 세월 동안 이 지역주민들은 병원과 응급실 하나 없이 살아오고 있지만 국가와 중앙정부는 무엇을 한 것인가?

2022년 실시한 제8회 전국동시지방선거에서 당선된 하동군수의 공약에는 '종합병원급 공공보건의료원 건립: 24시간 응급의료서비스 운영'이 있었다. 이후 하동군은 의료취약성을 극복하기 위한 방안을 마련하기 위하여 연구 용역을 실시한 후 현재는 보건소를 보건의료원으로 전환하여 신축하기 위한 노력을 진행하고 있다. 태안군은 기존 보건의료원을 이전 신축하여 60병상, 지상 5층 규모의 시설을 갖출 계획을 가지고 있다. 하지만 중앙정부의 보건의료정책에서 이 두 지역의 의료취약성을 해결하기 위한 내용은 찾아볼 수 없다.

또한 지역의 건강과 보건의료 정책에 대한 중앙정부의 주도성은 지방정부의 자율적이고 창의적인 정책 및 행정을 제한하는 원인이다. 지방정부는 지역에서 진행되고 있는 보건사업 및 보건정책 및 행정을 지원하기 위하여 다양한 형태의 보건의료기술지원조직들[102]을 설치·운영하고 있다.

그러나 각각의 보건의료기술지원조직들은 충분하지 못한 예산 때문에 영세성을 극복하지 못하고 효과적인 정책 및 기술지원을 수행하는 데 어려움을 겪고 있다. 뿐만 아니라 비슷한 사업들을 여러 조직에서 수행하는 과정에서 발생하는 사업의 중복과 이로 인한 비효율성이 일상적인 문제로 지적되고 있다. 하지만 각 기술지원조직들을 관장하는 중앙기관의 관련 부서가 다르고 관련 법령도 다르기 때문에 시도 단위에서 기술지원조직들 간 협력을 구현하고 이를 지속하는 데 어려움이 있다.

이런 상황들은 보건의료기술지원조직들의 통합과 연계를 통하여 효율적이고 효과적인 정책 및 기술지원을 하기 위한 지방정부의 역량을 구현하는 데 있어서 장애물로 작용하고 있다. 보건의료기술지원조직과 관련된 중앙정부 차원의 소관부서와 법률은 지방정부의 업무 분장에도 영향을 미쳐서 각 기술지원조직들을 담당하는 지방정부의 담당 부서도 모두 다르다. 이와 같이 중앙정부 행정 및 기술지원체계의 분절성은 지방정부의 관련 체계의 분절성으로 이어져 지역의 건강 및 보건의료 문제의 해결 역량을 잠식하고 있다.

게다가 지방정부에 설치되어 있는 대부분의 보건의료기술지원조직들은 위탁운영을 하고 있는 상황인데 이런 상황들은 지방정부의 지역주민 건강 및 보건의료이용에 대한 역량과 책무성을 지속적으로 감소시키는 또 하나의 요인이다. 급기야 지방정부가 설립·운영하는 지방의료원조차도 위탁운영하려는

102 각 지원조직의 근거 법률은 다 다른데 공공보건의료에관한법률(공공보건의료지원단), 감염병의 예방 및 관리와 관한 법률(감염병관리지원단), 국민건강증진법(통합건강증진사업지원단), 정신건강증진 및 정신질환자 복지서비스 지원에 관한 법률(광역정신건강복지센터), 응급의료에관한법률(응급의료지원단) 등이 보건의료기술지원조직 설치와 관련된 법들이다. 각 법들에 따라 소관부서와 중앙차원의 기술지원조직 역시 다 다르다.

움직임이 곳곳에서 진행되고 있는데 이를 중앙정부가 보건의료정책차원에서 권장하기도 한다.[103]

또한 보건의료기술지원조직을 위탁하는 경우에는 대학병원 또는 대학교의 교수가 조직을 책임지는 일을 맡게 되는데 이때 조직을 위탁받은 교수는 해당 조직을 개인의 연구사업 또는 용역사업, 성과로 인식하는 경우가 적지 않다.

특히 고등교육에 대한 신자유주의의 영향은 성과에 기반한 연봉제 채택, 지식이전 또는 산학협력을 표방하는 기업가주의의 강조로 구현되는데 이는 공익적 성격의 보건의료기술지원조직을 위탁받은 전문가들에게도 적용된다. 이런 경향들은 지방정부에 설치된 보건의료기술지원조직 간 협력의 가능성을 더욱 약화시키는 또 하나의 요인으로 작용한다.

지방정부는 책무성을 저버리면서 무능해지고 공공보건의료기관의 운영과 관련 사업은 시장화되는 현재의 상황에서 지역과 지역주민들의 건강과 의료 이용은 점점 더 개인이 책임지는 형태로 구조화될 가능성이 높다. 이는 신자유주의적 생명권력의 입장에서는 매우 합리적인 결론으로서 말 그대로 지역과 지역주민들은 '죽게 내버려지는 상태'에 놓이게 된다.

하지만 지역의 건강 및 보건의료 문제를 지역과 지역주민이 주체적으로 해결할 수 없는 현재의 상황은 지역의 문제 해결 역량을 지속적으로 위축시키는데 한 편에서는 국가권력의 중앙집중적 성격이, 다른 한 편에서는 신자유주의에 기반하여 지속적으로 진행되고 있는 민영화 심화가 이를 추동하고 있다.

---

103 2023년 10월에 발표된 '생명과 지역을 살리는 필수의료 혁신전략'에서는 대학병원을 중심으로 지정되어 있는 권역책임의료기관과 공공의료기관 간 협력을 활성화하기 위한 모델 중 하나로 위탁운영을 제시하였다. 이는 이미 윤석열 대통령이 후보 때 제시했던 공약에 포함되었던 '공공병원 위탁 운영 확대'를 정부가 받아 안은 것으로서 2022년 대선 이후 실시된 지방선거에서 당선된 대구광역시, 경상북도, 충청남도, 경기도 성남시의 지자체장들은 일제히 지방의료원을 위탁 운영하기 위한 노력들을 진행하였다. 공교롭게도 이들 지자체장들은 모두 현재 여당인 '국민의 힘' 출신이었다.

2. 지역 보건의료 개혁의 주체

이상의 가능성과 한계 속에서 지역과 지역주민들이 의미 있는 사회권력이자 정치적 주체로서 지역 보건의료 개혁을 추진할 수 있으려면 이들이 충분한 응집력과 역량을 갖춘 집합적 행위자가 되어야 한다.

집합적 행위는 그 토대가 있어야 한다. 이때 토대란 다양한 사람들이 어떤 목표를 추구하기 위하여 함께 협력하는 바탕이 되는 다양한 종류의 조직과 결사를 의미한다. 지역에는 많은 조직과 단체들이 존재한다. 풀뿌리 단위에도 청년회, 노인회, 부녀회 등과 같은 자생단체부터 흔히들 관변단체라고 이야기하는 새마을 운동 관련 단체, 바르게살기운동 협의회 같은 모임들이 존재하고 보다 통일된 조직력을 갖춘 여러 시민사회단체와 농민회, 노동조합 등도 존재한다. 기존 조직이나 단체들뿐만 아니라 새로운 조직들도 언제 어디서나 생겨날 수 있다.

지역의 많은 사람들은 각자의 삶을 영위하기 위하여 사회구성원으로서의 역할을 하면서 다양한 생업에 종사하고 있다. 이 과정에서 다양한 이유와 목적을 가지고 다양한 조직 및 단체의 구성원으로서 참여하기도 한다. 많은 경우 지역의 사람들은 다양한 조직 및 단체의 구성원으로서 활동하면서 민주주의와 참여를 체화하고 협력의 성과물들을 공유하기도 한다. 지역의 조직 참여는 사회적 자본의 구조적 차원으로 분류할 수 있으며 사회적 자본은 집합적 행동을 촉진함으로써 사회의 효용성을 향상시킬 수 있는 사회의 특성으로 받아들여지고 있다(정백근 외, 2011).

이런 모임, 조직, 단체들은 지역의 건강 수준을 향상시키기 위한 목적의식적인 활동의 주체로서 활동할 수도 있다. 여러 지자체에서 주민참여에 근거한 건강사업들을 수행하였거나 수행하고 있는데 많은 경우 새로운 조직을 구성해서 사업을 진행하는 바, 조직의 구성원들 중에는 지역의 모임, 조직, 단체들의 대표자 또는 구성원들이 참여한다.

세계보건기구에서는 건강증진을 위한 생활터 기반 접근법을 소개하면서 핵심 원칙을 권한강화(empowerment), 참여(community participation), 파트너십(partnership), 형평성(equity) 네 가지를 제시하였는데 이 중 가장 중요한 원칙은 참여라고 하였다. 실제 우리나라에서 진행된 주민참여에 근거한 건강사업들의 대부분은 이 원칙을 적용하였는데 지역 보건의료 개혁이 비수도권 지역의 건강 및 보건의료로 인한 불평등을 해결하고 지역의 건강 및 보건의료의 개선을 위한 것이라는 맥락에서 보면 관련 사업과 관련된 지역의 경험과 교훈은 지역과 지역주민들의 정치적 주체화의 토대가 될 수 있다.

이런 토대들을 근거로 집합적 행위자의 형성과 관련된 논의를 위해서는 '정체성', '이해관계', '가치'에 대한 검토가 필수적이다(라이트, 2020). 정체성은 집합적 행위자 사이에서 연대를 만들어내는 데 매우 중요한 요건이다. 또한 이해관계는 집합 행동의 목표 설정 및 구체화와 관련된 핵심 요건이다. 가치는 다양한 정체성과 이해관계를 연결하는 공통의 의미를 생산하는 데 필수적이다.

1) 정체성

지역의 사람들은 성·연령과 같은 인구학적 조건, 종교, 취미, 사회경제적 지위 등에 따라서 다양한 정체성을 지닌다. 개인에 국한해서 보더라도 이는 마찬가지이다. 남성이면서 노동자이고 기독교 신자이면서도 마라톤을 즐겨 하는 사람은 그가 언제 어디에서 누구와 같이 있는가에 따라서 개인적으로 혹은 관계적으로 두드러지게 되는 정체성이 달라진다. 이는 정체성이 개인에 국한되는 문제가 아니라 사회적 관계와 밀접히 연결된다는 것을 의미한다.

다양한 사회적 관계와 이로 인한 상호작용 속에서 개인의 정체성, 나아가서는 집단의 정체성도 규정된다. 또한 이런 정체성 규정이 구조적으로 지속되는 경우 정체성의 고정성도 강화된다.

정체성에는 사람들이 중요하게 생각하기 때문에 이를 형성하고 체화하기 위하여 노력하는 정체성이 있는가 하면 사회를 통하여 일방적으로 부과되는 정체성도 있다. 현 단계에서 비수도권 지역주민들의 정체성은 이를 형성하고 체화하기 위하여 노력하겠다고 선택할 수 있는 의미 있는 정체성인가, 아니면 한국 사회가 일방적으로 부과하는 정체성인가?

비수도권 지역에 자연스럽게 따라붙는 소멸, 위축, 취약성 등의 단어는 그 자체로 수도권 중심의 한국 사회가 비수도권 지역에 일방적으로 부과하는 지역의 구조화된 정체성이다. 그러므로 지역의 사람들은 수도권보다 열악하고 취약한 곳에 사는 열등한 사람들이고 지방에 있는 대학교는 '지잡대'이고 지역 사람들은 '촌놈'이 된다.

급기야 이런 인식은 비수도권 사람들에게 내면화되어 그들 스스로 그들을 타자화하는 지경에 이르렀다. 이 상황에서 지역 청년들이 수도권으로, 인근의 대도시로 빠져나가는 현상은 그 자체로 엑소더스(Exodus)이다. 여기에는 좋은 학교와 좋은 직장을 찾아서 지역을 떠나는 것도 포함되지만 소위 '망해가는 공간이나 집단'의 구성원으로 인식되기 싫어서 자행하는 '무작정 탈출'도 적지 않다.

이런 상황에서 현재 한국 사회에서 지역과 지역주민들의 정체성은 지역과 지역주민들의 자기 발견이 아니라 이들이 통제하지 못하는 구조적 권력이 일방적으로 부과하는 것에 가깝다. 그 구조적 권력은 수도권 중심의 자본축적을 일관되게 추진하는 국가권력-경제권력 연합이다.

그럼에도 불구하고 정체성은 일방적으로 개인이 선택해서 체화할 수 있는 것만도 아니고 사회의 구조적 힘에 의해서 일방적으로 부과되는 것만도 아니다. 지역의 많은 사람들이 겪고 있는 다양한 형태의 불평등과 취약함은 그들이 원했던 것도 아니며 선택한 것도 아니다. 그러므로 지역과 지역주민들은 그들이 경험하는 '존재론적 불안'에서 해방되고자 하는 공통의 열망을 가질 수 있다. 이런 열망이 공통된 정체성으로 전환될 때 지역의 사람들 간의 연대가 가능해질 수 있다. 그리고 이런 연대는 특정 지역 내에서만이 아니라 비슷한 상황에 처해 있는 지역 간 연대로 이어질 수 있다.

2) 이해관계

이해관계는 사람들의 삶에서 직면하는 문제들의 해결 방법에 그 기반을 둔다. 이런 맥락에서 지역에 대한 자원 투입이 지역과 지역주민들의 이해관계에 기여할 수 있다고 말하는 행위는 지역에 대한 투자가 지역주민들의 삶의 질을 개선한다고 주장하는 행동이다. 그러므로 이해관계에 대한 주장은 어떤 조치나 행위, 또는 사업이나 프로그램, 정책의 효과에 대한 예측이다. 하지만 예측이 현실로 구현되는지 여부는 사후에 평가할 수 있다. 이런 맥락에서 이해관계에 대한 판단에는 언제나 부정확성 및 오류의 가능성이 내재되어 있다.

가령 국가권력이 시대정신처럼 부르짖는 국가균형발전과 관련 정책에도 불구하고 수도권 집중은 더욱 심화되고 있지만 여전히 지역 사람들 중에는 정부가 지역의 문제를 해결하기 위해서 노력하고 있고 장기적으로 효과를 낳을 것이라는 믿음을 가질 수 있다.

앞에서도 언급하였듯이 국가권력이 주도하는 균형발전정책은 현 단계에서는 자본축적에 대한 경제권력의 이해관계와 일치하지 않는다면 그 정책적 효과를 기대하기 힘들다. 하지만 비수도권의 쇠퇴에 기반한 수도권 중심의 자본축적전략이 한국 자본주의 경제성장의 대원칙이었다는 점에서 이런 믿음은 일종의 '허위의식'이다. 하지만 이런 '허위의식' 조차도 객관적인 것으로서 국가권력-경제권력의 입장에서는 지역주민들이 갖는 이런 '허위의식'은 중요한 통치의 기반이 될 수 있다.

이해관계는 정체성과 밀접한 연관성을 가질 수도 있지만 그렇지 않을 수도 있다. 지역과 지역주민들은 지역이 처한 어려움을 극복하고 보다 나은 삶을 영위하는 것에 특별한 이해관계를 가진다. 특히 지역과 지역주민들의 부과된 정체성은 그들이 삶을 영위하면서 맞닥뜨린 삶의 경험과 연결되어 있다는 점에서 지역의 위축과 취약성을 개선하는 조치에 대한 이해관계는 지역 사람들의 정체성과 매우 밀접한 연관성이 있다.

하지만 인권과 민주주의를 강화하는 조치 및 정책에 관하여 가지는 이해관계는 비수도권 지역 사람이라는 정체성을 지닌 사람들의 이해관계가 아니라 대부분의 사회구성원들의 삶과 연관되어 있는 보편적인 이해관계이다. 건강 및 보건의료 영역에서 지역의 사람들이 겪고 있는 불평등을 극복하기 위한 지역 보건의료 개혁은 건강의 사회적 결정요인에 대한 정치적 개입을 통하여 인권과 민주주의를 강화하기 위한 것이라는 점에서 지역 보건의료 개혁의 핵심 방향은 보편성을 담지하고 있다.

특히 건강에 영향을 미치는 사회적 결정요인들의 대부분은 권리와 연관되어 있다는 점에서 수도권에 거주하고 있는 대부분의 시민사회 구성원들 역시 자신들이 삶과 건강에 영향을 미치는 사회적 요인들에 대한 권리를 보장받고 있지 못하다. 그러므로 거주지역을 불문하고 자신들의 삶과 건강에 대한 본질적 불안, 건강의 사회적 결정요인에 대한 통제력의 취약성은 한국 시민사회 구성원들 대부분의 문제이다. 이런 점에서 지역 보건의료 개혁을 위한 지역의 정치적 주체는 보편적 정치적 주체로 전환될 수 있는 유토피아적 에너지를 내재하고 있다.

정치적 투쟁에서 중심 문제는 어떤 이해관계에 가장 큰 관심을 기울여야 하느냐인데 지역 사람들의 지역 보건의료 개혁의 목표가 보편적인 사회구성원들의 이해관계와 연결되는 경우 집합적 행동의 목표는 보다 거시적으로 변환될 수 있다.

3) 가치

지역과 지역주민들이 지역 보건의료개혁의 정치적 주체가 된다는 것은 지역 보건의료의 문제를 해결하기 위한 전략을 수립하고 이것을 관철시켜 나간다는 것을 의미한다.

하지만 전체성의 관점에서 지역 보건의료의 문제를 근본적으로 해결하기 위해서는 비수도권 지역 내의 정치적 주체들 간 연대가 비수도권 지역들의 정치적 주체들의 지역 간 연대로 확산되어야 한다. 또한 그 목표가 인권 및 민주주의와 관련된 것이라는 점에서 모든 사회권력의 보편적이고 공공적인 이익을 위한 집합적 행동으로 상승해야 한다. 이를 위해서는 이 과정에 참여하는 모든 사람들이 그 행동의 의미에 대한 믿음을 가져야 한다.

결국 가치는 사람들이 세계에서 어떻게 행동해야 하는지, 이 사회가 어떤 방향으로 나아가야 하는지에 대해서 사람들이 가지는 믿음이다. 그리고 가치는 이 과정에 참여하는 다양한 주체들의 정체성과 이해관계를 연결함으로써 집합적 행동의 주체들을 형성한다. 이때 가치는 집합적 행동을 구현하는 사회권력의 이념으로 전환되는데 그 근원이 사회적 고통과 연관된다는 점에서 그 이념은 해방적 이념의 성격을 가진다.

이 단계가 되면 지역 보건의료 개혁을 위한 집합적 행동은 지역을 넘어 국가체제를, 보건의료나 복지를 넘어 정치·경제·사회체제를, 시장 경제와 민간을 넘어 신자유주의적 자본주의 체제를 겨냥하는 새로운 정치적·사회적 운동으로 전환될 것이다.

3. 지역으로부터의 개혁

지역과 지역주민들이 지역 보건의료 개혁의 정치적 주체가 될 가능성은 적지 않다. 그리고 지역 보건의료 개혁을 위한 실천은 인권과 민주주의를 심화시키기 위한 사회권력의 광범위한 정치적 실천과 접합(articuation)[104]되어 사회경제체제의 광범위한 변혁으로 나아갈 수 있는 에너지를 내재하고 있다. 하지만 이를 가능하게 하기 위해서는 또 다른 정치적 실천의 주체가 필요하다.

여러 정치적 주체들의 정체성, 이해관계, 가치를 연결함으로써 사회권력의 영향력을 획기적으로 강화하고 그 응집력을 폭발하게 만드는 정치적 개입의 주체가 존재할 때 지역과 지역주민들이 지역 보건의료 개혁의 정치적 주체가 될 가능성도, 이에 기반한 사회변혁의 가능성도 높아진다.

지역으로부터의 개혁을 위해서는 우선 지역과 지역주민들의 역량이 강화되어야 한다. 그것이 보건의료의 차원이라면 그 역량은 건강 및 보건의료, 그리고 이에 영향을 미치는 사회적 결정요인에 대한 지식과 기술까지도 고려되어야 한다. 게다가 정치적 주체가 되기 위해서는 건강의 사회적 결정요인에 대한 목적의식적인 전략을 수립하고 구체적인 정치적 실천을 수행함으로써 정치적 성과를 획득하고 그 과정에서 시민사회의 참여와 정치적 주체 간 연대를 두텁게 할 수 있는 조직적·정치적 역량도 강화되어야 한다.

물론 지역과 지역주민들은 궁극적으로 스스로 정치적 주체로서의 역량을 강화할 수 있어야 한다. 그러나 지역 보건의료 개혁의 정치적 주체로서의 역할을 수행한 경험이 없는 대부분의 지역 사람들이 시작 단계부터 스스로 이런 역

104 접합(articuation)이란 파편화된 사회적 행위자들의 정체성들 사이의 관계를 정립하는 정치적 실천을 말한다.

량을 강화할 수는 없다. 그러므로 초기 단계에서는 지역과 지역주민들의 기본적 역량의 강화, 이에 기반한 정치적 실천의 경험의 축적을 지원하는 정치적 개입이 필요하다. 이런 정치적 개입의 주체는 해방적 이념을 실현시키기 위한 목적의식을 가진 또 다른 집합적 행위자로서 이들은 정치적 주체를 형성하고 이들 간 연대를 강화하고 접합을 구현할 수 있어야 한다. 또한 그들은 그 과정에서 정치적 연대체의 일원으로서의 역할도 수행해야 한다.

이 모든 단위들이 결합된 정치적 주체는 다양하게 호명될 수 있다.

한국의 진보진영이 발견해 낸 중요한 개념 중에는 '민중'이 있다. 근로대중 전체를 의미하는 이 개념은 사회경제적 소외층과 피지배 대중 전체를 포괄한다. 이들은 사회관계를 근본적으로 변혁할 잠재적·현실적 역능을 지닌 저항의 주체이자 새로운 관계의 진정한 주인이 되어야 할 사회집단을 의미하기도 한다(김세균, 2004).

민중을 이야기할 때는 일반적으로 민중들의 공통된 경험과 정서, 의식 등이 강조된다. 이런 맥락에서 비수도권 지역과 지역주민들, 그리고 이들과 접합될 수 있는 시민사회의 정치적 주체들은 사회경제적으로 소외되어 있고 구조적 힘에 의해서 인권과 민주주의를 제대로 보장받고 있지 못한 경험을 공유하고 있으며 이에 기반하여 사회변혁에 대한 가치를 공유할 가능성이 높다는 점에서 민중의 특성을 보인다. 그러나 민중은 다양한 계급 및 부문들로 구성된 집합체로서 민중으로서의 정체성도 공유하고 있지만 이에 포함되지 않는 다양한 정체성들이 교차하는 집단이다.

이런 특징은 개혁을 추진하는 과정에서 직면하는 다양한 상황 속에서 발생할 수 있는 민중 내부의 계급 간, 부문 간 갈등의 가능성과 연결된다. 그러므로 지역으로부터의 개혁의 추진 과정은 인권과 민주주의의 강화 및 해방의 가치와 이데올로기를 공유하면서도 별개의 정체성과 이해관계를 갖는 정체성들의 갈등과 복잡한 지형을 헤쳐나가는 과정이기도 하다(라이트, 2020).

하트와 네그리(2008)는 '자본주의적 생산 및 재생산 규범들에 의해서 착취되고 그 규범들에 종속되는 모든 사람들을 포함하는 광범위한 범주'로 다중을 정의했다. 그들은 국민국가 이후의 세계질서인 제국 하에서 해방과 민주주의의 정치적 주체인 다중은 다양함을 유지하고 내적으로 차이를 유지한다 할지라도 공통적으로 행동할 수 있으며 따라서 자기 자신을 지배할 수 있다고 하였다.

이런 맥락에서 수도권 중심의 신자유주의적 자본주의 축적 전략과 이와 관련된 힘의 관계를 전복하려는 지역으로부터의 개혁은 정치적 주체로서의 다중을 정립하는 과정이기도 하다. 특히 현재의 지배적인 힘의 관계가 인권과 민주주의를 훼손하는 사회적 고통의 원인이라면 이를 극복하기 위한 지역으로부터의 개혁은 보편적 대의를 위한 실천이다. 즉, 지역과 지역주민이 지역으로부터의 개혁을 위한 정치적 주체가 된다는 것은 생활터에서 삶을 영위하던 비수도권 지역의 대중들이 사회변혁과 사회구성원들의 해방의 정치적 주체인 다중으로 정립되는 계기이기도 하다.

이런 맥락들을 고려했을 때 지역의 연구자 및 보건의료 전문가, 지역의 정치인을 비롯한 의사결정자, 지역의 활동가들은 지역 사람들을 정치적 주체로 정립하기 위한 정치적 개입의 주체로서의 역할을 수행해야 한다. 이런 목적을 달성하기 위해서는 지역의 연구자, 의사결정자, 활동가들을 비롯한 지역 자원들이 지역과 지역주민들을 정치적 주체로 정립하기 위한 동맹이 되어야 한다.

앞에서도 언급하였듯이 지역의 사람들은 지역 보건의료 개혁을 통하여 사회를 변혁할 수 있는 잠재된 정치적 에너지를 보유하고 있지만 처음부터 이를 스스로 실현하는 데는 한계가 있다. 그러므로 정치적 개입의 주체들 간 동맹 속에서 목적의식적인 정치적 주체화 전략을 개발하고 실행해야 한다. 동시에 각각의 정치적 개입의 주체들은 지역주민들이 참여하고 있는 다양한 조직 및 단체들과 동맹을 형성해야 한다.

지역과 지역주민들이 지역 보건의료를 개혁하기 위해서는 지역 보건의료의 취약성을 유발하는 근본원인이 무엇인지 인식할 수 있어야 한다. 국가권력-경제권력 연합의 힘이 지역과 지역주민들을 취약하게 만들고 있는 상황에서 지역은 무엇을 해야 하는지를 숙고하는 계기가 만들어져야 한다. 지역과 지역주민이 지역 보건의료를 개혁하기 위한 주체가 되려면 실천 전략이 강구되어야 한다. 나아가서 지역 보건의료개혁이 사회구성원들의 보편적이고 공공적인 이익을 보장하는 사회의 변혁으로 나아갈 수 있는 변혁 전략이 마련되어야 한다.

변혁의 중심 가치가 인권, 민주주의, 해방 등이라고 한다면 지역 보건의료 개혁을 통한 사회 개혁은 완성태라기보다는 과정으로 보아야 할 것이다. 결국 변혁을 지속적인 과정으로 본다면 지역의 정치적 주체들이 지역 보건의료를 얼마나 바꾸고 이런 변화가 사회 변혁에 어떤 영향을 미쳤는지가 관건이다. 이런 맥락에서 정치적 주체화 역시 과정으로 파악해야 한다.

지역과 지역주민들을 정치적 주체로 정립하기 위해서는 지역사회 조직화 또는 주민 조직화가 필요하다. 지역사회 조직화는 지역주민들을 하나로 엮어 공통의 사안을 논의하고 결정해 나가면서 지역사회 문제에 주민 스스로 대처할 정치적 역량을 확보하고, 이를 통하여 지역사회를 위한 대안을 만들어가는 일련의 공적 활동을 의미한다. 지역사회 조직화가 지역사회의 변화를 위한 활동이라 할 때 전체성의 측면에서 이는 자연스럽게 사회변화를 위한 사회운동과 연계되어 전체 사회운동의 한 부분을 차지하게 된다(이성·정지웅, 2001; 장세훈, 2020).

지역사회 조직화는 지역 사람들이 의식적으로 성장하고 활동 영역을 확장하면서 지역사회 조직이 지역 보건의료 개혁을 통한 사회변혁의 주체로 발전하는 과정을 의미한다. 이는 지역주민들을 중심으로 지역사회 안팎의 주요 세력들 간의 사회적 관계를 맺는 것으로서 지역사회 조직화 전략은 지역사회 조직가가 개입해서 사회 세력들 간의 사회적 관계 양식을 전략적 자원으로 삼아 지역주민들을 소외된 대상에서 지역사회 재편의 주체로, 더 나아가 사회 개혁의 주체로 거듭나도록 하는 방안이다(장세훈, 2020).

이런 맥락에서 지역의 연구자 및 보건의료 전문가, 지역의 정치인을 비롯한 의사결정자, 지역의 활동가들은 지역사회 조직화의 주체, 혹은 정치적 주체화를 구현할 정치적 개입의 주체, 즉 지역사회 조직가가 될 수 있다.

건강 영역에서 지역사회 조직화는 주민참여 건강사업의 핵심적인 전략이었으며 이러한 종류의 사업들은 참여와 다 부문 협력을 강조하는 공통점을 가지고 있다. 그간 우리나라에서 추진해 왔던 이러한 사업들이 공통적으로 지향하는 목표는 지역사회 구성원들의 주도적 참여를 바탕으로 건강사업의 역량 강화, 참여자의 역량 강화, 관련 조직 및 지역사회의 역량 강화를 구현하여 지속 가능한 지역사회 건강자치력을 향상시키는 것으로서 궁극적으로는 지역사회가 건강결정요인에 대한 통제력을 가지게 하는 것이다. 많은 경우 주민참여 건강사업은 지역의 연구자, 보건의료 전문가, 지역의 의사결정자, 때에 따라서는 지역의 활동가들의 공동 프로젝트로 진행된 바 있다. 그리고 이런 연합 활동과 다부문 협력이 주민참여 건강사업의 성패를 좌우하는 중요한 요인으로 알려져 있다(허현희·손인서, 2020).

주민참여 건강사업은 보건의료 의사결정의 민주주의를 확대함으로써 지역주민들의 권한을 강화하고 이에 기반하여 지역사회가 변화된 다양한 사례들을 만들었다. 그러나 건강과 보건의료의 불평등을 유발하는 근원적 요인과 권력관계의 변화를 중장기적 목표로 설정하고 이를 체계적으로 실행하는 데까지는 나아가지 못하고 있다.

특히 비수도권 지역은 수도권 중심의 자본축적전략이 지역 취약성의 근본 원인이라는 점에서 수도권과 비수도권 간 권력관계의 변화를 장기적 과제로 설정해야 한다. 하지만 비수도권 농촌지역은 주민참여 건강사업을 위한 지역사회 조직화도 공무원들을 중심으로 하향식으로 이루어지는 경우가 많을 정도로 취약한 상황이라는 점에서 당장 이런 주제를 과제로 진행하는 것은 현실적으로 어렵다.

그럼에도 불구하고 모든 주민참여 건강사업은 건강위원회 등의 주민조직을 중심으로 추진하는바 조직화를 통하여 작은 승리를 맛본 지역의 사람들은 그런 경험을 하지 않는 지역보다 내부로부터 지역사회 조직화를 지지하게 될 가능성이 높다. 이런 조직들은 지역 보건의료 개혁을 위한 실천 과정에서 정치적 주체를 지속적으로 생산하는 중요한 진지로서의 역할을 할 수 있다.

주민조직은 단지 주민참여 건강사업을 통해서만 만들 수 있는 것은 아니다. 다른 형태의 다양한 영역의 사업이나 프로그램을 통해서도 지역사회 조직화는 가능하다. 영역과 형태를 불문하고 주민들이 주체가 되어 지역의 문제를 해결하기 위하여 조직을 만들고 운영하는 경험을 많이 할수록, 지역의 사람들이 참여를 구현한 경험이 많을수록 지역과 지역주민들의 정치적 주체화의 가능성은 커진다.

경상남도에서는 2023년과 2024년 김해시와 양산시의 웅상 지역에서 거점병원 역할을 하던 종합병원 2개소가 폐업을 하였다. 이에 대해 김해시 주민들은 별다른 대응을 하지 않은 반면, 양산시에서도 상대적으로 취약한 웅상 지역주민들은 종합병원 폐업에 따른 의료 문제에 대응하기 위하여 '웅상공공의료원 설립추진 운동본부'를 설립하여 다양한 집합적 활동을 수행하였다. 서명운동, 기자회견, 공공의료원 설립 촉구 건의문을 통한 의사결정자에 대한 압력, 주민토론회 개최 등의 다양한 활동은 지역의 유력 정치인과 의사결정자들을 압박하였고 그 결과 웅상 지역에 설치된 보건지소를 보건소로 승격시키는 단기적 성과를 쟁취하였다. 하지만 이후 지속적으로 공공의료원 설립 운동을 진행할 계획으로 있다. 종합병원 폐업에 대한 두 지역주민들의 대응 양상의 차이는 지역의 의료 환경, 지방정부의 대응 및 정책적 노력 등의 차이에 기인한 바가 없지 않지만 가장 핵심적인 차이는 지역 운동의 기반과 경험이었다. 웅상 지역은 2024년 6월 현재 90,712명이 가입한 '웅상이야기'라는 네이버 카페가 지역주민들의 주요한 공론장으로 운영되고 있었고 지역의 상대적 취약성과 이전 몇 차례의 종합병원 폐업을 경험하면서 지역주민들과 지역 시민단체 간 연대를 통한 실천의 경험들이 쌓인 지역이었다. 이런 맥락에서 김해시와 양산시 웅상 지역주민들의 집합적 행동의 차이는 지역주민들의 정치적 주체화 정도의 차이가 결정적이었다고 할 수 있다(정백근 등, 2024).

이런 점들을 고려할 때, 지역과 지역주민들이 정치적 주체가 되어 지역 보건의료 개혁을 추진해야 한다는 점에 동의하는 연구자와 보건의료 전문가들은 지역주민들을 연구의 대상이 아닌, 연구의 주체로 설정하고 이들과 함께 지역의 건강결정요인을 파악하고 이를 해결하기 위한 대안들을 마련하기 위한 연구와 사업을 진행할 필요가 있다. 이와 관련된 실천적 경험들은 이미 다양한 지역에서 시도된바 이런 방향의 연구와 사업은 더욱 확산될 필요가 있다.

이때 건강결정요인이 보건의료영역에 국한되지 않듯이 연구자 역시 보건의료영역에 국한되어서는 안 되며 정치, 경제, 사회, 문화 영역의 다양한 연구자 및 전문가들의 동맹이 필요하다. 이 과정에서 지역 사람들은 연구의 주체로서 지역의 건강문제를 파악하고 그 대안을 고민하고 이 과정들이 자신들의 삶과 어떤 연관성을 가지는지 인지하고 실천의 필요성을 절감할 가능성이 높다. 이뿐만 아니라 연구의 주체로서 참여하는 과정에서 주민집단이 주민조직으로 전환되거나 향후 주민조직의 맹아로서 중요한 지역사회 조직화의 기반이 될 수 있다.

하지만 연구자와 보건의료 전문가들은 해당 분야 지식과 기술의 전문가이지만 정치적 활동을 기획하는 전문가는 아니다. 이런 맥락에서 지역의 시민사회 활동가들의 결합은 필수적이다. 물론 이 단계에서 결합하는 시민사회단체 또는 활동가에 대한 지역의 평판, 지역주민과의 결합도, 지역의 정치적 지형 등이 연구자, 전문가, 시민사회 활동가 간 시너지에 영향을 미치는 것은 당연하다. 그럼에도 불구하고 지역과 지역주민들이 지역 보건의료개혁의 정치적 주체가 된다는 것이 이를 실현하기 위한 정치적 활동을 기획하고 실행하고 평가하는 것이라면 지역의 활동가들이 결합해야 함은 두말할 나위가 없다.

하지만 일반적으로 그러하듯이 활동가들 역시 건강은 전문가들의 영역이라는 인식이 강하여 건강과 보건의료를 자신의 활동영역으로 규정하지 않으려는 경향이 강하다. 이러한 경향은 지역의 시민단체들도 마찬가지인데 이런 맥락에서 진보적인 연구자와 보건의료 전문가들은 지역의 활동가 집단들이 지역 보건의료 개혁에 참여해야 할 필요성을 주장하고 이것이 지역과 지역 보건의료의 취약성을 해결하고 지역주민들의 삶을 보호하기 위한 중요한 실천이라는 점을 공유함으로써 이들이 지역사회 조직가로 참여하게 해야 한다.

향후 지역의 위축과 지역 보건의료의 취약성이 더욱 심화될 가능성이 높은 바 지역의 활동가들이 자연스럽게 건강과 보건의료 영역을 활동 영역으로 설정할 수밖에 없는 가능성은 높아질 것이다. 하지만 다른 분야와 비교할 때, 보건의료분야는 개혁의 정치적 주체의 정립과 관련해서 활동가 및 활동가 집단에 대한 연구자와 전문가의 추가적인 노력이 상대적으로 중요할 수밖에 없다는 점은 분명하다.

연구자, 보건의료 전문가, 활동가 간 결합이 효과적으로 이루어지고 이들이 지역사회 조직가로서 체계적으로 접근한다면 지역과 지역주민들은 한 편에서는 건강과 관련된 지식 및 기술, 건강결정요인과 이에 대한 통제력의 중요성에 대한 인식을 확보함으로써 건강관련 역량을 강화할 수 있고 다른 한 편으로는 현재의 상황을 정치적으로 돌파할 수 있는 조직적·정치적 역량을 강화할 수 있다.

지역 정치인들과 공무원 등 지역 의사결정자들 역시 지역과 지역주민들을 지역 보건의료개혁의 정치적 주체로 만들 수 있는 중요한 정치적 개입의 주체이다. 또한 이들은 중앙 단위의 의사결정자들과 다양한 네트워크를 가지고 있는 경우가 많기 때문에 지역에 기반을 둔 대중운동과 중앙 단위의 연계를 지원할 수 있는 매개자가 될 수 있다. 지역 운동과 정치적 좌파의 동맹은 매우 중요한데 지역 보건의료 개혁이 기존 권력과 자원의 배분 체계에 도전하는 것이라는 점에서도 상급 단위의 정치적인 지원 없이 성공하기는 힘들기 때문이다(하승우, 2007). 특히 국가권력과 경제권력 연합에 의해서 구축된 수도권과 비수도권 간 위계적 관계를 극복하기 위해서는 중앙의 의사결정체계 속에서 영향을 미칠 수 있는 진보적 주체와의 협력이 필수적이다. 지방정부의 장이나 지방의회에 진보정당 소속의 정치인이 있고 이들이 지역 보건의료 개혁과 수도권과 비수도권 간 위계적 관계의 극복을 중요한 정치적 의제로 설정하는 경우에는 지역 내 동맹의 파급력이 더욱 커질 수 있다. 이 과정에서 지역의 정치적 주체는 보건의료영역에 국한되지 않은 다양한 사회운동 및 정치체계와 연계될 수 있다.

뿐만 아니라 지역의 의사결정자들이 지역 보건의료의 개혁을 포함한 지역의 변화, 이를 통한 사회변혁에 동의하는 경우 지역의 공무원들이 지역 보건의료 개혁의 동반자로서 지역주민들과 연대할 가능성도 커진다. 만약 특정 지방정부의 장이 지역주민들의 정치적 주체화에 기반한 지역 보건의료개혁을 추진하는 경우 지역의 보건당국과 관련 행정부서는 지역주민들의 정치적 주체화를 지원할 가능성이 높다. 특히 지역의 연구자, 전문가, 활동가, 지역주민 조직의 연대체 또는 동맹이 지역의 의사결정자들과 연결되는 경우 빠른 시간에 급격한 변화를 성취할 수도 있다.

서울, 부산, 강원, 경북, 경남 등에서 진행된 바 있는 주민참여 건강사업들은 진보적인 연구자 및 보건의료 전문가들과 지역주민조직들 간의 사업 기획과 이를 수용한 지역 의사결정자들의 예산 배정이 결합됨으로써 실현된 사례들이다. 이 중 경상남도에서 시행되었던 '건강플러스 행복플러스'라는 주민참여 건강사업은 일부 전문가들과 이에 동의하는 보건당국의 협력에 의하여 책정한 사업 예산이 전액 삭감되어 도의회에 제출되기 직전 진보정당 소속의 도의원이 예산을 배정하도록 조치하여 사업이 실현되었다. 이와 같이 지역의 행정권력과 의회권력은 사업의 실행 여부에 결정적인 영향을 미칠 뿐만 아니라 사업의 지속성에도 막대한 영향을 미친다. 이런 과정들 속에서 지역과 지역사람들이 권력을 가진 정치적 주체가 될 때 지방정부와 지방의 의회권력은 동반자 또는 지역 보건의료 개혁을 위한 사회권력의 수단이 될 수 있다.

이와 같이 지역으로부터의 지역 보건의료 개혁은 지역과 지역주민들을 정치적 주체로 정립하기 위한 동맹과 정치적 주체로서의 지역 및 지역주민을 전제한다. 그러므로 지역으로부터의 개혁은 지역 보건의료 개혁을 넘어선다. 한편, 지역과 지역주민들이 주도하는 지역 보건의료 개혁은 인권과 민주주의, 그리고 건강결정요인에 대한 사회권력의 통제력 강화를 지향한다는 점에서 이는 지역에도, 보건의료에도 국한되지 않는, 보편적이고 거시적인 사회구조의 변화와 연결되어 있다.

§ 참고문헌

강준만. 2015.「지방의 '내부식민지화'를 고착시키는 일상적 기제:'대학-매체-예산'의 트라이앵글」. ≪사회과학연구≫. 제54권 제2호, 113~147쪽.

김세균. 2004.「계급 그리고 민중, 시민, 다중」. ≪진보평론≫. 제20호, 309~336쪽.

김정한. 2009.「촛불의 정치학: 대중운동과 제도 정치의 새로운 순환」. ≪그대는 왜 촛불을 끄셨나요≫. 당대비평기획위원회.

남재일. 2013.「대중의 공포 VS 권력의 공포」. 경향신문 정동칼럼.

라이트, 에릭 올린. 2020.『21세기를 살아가는 반자본주의자를 위한 안내서』. 유강은 옮김. 서울: 이매진.

라클라우, 에르네스토., 무페, 샹탈. 2012.『헤게모니와 사회주의 전략』. 이승원 옮김. 서울: 후마니타스.

박형근. 2023.「현 지방자치체 하에서 필수의료 지자체 역할 한계」. ≪제5회 경상남도 공공보건의료 심포지엄 & 지역 및 필수의료 경남 지역 간담회 자료집≫, 19-25쪽.

보건복지부. 2024.『2024년 분만취약지 지원 사업 안내』

서동진. 2008.「[인문 에세이] 무엇을 할 것인가 혹은 정치적 주체화란 무엇인가 : 촛불집회와 세 개의 정치」. ≪자음과 모음≫, 제1호, 328~347쪽.

이성·정지웅. 2001.『지역사회조직론: 지역사회 리더십과 시민운동을 중심으로』. 서울: 학지사.

임의영. 2006.「'지방생산모형'의 도출을 위한 시론적 연구-타자화 논리와 내부식민지론의 통합을 중심으로-」. ≪지방행정연구≫. 제20권 제4호, 131~154쪽.

장세훈. 2020.「알린스키(S. Alinsky)의 지역사회 조직화 모형에 대한 탐색: 지역사회 조직화의 '오래된 미래'로부터의 교훈」. 지역사회학. 제21권 제3호. 5~38쪽.

장은주. 2006.「사회권의 이념과 인권의 정치」. ≪사회와 철학≫, 제12호, 187~216쪽.

정백근·김찬기·강연학·남지현·박나연·서경선. 2024.「지역 병원 폐업과 지역사회 대응: 김해중앙병원과 웅상중앙병원 사례」. ≪경상남도 공공보건의료지원단 ISSUE PAPER≫.

정백근·황인경·손혜숙·고광욱·윤태호·임정훈. 2011.「신뢰수준으로 측정한 사회적 자본과 암검진 수검 간의 관계」. ≪농촌의학지역보건학회지≫, 제24권 제2호, 63~73쪽.

조정환. 2003.「민중, 시민 그리고 다중」. ≪시민과 세계≫, 제4호, 328~346쪽.

하승우, 2007.「한국의 지역사회와 새로운 변화전략의 필요성」. ≪경제와사회≫, 통권 제75호, 76~105쪽.

하트, 마이클·네그리, 안토니오. 2008.『다중』. 조정환 등 옮김. 서울: 세종서적.

허현희·손인서. 2020.「지역기반 주민참여 건강사업의 사례 비교 연구: 지역 맥락에 따른 연합체계 형성과 다부문 협력의 차이」. ≪보건사회연구≫, 제40권 제1호, 271~296쪽.

Clare Bambra, Debbie Fox and Alex Scott-Samuel. 2005. "Towards a politics of health" *Health Promotion International*, Vol.20, Issue 2, pp. 187~193. https://doi.org/10.1093/heapro/dah608

WHO. Health Promotion(https://www.who.int/europe/teams/office-for-investment-for-health-development-(ita)/healthy-settings)

찾아보기

【ㅇ】

【ㅈ】

【ㅊ】

【ㅋ】

【ㅌ】

【ㅍ】

【ㅎ】

【기타】

▌지은이 (가나다 순)

김새롬

예방의학 전문의로 인제대학교 의과대학에서 일한다. 주요 관심 영역은 건강과 보건의료에서 시민참여, 여성 건강과 건강 불평등이다.

김영수

보건정책 전공자로 지역의 공공병원 공공보건사업실에서 일하면서 건강정책 연구가 지자체에서 어떻게 활용되어야 하는지, 어떻게 해야 활용을 촉진시킬 수 있는지에 대해 고민하는 운동가다.

김창엽

서울대 보건대학원 교수로 일하며, (사)시민건강연구소 이사장을 맡고 있다. 최근에는 비판실재론(Critical Realism)을 토대로 그간의 관심사를 통합하는 '비판건강연구(Critical Health Studies)' 또는 '비판건강이론(Critical Health Theories)'의 가능성을 모색하는 중이다.

박유경

강원대학교병원 예방의학과, 공공부문 담당 예방의학 전문의로 일하고 있다. 주요 관심 영역은 사람 중심의 건강돌봄, 지역 보건의료 불평등이다.

박지은

서울대학교 보건대학원에서 코로나19 유행 시기 지식 전환에 대한 연구를 수행하고 있다. 주요 관심 영역은 보건의료 R&D, 보건의료기술, 근거중심의사결정, 지식사회학이다.

정백근

보건정책 전공자로 경상국립대학교 의과대학에서 일한다. 주요 관심 영역은 보건의료의 공공성과 민주주의, 건강 불평등이다.

정성식

보건정책학을 전공했고 시민건강연구소 연구원으로 일하고 있다. 주요 관심 영역은 건강불평등, 빈곤층 의료보장제도이다.

한울아카데미 2573
지역보건의료 개혁의 정치경제

지은이 _김창엽, 정백근, 박유경, 박지은, 김영수, 정성식, 김새롬
펴낸이 _김종수
펴낸곳 _한울엠플러스(주)
편집 _김재원

초판1쇄 인쇄 _2025년 3월 20일
초판1쇄 발행 _2025년 3월 30일

주소 _10881 경기도 파주시 광인사길 153 한울시소빌딩 3층
전화 _031-955-0655
팩스 _031-955-0656

홈페이지 _www.hanulmplus.kr
등록번호 _제406-2015-000143호

Printed in Korea.
ISBN 978-89-460-7573-3 93330 (양장)
978-89-460-8374-5 93330 (무선)

※ 책값은 겉표지에 표시되어 있습니다.
※ 이 책은 강의를 위한 학생판 교재를 따로 준비했습니다.
강의 교재로 사용하실 때에는 본사로 연락주시기 바랍니다.